Pain Unveiled

The Hidden Science of Inflammation and Sensation

통증의 베일을 벗기다

염증과 감각의 숨겨진 과학

저자 정성수

서문

통증과 염증 - 생명의 언어를 해독하는 여정

저는 평생 환자 곁에서 살아왔습니다. 그들의 고통을 듣고, 느끼고, 때로는 함께 답을 찾지 못해 좌절하기도 했습니다.

"이 통증은 왜 반복되는가?"

"왜 치료했음에도 병은 되돌아오는가?"

"우리는 정말 환자의 몸이 말하는 것을 제대로 이해하고 있는가?"

그 의문은 단순한 의학적 호기심을 넘어, 삶 전체에 대한 질문이었습니다.

이 책은 그러한 질문들에서 시작된 오랜 여정의 기록입니다. 단순히 질병의 치료법을 나열하거나 기전을 설명하는 교과서가 아닙니다. **인체가 보내는 '통증'과 '염증'이라는 생물학적 언어를 해독하기 위한 탐색**, 그 결과물입니다.

세상에 없던 질문을 던지고, 새로운 답을 찾아 나간 기록

통증과 염증은 흔한 주제입니다. 그러나 이 책은 그것을 **기존의 의학적 해석 범주를 넘어** 완전히 다른 시각에서 바라봅니다.

- 제1부에서는 염증과 면역 반응의 과학적 본질을 면밀히 분석했습니다. 염증은 단순한 증상이 아니라, **몸이 균형을 회복하기 위해 스스로 설계한 복구 시스템**이라는 사실을 설명합니다.
- 제2부에서는 통증을 구조적, 국소적 개념에서 벗어나, **신경계·면역계·내분비계가 얽힌 복합적 현상**으로 재해석하며, **신경면역조절**이라는 새로운 치료 패러다임을 제시합니다.
- 제3부에서는 신경면역축(Neuroimmune axis)의 실제 임상 적용 가능성을 심층적으로 정리하며, **자연치유력**을 촉진하는 통합 치료 전략을 구체적으로 제시합니다.

이러한 내용은 단순한 이론이 아니라, 제가 직접 환자를 진료하며 쌓아 온 수천 번의 임상 사례와 최신 학문 연구를 기반으로 하고 있습니다.

이 책은 하나의 관점을 제시합니다 - 질병은 구조가 아니라 시스템의 언어다

우리는 종종 MRI 이미지에서 디스크 탈출을 발견하면 그것이 곧 통증의 원인이라 단정 짓습니다. 하지만 많은 경우, 통증은 그 너머의, 구조를 넘어선 '조절 시스템의 혼란'에서 비롯됩니다. 이 책은 그러한 '보이지 않는 병태'를 설명하고자 합니다. 신경계와 면역계, 내분비계, 장내 미생물까지-**인체를 구성하는 네트워크의 불협화음**이 곧 통증과 염증이라는 신호로 나타난다는 통합적 시각이 이 책의 중심입니다.

이 책을 누구에게 바치는가

이 책은 단지 전문의나 학자만을 위한 것이 아닙니다.

- **현장의 임상의사**라면, 통증을 새로운 관점으로 이해하게 될 것입니다.
- **의과대학 학생과 전공의**에게는 해부학을 넘는 '사고의 지형도'를 제시합니다.
- **환자의 고통 앞에서 늘 무력했던 자신을 자책해본 모든 의료인**이라면, 이 책이 하나의 위안이자 길잡이가 될 것입니다.

우리가 통증을 이해하고 염증을 존중하는 순간, 치료는 억제가 아니라 회복의 길로 나아갈 수 있습니다. 이 책은 바로 그 첫걸음입니다.

2025년 9월
정성수

저자의 경력과 이력

정성수

鄭聖秀, Sungsoo Jung

학력 및 경력

1986. 02.	한양의대 졸업
1987. 03.-1990. 02.	한양대학 부속병원 내과 전공의
1990. 03.-1993. 04.	공군 군의관(항공군의관) 의무대대장
1993. 05.-1995. 04.	한양대학병원 류마티스 내과 전임의
1998. 09-2000. 08.	과학재단 해외 파견 박사후 과정
	미국 예일대학 면역생물학교실 및 류마티스 내과
1995. 05.-2003. 02.	한양의대 내과/류마티스내과 교수
2006. 05.-2012. 05.	대한류마티스학회 실행이사
2007. 06.-2012. 04.	대한류마티스개원의협의회 회장
2003. 03.-2017. 08.	정성수 내과의원 원장
2008. 05.-2016. 08.	대한류마티스연구재단 이사
2024. 03.~	대한류마티스학회 평의원
2013. 09.~	대한기능의학회 고문/대한항노화학회 이사
2017. 09.-2019. 10.	미국 예일대학 면역생물학교실 및 류마티스 내과, 객원 연구원
2019. 12.~	순천향 의대 부천병원 류마티스 내과 교수, 과장

대표 논문

1. Zhinan Yin, Dong-Hong Zhang, Thomas Welte, Gul Bahtiyar, Sungsoo Jung, Lanzhen Liu, Xin-Yuan Fu, Anuradha Ray, and Joe Craft: Dominance of IL-12 Over IL-4 in $\gamma\delta$ T Cell differentiation Leads to Default Production of IFN-γ: Failure to Down-Regulate IL-12 Receptor β2-Chain Expression. J Immunol. 2000;164:3056-64.
2. Jingming Wang, Robert J. Homer, Lielie Hong, Lauren Cohn, Chun Guen Lee, Sungsoo Jung, and Jack A. Elias. IL-11 Selectively Inhibits Aeroallergen-Induced Pulmonary Eosinophilia and Th2 Cytokine Production. J Immunol. 2000;165:2222-31.
3. Sungsoo Jung*, GS Vratsanos*, YM Park, and J. Craft. CD4+ T cells from lupus-prone mice are hyperresponsive to T cell receptor engagement with low and high affinity peptide antigens: a model to explain spontaneous T cell activation in lupus. J Exp Med. 2001;193:329-37.
   * Equally contributed to this work
4. Chun Geun Lee, Roberet J. Homer, Lauren Cohn, Holger Link, Sungsoo Jung, Joseph E. Craft, Barney S. Graham, Teresa R. Johnson, and Jack A Elias. Transgenic Expression of IL-10 in the Lung Causes Mucus Metaplasia, Tissue Inflammation and Airways Remodeling via IL-13-dependent and -Independent Pathways. Journal of Biologic Chemistry. 2002;277:35466-74.
5. Farida Bouzahzah, Sungsoo Jung, George S. Vratsanos, Joe Craft. CD4+ T cell from MRL Fas-intact lupus-prone mice avoid antigen specific tolerance in vivo. J Immunol. 2003;170:741-8.
6. Hyung-Bae Park, Ki-Chan Kim, Jae-Hong Park, Tae-Young Kang, Hye-Soon Lee, Tae-Hwan Kim, Jae-Bum Jun, Sang-Cheol Bae, Dae-Hyun Yoo, Joe Craft, and Sungsoo Jung. Association of Reduced CD4+ T Cell Responses Specific to Varicella Zoster Virus with High Incidence of Herpes Zoster in Patients with Systemic Lupus Erythematosus. J Rheumatol. 2004;31:2151-5.

7. Sung-Soo Jung . A new perspective on chronic pain: molecular biological mechanisms and neuroimmune interactions. Journal of Korean Institute for Functional Medicine. 2025;8(1):6-19.

8. Jeong-Ju Yoo, Sung Soo Jung, Young Ho Kim, et al. Gardnerella vaginalis in Recurrent Urinary Tract Infection Is Associated with Dysbiosis of the Bladder Microbiome. J Clin Med. 2022;11:2295.

감사의 글

이 책을 집필하며 많은 분들의 지지와 도움을 받았습니다. 그 중에서도 제가 깊이 존경하는 **조장희 박사님**께 특별한 감사를 전하고 싶습니다. 박사님은 양전자 방출 단층촬영(positron emission tomography, PET)을 최초로 개발하시고, 16 Tesla (functional) MRI를 연구에 적용하시며 첨단 영상 촬영 기법을 선도해 오셨습니다. 또한, **침 치료의 과학적 효과**를 연구하시며 통증과 염증 연구 분야에 선구적 공헌을 해 오셨습니다. 박사님께서 이 책을 감수해주신 것은 저에게 큰 영광이자, 이 책의 가치와 신뢰를 높여주는 소중한 선물입니다. 깊은 감사의 말씀을 전합니다.

그리고 이 책이 탄생하기 이전에 총 12시간 동안 소중한 시간을 할애해 주시며 제 강의를 들어주고 격려해 주신 서공공 **공부 모임의 모든 선생님들께 깊은 감사를 전합니다.** 저의 통증에 대한 견해와 이론을 세심히 들어주시고, 귀중한 지식을 함께 나누며 저에게 학문적 깊이와 영감을 주신 여러분의 지지와 따뜻한 격려는 이 책을 완성하는 큰 힘이 되었습니다. 특별히 감사의 말씀을 전합니다.

그리고 제 곁에서 언제나 지지와 격려를 보내준 사랑하는 **아내 박숙진**에게 특별한 감사를 전하고 싶습니다. 항상 저의 의견을 존중하며 때로는 날카로운 지적으로 저를 다시 일깨워 주었기에 이 책이 완성될 수 있었습니다. 또한, 제 열정을 이해해주고 묵묵히 응원해준 큰딸 **은비**와 사위 **영준** 그리고 저의 분신이자 자랑인 아들 **한빈**에게 깊은 고마움을 전합니다.

이 책에 헌신할 수 있도록 저를 믿고 따라와 준 **제자**들에게도 마음 깊이 감사드립니다. 여러분의 신뢰와 응원은 저의 연구와 집필을 지속하는 큰 힘이 되었습니다. 이 책이 여러분의 노력과 열정에 보답이 되기를 바랍니다.

이 책이 세상에 나올 수 있도록 저를 지지해주고 응원해준 모든 이들에게 다시 한번 감사의 마음을 전합니다.

추천사 1

"임상의사에게 꼭 권하는 필독서"

뇌과학자로서 오랫동안 연구를 해온 입장에서 이 책은 임상의사들에게 **통증과 염증**을 바라보는 새로운 패러다임을 제시하는 획기적인 저작이라고 말씀드리고 싶습니다. 그동안 통증과 염증은 단순한 증상으로 취급되었지만, 이 책은 이를 **뇌-신경-면역계-장내미생물의 통합적 시스템** 관점에서 재정의합니다.

의과대학 학생과 전공의 그리고 임상의사들은 항상성(homeostasis)과 적응적 항상성(allostasis)이라는 개념을 통해 **인체가 내·외부 스트레스에 적응하며 균형을 유지하는 과정**을 보다 명확하게 이해할 수 있습니다. 이는 기초 과학과 임상 의학의 연결고리를 강화하는 중요한 내용으로, 단순히 병리적 상태를 넘어서 **신경과학적 기전**을 기반으로 인체 시스템을 통합적으로 이해하는 기회를 제공합니다.

특히, 중추 감작(central sensitization)과 신경가소성(neuroplasticity)의 개념은 중추신경계가 만성 통증에서 어떻게 변화하는지를 설명하며, 통증이 말초의 문제가 아닌 **중추 신경망의 재조직화**로 이어지는 병리적 과정임을 보여줍니다. 임상에서 만성통증 환자들을 마주하는 의사들이라면 이 내용을 깊이 이해하는 것이 치료 전략 수립에 큰 도움이 될 것입니다.

현장에서 환자를 진료하는 임상의사들에게 이 책은 **신경-면역 상호작용**과 신경면역조절(neuroimmune modulation)에 대한 깊이 있는 내용을 다루며, 통증과 염증이 면역계, 내분비계, 자율신경계, 장내미생물총과 **긴밀하게 상호작용하는 통합적 현상**임을 강조합니다. 이는 기존의 증상 완화 중심 치료에서 벗어나, 환자의 문제를 **시스템 수준에서 바라보고 해결하는 새로운 임상적 접근법**을 제공합니다. 특히, 신경조절(neuromodulation)과 같은 첨단 치료법에 대한 기반 지식도 함께 제공되어, 최첨단 임상 적용의 길을 열어줄 것입니다.

의과대학 교수님들께는 이 책이 의과대학 교육의 질을 한 단계 끌어올릴 수 있는 좋은 교재가 될 것입니다. 통증과 염증을 신경과학, 면역학, 내분비학을 아우르는 시스템 사고(systems thinking)를 통해 접근함으로써, 학생들에게 복합적인 질병 메커니즘을 통합적으로 가르칠 수 있습니다. 이는 새로운 시대의 의사들이 환자의 문제를 더 폭넓고 심층적으로 이해하고 해결할 수 있도록 돕는 중요한 교육적 도구가 될 것입니다.

이 책은 의사들에게 **뇌-신경-면역계-장내 미생물의 상호작용**을 이해하고 이를 임상에 적용할 수 있는 탄탄한 과학적 토대를 제공합니다. 만성통증, 염증성 질환, 자가면역질환과 같은 다양한 난치성 질환을 해결하기 위해서는 이제 증상만이 아닌 **뇌 기반의 시스템적 접근**이 필수적입니다. 이 책은 환자의 문제를 **근본적이고 통합적인 시각**으로 이해하게 해주는 최고의 안내서가 될 것입니다.

현대 의학의 한계를 넘어 통증과 염증 치료의 새로운 가능성을 열어가는 이 책을 모든 임상의사와 의학교육자들이 꼭 읽어 보시기를 권합니다.

조장희 고려대학교 석좌 교수

김영보 가천의대 신경외과 교수

강웅구 서울의대 신경정신과 교수

추천사 2

“언어학자가 바라본 현대 의학의 소통법에 관한 서적으로 필독서”

이 책은 의학 용어와 개념을 다루는 방식이 매우 인상적입니다. 특히 복잡한 의학적 개념들을 ‘언어의 계층 구조’를 활용하여 설명하는 방식이 돋보입니다. 저자는 먼저 기본 개념을 소개한 후, 점차 더 복잡한 개념으로 발전시켜 나가면서, 각 단계마다 적절한 비유와 예시를 활용하여 독자의 이해를 돕습니다. 예를 들어, ‘신경면역조절’이라는 복잡한 개념을 설명할 때, 먼저 기본적인 신경계와 면역계의 개념부터 시작하여, 이들의 상호작용을 단계적으로 설명함으로써 독자들이 자연스럽게 이해할 수 있도록 합니다.

더불어, 이 책은 의학 용어의 어원과 의미를 깊이 있게 다룸으로써, 단순한 증상이나 질병의 이름을 넘어 그 본질적 의미를 이해할 수 있게 해줍니다. 예를 들어, ‘장이상증후군(dysbiosis)’이라는 용어를 제안하면서, 그리스어 어원을 바탕으로 한 설명을 통해 독자들이 이 개념을 더 깊이 이해할 수 있게 합니다. 의학 교육자들과 임상의들에게 이 책은 환자와의 소통을 개선하고, 복잡한 의학 개념을 효과적으로 전달하는 데 큰 도움이 될 것입니다.

이정민 전 서울대 언어학과 교수

남호성 고려대 영문학과 교수

추천사 3

“복잡계 과학으로 바라본 인체의 방어 시스템”

물리학자로서 이 책은 생명 시스템의 근본적인 작동 원리를 비평형 열역학과 복잡계 과학의 관점에서 설명하는 획기적인 저작이라 평가합니다. 저자는 통증과 염증이라는 현상을 단순한 의학적 증상이 아닌, 인체라는 복잡한 시스템의 동적 항상성(dynamic homeostasis) 관점에서 재해석합니다. 특히 주목할 만한 점은 첫 번째 인체를 개방형 비평형 시스템으로 보고, 프리고진(Prigogine)의 소산구조(dissipative structure) 개념을 통해 자기 조직화와 적응 과정을 설명한 부분, 두 번째 양자물리학적 관점에서 전자의 이동과 에너지 전달 과정이 염증과 통증에 미치는 영향을 분석한 부분, 세 번째 네트워크 과학의 관점에서 신경계-면역계-내분비계의 상호작용을 설명하고, 이를 통해 시스템 수준의 항상성 유지 메커니즘을 제시한 부분입니다.

이 책은 의학, 생물학, 물리학, 시스템 과학이 만나는 경계에서 인체의 방어 기전을 새롭게 조명합니다. 특히 비선형 동역학과 복잡계 이론을 적용하여 만성 질환의 발생 과정을 설명하는 부분은 매우 인상적입니다.

의과대학 교수들과 임상의들에게 이 책은 환자를 바라보는 새로운 패러다임을 제시할 것입니다. 환원주의적 접근을 넘어 시스템 사고(systems thinking)를 통해 질병을 이해하고 치료하는 방향을 제시하기 때문입니다.

물리학자의 관점에서 이 책은 생명 현상에 대한 근본적인 이해를 제공하며, 이는 향후 정밀 의료와 시스템 의학 발전에 중요한 이론적 기반이 될 것으로 기대됩니다.

방형찬 전 서울대 물리학과 교수
차동우 전 인하대 물리학과 교수
이해웅 전 KAIST 물리학과 교수
신창수 서울대 공대 명예 교수

추천사 4

"수술 너머의 시선: 구조적 이상과 통증의 숨겨진 연결고리"

수술실에서 20여 년간 환자들을 치료해 온 외과의사로서, 이 책은 제게 큰 통찰을 주었습니다. 우리는 종종 구조적 이상을 발견하면 그것이 곧 통증의 원인이라고 단정 짓고 수술적 치료를 선택합니다. 하지만 이 책은 영상 검사상의 구조적 이상과 실제 통증 간의 불일치가 왜 발생하는지 그리고 수술 후에도 통증이 지속되는 이유가 무엇인지를 과학적 근거를 바탕으로 명확하게 설명합니다. 특히 'failed back surgery syndrome'이나 수술 후 만성통증의 발생 기전에 대한 설명은, 수술의 적응증을 결정할 때 더욱 신중하게 고려해야 할 요소들이 무엇인지를 깨닫게 해줍니다.

더욱 중요한 것은 이 책이 제시하는 신경면역조절의 개념이 수술 전후 관리에 새로운 관점을 제공한다는 점입니다. 수술로 인한 조직 손상이 어떻게 전신적인 염증 반응을 일으키고, 이것이 어떻게 만성통증으로 이어질 수 있는지를 이해하게 되면, 수술 후 관리 전략을 보다 포괄적으로 수립할 수 있습니다. 이는 단순히 상처 치유나 재활을 넘어서 환자의 면역계와 신경계 전반을 고려한 치료 계획을 수립하는 데 도움을 줄 것입니다. 이 책은 수술적 치료를 주로 하는 의료진들에게 필수적인 통찰을 제공할 것입니다.

이해원 원자력병원 흉부외과 박사

윤일권 치과

추천사 5

이 책의 제3부 "신경면역조절을 통한 만성 질환 치료의 통합의학적 접근"은 현대 의학이 직면한 **만성 질환 치료의 한계를 극복할 수 있는 새로운 패러다임**을 제시하는 중요한 저작입니다.

이 책은 단순히 증상을 완화하는 대증요법을 넘어, **신경계, 면역계, 내분비계의 삼중 조절 시스템을 통해 질병의 근본적인 원인을 해결**하려는 접근 방식을 제안합니다. 특히, **자율신경계를 통한 면역 조절, 장내 미생물과 신경계의 상호작용, 신경자극을 통한 항염증 반응 활성화** 등의 최신 과학적 연구 결과를 기반으로, 신경면역조절(neuroimmune modulation, NIM)의 임상적 적용 가능성을 구체적으로 설명하고 있습니다.

뇌과학자의 관점에서 볼 때, 본서는 **신경가소성(neuroplasticity)과 신경면역 상호작용(neuroimmune interaction)의 최신 연구 성과를 통합**하여, 신경학과 면역학의 융합적 치료 전략을 제시한다는 점에서 높은 가치를 갖습니다. 특히, **Somatic-Brainstem-Vagus Nerve & Sympathetic Nerve System을 통한 Adrenal-Spleen Axis 조절**이라는 개념은 **중추신경계와 말초 면역계의 연결을 최적화하는 신경치료 기법**으로, **만성 염증성 질환, 자가면역질환, 신경퇴행성 질환** 등의 치료에 획기적인 전환점을 제공할 수 있습니다.

또한, 본서는 이론적 배경뿐만 아니라, INMAS (integrative neuromuscular acu-reflex point system), **전기침(electroacupuncture), 자율신경 조절 치료 등 임상적으로 실현 가능한 치료 기법**을 제시하고 있어, 의료 현장에서 **실제적이고 적용 가능한 가이드라인**을 제공합니다.

이 책은 **미래 의학이 나아갈 방향을 제시하는 혁신적인 저서**이며, **의학, 신경과학, 면역학, 통합의학 분야의 전문가들에게 필독서**가 될 것입니다. **신경면역조절을 기반으로 한 자연치유 기전의 활성화**가 미래 의학의 핵심이 될 것임을 확신하며, 이 책이 임상의와 연구자들에게 **새로운 통찰과 실용적인 치료 전략을 제공할 것**을 기대합니다.

주요 업적

(1) 세계 최초 PET 스캐너 개발	• 1975년 세계 최초로 양전자 방출 단층촬영(PET) 스캐너를 개발 • PET는 뇌 및 전신의 대사활동을 영상화할 수 있는 혁신적인 기술로, 이후 암 진단, 신경과학 연구, 약물 개발 등 다양한 분야에서 핵심 기술로 자리 잡음
(2) PET with fMRI 개발 및 융합 뇌 영상 연구	• PET과 fMRI를 결합한 멀티모달 영상 시스템 개발, 이를 통해 신경 네트워크와 대사 활동을 동시 분석할 수 있도록 함 • PET은 뇌의 대사 및 혈류 변화를 정량적으로 측정할 수 있으며, fMRI는 신경 활성 변화를 실시간으로 시각화할 수 있어 두 기술의 결합은 신경과학에서 획기적인 도약을 이룸
(3) 고해상도 7T, 9.4T, 11.4T 초고자장 MRI 개발	• 7T(테슬라) 이상의 초고자장 MRI 시스템을 개발하여, 기존 MRI보다 훨씬 정밀한 뇌 구조 및 기능 영상을 구현 • 초고자장 MRI는 알츠하이머병, 파킨슨병, 정신질환 연구에 필수적인 기술로 활용됨
(4) 한국 뇌과학 연구 발전 기여	• 2003년 한국뇌과학연구원(BRI, Brain Research Institute) 설립하여, 한국의 뇌과학 연구 발전을 이끌어 옴 • 뇌 영상 기술을 활용한 신경퇴행성 질환 연구, 인공지능 기반 뇌 연구 등에 기여

뇌과학자 **조장희** 고려대학 뇌과학융합연구센터 석좌교수

추천사 6

저는 오랫동안 **만성 질환**으로 고통받아 왔습니다. 대학병원뿐만 아니라 여러 통증전문병원의 문턱이 닳도록 다니며 **수많은 검진과 치료**를 받았지만, 내 몸은 나아지지 않았고 오히려 **더 깊은 절망**에 빠져 갔습니다. 점점 삶의 의미를 잃어갔고, 어느 순간 **살아가는 것 자체가 고통**이 되었습니다.

하지만 **이 책에서 소개하는 치료법을 만난 후, 내 삶은 완전히 바뀌었습니다.**

처음에는 반신반의했지만, 시간이 지나면서 몸이 점차 가벼워지고, 오랫동안 나를 짓누르던 통증과 피로가 줄어들었습니다. 무엇보다도, **단순한 증상 완화가 아닌 내 몸이 스스로 회복되는 느낌**을 처음으로 경험했습니다. 내 몸과 마음이 다시 살아나는 기적 같은 변화를 겪으며, **나는 다시 삶을 꿈꿀 수 있게 되었습니다.**

이 책은 단순한 의학서가 아닙니다. **희망을 잃은 사람들에게 새로운 길을 제시하는 책**입니다. 나처럼 **현대 의학에 의지했지만 끝없는 치료 속에서 길을 잃은 사람들, 어디에서도 답을 찾지 못한 사람들**에게 이 책을 강력히 추천합니다.

이제 나는 더 이상 절망 속에 머물러 있지 않습니다. **이 책 덕분에 새로운 삶을 살고 있습니다.**

63세 여성환자, **이○라**
새로운 삶을 찾은 사람

목차

통증의 베일을 벗기다

PAIN UNVEILED:

The Hidden Science of Inflammation and Sensation

염 증 과 감 각 의 숨 겨 진 과 학

제1부

몸의 방어선 항상성과 염증의 첫 번째 역할

이 책은 염증과 통증의 상호작용을 설명하는 과정에서 항상성과 적응적 항상성(allostasis)의 개념을 중심으로 이야기를 풀어낸다. 이를 통해, 인체가 어떻게 균형을 유지하고 염증과 통증을 다루는지에 대한 이해를 돕는다. 이 책은 특히 염증 반응의 초기와 후기에서 어떻게 인체가 반응하고, 그 과정이 어떻게 통증과 연결되는지를 설명한다.

Part I

서론

Chapter

Chapter 1

항상성과 적응적 항상성의 개념 정의와 염증의 역할

1. 인체의 균형 유지

1) 항상성의 정의

항상성은 인체가 내적 환경을 일정하게 유지하는 능력을 의미한다. 예를 들어, 체온, 혈당, pH를 적절한 범위 내에서 유지하려는 생리적 조절이다.

2) 적응적 항상성의 정의

적응적 항상성(allostasis)은 스트레스나 외부 자극에 대응하기 위해 인체가 동적 균형을 유지하는 과정이다. 즉, 변화하는 환경에 적응하기 위해 유연하게 대응하는 방식이다.

3) 염증의 역할

염증은 항상성의 불균형이 발생했을 때, 인체가 위협에 반응하는 방어 기전이다. 염증은 초기에는 감염, 외상, 또는 자극에 반응해 손상된 조직을 보호하고 회복시키는 중요한 반응이다.

예시로 이해하기

- 체온 조절
  우리가 더운 날씨에 나가면 몸이 너무 뜨거워지지 않도록 땀을 흘려서 체온을 내리려고 한다. 반대로 추운 날씨에 나가면 몸을 떨게 하여 체온을 올리려고 한다. 이처럼 몸은 적절한 온도를 유지하려고 계속해서 조절한다. 이것이 항상성의 한 예이다.

• 혈당 조절
우리가 음식을 먹으면 혈당(혈액 속 당의 양)이 올라가는데, 몸은 이를 적절한 수준으로 유지하려고 인슐린이라는 호르몬을 분비한다. 혈당이 너무 높아지거나 낮아지면 문제가 생기기 때문에, 몸은 자동으로 균형을 맞추려고 한다.

• 수분 조절
갈증을 느낄 때 몸은 수분이 부족하다는 신호를 보내서 우리가 물을 마시도록 유도한다. 물을 너무 많이 마시면 소변을 통해 불필요한 수분을 배출한다. 이 과정도 몸이 수분을 일정하게 유지하려는 항상성의 일환이다.

2. 항상성의 비평형 열역학적 관점

비평형 열역학은 에너지 흐름, 비가역성, 자기 조직화, 동적 평형과 같은 원리를 통해 생명 현상을 설명하는 이론이다. 이 개념에 따르면, 생명체는 항상성(homeostasis)을 유지하기 위해 외부로부터 지속적으로 에너지를 흡수하고 이를 효율적으로 활용한다. 또한, 생명체는 복잡한 시스템 내에서 자기 조직화(self-organization)를 통해 질서를 형성하고 유지하며, 동적 평형(dynamic equilibrium) 상태를 지속적으로 조정함으로써 외부 환경과의 에너지 교환을 통해 안정성을 확보한다.

1977년 노벨 화학상을 수상한 이리야 프리고진(Ilya Prigogine, 1917-2003)은 러시아 태생의 벨기에 과학자로, 비평형 열역학(non-equilibrium thermodynamics)의 선구자이다. 그는 복잡계 과학과 자기 조직화 이론을 발전시켜, 생명 현상과 비평형 상태에서의 질서 형성을 설명했다. 프리고진은 비평형 열역학을 통해 생명 현상을 과학적으로 설명하려고 시도한 대표적 학자로, 비평형 상태에서 자기 조직화와 질서 형성을 통해 생명 현상의 근본 원리를 규명했다.

1) 프리고진의 핵심 아이디어

(1) 비평형 상태와 자기 조직화

프리고진은 생명체가 열역학적 평형에서 벗어난 비평형 상태에 놓여 있다는 점에 주목했는데, 생명체는 외부로부터 에너지를 끊임없이 공급받고, 불필요한 에너지를 배출함으로써 자신을 유지한다.

이러한 에너지 흐름 덕분에 시스템 내에서 질서가 생성되고 유지된다는 것이다.

예를 들어, 세포 내 대사 작용이나 생태계 내 에너지 흐름은 비평형 상태를 유지하기 위한 자기 조직화의 결과이다.

(2) 소산 구조

프리고진은 소산 구조(dissipative structures)라는 개념을 도입했는데, 소산 구조란 에너지와 물질이 지속적으로 흐르는 비평형 상태에서 자발적으로 형성되는 질서 있는 구조라고 했다.

예: 베르나르드 셀 패턴(Bénard cells), 태풍의 소용돌이, 세포 내 대사 경로

생명체 역시 소산 구조의 대표적 예시로 볼 수 있다. 외부 에너지를 흡수하고 폐기물을 방출하면서 복잡한 구조를 유지한다는 것이다.

(3) 엔트로피와 질서의 공존

프리고진은 열역학 제2법칙(엔트로피는 항상 증가한다)에도 불구하고, 비평형 시스템에서는 국소적으로 질서가 형성될 수 있다고 설명했는데, 생명체는 전체적으로는 엔트로피가 증가하지만, 에너지 흐름을 통해 국소적으로는 질서를 창출하고 유지한다.

예: 우리 몸은 음식을 통해 에너지를 얻고, 대사를 통해 열과 폐기물을 배출하면서 복잡한 세포 구조와 기능를 유지한다.

2) 생명 현상의 핵심 원리

(1) 열역학적 비평형 상태

생명체는 열적, 화학적 평형에 있지 않으며, 끊임없이 에너지와 물질을 교환해야 한다.

(2) 자기 조직화

외부 에너지를 통해 무질서에서 질서로의 전환이 일어난다. 생명체는 스스로를 조직화하여 복잡한 구조와 기능을 유지한다.

(3) 소산 구조

생명체는 소산 구조로 작동하며, 에너지와 물질의 흐름을 통해 복잡한 구조와 기능을 유지한다.

(4) 시간과 비가역성(irreversibility)

생명 현상은 본질적으로 시간에 의존적이며 비가역적이다. 세포 분열, DNA 복제, 신진대사 등은 모두 시간의 흐름과 연결된다.

3) 프리고진의 생명 현상 설명 예시

(1) 세포 대사

세포는 영양분을 흡수하고 노폐물을 배출하면서 생화학적 반응을 통해 에너지를 생성한다. 이는 소산 구조의 대표적인 예이다.

(2) 생태계

생태계는 태양 에너지를 흡수하고, 먹이 사슬을 통해 에너지가 순환하며 균형을 유지한다. 에너지 흐름이 멈추면 생태계는 붕괴한다.

(3) 뇌 활동과 신경 네트워크

뇌는 비평형 상태에서 신경세포들 간의 복잡한 상호작용을 통해 패턴을 생성하고, 이러한 패턴은 기억, 학습, 인지 등의 기능으로 나타난다.

4) 프리고진의 생명관의 의미

(1) 생명 현상의 과학적 설명

프리고진은 생명 현상을 열역학 제2법칙과 모순되지 않는 현상으로 설명했다.

(2) 생명과 물리학의 연결

그는 물리학과 생물학의 연결고리를 제공하여 생명 현상을 물리학적 법칙 안에서 설명했다.

(3) 자연의 창발성(emergence)

프리고진은 자연에서 새로운 질서가 어떻게 자발적으로 생성되는지를 보여주었다.

5) 프리고진 이론의 한계점

(1) 복잡성의 한계

생명체는 너무 복잡하여 모든 과정을 수학적으로 완벽하게 모델링하기 어렵다.

(2) 예측 불가능성

자기 조직화 현상은 초기 조건에 매우 민감하며, 정확한 예측이 어렵다.

{ 결론 }

이리야 프리고진은 **생명 현상을 비평형 열역학의 관점에서 설명**하며, 생명체를 소산 구조로 이해했다.
생명체는 **열적, 화학적 비평형 상태를 유지**하며, **에너지와 물질의 흐름을 통해 자기 조직화**를 이루고, 복잡한 구조와 기능을 유지한다.
프리고진은 **생명 현상을 무질서 속에서 질서를 창출하는 과정**으로 해석하여 생명의 본질을 과학적으로 설명하는 데 기여했다.
프리고진의 이론은 생명 과학, 물리학, 화학, 복잡계 과학 등 다양한 분야에 깊은 영향을 미쳤다.
(참고 서적: 『Order Out of Chaos』, 『The end of certainty』, 『Thermodynamic Theory of Structure』, 『Stability and Fluctuations』, 『Self-Organization in Non-Equilibrium Systems』)

3. 양자 물리학적 관점에서의 생명 현상, 항상성 유지 및 불균형

1) 생명 현상과 양자 물리학의 접점

양자 물리학은 원자 및 분자 수준에서 물질의 행동을 설명하는 학문으로, 최근 생명 과학 분야에서도 그 중요성이 부각되고 있다. 생명 현상은 단순한 화학적, 물리적 반응을 넘어선 고도로 정교한 자기조직화와 동적 평형을 통해 유지되며, 이는 양자역학적 특성과 밀접하게 연결되어 있다.

2) 생명 현상과 양자역학적 특징

(1) 양자 얽힘(quantum entanglement)

생명체 내의 분자와 세포들은 양자 얽힘을 통해 상호작용하며, 물리적 거리를 초월하여 정보를 교환할 수 있다. 이는 세포 신호전달이나 뇌 신경망에서 빠른 반응 메커니즘을 가능하게 한다.

(2) 양자 터널링(quantum tunneling)

미토콘드리아의 에너지 생성 과정(전자 전달계)에서 양자 터널링은 에너지 전달의 효율성을 극대화한다.

(3) 양자 중첩(quantum superposition)

분자 수준에서 단백질이나 효소는 양자 중첩 상태에서 여러 가지 구조를 동시에 가질 수 있으며, 이는 신속하고 정확한 생화학적 반응을 가능하게 한다.

(4) 양자 소음(quantum noise)

생명체는 환경으로부터 발생하는 양자 소음을 적절히 조절하여 체내 항상성을 유지한다.

3) 항상성 유지와 양자 현상

항상성은 생명체가 내부 및 외부 환경 변화에 적응하면서 물리적, 화학적 균형 상태를 유지하는 능력이다. 양자 물리학적 관점에서 항상성은 다음과 같은 원리에 의해 설명될 수 있다.

(1) 양자 코히어런스(quantum coherence)

세포 내 분자와 이온들이 특정 패턴으로 동기화되며 에너지와 정보를 전달한다. 이는 체내 균형을 유지하는 핵심 메커니즘이다.

(2) 에너지 흐름(energy flow)

생명체는 지속적으로 에너지를 받아들이고 방출하면서 비평형 상태에서 동적 평형을 유지한다. 양자 터널링과 같은 메커니즘이 에너지 효율성을 극대화한다.

(3) 복잡계와 자기조직화

양자 수준에서의 미세한 변동이 시스템 전체에 영향을 미쳐 새로운 질서를 창출하거나 항상성을 유지하는 자기조직화 현상이 발생한다.

4) 항상성 불균형(Disequilibrium)과 질병 발생

양자 물리학적 관점에서 항상성 불균형은 에너지 흐름의 차단 또는 양자 코히어런스 손실로 설명된다.

(1) 양자 코히어런스의 붕괴

외부 스트레스, 독성 물질, 방사선 등은 양자 코히어런스를 방해하여 세포 수준에서의 신호 전달과 에너지 흐름을 저해한다.

(2) 전자 전달계의 효율 저하

미토콘드리아 내 전자 전달계에서 양자 터널링이 효율적으로 작동하지 않으면 에너지 생성이 감소하고 세포 기능이 저하된다.

(3) 양자 얽힘의 손실

세포 간 정보 교환에 문제가 발생하면 면역 반응, 세포 복구 메커니즘 등이 비효율적으로 작동하여 염증, 노화, 암 등 다양한 질병이 발생할 수 있다.

(4) 양자 소음의 과도한 증가

정상적인 생명 현상에서는 양자 소음이 최적화되어 있지만, 환경적 요인이나 내부 스트레스가 과도하게 작용하면 시스템에 혼란이 발생할 수 있다.

5) 양자생물학적 치료 가능성

양자 물리학적 원리를 기반으로 새로운 치료법이 개발되고 있다.

(1) 양자점(quantum dots)

나노 수준에서 약물 전달 시스템을 개선하여 표적 세포에 정확하게 약물을 전달한다.

(2) 양자장 치료(quantum field therapy)

특정 주파수나 에너지장을 활용해 세포 내 양자 수준의 흐름을 복구한다.

(3) 에너지 의학(energy medicine)

체내 에너지 흐름을 개선하여 항상성을 회복하는 기술이 주목받고 있다.

{ 결론 }

양자 물리학은 생명 현상의 본질을 보다 정교하게 이해할 수 있는 새로운 패러다임을 제공한다. 생명체의 항상성 유지와 불균형은 양자 코히어런스, 터널링, 얽힘과 같은 양자 역학적 원리와 밀접하게 연관되어 있다. 질병은 이러한 양자적 상호작용이 붕괴되거나 불균형이 발생했을 때 나타나며, 이를 복구하기 위한 양자생물학적 치료법이 미래의 의료 혁신을 주도할 가능성이 크다. 생명 현상을 양자 물리학적 관점에서 이해함으로써 보다 통합적이고 근본적인 치료 전략을 개발할 수 있을 것이다.

(참고 서적: 『Life on the Edge: The Coming of Age of Quantum Biology』 by Jim Al-Khalili and Johnjoe Mcfadden)

Part II

항상성의 불균형과 염증 반응

Chapter

Chapter 1

염증의 초기 반응 메커니즘

- 항상성의 불균형: 인체가 항상성을 유지하는 데 실패하면, 염증과 같은 반응이 시작된다. 예를 들어, 감염이나 상처로 인해 체내 균형이 깨지면, 면역계가 이를 감지하고 염증을 유발한다.
- 염증 반응의 목적: 염증은 손상된 조직을 복구하고 외부 침입자를 제거하기 위한 초기 방어 기제이다. 염증은 감염, 외상, 독소, 스트레스 등 다양한 요인에 의해 유발된다.
- 염증의 초기 반응: 염증이 시작되면, 히스타민과 같은 화학물질이 분비되어 혈관이 확장되고 백혈구가 감염 부위로 이동한다. 이 과정에서 부기, 발열, 통증이 발생한다.

항상성의 불균형이 즉시 회복되지 않으면 급성 질환이 될 수 있으며, 적응적 항상성 반응이 지속되어 항상성 범위를 벗어난 상태로 유지되면 만성 질환 상태로 발전할 수 있다. 이를 설명하면 다음과 같다.

1. 항상성과 급성 질환

항상성은 신체가 내부 환경을 일정하게 유지하는 능력이다. 예를 들어, 체온, 혈당, 혈압 등이 일정한 범위 내에서 조절되는 것을 말한다. 급성 질환은 외부 자극이나 손상으로 인해 항상성의 일시적인 불균형이 발생하고, 이 불균형이 즉각적으로 회복되지 못하는 상태를 나타낸다. 급성 질환은 신체가 짧은 기간 동안 외부 자극에 반응하고 회복하는 과정에서 발생하며, 예를 들어 급성 염증, 감염, 외상 등이 포함된다.

예: 급성 요통, 감기, 급성 폐렴 등은 항상성의 일시적인 불균형으로 발생하고, 비교적 짧은 기간 동안 신체가 회복할 수 있는 질환이다.

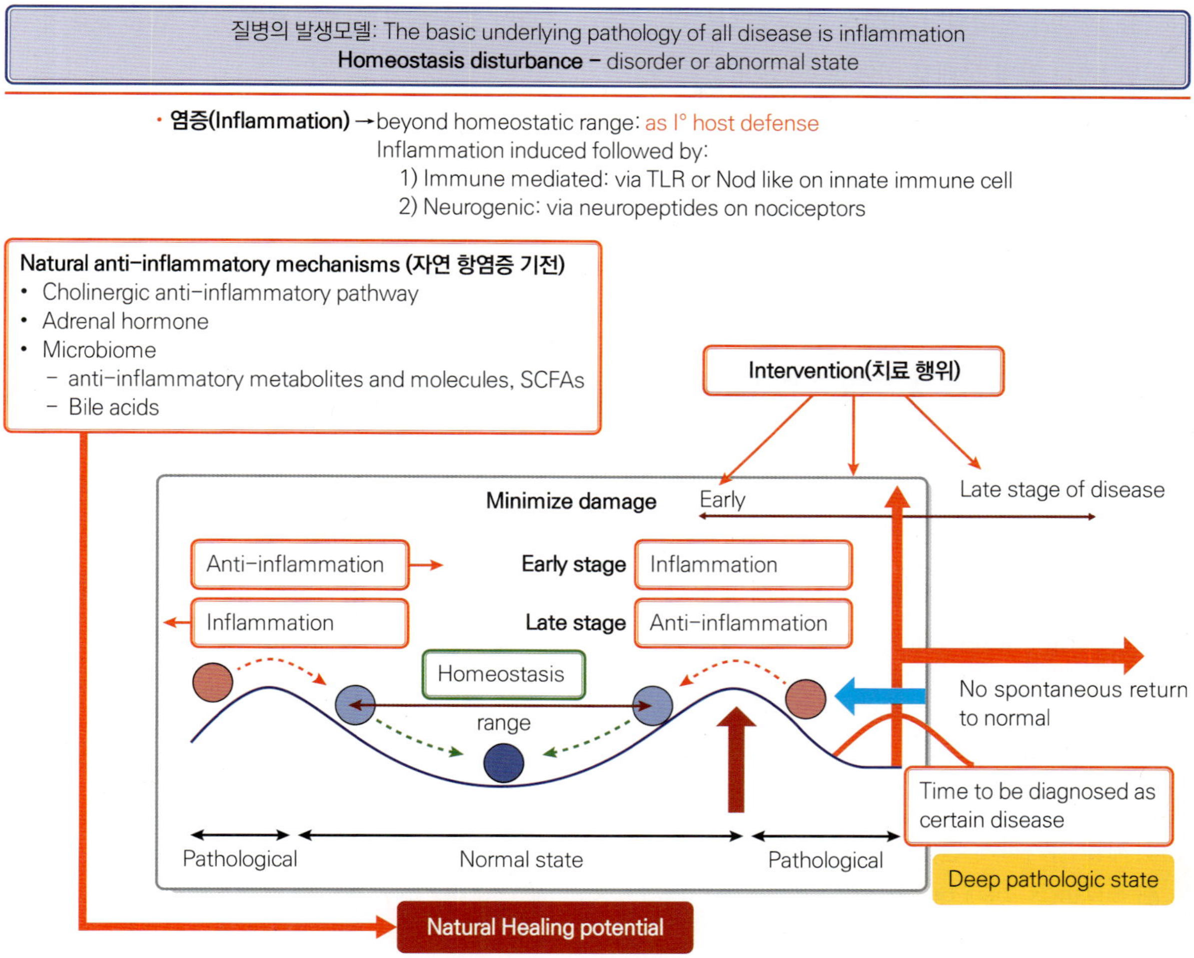

그림 1-1. 질병 발생 모델화

항상성을 교란시키는 요인은 물질적이든 비물질적이든 다양한 형태로 존재하며, 우리 몸은 이를 감지하기 위해 두 가지 주요 감지 시스템을 가지고 있다.

첫 번째 감지 시스템은 선천 면역세포에 있는 TLR (Toll-like receptor)로, 유해 물질을 인지하고 이에 반응하여 염증성 사이토카인을 분비한다. 이로 인해 발생하는 반응을 우리가 일반적으로 '염증'이라고 부른다.

두 번째 감지 시스템은 감각 신경 말단에 있는 침해수용체(nociceptors)이다. 이 수용체는 유해 물질뿐 아니라 압력, 극단적인 온도(뜨겁거나 차가움), 산성 등의 비물질적 유해 요인을 감지한다. 침해수용체의 반응으로 신경펩타이드[substance P, CGRP (calcitonin gene-related peptide) 등]가 분비되며, 이는 혈관 확장, 혈관 투과성 증가를 유도하여 부종, 발열, 발적, 통증, 그리고 조직 기능 장애를 초래하는 염증 반응을 일으킨다.

이 두 가지 염증 반응은 숙주의 방어 기전으로 작용하며, 초기에는 자연스럽게 염증이 발생하고 이후 항염증 과정이 진행되어 항상성 상태로 회복된다. 그러나 항상성 상태로 회복되지 못하고 염증 반응이 지속되면, 이는 질병 상태로 이어질 수 있다.

급성 질환은 위와 같은 모델로 설명이 가능하다(그림 1-1). 그러나 만성 질환은 반복되는 스트레스 요인에 의해서 완전한 항상성 상태로 돌아오지 못하고 어느 정도의 비정상 상태로 적응되어 숙주가 견딜 수 있는 상태로 현상 유지되는 것이 만성질병 상태로 지속되는 것을 말한다. 이 상태를 적응적 항상성이라고 하는 것이다.

2. 적응적 항상성과 만성 질환

적응적 항상성은 신체가 외부 스트레스나 자극에 대응하기 위해 동적 균형을 유지하는 과정이다. 즉, 항상성을 유지하기 위해 신체가 다양한 변화를 통해 적응하는 것이다. 그러나 만성적인 스트레스나 지속적인 자극에 의해 적응적 항상성이 과도하게 작동하면 신체는 더 이상 항상성의 범위를 유지하지 못하고, 적응부하(allostatic load, allostasis의 부담)가 증가하게 된다.

이러한 상황이 장기화되면 신체는 지속적으로 비정상적인 상태에 놓이게 되고, 결과적으로 만성 질환이 발생할 수 있다. 만성 스트레스, 만성염증, 고혈압, 당뇨병, 심혈관 질환 등이 그 예이다. 적응적 항상성 반응이 장기간 지속되면 신체는 결국 회복되지 못하고, 지속적으로 손상된 상태로 머무르면서 만성적인 건강 문제를 야기하게 된다.

예: 만성통증, 만성 염증성 질환(예: 관절염), 심혈관 질환(예: 고혈압), 당뇨병 등의 만성 질환은 신체가 장기간 적응부하를 견디면서 발생하는 만성 질환들이다.

{ 결론 }

- 급성 질환은 항상성의 일시적인 불균형에서 발생하고, 비교적 짧은 기간 동안 신체가 회복할 수 있다.
- 만성 질환은 적응적 반응이 장기간 유지되어 항상성 범위를 벗어난 상태가 지속될 때 발생하며, 이는 신체의 스트레스에 대한 적응 과정이 과부하 상태에 이르렀을 때 나타나는 현상이다.

이처럼 항상성의 불균형과 적응적 항상성의 지속적인 반응이 급성 및 만성 질환을 어떻게 유발하는지를 이해하는 것이 중요하다.

"Ruslan Medzhitov"라는 저명한 면역학자는 현재 예일대학교 면역생물학 교수로서 선천면역 연구의 최전선에 있는 학자이다. 질병 발생원리를 설명하기 위해 질병 발생의 3요소 모델(three-component model of disease)을 제시했다. 이 모델은 질병의 발생과 진행이 단순히 병원체의 독성뿐만 아니라, 숙주의 면역 반응과 항상성 유지 능력에 따라 달라진다고 설명한다.

첫 번째 요소는 유발 요인(trigger)으로, 여기에는 병원체, 독소, 스트레스, 자극 물질 등이 포함된다. 이러한 요인들은 숙주의 면역 체계와 항상성 유지 메커니즘을 자극하여 반응을 일으킨다.

두 번째 요소는 숙주 반응(host response)으로, 이는 유발 요인에 대한 숙주의 면역 체계 및 항상성 조절 메커니즘이 활성화되는 과정을 의미한다. 이 단계에서 면역 반응이 적절하게 조절되지 않으면 조직 손상이 악화될 수 있다.

세 번째 요소는 조직 손상(tissue damage)으로, 이는 병원체 자체의 독성, 과도하거나 부적절한 면역 반응, 또는 항상성 실패로 인해 발생한다. 따라서 질병의 중증도와 예후는 병원체 자체의 특성뿐만 아니라, 숙주의 면역 반응과 조직 손상에 대한 회복 능력에 의해 결정된다. 이 모델은 질병의 원인과 진행을 다각적으로 이해하고, 적절한 치료법을 설계하는 데 중요한 이론적 토대를 제공한다.

3. 염증의 물리학적 기전

전자의 결핍은 매우 중요한 요소로 작용한다. 생물학적 염증 반응은 손상된 조직이나 세포에서 시작되며, 이 과정에서 세포막과 세포 내 분자들은 손상을 입고, 이는 전자의 손실로 이어질 수 있다. 전자는 생체 시스템에서 에너지 전달과 항산화 방어 체계에 핵심적인 역할을 하므로, 이러한 전자의 결핍은 염증 반응의 심화 및 지속성에 중요한 영향을 미친다.

전자의 결핍은 물리학적으로는 '산화 스트레스(oxidative stress)'라는 용어로 설명되며, 이는 자유 라디칼(free radicals)과 반응성 산소종(reactive oxygen species, ROS)의 증가와 밀접한 관련이 있다. 자유 라디칼과 ROS는 전자가 부족한 불안정한 상태의 분자들로, 다른 분자로부터 전자를 빼앗아 안정화되려고 한다. 이 과정에서 전자가 풍부한 세포막 지질, 단백질, DNA 등이 손상되며, 염증 반응이 더욱 악화된다. 이는 열역학적 관점에서 엔트로피가 증가하는 방향으로 진행되며, 시스템의 불안정성이 커진다는 것을 의미한다.

염증 부위는 이러한 자유 라디칼과 ROS의 생성이 증가하고, 반대로 항산화 방어 시스템(예: 글루타티온, 슈퍼옥사이드 디스뮤타아제)이 손상되어 전자 전달 균형이 무너진다. 이로 인해 비평형 열역학적 시스템에서는 지속적으로 에너지가 투입되어야 하며, 새로운 동적 평형 상태로 이동하려는 경향이 나타난다. 전자의 결핍은 에너지 흐름의 왜곡을 일으켜 세포의 정상적인 ATP 생산, 이온 농도 유지, 세포막 전위 등의 기능에 이상을 초래하게 된다.

또한, 전자의 부족은 세포 내 미토콘드리아의 기능을 저하시켜 에너지 생산이 원활하지 않게 되며, 이는 염증 부위의 회복을 더욱 지연시킨다. 물리학적으로 볼 때, 염증은 국소적으로 높은 엔트로피 상태로 이동하는 과정이며, 전자의 결핍은 이 엔트로피 증가를 가속화하는 요인으로 작용한다. 또한, 손상된 세포는 전자의 이동과 재분배를 통해 손실된 전자를 보상하려고 하지만, 이 과정에서 에너지 손실과 비효율적인 전자 흐름이 발생한다. 이는 열역학적 비가역성을 심화시키며, 지속적인 외부 에너지 공급(예: 혈류를 통한 영양분, 항산화 물질)이 없으면 염증 상태가 장기화될 가능성이 커진다.

결론적으로, 염증은 비평형 열역학적 시스템으로 이해될 수 있으며, 전자의 결핍은 이 시스템에서 발생하는 에너지 흐름, 자유 라디칼 형성, 산화 환원 반응의 불균형을 설명하는 중요한 물리학적 요소이다. 전자의 균형을 회복하는 과정은 염증을 억제하고 조직을 회복시키기 위한 핵심 메커니즘으로 작용하며, 이는 항산화 물질이나 외부 전자 공급(예: 항산화제, 전자 전달 시스템 활성화)을 통해 개선될 수 있다. 이러한 물리학적 이해는 염증 치료 전략에 새로운 접근 방식을 제공할 수 있다.

Chapter 2

염증 반응의 생리적 목적

1. 염증반응의 생물학적 기전

염증 반응(inflammatory reaction)은 우리 몸이 위협이나 손상에 반응하는 중요한 방어 기제이다. 이 과정에서 인체는 앞서 언급했듯이 두 가지 주요 감지 시스템을 사용하여 해로운 물질이나 외부 자극을 감지하고 대응한다.

그 두 가지는 감각신경 말단에 있는 센서[침해수용체(nociceptor)]와 면역세포 중에서 선천면역세포의 TLR (Toll-like receptor) 수용체이다. 쉽게 설명하자면, 이 두 시스템은 경보 역할을 하여 신체가 손상되거나 위험할 때 이를 인식하고 염증 반응을 유발한다.

염증반응이 있으면 인체에 나타나는 육안적 소견은 그 부위가 붓고, 열이 나며, 붉은색으로 발적이 되고, 통증이 있으며, 그 부위의 기능이 장애가 오는 소견을 보인다. 이것을 주요 5가지 염증 징후라고 한다. 이것은 육안으로 관찰 가능한 곳에서만 볼 수 있다(그림 1-2).

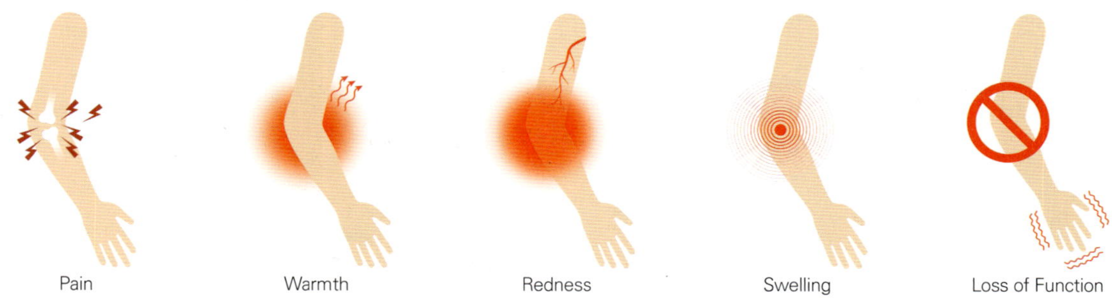

그림 1-2. 염증의 다섯 가지 주요 징후는 다음과 같다: 발적(redness, rubor), 부종(swelling, tumor), 열감(heat, calor), 통증(pain, dolor), 그리고 기능 상실(loss of function, functio laesa)이다. 처음 네 가지 징후는 Celsus AC (BC 25-AD 10)에 의해 명명되었고, 이후 Galen (AD 130-200)에 의해 5번째 징후가 추가되었다.

염증 반응은 처음 시작되는 위치의 수용체 종류에 따라 두 가지 패턴으로 나타나며, 이러한 염증 패턴에 따라 적합한 치료 방법이 결정된다. 따라서 치료의 성공 여부는 이를 정확히 구분하고 대응할 수 있는 의사의 판단 능력에 달려 있다.

1) 감각신경 센서(침해수용체)

침해수용체는 신경세포에서 발원한 신경섬유 말단에 위치한 감각 수용체로, 통증을 감지하는 역할을 한다. 침해수용체는 물리적 손상(예: 화상, 상처, 강한 압력, 뜨거운 온도, 매우 차가운 온도, 산성도)이나 화학적 자극(예: 독성 물질, 감염, 염증 물질 등)이 있을 때 이를 감지하여 신경 신호를 중추신경계로 보내면, 뇌는 이 정보를 통증으로 해석한다.

(1) 작동 방식

외부 자극(예: 뜨거운 물체나 뾰족한 물건)이 피부를 손상시키면, 침해수용체가 활성화되어 즉각적으로 신경 신호를 후신경절에서 보내면 척수 후각을 통하여 뇌로 전달한다. 또한 이 신호가 후신경절에 있는 신경세포에서 반사가 일어나 첫 신호가 올라온 신경섬유와 그의 신경가지를 따라 다시 신경 말단에 있는 침해수용체까지 전달된다. 이때 이 말단 침해수용체에서 신경펩타이드(substance P, CGRP, 뉴로키닌 A)를 생성 분비하게 되는데, 이 신경펩타이드에 의해 혈관/림프관이 반응하고 신경 자체 침해수용체가 반응하

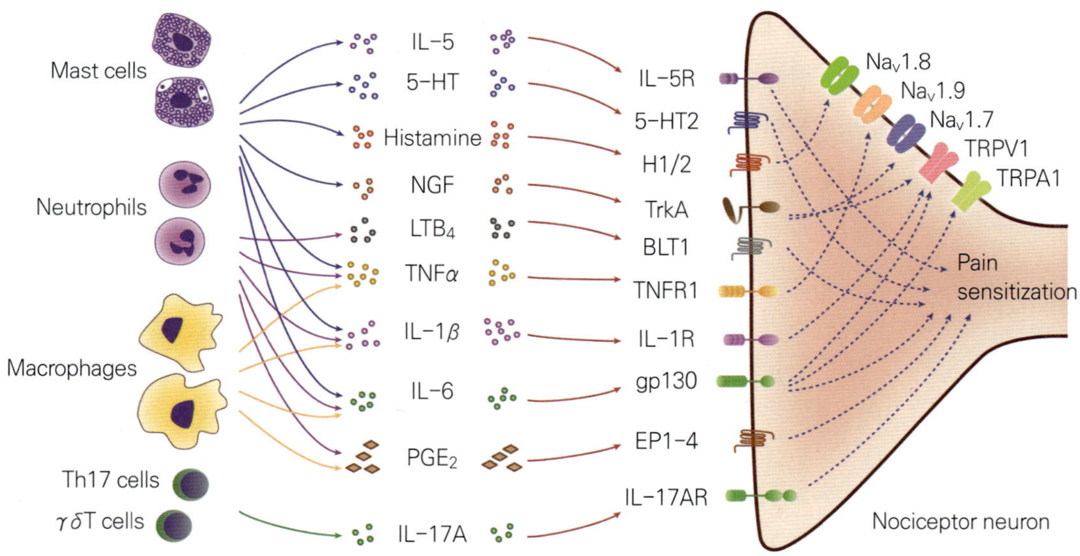

그림 1-3. 침해수용체는 면역세포에서 분비된 여러 염증 물질을 인지해서 유해물질이나 자극에 대해 더 예민하게 인지할 수 있는 능력을 얻고, 침해수용체에서 분비된 신경펩타이드에 의해서 혈관이 이완하게 하여 혈액양을 늘려서 면역세포를 더 많이 끌어 들이고 혈관의 투과성을 증가시켜 염증 부위에 더 많은 면역세포가 들어올 수 있도록 서로 상호작용을 하여 숙주 방어를 하는 역할을 한다.

는 것이 염증 반응이다. 이 펩타이드는 직접 통증을 느끼게 하고, 부종과 혈류 증가로 열이 나고 발적이 일어나 5가지 염증 징후를 나타내기 때문에 염증이라 한다. 이 염증을 신경원성 염증이라 한다. 시간이 경과하면서 이 펩타이드가 면역세포들을 손상 부위로 끌어 들여서 염증을 증폭시켜 호스트를 지키는데 면역세포와 신경이 상호 협조하는 역할을 하는 것이다(그림 1-3).

2) 침해수용체를 갖는 신경섬유

침해수용체는 통증을 감지하는 감각 신경섬유로, 손상된 조직이나 해로운 자극을 인식해 신경 신호를 뇌로 전달한다. 침해수용체는 Aδ 섬유와 C섬유라는 두 가지 주요 유형의 감각 신경섬유로 구성되어 있으며, 이들은 각각 다른 자극에 반응하고 다른 방식으로 통증 신호를 전달한다(그림 1-4, 표 1-1~2).

(1) Aδ 섬유

Aδ 섬유(A-delta fibers)는 빠른 신경섬유로, 통증 자극을 빠르게 전달한다. 이 섬유는 가벼운 수초(얇은 절연체)로 감싸져 있으며, 자극을 뇌로 고속으로 전달하는 역할을 한다. Aδ 섬유는 주로 급성 통증과 예리한 통증을 인식하는 데 관여한다.

① 자극의 종류

Aδ 섬유는 주로 기계적 자극(예: 날카로운 물체에 의한 자극)이나 열 자극(예: 뜨거운 물체에 닿을 때)을 감지한다.

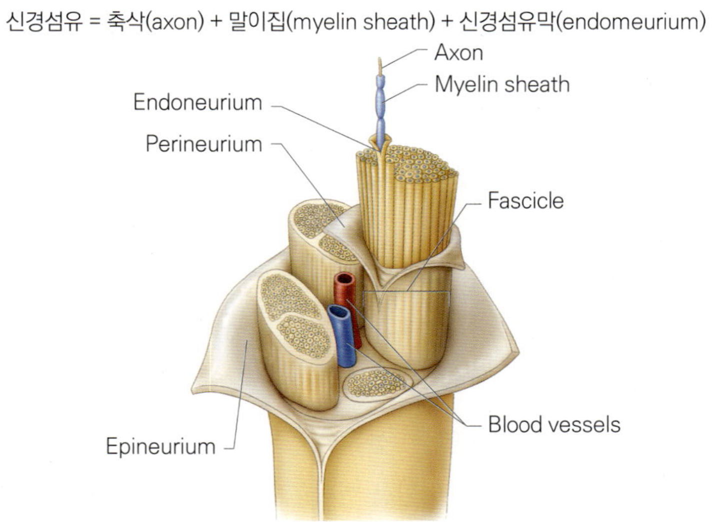

그림 1-4. 말초신경 다발구조

표 1-1. 수정된 Erlanger와 Gasser 분류에 따른 말초신경계 신경섬유의 분류

Classification	Myelination	Diameter (μm)	Conduction velocity (m/s)	Type	Function
Aα (alpha)	Yes	12-22	70-120	Sensory/motor	Proprioception, touch sensory, somatic motor to extrafusal muscles
Aβ (beta)	Yes	5-12	30-70	Sensory	Proprioception, touch/pressure sensory, somatic motor to intrafusal muscles
Aδ (delta)	Yes	1-5	5-30	Sensory	Touch and cold thermoreceptors, nociception
Aγ (gamma)	Yes	2-8	15-30	Motor	Somatic motor to intrafusal muscles
B	Yes	<3	3-15	Autonomic	Visceral afferent fibers and preganglionic efferent fibers
C	No	0.1-1.3	0.6-2	Sensory/autonomic	Temperature (warm receptors), pain perception, nociception, itching

표 1-2. Aδ 섬유와 C섬유의 비교

특성	Aδ 섬유	C섬유
수초(절연체)	얇은 수초(빠른 신호 전달)	수초가 없음(느린 신호 전달)
통증의 특성	날카롭고 빠른 통증	둔하고 지속적인 통증
자극의 종류	기계적, 열 자극	화학적, 기계적, 열 자극
전달 속도	12-30 m/s	0.5-2 m/s
통증 유형	급성 통증, 초기 통증	만성통증, 이차 통증

② 통증의 특성

Aδ 섬유가 감지하는 통증은 빠르고, 날카로우며, 짧은 지속성을 가지며, 일반적으로 손상 직후 나타나는 "초기 통증"이다. 이 통증은 신체가 즉각적으로 위험에 반응하게 만든다. 예를 들어, 칼에 베였을 때 느껴지는 날카로운 통증은 Aδ 섬유에 의해 전달된다.

③ 전달 속도

Aδ 섬유는 12-30 m/s의 속도로 신호를 전달하며, 이는 C섬유에 비해 훨씬 빠른 전달 속도이다.

(2) C섬유

C섬유(C-fibers)는 비수초성(절연되지 않은) 섬유로, 느리고 지속적인 신경 신호를 전달한다. 이 섬유는 주로 만성적이거나 둔한 통증을 전달하는 역할을 한다.

① 자극의 종류

C섬유는 화학적 자극(예: 염증 반응에서 나오는 화학 물질), 기계적 자극(예: 피부의 압력), 그리고 열 자극 등 다양한 자극을 감지한다. 특히 염증성 자극에 민감하게 반응하여 지속적인 통증을 유발한다.

② 통증의 특성

C섬유가 전달하는 통증은 느리고 둔하며, 종종 타는 듯한 통증 또는 박동하는 통증으로 느껴진다. 이 통증은 Aδ 섬유에 의해 전달되는 "초기 통증" 이후에 나타나는 지속적 통증(또는 "이차 통증")이다. 예를 들어, 화상을 입은 후 느껴지는 지속적인 통증은 C섬유가 관여하는 통증이다.

③ 전달 속도

C섬유는 0.5-2 m/s로 신호를 매우 느리게 전달한다. 이 느린 신호는 지속적인 통증이나 염증이 있을 때 장기간 작용하며, 만성통증(chronic pain)에 중요한 역할을 한다.

(3) 두 섬유의 협력

Aδ 섬유와 C섬유는 동시에 자극을 감지하며, 서로 다른 방식으로 작용한다. 손상 직후, Aδ 섬유는 빠른 신호를 통해 즉각적인 통증을 전달하여 빠른 반응을 유도하고, 이후 C섬유는 느리게 지속적인 통증을 전달하여 회복 과정에서 신체가 손상을 인식하게 만든다. Aδ 섬유도 substance P, CGRP 분비를 할 수 있으나 C섬유에 비하면 매우 작은 양을 분비한다. 그리고 두 펩타이드가 동시에 분비되는 경우는 적다. 이 의미는 substance P, CGRP가 colocalization이 Aδ 섬유는 적다는 뜻이다. 즉 Aδ 섬유에 의한 염증 반응은 매우 미약하다는 뜻이다.

{ 요약 }

- Aδ 섬유는 빠르고 날카로운 통증을 전달하며, 주로 기계적 및 열 자극에 반응한다.
- C섬유는 느리고 지속적인 통증을 전달하며, 화학적 자극을 포함한 다양한 자극에 반응한다.
- 이 두 섬유는 서로 보완적으로 작동해, 신체가 손상에 즉각적으로 반응하고 장기적인 회복 과정을 인식할 수 있게 만든다.

(4) 신경섬유 C섬유

신경섬유 C섬유는 통증을 이해하는 데 있어서 매우 중요하기 때문에 좀더 자세하게 알아볼 필요가 있다. 지금까지 밝혀진 내용을 보면 기능적으로 더 분화가 되어 있다는 것이다. C섬유는 주로 무수 신경섬유로 유해 자극을 감지하여 중추신경계로 전달하는 침해수용체로, peptidergic과 non-peptidergic 두 가지 하위 유형으로 나뉜다.

Peptidergic C섬유는 substance P와 CGRP와 같은 신경펩타이드를 분비하는 특징을 가지며, NGF (nerve growth factor)에 의존하여 발달 및 생존이 조절된다. 이 유형은 TrkA와 TRPV1 같은 표면 마커를 발현하며, 유해 자극에 반응하여 펩타이드를 방출함으로써 혈관 확장 및 투과성을 증가시키고 염증 반응을 매개한다. 또한, 면역세포를 활성화시켜 염증 매개물질의 방출을 촉진하며, 염증성 통증 및 급성 통증 증폭에서 중요한 역할을 한다.

반면, non-peptidergic C섬유는 신경펩타이드를 분비하지 않으며, 대신 IB4 (isolectin B4)와 P2X3 purinergic 수용체 같은 표면 마커를 발현한다. 이 유형은 GDNF (glial cell line-derived neurotrophic factor)에 의존하며 기계적 자극과 특정 화학적 자극에 민감하게 반응한다. 펩타이드 비의존적인 방식으로 통증 신호를 전달하며, 주로 기계적 손상에 따른 통증 감지와 신경병증성 통증에 기여한다. 또한, 만성통증 상태를 유지하며 신경회로의 과민성을 유발하는 데 관여한다. Peptidergic C섬유는 급성 통증과 염증 반응을 증폭시키는 데 중심적인 역할을 하는 반면, non-peptidergic C섬유는 기계적 자극과 만성통증 상태를 매개하며, 두 유형의 상호 보완적 역할은 다양한 만성통증 상태와 통증 신호 전달의 복잡성을 설명하는 데 중요한 단서를 제공한다.

Peptidergic과 non-peptidergic 두 가지 C섬유는 우리 신체의 다양한 말초 조직에 널리 분포하며, 각각 고유한 기능적 특성을 바탕으로 특정 조직과 연결된다. 이들은 주로 피부, 내장, 관절, 근육, 그리고 혈관 등 통증이나 유해 자극을 감지해야 하는 부위에 집중적으로 존재한다.

Peptidergic C섬유는 피부와 내장에서 높은 밀도로 발견되며, 특히 염증성 반응과 관련된 조직에서 중요한 역할을 한다. 이 섬유는 관절 조직의 활막에 풍부하게 존재하며, 관절낭의 외층에서 높은 밀도로 발견된다. 이러한 분포 특성은 관절의 염증 반응과 통증 전달에 중요한 역할을 한다. 근육 조직에서는 주로 혈관 주변부와 근방추 주변에 집중적으로 분포하며, 특히 근막에서 높은 밀도를 보인다. 골막에서도 풍부한 신경 지배를 보이는데, 특히 CGRP-양성 섬유가 두드러진다. 또한, 혈관 주위에 분포하며 혈관 확장과 혈류 조절에 관여하는 CGRP 방출을 통해 국소적인 혈관 반응을 조절한다. 이러한 특성은 천식 같은 기도 염증 질환에서도 나타나며, 감각 신경 활성화에 의한 염증 유도 기전을 통해 질병의 진행에 영향을 미친다.

반면, non-peptidergic C섬유는 동물실험 연구 결과에서 주로 피부의 표피층과 진피 경계 부위에 분포하며, 기계적 자극과 신경병증성 통증을 감지하는 데 중요한 역할을 한다. 특히, 이 섬유는 말초 신경 손상과 관련된 질환에서 과도하게 활성화되어 만성통증 상태를 유발하는 기전으로 작용한다는 연구가 있는데 좀더 연구가 더 필요하다. 내장에서는 non-peptidergic C섬유가 장기에서 발생하는 기계적 스트레스와 관련된 감각 신호를 전달하며, 이로 인해 내장 통증 및 과민성 장 증후군과 같은 질환의 병리학적 기전에도 관여할 수 있다. 근골격계에서는 관절낭의 내층에 주로 분포하는 특징을 보인다. 근육 조직에서는 실질 내에 비교적 고르게 산재해 있으며, 특히 근건접합부에서 높은 밀도로 발견된다.

임상적으로, 이 두 유형의 C섬유는 통증 및 염증성 질환의 병태생리를 이해하고 치료 전략을 수립하는 데 매우 중요한 역할을 한다. 예를 들어, peptidergic C섬유를 표적으로 하는 CGRP 억제제는 편두통과 같은 염증성 통증 치료에 유용하며, non-peptidergic C섬유의 활성 조절은 신경병증성 통증 및 만성통증 치료에 중요한 접근법이 될 수 있다. 또한, 이들 섬유의 분포 특성과 기능은 특정 질환에서 증상의 발현 기전과 치료제의 타깃 설정에 있어 핵심적인 정보를 제공한다.

(5) C섬유 말단의 침해수용체와 일시적 수용체 전위 수용체의 분포 및 역할

C섬유(C fibers)는 느린 전도 속도를 가지며 주로 지속적이고 둔한 통증(dull, aching pain)과 만성통증을 전달하는 역할을 수행한다. 이 섬유의 말단에는 다양한 일시적 수용체 전위(transient receptor potential, TRP) 수용체가 분포하며, 각각 특정 물리적, 화학적, 온도적 자극에 반응하여 통증 신호 전달을 시작한다.

대표적으로 TRPV1, TRPA1, TRPM8, TRPV2, TRPC 등이 있으며, 각 수용체는 고유한 자극과 활성화 기전을 가진다. TRPV1은 고온(>43°C), 산성 환경(pH <5.5), 그리고 캡사이신(capsaicin)과 같은 화학적 자극에 의해 활성화되며, 염증성 사이토카인(예: 브래디키닌, 프로스타글란딘)에 의해 민감도가 증가해 통증 신호를 증폭한다. TRPA1은 저온(<17°C)과 자극성 화학 물질(예: 겨자 기름, 알리신)에 반응하며, 산화 스트레스 및 활성 산소종(reactive oxygen species, ROS)에 의해 활성화되어 신경원성 염증(neurogenic inflammation)에서 중요한 역할을 한다. TRPM8은 저온(8-28°C)과 멘톨(menthol)에 반응해 냉각 자극을 감지하며, 특정 조건에서 통증 신호를 억제하거나 증폭할 수 있다. TRPV2는 강한 기계적 자극과 극도의 고온(>52°C)에 반응하며, 기계적 손상을 감지하는 데 중요한 역할을 한다. 또한 TRPC는 주로 기계적 자극과 세포 내 칼슘 이온 농도 변화에 반응하며 통증 신호 전달을 조절한다.

TRP 채널이 활성화되면 칼슘(Ca^{2+})과 나트륨(Na^{+}) 이온이 C섬유 말단으로 유입되어 세포막의 탈분극(depolarization)을 유발하며, 탈분극이 역치(threshold potential)를 초과하면 전압 의존성 나트륨 채널(voltage-gated sodium channels)이 활성화되어 활동전위(action potential)가 생성된다. 이 활동전위는 신경 축삭(axon)을 따라 척수로 전달되어 중추신경계에 통증 신호를 전달한다. 동시에 TRP 채널의 활성화는 신경펩타이드인 substance P와 CGRP의 방출을 유도하며, 이는 혈관 확장과 혈관 투과성 증가를 통해 신경인성 염증을 촉진한다.

한편, non-peptidergic nociceptors는 substance P나 CGRP와 같은 신경펩타이드를 분비하지 않지만, TRPA1과 TRPV2와 같은 TRP 채널을 발현하며 통증 신호 전달에 관여한다. 이들은 주로 기계적, 화학적 자극에 반응하고, TRP 채널의 활성화를 통해 탈분극과 활동전위를 생성하여 통증 신호를 중추신경계로 전달한다. Non-peptidergic nociceptors는 GDNF (glial cell line-derived neurotrophic factor)에 의해 유지되며, IB4 (isolectin B4) 염색을 통해 확인된다.

이러한 TRP 채널의 민감도는 염증성 사이토카인에 의해 증가할 수 있으며, 지속적인 자극으로 인해 신경 감작(neuronal sensitization)이 발생하여 만성통증 상태로 이어질 수 있다. 임상적으로 TRPV1 길항제는 통증과 염증을 줄이는 데 사용되며, TRPA1 억제제는 신경병성 통증(neuropathic pain) 치료 가능성을 보여준다. 또한 TRPM8 활성제는 냉각 효과를 통해 급성 통증 완화에 기여할 수 있다. 종합하면, TRP 채널은 C섬유와 non-peptidergic 침해수용체에서 외부 자극을 전기 신호로 변환하고, 신경펩타이드 방출 및 염증 반응을 유도하여 통증 신호 전달에 중요한 역할을 수행한다.

(6) 통증 이해를 위한 TRP 채널의 핵심 개념

일과성 수용체 전위(transient receptor potential, TRP) 채널은 침해수용체에 있는 이온 채널로서 통증의 감지, 전달, 조절 과정에서 중요한 역할을 수행하는 이온 통로로, 물리적, 화학적, 온도적 자극을 감지하여 이를 신경 신호로 변환하는 핵심 기능을 한다(그림 1-5). TRP 채널은 주로 칼슘(Ca^{2+})과 나트륨(Na^{+}) 이온을 선택적으로 투과시키며, 이를 통해 세포막 탈분극을 유도하고 활동전위를 발생시킨다.

앞서 설명한 바와 같이 TRPV1은 고온, 산성 환경, 캡사이신에 반응하며, TRPA1은 저온, 자극성 화학물질, 산화 스트레스에 반응한다. TRPM8은 저온 및 멘톨에 반응하고, TRPC는 기계적 자극 및 칼슘 농도 변화에 반응한다. TRP 채널이 활성화되면 칼슘과 나트륨 이온이 세포 내로 유입되면서 막 전위 변화가 일어나고, 이로 인해 활동전위가 생성되어 통증 신호가 말초 신경을 통해 척수로 전달된다. 이 과정에서 substance P와 CGRP 같은 신경펩타이드가 분비되어 염증 반응을 증폭시키고 신경 감작을 유발한다(그림 1-6).

TRP 채널은 염증성 사이토카인(예: 브래디키닌, 프로스타글란딘)에 의해 민감화되며, 이는 통증 과민반응(hyperalgesia)과 비유해성 자극에 대한 통증(allodynia)을 유발할 수 있다. 급성 통증에서는 TRPV1, TRPA1, TRPM8이 주로 관여하며, 만성통증에서는 TRPA1과 TRPV1이 주요하게 작용한다. 신경병성 통증에서는 TRPV1 및 TRPA1의 민감도가 증가하여 비유해성 자극에도 과민한 통증 반응이 나타난다. TRP 채널 활성화로 인한 신경펩타이드 방출은 혈관 확장 및 혈관 투과성 증가를 통해 신경원성 염증을 유발하며, 이는 TRPV1과 TRPA1이 주로 관여한다.

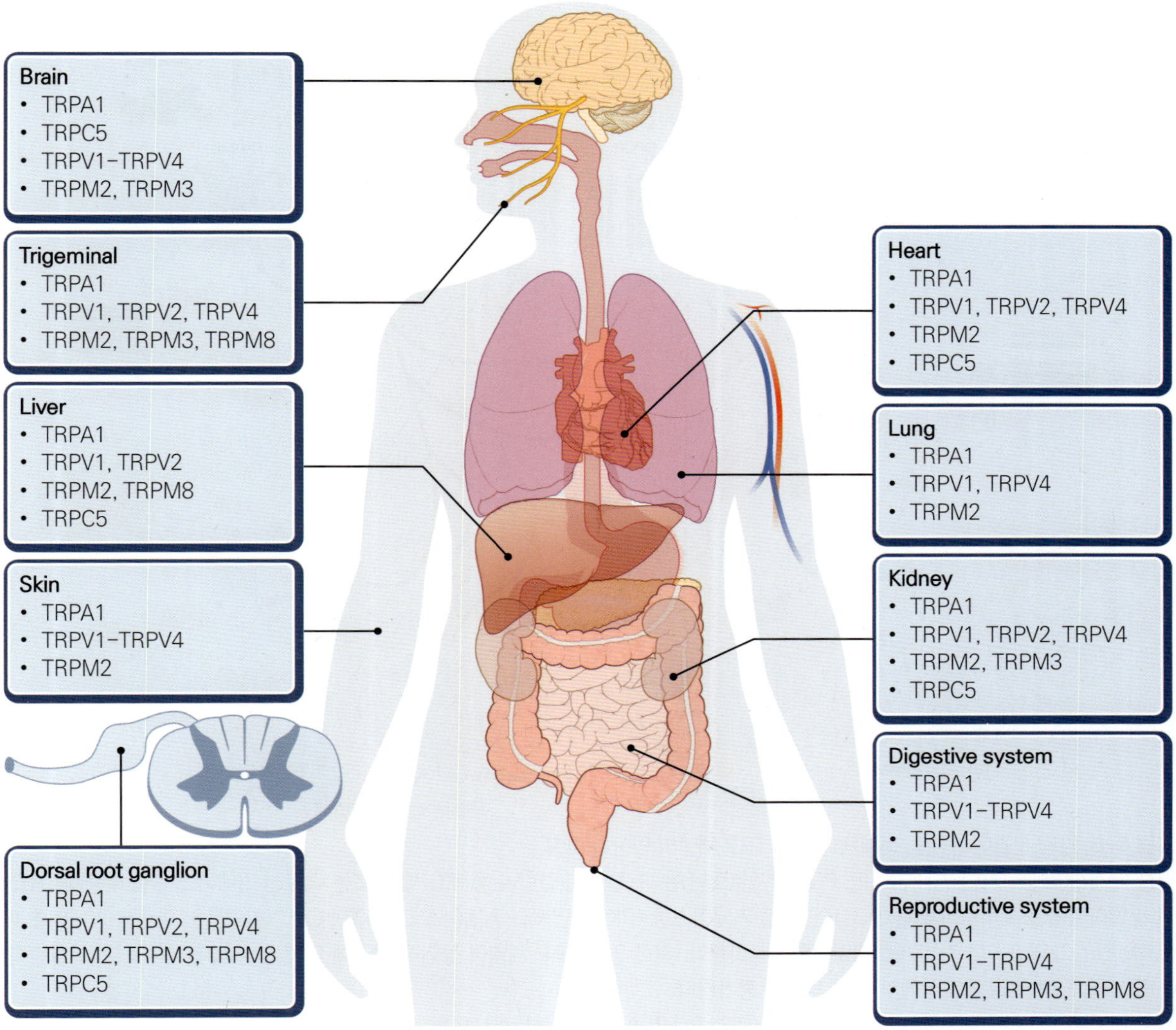

그림 1-5. 일과성 수용체 전위 채널의 발현 위치는 신체 전반에 걸쳐 다양하게 나타난다. 이러한 채널은 감각 기관과 비감각 기관의 기능을 포함하여 다양한 생리학적 역할을 수행한다.

통증 조절 전략으로 TRPV1 길항제(예: 캡사이신 패치)는 급성 및 만성통증 완화에 사용되며, TRPA1 억제제는 신경병성 통증 치료 가능성을 보여준다. TRPM8 활성제는 냉각 효과로 통증을 완화한다. TRP 채널은 자극 감지, 신호 변환, 신경 전달, 염증 반응, 민감화 등 통증의 병태생리학적 메커니즘에 핵심적 역할을 수행하며, 통증 치료제 개발의 주요 표적이 된다. TRP 채널을 통한 이온 유입, 활동전위 생성, 신경전달물질 분비, 염증 반응, 민감화 과정은 통증의 시작과 지속을 설명하는 중요한 요소로, 이를 이해하는 것은 통증의 병태생리학적 원리와 효과적인 치료 전략 수립에 필수적이다.

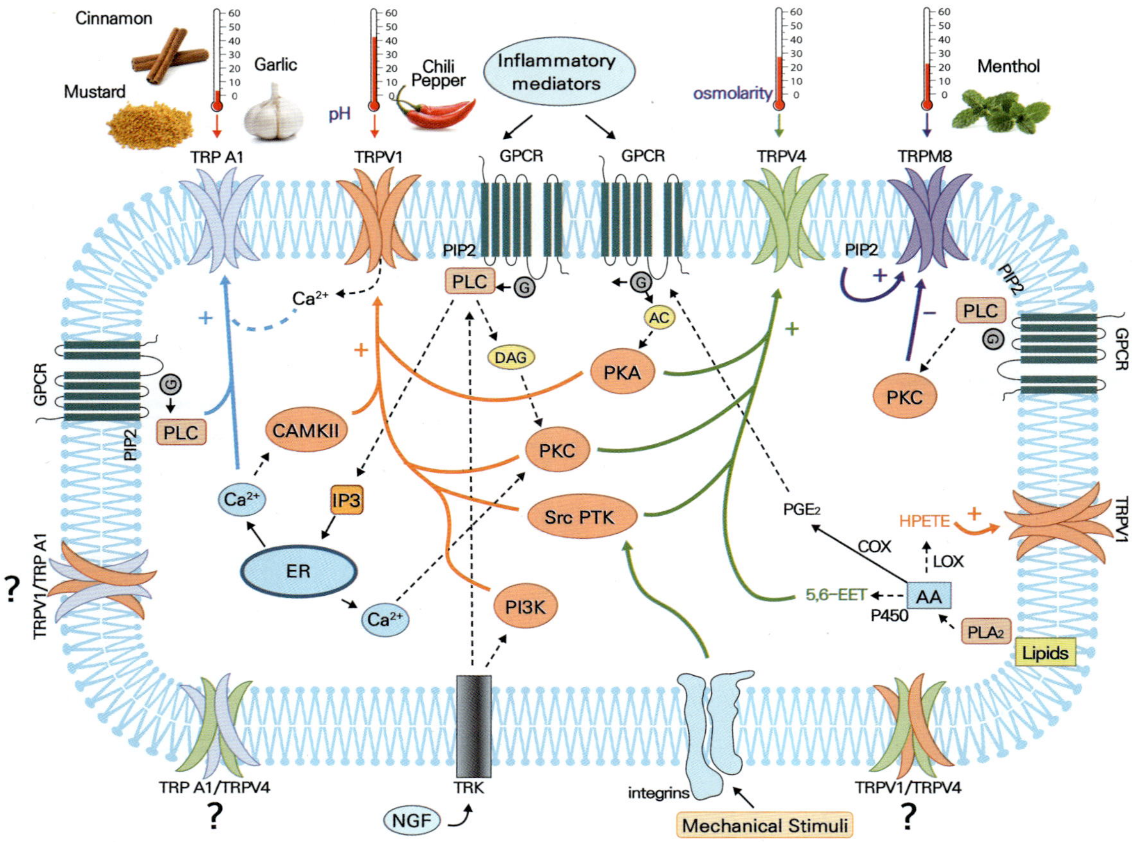

그림 1-6. 감각 신경에서 염증 매개체에 의한 TRP 채널의 인산화 조절

염증 매개체(브래디키닌, ATP, NGF, PGE2, 세로토닌)는 G-단백질 결합 수용체(GPCR) 또는 티로신 키네이스 결합 수용체(TRK)에 결합하여 포스포리파아제 C (PLC), 단백질 키네이스 A (PKA), 단백질 키네이스 C (PKC), Ca^{2+}-칼모듈린 의존성 키네이스 II (CAMKII), 그리고 PI3 키네이스(PI3K)를 활성화한다. 이로 인해 TRP 채널이 물리적 자극에 대해 활성화/감작(+)되거나 탈감작(−)될 수 있으며, 소포체(ER)에서 Ca^{2+} 방출이 증가한다.

세포 내 Ca^{2+} 농도가 증가하면 PKC, CAMKII, 그리고 TRPA1이 활성화된다. 또한, GPCR은 포스포리파아제 A2 (PLA2)를 활성화할 수 있으며, 이는 HPETE나 5,6-EET와 같은 아라키돈산 대사 산물을 유리시켜 TRP 채널의 작용제로 작용한다.

특정 염증 매개체가 열, 화학적, 기계적 자극에 대한 침해수용체 감작에 미치는 영향은 DRG(등쪽 신경절, Dorsal Root Ganglion) 뉴런에 발현된 TRP 채널의 종류에 따라 다르다.

이 기전은 TRP 채널이 단순한 리간드 개폐 이온 채널(ligand-gated ion channels)로 작용할 뿐만 아니라, 세포 내 신호전달경로를 활성화하여 뉴런의 흥분성을 증가시킬 수 있음을 보여주고 있다. 또한, 추정되는 이종올리고머 채널(heteromeric channels)의 존재는 이러한 시스템의 복잡성을 더욱 증가시킬 수 있다.

(7) 통증과 가려움: 항상성 감정 및 숙주 방어기전에서의 TRP 채널의 역할

통증과 가려움은 단순한 감각이 아니라, 생체 항상성(homeostasis)을 유지하고 생체 방어(host defense)를 수행하는 항상성 감정(homeostatic emotion)이다. 이 두 감각은 유해하거나 잠재적으로 위험한 자극을 감지하고 이에 대한 행동(예: 피하기, 긁기)을 유발함으로써 생존에 중요한 역할을 한다. 이러한 감각을 감지하고 전달하는 데 중요한 역할을 하는 분자 수준의 수용체 중에서, TRP 채널은 핵심적인 기능을 수행한다.

통증과 가려움증은 C섬유 및 일부 Aδ 섬유를 통해 신경 신호가 전달되며, TRP 채널(TRPV1, TRPA1, TRPM8 등)이 활성화되면 이온 유입이 증가하고 신경이 흥분하여 신호가 척수로 전달된다. 통증과 가려움 신호는 척수의 후각(dorsal horn)에서 부분적으로 겹치는 경로를 사용하지만, 이후의 중추 처리 과정에서 차이를 보인다.

통증과 관련된 주요 TRP 채널로는 TRPV1, TRPA1, TRPM8이 있으며, TRPV1은 고온, 산성 환경, 카프사이신에 의해 활성화되어 열 통증과 염증성 통증을 감지하며, TRPA1은 화학적 자극과 저온에 반응해 염증성 통증을 유발한다. 반면, TRPM8은 저온과 멘톨에 의해 활성화되어 냉각 통증을 매개한다.

가려움과 관련된 TRP 채널로는 TRPV1, TRPA1, TRPV4, TRPM8이 있으며, TRPV1은 히스타민성 가려움증에서 중요한 역할을 하며 히스타민이 H1 히스타민 수용체를 통해 TRPV1을 활성화한다. TRPA1은 비히스타민성 가려움증의 주요 채널로, IL-31, PAR-2, 클로로퀸과 같은 물질에 의해 활성화되며, TRPV4는 기계적 자극과 삼투압 변화에 반응해 가려움 신호를 전달한다. TRPM8은 멘톨과 저온에 의해 활성화되며 항가려움(anti-pruritic) 효과를 나타낸다.

통증과 가려움 신호는 TRP 채널의 활성화로 시작되지만, 서로 다른 자극과 신호 경로를 따른다. 통증 신호는 주로 TRPV1과 TRPA1에 의해 전달되며, 가려움증 신호는 TRPV1이 히스타민성 경로, TRPA1이 비히스타민성 경로를 통해 전달된다. 그러나 이 두 감각은 척수에서 서로 억제(mutual inhibition) 관계에 있으며, 긁기(scratch)는 통증 신호를 유발하여 가려움 신호를 억제하는 메커니즘을 사용한다. 이러한 상호작용을 통해 생체는 위험 자극에 대한 복합적인 반응을 조율할 수 있다.

비히스타민성 가려움증의 주요 경로는 TRPA1이지만, TRPV1과 TRPA1은 상호작용과 공유된 신경 경로를 통해 밀접하게 연결되어 있다.

TRPV1의 지속적 활성화와 탈감작(desensitization)은 동일 신경섬유의 반응성을 감소시켜 TRPA1을 통한 가려움 신호 전달도 억제할 수 있다. 이는 캡사이신으로 TRPV1을 직접 타깃으로 하는 치료법이 비히스타민성 가려움증에서도 효과를 보일 수 있는 이유이다.

TRPV1과 TRPA1은 통증과 가려움증 모두에서 핵심적인 수용체로 작동하며, 각각의 채널을 타깃으로 한 치료제들이 개발되고 있다. TRPV1 길항제는 염증성 통증 및 히스타민성 가려움증을 치료하며, TRPA1 길항제는 비히스타민성 가려움증과 염증성 통증을 억제한다. TRPV1의 지속적 활성화는 탈감작을 유발하여 신경섬유의 반응성을 저하시키고, 이는 TRPA1 신호 전달에도 간접적으로 영향을 미친다. 멘톨과 같은 TRPM8 활성제는 항가려움 효과를 통해 가려움증을 완화할 수 있다. 따라서 TRP 채널은 통증과 가려움증을 감지하고 전달하는 분자적 센서로서 중요한 역할을 하며, 이를 표적으로 하는 치료 전략은 통증 및 가려움증 관리에 효과적인 접근법을 제공한다. TRP 채널의 분자생물학적 메커니즘을 이해하는 것은 통증과 가려움증을 보다 정밀하게 조절할 수 있는 기반을 마련하며, 이는 생체 방어 메커니즘을 강화하고 질병 상태에서의 감각 이상을 교정하는 데 중요한 열쇠가 된다.

3) 근방추와 침해수용체의 상호작용 기전

근육 손상이나 염증이 발생하면 침해수용체가 활성화되어 substance P 및 CGRP와 같은 신경펩타이드를 방출한다. 이러한 신경펩타이드는 혈관 확장, 혈관 투과성 증가, 면역세포의 동원을 촉진하여 염증 반응을 악화시킨다. 염증 반응은 근방추(muscle spindle) 주변 조직의 환경을 변화시키고, 근방추의 신장(stretching) 민감도를 증가시키거나 왜곡시킬 수 있다.

급성 또는 만성통증 상황에서는 침해수용체의 과민화(sensitization)가 발생하여 작은 자극에도 통증 신호가 과도하게 전달될 수 있다. 침해수용체의 활성화는 근방추의 감각 신경섬유(Ia, II 섬유)에도 영향을 미쳐 근방추의 민감도를 증가시키며, 이러한 감작은 신장 반사(stretch reflex)의 과도한 활성화를 유발하여 근육 경직이나 연축(spasm)으로 이어질 수 있다.

또한 침해수용체와 교감신경은 서로 연계되어 있으며, 통증 자극이 교감신경을 활성화시키면 감마 운동신경(gamma motor neurons)이 활성화되어 근방추의 내포근 섬유(intrafusal fibers)의 민감도가 증가한다. 이로 인해 근육 긴장도가 상승하고, 만성적인 근육 긴장 및 통증이 지속될 수 있다. 침해수용체와 근방추에서 발생한 신호는 모두 척수 후각(dorsal horn)에서 통합된다. 침해수용체의 신호는 척수 내에서 근방추 반사 회로에 영향을 미칠 수 있으며, 이는 과도한 신장 반사나 근육 경련을 유발할 수 있다(그림 1-7).

반대로, 근방추로부터의 신호는 침해수용체의 민감도에 영향을 미쳐 통증 감지에 변화를 줄 수 있다. 이러한 상호작용은 통증의 만성화 및 근육 기능 장애로 이어질 수 있으며, 근골격계 통증 관리에 중요한 의미를 가진다. 만성통증 환자에서는 근방추의 민감도가 증가하고, 침해수용체의 과민화가 지속되어 근육 경직과 통증 증폭이 반복된다. 예를 들어, 근막통증증후군(myofascial pain syndrome)에서는 이러한 기전이 뚜렷하게 나타난다. 이를 치료하기 위해 근육 이완제를 사용하여 과도한 근방추 활성화를 억제하거나, 신경 차단술(nerve block)을 통해 침해수용체의 신호 전달을 차단하여 통증을 감소시킨다. 또한 물리치료와 스트레칭을 통해 근방추 및 침해수용체의 감작을 줄여 근육의 정상 기능을 회복할 수 있으며, 신경조절(nerve modulation) 기술을 활용하여 전기 자극, 침 치료 등을 통해 신경 신호를 조절하는 방법도 효과적이다.

4) 감마 운동신경의 역할과 선택적 활성화 메커니즘-감마운동신경의 선택적 활성화가 근육 단축의 주요 요인

감마 운동신경은 근육의 근방추(intrafusal muscle fibers)를 지배하며, 근방추의 민감도를 조절하여 근육의 긴장도(tone)와 고유감각(proprioception)을 유지하는 데 중요한 역할을 한다. 이는 알파 운동신경(alpha motor neurons)이 바깥근육 섬유(extrafusal muscle fibers)를 지배해 실제로 근육을 수축시키고 힘을 발생시키는 것과 대비된다. 감마 운동신경은 근육이 다양한 길이로 변화하더라도 근방추가 늘 항상 민감하게 반응할 수 있도록 조절한다. 그래서 근육은 알파-감마모터뉴런의 통합된 기능에 의해 정확한 근육 움직임과 자세 유지를 위해 필수적이다.

감마운동신경의 선택적 활성화(gamma bias)에 관한 연구에서, Johansson과 Sojka(1991)는 정서적 스트레스가 선택적으로 감마 운동신경을 활성화시키고 스트레스 호르몬(특히 노르아드레날린)이 중요한 역할을 하며 교감신경계 활성화와 연관됨을 보고했으며, Passatore와 Roatta(2006)는 교감신경계가 감마 운동신경에 선택적 영향을 미치고 노르아드레날린이 감마 운동신경을 선택적으로 활성화하며 스트레스 상황에서 근긴장도가 증가하는 메커니즘을 설명했다.

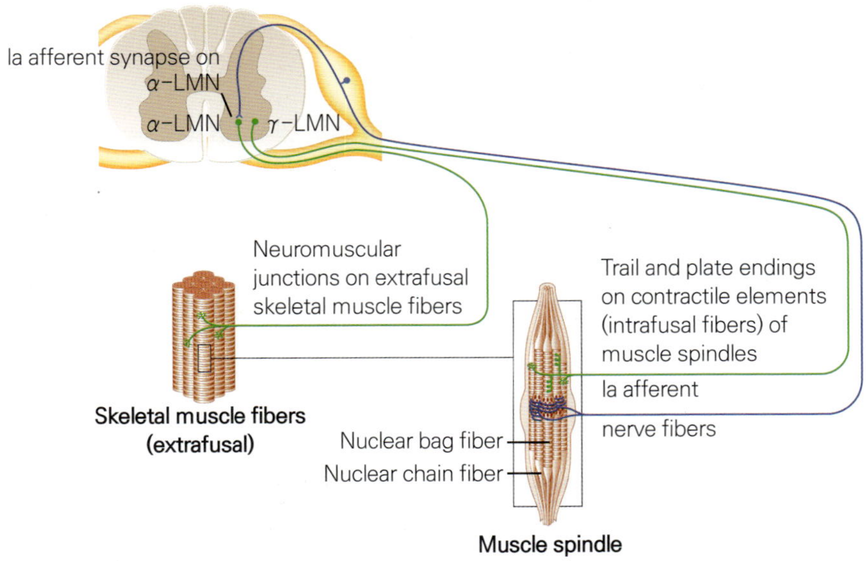

그림 1-7. 안면 표정근을 지배하는 안면신경핵을 제외한 모든 하위운동신경(LMN) 그룹은 골격근 섬유(외포근 섬유)를 지배하는 알파 하위운동신경과 근방추(근육의 감각기관) 내의 작은 수축 요소(내포근 섬유)를 지배하는 감마 하위운동신경으로 구성된다. 안면 표정근은 근방추가 없으며 감마 하위운동신경의 지배를 받지 않는다. 알파 하위운동신경은 움직임을 만들어내기 위해 골격근의 수축을 조절한다. 감마 하위운동신경은 Ia군과 II군 구심성 신경에 의한 알파 하위운동신경의 흥분성 조절을 위해 근방추의 민감도를 조절한다. 즉 안면근육을 제외한 모든 근육은 두 종류의 운동신경(알파와 감마)의 지배를 받는다. 알파 운동신경은 실제 근육 수축을 담당한다. 감마 운동신경은 근육의 감각기관(근방추)의 민감도를 조절한다. 안면 근육은 특이하게 감각기관(근방추)이 없어서 감마 운동신경이 없다.

선택적 감마 운동신경 활성화의 주요 요인들로는 불안, 스트레스, 우울, PTSD, 만성통증으로 인한 불안-회피 행동과 같은 정서적/심리적 요인, 교감신경계 과활성화, 노르아드레날린 증가, 스트레스 호르몬 분비 증가와 같은 자율신경계 요인, 그리고 부적절한 자세, 반복적 미세외상, 근육 불균형과 같은 생체역학적 요인이 있다.

감마운동신경이 선택적으로 활성화되는 신경해부학적 요인으로는 감마운동신경이 교감신경 입력에 더 민감하고, 스트레스 호르몬 수용체의 차별적 분포, 중추신경계의 하향성 조절 차이가 있으며, 신경생리학적 메커니즘으로는 스트레스 상황에서의 보호 반응, 준비 태세 유지, 위험 감지 민감도 증가가 있다. 이는 근방추 민감도 증가, 지속적 근긴장도 상승, 통증-긴장 악순환을 형성하며, 실제 임상에서는 만성 스트레스 상황, 불안장애, 외상후 스트레스 장애, 만성통증 증후군, 직업성 근골격계 질환에서 이러한 현상이 관찰된다. 이러한 이해는 스트레스 관리의 중요성, 자율신경계 균형 회복의 필요성, 통합적 치료 접근의 중요성과 같은 치료적 시사점을 제공한다.

감마 운동신경의 활성화가 통증에 미치는 영향

- 근육 수축과 단축
  감마 운동신경이 과활성화되면 내포근 섬유의 긴장도가 증가해 근육이 수축하고 단축된다.
- 침해수용체 활성화
  근육 단축으로 인해 침해수용체의 밀도가 증가하고, 압박 및 허혈로 인해 젖산(lactic acid)이 축적된다. 이는 통증 수용체를 활성화시켜 통증 신호를 증가시킨다.
- 기계적 압박과 Piezo2 활성화
  근육 긴장도가 증가하면 기계적 압박이 발생해 **Piezo2** 수용체가 활성화된다. 이는 통증을 유발할 수 있다.

2. 선천면역세포의 TLR 수용체

선천면역세포는 유해한 요소를 감지하는 여러 종류 수용체를 가지고 있는데, 그중 중요한 한 가지를 주로 설명하고. 나머지는 참고로 보충 설명하는 것으로 하겠다. 그중 대표적인 수용체인 TLR 수용체는 선천면역계의 면역세포 표면에 존재하는 감지 시스템이다(그림 1-8). TLR 수용체는 외부에서 들어온 병원균(PAMP, 예: 바이러스, 박테리아)과 내부의 위험한 물질(DAMP)을 감지하는 역할을 한다. 이러한 병원균이나 해로운 물질이 체내에 들어오면 TLR 수용체가 이를 인식하고 면역 반응을 활성화한다.

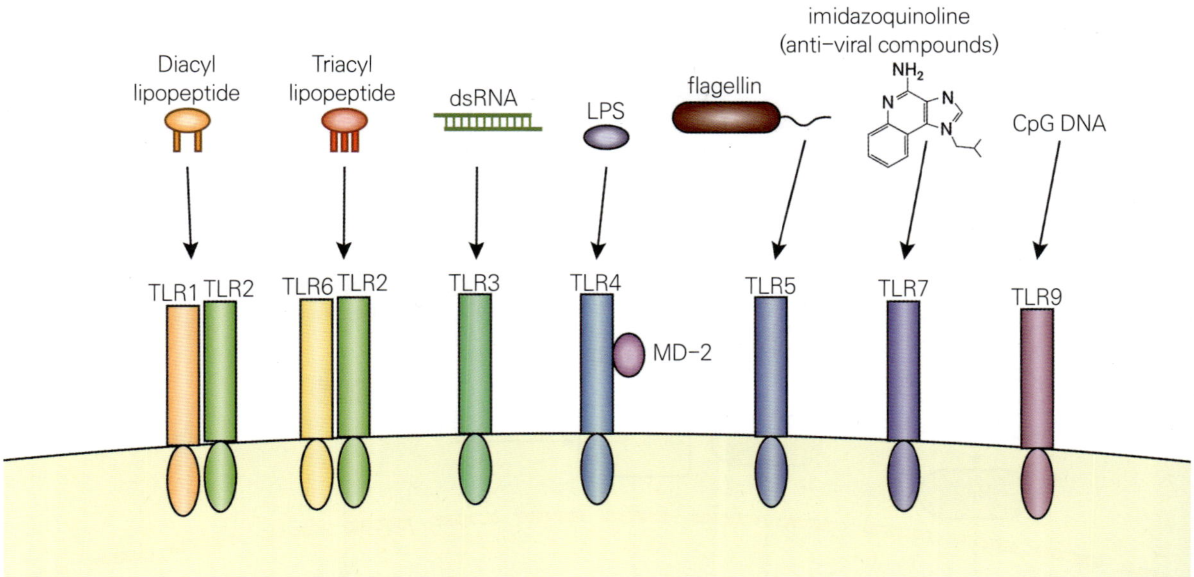

그림 1-8. 각각 TLR은 특정 병원균의 특성을 인지한다. TLR은 사람에게서 1-10번까지 확인되었으며, TLR10의 기능은 확인되지 않았다.

- 작동 방식: TLR 수용체는 병원균의 특정한 분자를 인식하여 염증 반응을 유도한다. 이 과정에서 사이토카인이라는 화학물질이 분비되어 염증을 일으키고, 백혈구와 같은 면역세포들이 감염 부위로 이동하여 병원균을 제거하는 과정을 촉진한다.

1) TLR과 통증의 관계

TLRs는 선천면역계(innate immune system)의 핵심 수용체로, 병원체 연관 분자 패턴(pathogen-associated molecular patterns, PAMPs)과 손상 연관 분자 패턴(damage-associated molecular patterns, DAMPs)을 인식하여 염증 반응을 유도한다. 최근 연구에 따르면 TLR은 면역세포뿐만 아니라 말초 및 중추신경계의 침해수용체에도 발현되며, 통증 감지와 조절에 중요한 역할을 한다.

말초신경계(PNS)에서는 TLR2, TLR3, TLR4, TLR7이 주로 등쪽신경절(dorsal root ganglion, DRG) 뉴런과 말초 침해수용체에 발현되며, 중추신경계(CNS)에서는 TLR4가 미세아교세포(microglia)와 성상세포(astrocytes)에서 발현된다.

TLR4는 주로 LPS(리포다당류)를 인식하며, LPS가 TLR4에 결합하면 NF-κB 및 MAPK 경로가 활성화된다(그림 1-9). 이로 인해 염증성 사이토카인[interleukin-1β (IL-1β), tumor necrosis factor-α (TNF-α)]과 통증 매개체(예: 프로스타글란딘, PGE2)가 분비되어 말초 신경 말단의 침해수용체를 감작(sensitization)하여 통증 감수성을 증가시킨다. TLR7은 바이러스 RNA와 그와 유사한 물질을 감지하며, IFN-α

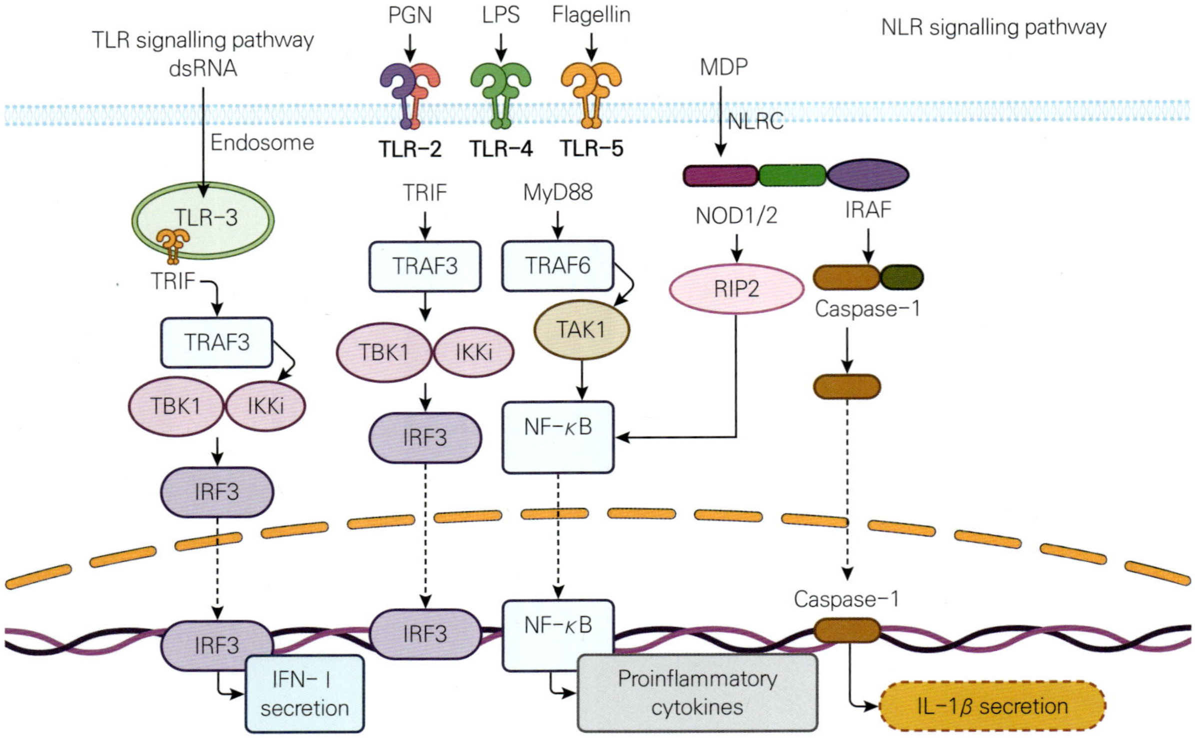

그림 1-9. TLR 수용체가 특정 병원균을 인식하면 세포내 신호를 보내 병원균을 제거할 수 있는 물질을 생산할 수 있는 염증성 사이토카인을 분비한다.

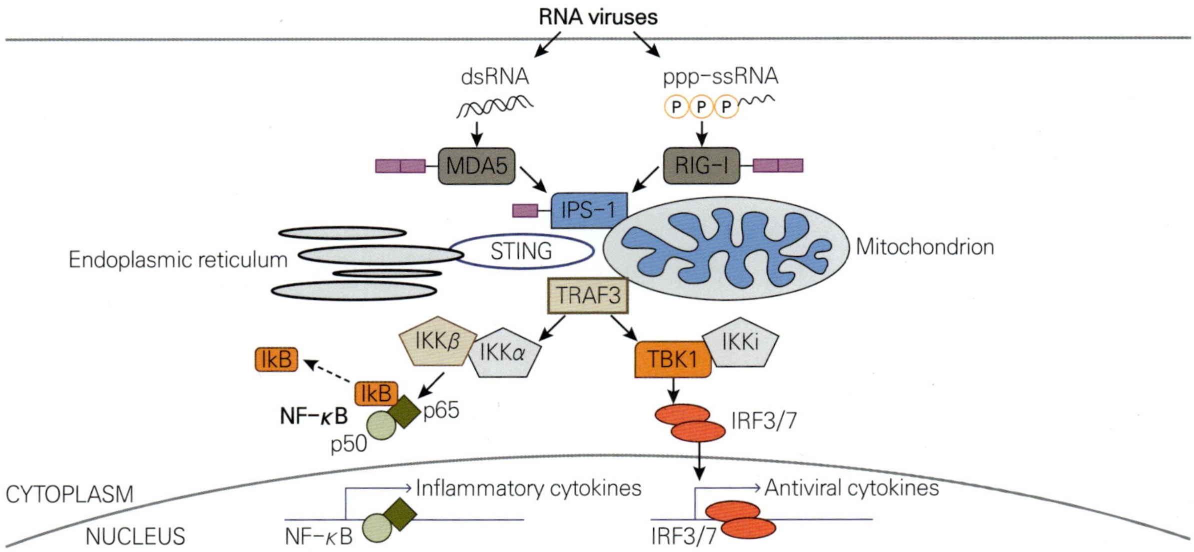

그림 1-10. MDA5와 RIG-I가 각각 RNA virus의 dsRNA와 ssRNA를 인지하여 항바이러스 염증 반응을 한다.

바이러스를 인지하는 수용체로 dsRNA는 TLR3이, ssRNA는 TLR7/8이 인지한다는 점은 앞서 그림에서 확인할 수 있다. 이처럼 우리 몸의 방어 시스템은 2중, 3중으로 설계되어 있어서 효율적인 방어 메커니즘을 갖추고 있음을 알 수 있다.

(interferon-alpha) 분비를 유도하여 신경세포를 과민화시킨다. TLR3는 이중가닥 RNA (dsRNA)를 인식하여 염증성 사이토카인 분비를 촉진하며 통증 민감도를 증가시킨다. 이러한 TLR 활성화는 염증성 사이토카인의 분비뿐만 아니라, substance P 및 CGRP와 같은 신경펩타이드의 방출을 촉진한다. 이로 인해 혈관 확장(vasodilation)과 혈관 투과성 증가(vascular permeability)가 발생하며, 신경원성 염증이 유발된다.

만성 신경병증성 통증에서는 TLR4가 활성화되어 미세아교세포에서 염증성 사이토카인이 지속적으로 분비되며, 이는 신경 감작을 유발한다. 만성 염증성 통증(chronic inflammatory pain)의 경우, TLR2 및 TLR4의 지속적인 활성화가 말초 및 중추신경계에서 염증 반응을 만성화시켜 통증 민감도를 높인다. 이러한 연구 결과는 TLR 경로를 조절하는 치료 전략이 통증 관리에 중요한 역할을 할 수 있음을 시사한다. TLR 길항제(TLR antagonists)는 염증성 통증 및 신경병증성 통증의 치료에 잠재력을 가지고 있으며, 염증 매개체 조절과 신경원성 염증 차단을 통해 통증 신호 전달을 억제할 수 있다. TLR은 염증 및 면역 반응의 핵심 조절자인 동시에 통증 신호 전달과 감작 과정에서 중요한 매개체로 작용하며, 이 경로를 타깃으로 하는 치료법은 만성통증 및 신경병증성 통증 치료의 새로운 접근법으로 주목받고 있다.

2) 그 외에 선천면역세포가 유해한 요소(PAMP, DAMP)를 감지하는 수용체

선천면역세포가 병원균 관련분자 패턴(PAMP)과 위험신호 분자패턴(DAMP)을 감지하는 수용체 중 TLR 외에도 여러 종류의 감지 수용체가 존재한다. 이러한 수용체들은 다양한 병원체 또는 손상 신호를 인식하고 면역 반응을 활성화하는 역할을 한다. 주요한 감지 수용체에는 다음과 같은 것들이 있다.

(1) NOD 유사 수용체

- NOD 유사 수용체[nucleotide-binding oligomerization domain (NOD)-like receptors, NLR]는 세포 안에서 PAMP와 DAMP를 감지하는 수용체이다. 주로 세포질에 존재하며, 외부 침입자로부터 세포 내부 환경을 보호하는 역할을 한다.
- 대표적인 예로는 NOD1과 NOD2가 있으며, 이들은 그람 양성세균의 세포벽 구성 성분인 펩티도글리칸을 인식한다.
- NLRC4와 NLRP3은 염증복합체(inflammasome)를 형성해 염증성 사이토카인(예: IL-1β, IL-18)의 활성화를 촉진한다.

(2) 리그-I 유사 수용체

- 리그-I 유사 수용체[retinoic acid-inducible gene (RIG)-I-like receptors, RLR]는 바이러스 RNA를 감지하는 세포 안(세포질)에 있는 수용체이다(그림 1-10).

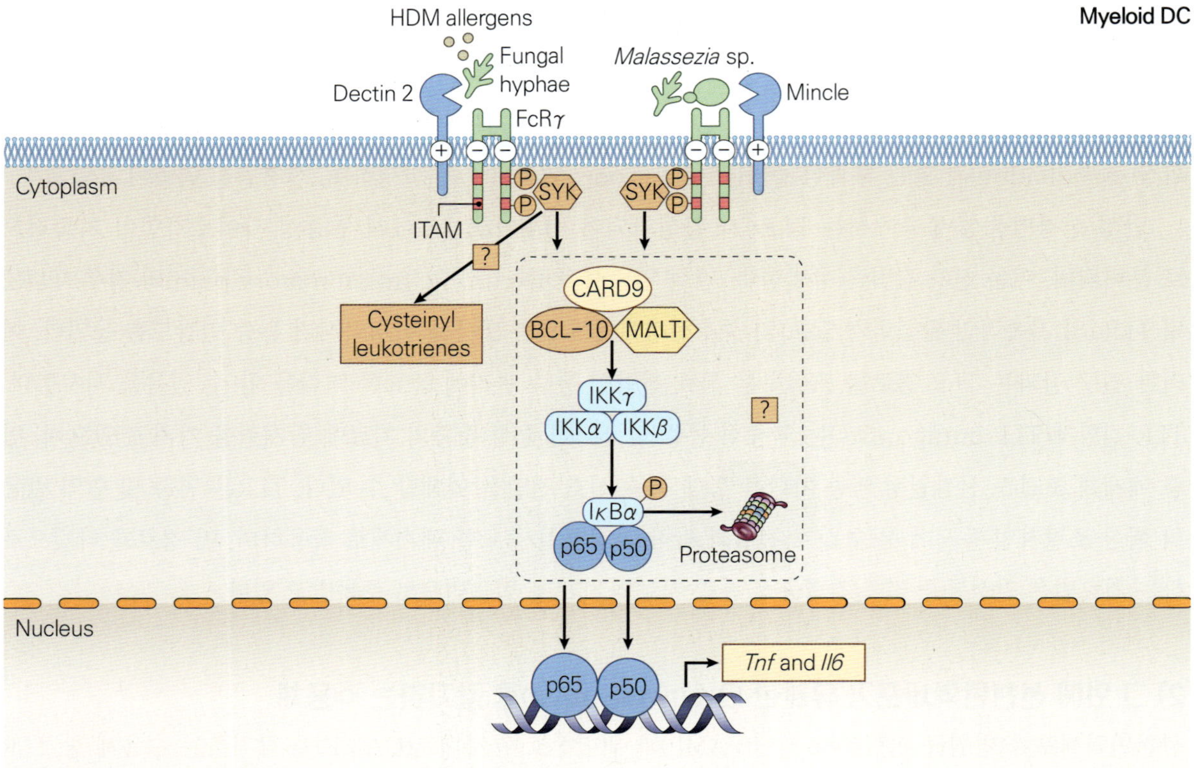

그림 1-11. Dectin 2와 Mincle은 곰팡이와 진균을 인지하여 염증반응을 통해 대응한다.

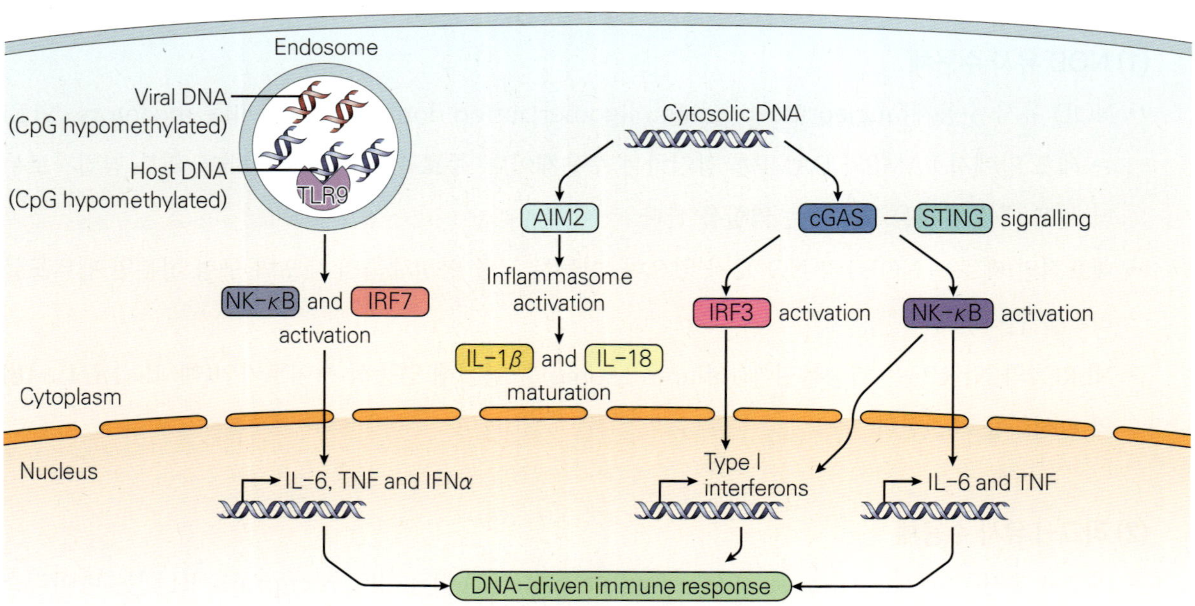

그림 1-12. 세포질내 숙주 DNA나 virus DNA를 인지하는 AIM2, cGAS-STING 경로 활성화로 대응한다.

- 대표적으로 RIG-I와 MDA5가 있으며, 이들은 바이러스 RNA를 인식하고 인터페론 같은 항바이러스 반응을 유도한다.
- 이들은 주로 RNA 바이러스의 감염에 반응하여 선천면역을 활성화시킨다.

(3) C형 렉틴 수용체

- C형 렉틴 수용체(C-type lectin receptors, CLR)는 주로 곰팡이와 같은 진균류의 당질 구조를 인식한다(그림 1-11).
- 대표적인 수용체로 Dectin-1과 Dectin-2가 있으며, 이들은 진균 세포벽에 있는 β-글루칸이나 만난(mannan)을 인식하여 선천면역 반응을 촉진한다.
- DC-SIGN 같은 CLR은 바이러스나 세균의 당질 구조도 인식할 수 있다.

(4) cGAS-STING 경로: DNA 센서

- cGAS (cyclic GMP-AMP synthase)는 세포질 내의 외부에서 침입한 DNA를 감지한다(그림 1-12). 외부 DNA는 바이러스나 세균, 혹은 세포 손상에 의해 발생할 수 있다.
- cGAS가 DNA를 인식하면 STING (stimulator of interferon genes) 경로를 활성화하여 인터페론과 같은 항바이러스 사이토카인 생성을 촉진한다.
- 이 경로는 바이러스 DNA뿐만 아니라 세포 손상에서 방출된 미토콘드리아 DNA (mtDNA) 등도 감지할 수 있다.

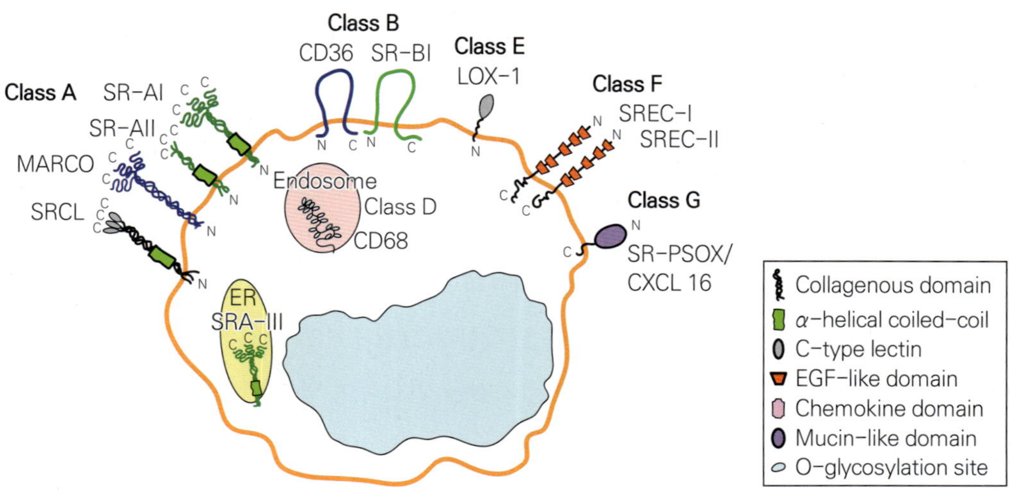

그림 1-13. 청소수용체는 다양한 병원체, 손상된 세포, 산화된 LDL 및 기타 이물질을 인식하고 제거하는 수용체로 이물질 제거, 면역반응 유도, 조직손상 회복에 관여하는 다양한 청소수용체를 보여준다.

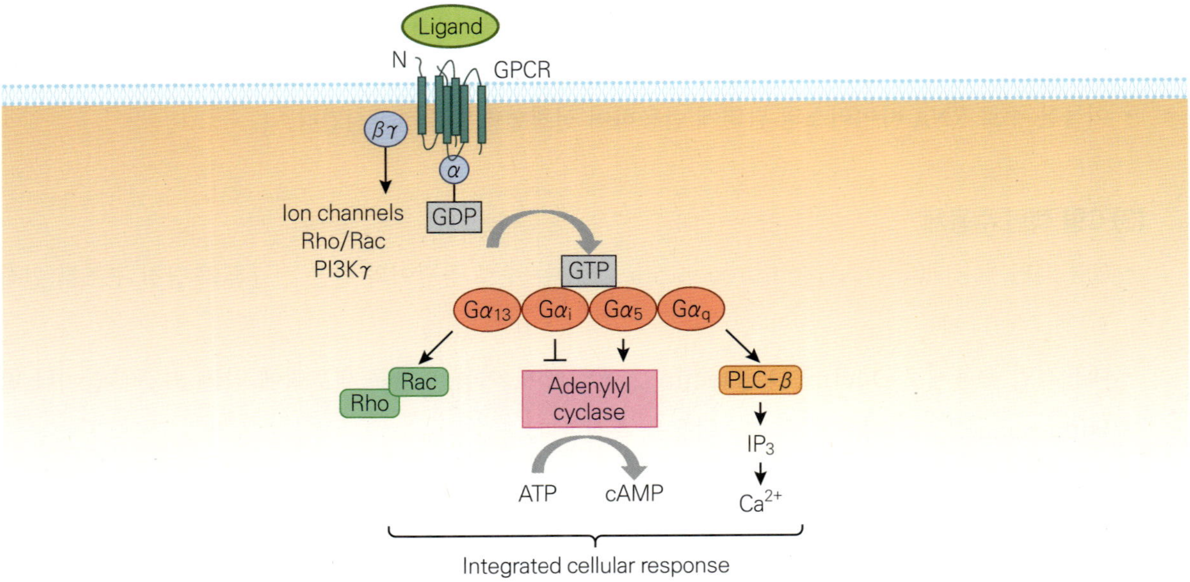

그림 1-14. 일반적인 GPCR 신호전달경로: GPCR은 조직마다 G 단백 서브유닛 구성이 달라 같은 자극이라도 조직마다 활성화 또는 비활성화로 다르게 반응이 나타난다.

(5) 핵산 감지 수용체

- 핵산 감지 수용체[absent in melanoma 2 (AIM2)-like receptors]는 세포질에 있는 이중가닥 DNA (dsDNA)를 인식한다(그림 1-12).
- AIM2는 염증복합체(inflammasome)를 형성하여 염증성 사이토카인(예: IL-1β, IL-18)의 생산을 촉진하고, 감염된 세포의 사멸을 유도한다.
- 세포질 내에서는 정상적으로 DNA가 존재하지 않아야 하며, 이를 감지하고 대응하지 않으면 세포의 안전이 위협받을 수 있다. 이를 방어하기 위해 TLR9, cGAS-STING 경로, AIM2로 구성된 3중 시스템이 DNA를 인식하고 효과적으로 대항하여 세포의 안전을 유지한다.

(6) 청소수용체

- 청소(scavenger)수용체는 손상된 세포나 세포 찌꺼기, 산화된 저밀도 지단백(low-density lipoprotein, LDL) 등 다양한 DAMP를 인식한다(그림 1-13).
- 예를 들어, CD36과 SR-A는 산화된 지질을 인식하여 염증 반응을 촉발하거나, 죽은 세포를 제거하는 과정(식세포작용)에 관여한다.

(7) G단백질 연관 수용체

- G단백질 연관 수용체(G-protein coupled receptors, GPCR)는 DAMP와 관련된 신호를 감지하는 수용체로, 주로 조직 손상과 관련된 대사산물이나 미토콘드리아 유래 물질을 인식한다(그림 1-14).
- 예를 들어, FFAR2는 손상된 장내환경에서는 단쇄지방산(short-chain fatty acids, SCFAs)과 같은 대사산물을 DAMP로 인식하여 염증 반응을 조절한다.
- 그 외에도 다음과 같은 것들도 있다. FPR1 (formyl peptide receptor 1), P2Y 수용체(ATP를 인지), C5aR1 (complement component 5a receptor 1).

{ 결론 }

이 TLR 외에도 다양한 PAMP와 DAMP를 감지하는 수용체들이 있으며, 각각의 수용체는 서로 다른 병원체 및 손상 신호에 반응한다. 이러한 수용체들은 선천면역계에서 중요한 역할을 하며, 다양한 염증 반응 및 면역 반응을 조절하는 데 필수적이다.

3. 두 시스템의 협력: 신경면역 상호작용(Neuroimmune interaction)

선천면역시스템의 핵심 감지기인 TLR과 C섬유 침해수용체는 숙주 방어기전에서 상호작용하며, 유해 자극이나 병원체에 대한 빠르고 정밀한 면역 반응을 조율한다(그림 1-15). TLR은 세포 표면 및 내막에서 병원체 연관 분자 패턴(PAMPs)을 감지하며, 염증성 사이토카인과 인터페론을 분비하여 면역 반응을 활성화한다. 이와 동시에, C섬유 침해수용체는 유해 자극을 감지하고 이를 중추신경계로 전달하는 감각신경 역할을 수행하며, 말초에서 국소 염증 반응을 유도한다. 특히, peptidergic C섬유는 TRPV1과 같은 수용체를 통해 열, 화학적 자극, 물리적 손상을 감지하며, substance P와 CGRP 같은 신경펩타이드를 방출하여 비만세포와 대식세포를 활성화하고, 혈관 확장 및 투과성을 증가시킨다. 이는 TLR이 병원체를 인지한 후 면역세포를 염증 부위로 모집하는 과정과 긴밀히 연결되며, TLR 신호 경로가 강화된 염증 반응을 통해 병원체 제거를 돕는다.

반면, non-peptidergic C섬유는 IB4 (isolectin B4)와 P2X3 같은 수용체를 통해 주로 기계적 자극과 특정 화학적 자극을 감지하며, peptidergic C섬유와는 달리 신경펩타이드를 방출하지 않지만, TLR 활성화로 유도된 염증 매개물질(예: TNF-α, IL-1β)과 상호작용하여 통증 신호를 증폭하거나 만성화에 기여한다. 이 두 아형의 C섬유는 염증성 환경에서 상호 보완적으로 작용하여 선천면역 반응을 조절한다. Peptidergic C섬유가 주로 초기 염증 반응을 촉진하고 TLR 활성화와 협력하여 면역세포를 모집하는 역할을 한다면, non-peptidergic C섬유는 만성염증 상태에서 지속적인 신경 감작과 통증 신호 증폭을 담당하여 면역 반응의 장기적인 조율에 관여한다. 따라서 TLR과 C섬유 침해수용체의 상호작용은 숙주의 방어기전을 강화하는 동시에, 염증과 통증의 균형을 조절하여 조직 손상과 회복을 조화롭게 유지하는 데 핵심적인 역할을 한다.

이 두 시스템의 상호작용은 효과적으로 숙주의 항상성을 유지하기 위한 반응인 것이다. 이러한 개념을 이해하는 것은 매우 중요한 것이다. 왜냐하면 우리 인체에 발생하는 대부분의 질환은 내부든 외부에서 오든 어떤 유해한 요인에 의해서 시작되기 때문이다. 그러한 유해한 요인에 대해 이 두 가지 시스템이 적절하게 대응하여 본래의 최적의 상태로 돌아가지 못한 상태를 질병 상태라 보는 것이다.

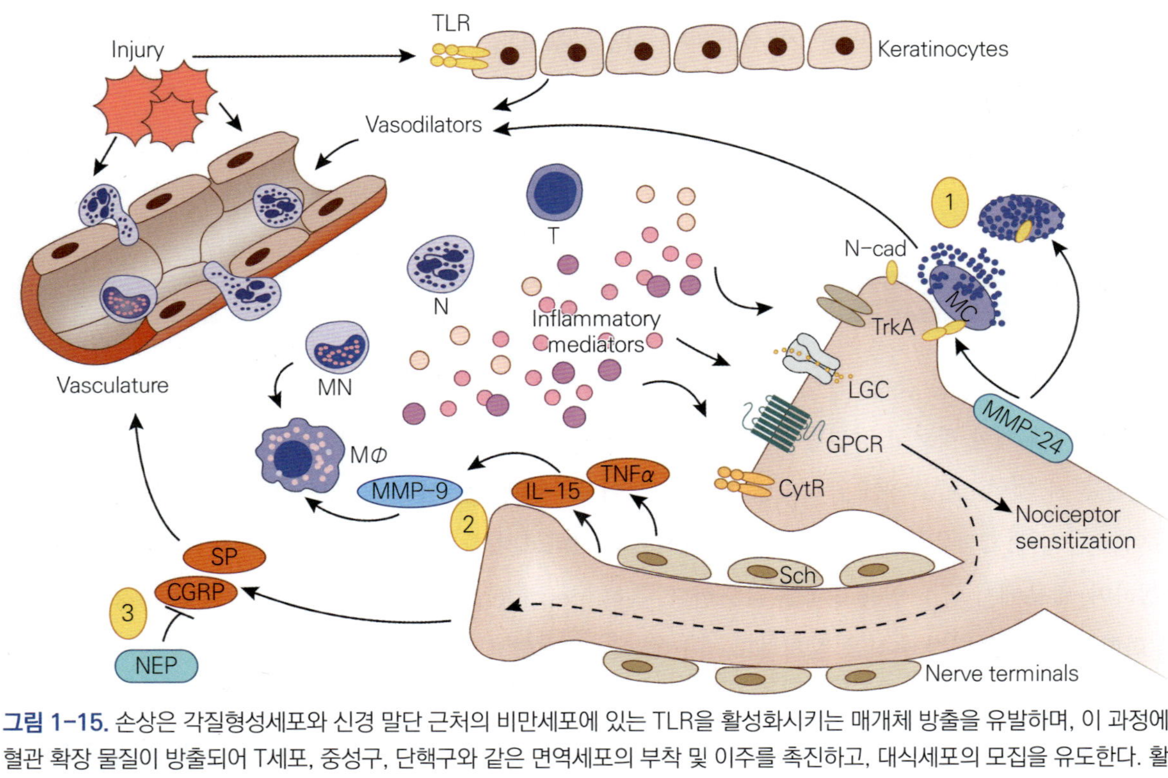

그림 1-15. 손상은 각질형성세포와 신경 말단 근처의 비만세포에 있는 TLR을 활성화시키는 매개체 방출을 유발하며, 이 과정에서 혈관 확장 물질이 방출되어 T세포, 중성구, 단핵구와 같은 면역세포의 부착 및 이주를 촉진하고, 대식세포의 모집을 유도한다. 활성화된 면역세포는 염증성 매개체를 방출하여 인접한 침해수용기 신경 말단에 있는 수용체에 작용함으로써 말초 침해수용체 민감화를 일으키며, 주요 표적으로는 사이토카인 수용체(CytR), G 단백질 결합 수용체(GPCR), 리간드 개폐 채널(LGC), 티로신 키나제 수용체 유형 1 (TrkA)이 포함된다. 비만세포 탈과립화는 비만세포와 신경 말단 사이의 직접 접촉에 의해 매개되며, 이는 N-카드헤린(N-cadherin, N-cad)에 의해 조절되고, 금속단백분해효소 MMP-24는 N-cad를 분해하여 비만세포 탈과립화를 방지한다. 말초 신경과 슈반세포에 의해 방출된 TNF-α와 IL-15는 MMP-9를 활성화하고 대식세포의 유인을 촉진하며, 침해수용 신경 말단은 인접 신경 말단 가지의 역행성 활성화를 통해 substance P (SP)와 CGRP를 분비하여 혈관 확장 및 면역세포의 혈관 외 유출을 촉진한다. 또한, 중성 엔도펩티다아제(NEP)는 substance P와 CGRP를 분해하여 신경염증을 억제한다.

- 침해수용체는 주로 통증을 유발할 만한 자극과 손상을 감지하고 염증 반응을 시작하는 반면, TLR 수용체는 병원균 감염과 같은 외부 침입자를 감지하여 면역 반응을 활성화한다.
- 두 시스템이 협력하여 신체가 손상 부위를 방어하고 복구하는 데 도움을 주며, 궁극적으로 회복 과정을 촉진한다.

{ 요약 }

- 침해수용체
  신경세포에 있는 수용체로, **통증과 신경 신호**를 통해 자체 수용체는 통증을 증폭시키거나, 수용체에서 뉴로펩타이드(neuropeptides)를 방출하여 염증 반응을 유발한다.
- TLR 수용체
  면역세포에 있는 수용체로, 외부 병원균을 감지하고 염증을 일으키는 **면역 반응**을 활성화한다.
  이 두 시스템이 협력하여 신체가 **손상과 감염**에 빠르게 대응하고, 염증을 통해 손상된 조직을 회복시키는 역할을 한다.

4. 신경원성 염증에 대해 자세하게 알아보자

필자가 강의를 다니며 깨달은 점은, 신경원성 염증에 대해 깊이 이해하고 있는 의료 전문가를 만나기가 쉽지 않다는 사실이었다. 이는 아이러니하게도, 우리 몸에서 가장 흔히 일어나는 염증 반응 중 하나임에도 불구하고 제대로 주목받지 못하고 있다는 것을 의미한다. 신경원성 염증이 왜 중요한지, 그리고 그 이해가 부족한 이유에 대해 지금부터 자세히 설명하고자 한다.

1) 역사적 배경

신경원성 염증은 신경계, 특히 감각 신경이 면역 반응과 염증 과정에서 중요한 역할을 한다는 개념으로, 20세기 중반에 처음으로 주목받기 시작했다. 초기 연구에서는 피부와 장기에서 관찰된 염증 반응이 단순히 면역세포에 의해 매개되는 것이 아니라, 감각 신경의 활성화와 연관이 있다는 사실이 밝혀졌다.

(1) 19세기 말-20세기 초

1874년 Goltz와 1876년 Stricker, 1901년 Bialyss라는 학자가 각각 실험 쥐의 척추 후근 신경절을 전기 자극해서 그 신경이 분포하는 피부에 발적, 부종, 발열이 있는 것을 확인하였다. 아마도 감각신경에 의한 염증 반응이 일어난다는 것을 처음 보인 실험이었다.

(2) 1950-1970년대

신경 축삭 반사(axon reflex)가 발견되며, 감각 신경이 혈관 확장(vasodilation)과 부종(edema)을 유도할 수 있음이 제안되었다. 주로 substance P와 같은 신경펩타이드가 이러한 염증 반응을 매개하는 물질로 지목되었다.

(3) 1980-1990년대

TRPV1 수용체(capsaicin receptor)의 발견 및 이해가 신경원성 염증 연구를 확장시켰다. TRPV1은 침해수용체 말단에서 유해 자극에 반응하여 substance P, CGRP 등의 신경펩타이드를 방출하는 데 중요한 역할을 한다. 신경원성 염증이 알레르기, 천식, 관절염 등의 다양한 염증성 질환에 관여한다는 개념이 점차 자리 잡기 시작했다.

(4) 2000년대 이후

분자 생물학적 기법을 통해 신경과 면역세포의 상호작용이 세부적으로 밝혀졌다. 감각 신경에서 분비되는 물질이 백혈구(leukocytes)의 화학주성(chemotaxis), 혈관 투과성 증가, 염증 매개물질의 분비를 유도함이 확인되었다.

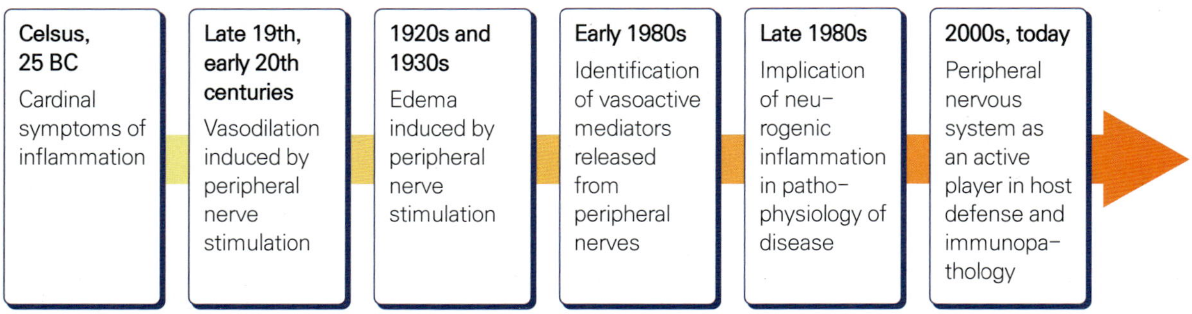

그림 1-16. 신경원성 염증 개념의 역사적 일정표

2) 신경원성 염증의 현재 이해

신경원성 염증은 유해 자극에 의해 침해수용체가 활성화됨으로써 발생하며, 신경과 면역계의 복합적 상호작용을 통해 진행된다. 핵심 기전으로는 역행성 축삭반사와 면역세포의 활성화가 있다. 역행성 축삭

반사는 통각신경의 구심성 신호가 척수에 도달하기 전에 축삭에서 반사적으로 신호가 말단으로 전달되어 substance P와 CGRP 같은 신경펩타이드를 방출하는 과정을 포함한다. 이 펩타이드들은 혈관 확장과 투과성을 증가시켜 국소 염증 반응을 유도하며, 대식세포, 호중구, 비만세포와 같은 면역세포를 활성화해 히스타민, TNF-α, IL-1β 등 염증 매개물질의 분비를 촉진한다(그림 1-17).

Substance P는 혈관 확장과 비만세포 활성화를 통해 통증 신호를 증폭하며, CGRP는 강력한 혈관 확장제로 작용해 혈류를 증가시킨다. TRPV1 수용체는 유해 자극에 반응하여 신경펩타이드 방출을 매개하는 주요 분자로, 신경원성 염증 기전에 중요한 역할을 한다. 이러한 과정은 천식, 편두통, 관절염, 건선 및 습진 같은 만성 염증성 및 통증성 질환과 밀접하게 관련되어 있다.

신경원성 염증은 신경계와 면역계의 통합적인 염증 반응으로, 신경계는 염증 반응의 시작과 초기 단계를 주도하고 면역계는 이를 증폭시키며 치유 실패를 초래한다. 통증과 염증 사이의 경계는 점점 모호해지고 있으며, 이는 통각수용기와 면역계 간 신호 전달 네트워크가 더욱 명확히 규명된 데 기인한다. 치료적으로는 TRPV1 길항제, CGRP 억제제, substance P 길항제가 개발되었으나 임상적 활용에는 제한이 있다. 다만 CGRP에 대한 단클론항체는 편두통 치료제로 사용되고 있다.

향후 연구는 신경과 면역계의 상호작용을 조절하는 신약 개발, 만성 염증 질환에서의 새로운 기전 탐구, 신경면역조절 치료와 같은 비약물적 접근법으로 확장되고 있다. 특히 뉴욕의 Feinstein Institute와 하버드, 듀크, 스탠포드 대학을 중심으로 신경면역조절 치료의 가능성이 활발히 연구되고 있다.

3) 신경원성 염증과 신경염증의 차이

신경원성 염증은 침해수용체의 활성화에 의해 발생하는 독특한 염증 반응이다. 이 과정에서 말초 신경에서 나오는 신경전달물질들이 염증을 유발하는 화학물질로 작용하며, 신경계가 염증 반응을 조절하는 중요한 역할을 한다. 신경원성 염증은 용어의 혼란이 있을 수 있는 신경염증(neuroinflammation)과는 구분된다.

신경원성 염증과 다르게 신경염증은 중추신경계(뇌와 척수)에서 발생하는 염증을 의미하며, 주로 미세아교세포(microglia), 대식세포(macrophages), 성상세포(astrocytes) 등의 신경 면역세포가 활성화되어 염증 반응을 일으키는 상태를 설명하는 데 사용된다. 면역세포 매개에 의한 염증 형태로서 중추신경계에서 일어나는 것을 말한다. 신경염증은 신경퇴행성 질환(예: 알츠하이머병, 파킨슨병)이나 외상성 뇌 손상, 감염 등과 연관되어 있다.

Lewy 소체는 주로 α-시뉴클레인 응집체로 구성되어 있으며, 이는 PD (Parkinson's disease)의 병리학적 특징 중 하나이다. 유전적 및 환경적 요인이 α-시뉴클레인 응집을 유발하며, 과도한 α-시뉴클레인은 미토콘드리아로 이동해 미토콘드리아 기능 장애를 일으켜 PD의 진행에 중심적인 역할을 한다(그림 1-18).

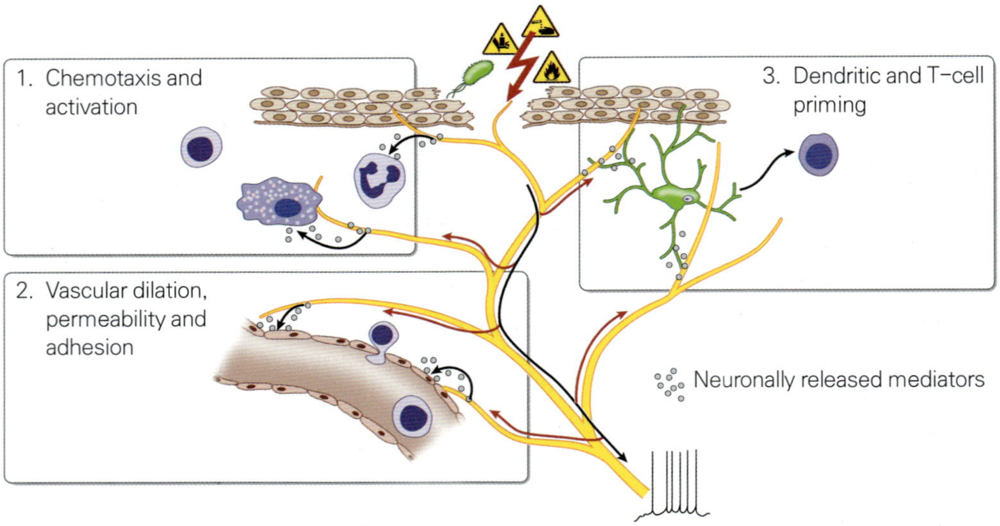

그림 1-17. 통증 수용 감각 신경(nociceptor sensory neurons)에서 방출된 신경성 요인은 백혈구 화학주성(chemotaxis), 혈관 혈류역학(vascular hemodynamics) 및 면역 반응을 직접적으로 유도한다. 유해 자극(noxious stimuli)이 감각 신경의 구심성 신호(afferent signals)를 활성화할 때, 역방향 축삭 반사(antidromic axon reflexes)가 생성되어 신경의 말초 말단에서 신경펩타이드(neuropeptides)가 방출된다. 이러한 분자 매개체는 여러 염증 작용을 수행한다. ① 손상 부위로의 면역세포 유도 및 활성화, ② 혈관 내피세포로의 신호 전달, ③ 수지상세포(dendritic cell) 활성화 및 보조 T세포 분화.

LRRK2, PINK1, PARK7, PRKN과 같은 미토콘드리아 관련 단백질의 돌연변이(가족성 PD에서 발견됨)도 미토콘드리아 기능 장애를 유발하고 신경독성을 초래한다. 세포 내 α-시뉴클레인이 과도하게 응집되거나 제거되지 않으면 뉴런에서 직접 방출되거나 엑소좀을 통해 방출되어 소교세포를 활성화시키고, α-시뉴클레인을 주변 건강한 도파민 신경세포로 확산시켜 신경독성을 증폭시킨다. 죽어가는 뉴런에서 방출되는 DAMPs는 소교세포를 더욱 활성화시키며, 유전적 및 환경적 요인도 소교세포와 기타 면역세포의 활성화를 촉진한다. 활성화된 소교세포는 α-시뉴클레인의 병원성을 증폭시키고, 산화 스트레스를 증가시키며, 미토콘드리아 기능 장애를 촉진해 질병을 악화시킨다.

4) 우리 인체에서 가장 흔하게 일어나는 염증이 신경원성 염증

신경원성 염증은 침해수용체가 물리적 자극, 화학적 손상 또는 병원균 감염과 같은 자극에 반응해 활성화될 때 발생하는 염증이다. 우리가 알고 있는 고식적인(classic) 염증(면역세포 매개염증, 선천면역세포가 TLR 수용체가 유해한 물질에 반응하는 염증)[일반적인 염증 반응과는 달리, 신경원성 염증은 말초신경계(침해수용체)는 수용체 자체가 다중감각수용체(polymodal receptor)이므로 한 가지 이상의 자극(예: 열, 기계적 압력, 화학적 자극 등)에 반응하는 수용체를 의미]이므로 어떠한 유해한 자극에도 모두 반응하기 때문에 면역세포가 반응하는 빈도보다 훨씬 높다고 할 수 있다. 감각신경섬유의 이중 기능(dual function of

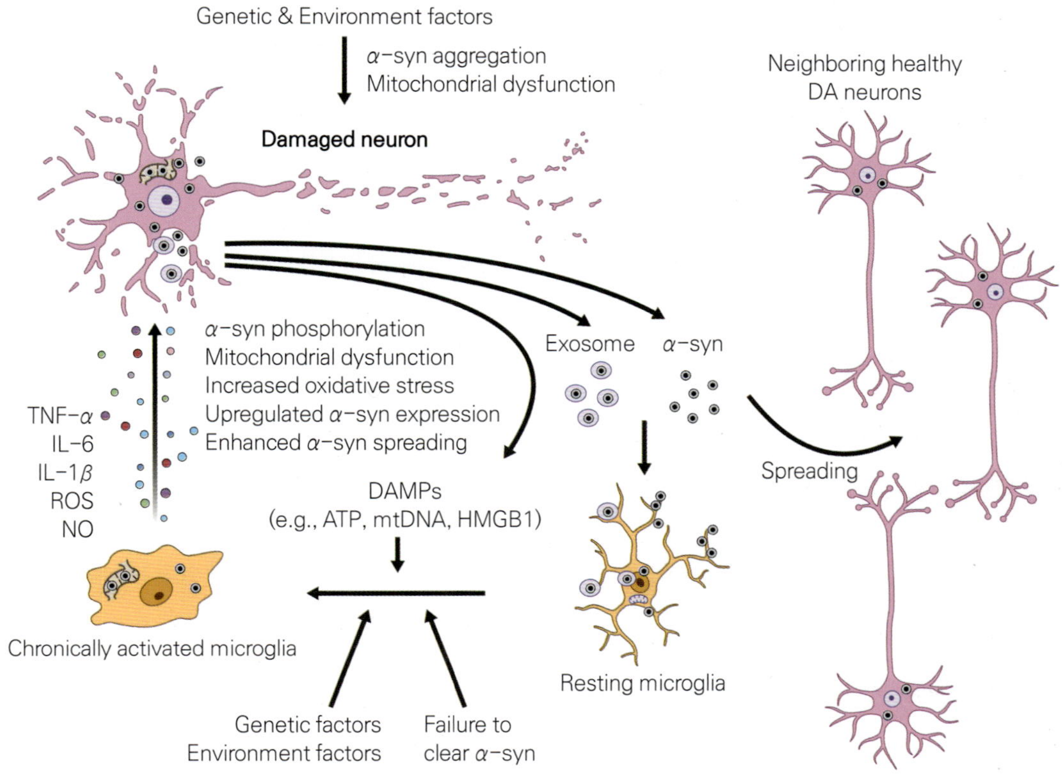

그림 1-18. 신경염증의 예로 파킨슨병에서의 염증기전을 보였다.

sensory nerve fibers)에서 주목할 만한 특징은 구심성-원심성 기능의 동시 수행이다. 전통적인 관점에서 감각신경은 단순히 구심성 정보 전달자로 인식되어 왔으나, 최근 연구들은 감각신경이 신경펩타이드 분비를 통한 능동적 효과기(effector) 기능도 수행함을 입증하였다. 이는 면역세포보다 광범위한 자극에 반응하여 물리적 압력, 온도 변화, 화학적 자극 등을 감지하고, 동시에 신경펩타이드(예: substance P, CGRP) 방출을 통해 즉각적인 조직 반응을 유도하는 기전을 포함한다.

이러한 구심성-원심성 이중 기능(afferent-efferent dual function)은 운동신경의 효과기 작용과 유사한 특성을 보이나, 그 조절 기전과 매개물질이 상이하다. 특히 감각신경 말단에서 방출되는 신경펩타이드는 혈관 투과성 증가, 혈관 확장, 면역세포 활성화 등을 통해 신경원성 염증을 유발하며, 이는 급성 및 만성 통증 상태에서 핵심적 병태생리학적 기전으로 작용한다. 이러한 기전은 다양한 만성통증 증후군과 자가면역질환에서 관찰되며, 치료적 중재의 주요 표적이 되고 있다.

5) 신경원성 염증의 주요 메커니즘

침해수용체가 활성화되면, 신경 말단에서 신경전달물질들이 방출된다. 이 과정에서 나오는 대표적인 물질은 substance P, CGRP 그리고 뉴로키닌 A이다. 이러한 물질들은 염증 반응을 촉진하는 여러 작용을 한다.

(1) 혈관 확장

Substance P와 CGRP는 혈관을 확장시켜 염증 부위로 더 많은 혈액과 면역세포가 도달하게 한다. 이는 염증 부위가 부어오르거나 붉어지는 주된 원인이다.

(2) 혈관 투과성 증가

Substance P는 혈관 벽의 투과성을 높여, 혈장에서 염증성 물질과 면역세포가 손상 부위로 쉽게 이동할 수 있게 만든다. 이로 인해 염증 부위에 더 많은 부종(체액 축적)이 발생한다.

(3) 면역세포 활성화

신경 말단에서 방출된 물질들은 호중구, 대식세포 등의 면역세포를 활성화시켜 염증 반응을 강화하고, 염증 부위에서 병원균을 제거하거나 손상된 조직을 복구하는 데 도움을 준다.

(4) 염증성 사이토카인 생성 촉진

CGRP와 substance P는 사이토카인(예: IL-1β, IL-6, TNF-α)과 같은 염증성 분자의 생성을 촉진하여 염증 반응을 더욱 강화한다.

6) 비만세포와 신경말단의 상호작용

(1) 신경-면역 상호작용의 핵심

비만세포(mast cell)와 신경말단은 매우 밀접한 해부학적 관계를 가지고 있으며, 특히 피부, 장벽 조직, 점막 등에서 신경섬유와 매우 근접하여 존재한다. 이러한 해부학적 근접성은 N-cadherin을 통한 직접적인 물리적 접촉, 시냅스 유사 구조 형성 그리고 동일한 기저막 구조 공유를 통해 상호작용을 촉진한다.

(2) 분자 수준의 상호작용

비만세포는 다양한 염증성 매개체(히스타민, 프로스타글란딘, 류코트리엔), 성장인자(NGF, BDNF, NT-3), 사이토카인(TNF-α, IL-1β, IL-6)을 분비하여 신경 말단에 영향을 미친다. 반대로 신경말단은 신경펩타이드(substance P, CGRP, VIP)와 카테콜아민(노르아드레날린, 아드레날린)을 통해 비만세포를 활성화한다.

(3) 기능적 결과

이러한 상호작용은 급성 반응으로 혈관 확장, 혈관 투과성 증가, 국소 부종 형성, 통각 과민을 유발하며, 만성적으로는 신경 가소성 유도, 만성염증 상태 유지, 조직 리모델링, 통증의 만성화를 초래한다.

(4) 병리학적 의의

이러한 상호작용의 이상은 알레르기성 질환(아토피성 피부염, 알레르기성 비염, 천식), 통증성 질환(섬유근육통, 과민성 장증후군, 편두통), 자가면역 질환(류마티스 관절염, 다발성 경화증) 등 다양한 질환과 연관된다.

(5) 치료적 함의

이러한 상호작용의 이해를 바탕으로 비만세포 안정화제(크로몰린, 케토티펜, 약용 식물 추출물), 신경조절제(NK1 수용체 길항제, CGRP 길항제, 국소 마취제) 그리고 항염증 치료, 신경면역조절 치료, 스트레스 관리와 같은 복합적 접근이 가능하다. 이러한 비만세포와 신경말단의 상호작용 이해는 만성통증과 염증성 질환의 치료에 새로운 전략을 제시하며, 특히 두 시스템을 동시에 조절하는 치료법의 개발이 중요한 연구 주제가 되고 있다.

5. Substance P의 주요 역할에 대하여

1) 통증 전달(Pain transmission)

Substance P는 1차 감각 뉴런(primary sensory neurons)에서 방출되어 통증 신호를 전달하는 데 중요한 역할을 한다. 통증 경로(nociceptive pathway)를 따라 척수 후각(dorsal horn)으로 신호를 전달하여 통증을 인지하게 한다. 특히, 유해 자극(noxious stimuli)에 반응하여 방출되며 염증성 통증(inflammatory pain)에 기여하는 주요 신경전달물질로 작용한다.

2) 신경원성 염증에서 주요 매개체

Substance P는 말초 신경 말단에서 방출되어 염증 반응을 유도한다. 이 과정에서 비만세포를 탈과립화(degranulation)시켜 히스타민(histamine) 방출을 유도하고, 혈관 내피세포(vascular endothelial cells)를 자극하여 혈관 확장(vasodilation)과 혈관 투과성 증가(vascular permeability)를 유발한다. 이로 인해 부종(edema)이 발생하고 염증성 세포가 손상 부위로 유입되며 염증 반응이 촉진된다.

3) 면역 조절(Immune modulation)

Substance P는 면역세포와 상호작용하여 면역 반응을 조절한다. 대식세포(macrophages)와 수지상세포(dendritic cells)를 활성화하고, 염증성 사이토카인(예: IL-1β, TNF-α)의 분비를 촉진한다. 또한, TH1/TH2 균형을 조절하여 특정 면역 반응을 증폭하거나 억제함으로써 면역 조절자로서의 역할을 한다. 각 각 면역세포에 작용하는 분자생물학적 기전은 다음과 같다.

(1) 대식세포에 대한 작용

- NK1 수용체 활성화 → Gq 단백 활성화 → PLC-β → IP3/DAG 생성
- IP3: 칼슘 동원 → NFκB 활성화 → TNF-α, IL-1β 생성 증가
- DAG/칼슘: PKC 활성화 → MAPK 경로 활성화 → 염증성 유전자 발현

(2) 호중구에 대한 작용

- 화학주성 유도: PI3K/Akt 경로 활성화
- 활성산소종(ROS) 생성 증가: NADPH oxidase 활성화
- 탈과립 촉진: 칼슘 의존성 exocytosis 증가

(3) 비만세포에 대한 작용

- NK1R-매개 탈과립: PLC-γ 경로 활성화
- 프로스타글란딘 생성 증가: cPLA2 활성화
- 염증성 사이토카인 생성: MAPK/NFκB 경로 활성화

4) 혈관 반응(Vascular response)

Substance P는 혈관 확장을 유도하고 혈관 투과성을 증가시켜 염증 부위로 백혈구 및 기타 면역세포가 더 잘 이동할 수 있도록 한다. 이는 염증 반응을 효과적으로 진행시키는 동시에 혈압 조절 및 혈관 조영에도 관여한다.

5) 중추신경계에서의 역할

중추신경계에서 substance P는 감정, 스트레스 반응, 불안 등 다양한 신경 행동 반응에 기여한다. 특히, 스트레스 유발성 염증 및 통증 과민증(pain hypersensitivity)에서 중요한 조절자로 작용하며, 통증과 관련된 신경계 반응을 조율한다.

6) 통증에서의 병리적 역할

Substance P는 만성통증(chronic pain) 및 염증성 질환(예: 관절염, 염증성 장 질환)에 기여하며, 지속적인 방출은 이러한 질환을 악화시킬 수 있다. 또한, 신경병증성 통증에서는 통증 민감화와 신경 손상 부위에서 지속적인 염증 반응을 유발하여 병리적 역할을 한다.

7) 섬유화와 substance P의 관계

Substance P는 섬유아세포 활성화, 염증 매개, 세포외기질(extracellular matrix, ECM) 축적 및 혈관 신생을 통해 섬유화 과정을 촉진한다. 이는 만성염증과 연관된 다양한 섬유화 질환에서 중요한 병리적 기전으로 작용하며, 폐, 심장, 간, 신장 등에서 발생하는 섬유화 과정에도 관여한다.

6. CGRP의 역할 및 임상적 의의

1) CGRP의 주요 생리적 및 병리적 역할

CGRP는 주로 감각 신경(nociceptive sensory neurons)에서 분비되는 신경펩타이드로, 신경계와 혈관계에서 중요한 생리적 및 병리적 기능을 수행한다. 특히 통증, 혈관 반응, 염증 조절과 밀접하게 관련되어 있으며, 다양한 질환에서 핵심적인 역할을 한다.

(1) 혈관 확장(vasodilation)

CGRP는 가장 강력한 혈관 확장제 중 하나로, 혈관 평활근 세포의 cAMP 신호 경로를 활성화하여 혈관을 확장시킨다. 이를 통해 혈류가 증가하고 조직으로의 산소 공급이 개선된다. 이 과정은 혈관성 질환의 조절에서 중요한 생리적 기전으로 작용한다.

(2) 통증 전달(pain transmission)

CGRP는 통증 경로에서 중요한 신경전달물질로 작용하며, 통증 자극 시 감각 신경 말단에서 방출되어 척수 후각(dorsal horn)에서 신경 신호를 증폭시킨다. 이로 인해 통증 과민성(hyperalgesia)과 이질통(allodynia)을 유발하며, 만성통증의 병리적 기전에 기여한다.

(3) 염증 반응 조절(inflammation regulation)

CGRP는 신경원성 염증의 주요 매개체로 작용하여 염증 반응을 촉진한다. 특히 비만세포(mast cells)의 탈과립화를 유도하고, 혈관 투과성을 증가시키며 부종(edema)을 유발한다. 이로 인해 염증성 사이토카인과 염증성 세포가 손상 부위로 이동하기 쉬워지며 염증 반응이 증폭된다.

(4) 면역 조절(immune modulation)

CGRP는 면역세포(특히 대식세포와 수지상세포)에 작용하여 염증 반응을 조절한다. 경우에 따라 항염증 효과를 나타내어 조직 손상을 방지하기도 하며, 염증성 질환에서 면역 반응의 균형을 유지하는 중요한 역할을 한다. 각 면역세포에 작용하는 분자생물학적 기전은 다음과 같다.

① 수지상세포에 대한 작용

- RAMP1/CLR 복합체 활성화 → cAMP 증가
- IL-12 생산 억제: CREB 인산화 → NFκB 억제
- 공동자극분자(CD80/86) 발현 감소
- Th2 편향성 면역반응 유도

② T세포에 대한 작용

- T세포 증식 조절: IL-2 생산 조절
- Th17 분화 억제: RORγt 발현 감소
- Treg 세포 유도: Foxp3 발현 증가

③ 대식세포에 대한 작용

- TNF-α, IL-12 생산 억제: cAMP/PKA 경로
- IL-10 생산 증가: CREB 활성화
- 탐식작용 조절: 아데닐산 고리화효소 활성화

(5) 중추신경계에서의 역할

CGRP는 중추신경계에서 두통과 같은 신경성 질환에서 중요한 역할을 수행하며, 감정 및 스트레스 반응에도 관여한다. 특히 스트레스와 관련된 염증 반응 및 통증 과민증 조절에 기여하여 중추신경계 질환의 치료 타깃으로 주목받고 있다.

2) CGRP의 임상적 의의

(1) 편두통(migraine)

CGRP는 편두통의 병리학적 핵심 요소로, 삼차 신경계에서 방출되어 두통 발생에 중요한 역할을 한다. CGRP는 혈관 확장과 신경염증을 유발하여 편두통 증상을 악화시키며, 이를 억제하는 치료제(CGRP 수용체 길항제: erenumab, CGRP 억제 항체: fremanezumab, galcanezumab)가 효과를 보이고 있다.

(2) 관절염(arthritis)

CGRP는 관절염 환자에서 염증과 통증 증폭에 기여한다. 관절 주변 신경 말단에서 방출된 CGRP는 염증 반응을 유도하고 만성통증을 심화시키며, 관절염의 병리적 기전에 중요한 역할을 한다.

(3) 심혈관 질환(cardiovascular diseases)

CGRP는 강력한 혈관 확장 효과를 통해 고혈압(hypertension) 및 허혈성 질환(ischemic disease)에서 보호적 역할을 할 수 있다. 그러나 만성적인 CGRP 활성은 심혈관계에 부정적인 영향을 미칠 가능성도 제기되고 있다.

(4) 염증성 장 질환(inflammatory bowel disease, IBD)

CGRP는 장의 신경과 면역세포 간 상호작용을 통해 장 염증을 조절하며, 장 염증 반응의 중요한 조절자로 작용한다. CGRP 활성 조절은 염증성 장 질환 치료의 잠재적 타깃으로 연구되고 있다.

(5) 통증 관리(pain management)

CGRP는 만성통증(예: 신경병증성 통증, 암성 통증)에서 통증 신호 증폭에 기여하며, 이를 억제하면 통증 완화에 효과적일 수 있다. CGRP를 타깃으로 한 치료는 만성통증 치료에 있어 유망한 접근법으로 평가받고 있다.

7. 신경원성 염증은 통증을 만성화시키고 중추 감작을 유도하는 데 중요한 역할을 하는 핵심 기전

신경원성 염증은 통증의 만성화와 중추 감작에 중요한 기전으로 작용하며, 이는 말초와 중추신경계의 상호작용 및 면역세포의 활성화로 인한 지속적인 염증 반응에 기인한다. 말초에서 침해수용체가 유해 자극에 반응하여 substance P, CGRP와 같은 신경펩타이드를 방출하면 국소 염증이 유도되고, 이 과정에서 비만세포, 대식세포, 호중구가 활성화되어 염증 매개물질(예: TNF-α, IL-1β, 프로스타글란딘)이 분비된다.

이러한 매개물질은 침해수용체의 민감성을 증폭시켜 하부 임계치로도 통증을 유발하는 이질통과 통증이 과도하게 증폭되는 과민성을 초래한다. 동시에, 말초 염증 자극이 지속되면 말초 신경에서 유도된 활동 전위가 척수 후각에 도달하여 중추신경계의 글리아세포(특히 소교세포 및 성상세포)를 활성화시킨다. 글리아세포는 중추 감작을 유발하는 IL-6, TNF-α, BDNF (brain-derived neurotrophic factor)와 같은 염증성 사이토카인 및 신경영양인자를 분비하여 척수 신경회로의 흥분성을 증대시킨다.

이러한 기전에서 중추 감작(central sensitization)은 통각신경의 시냅스 전 및 시냅스 후 변화로 정의되며, 지속적인 신경 흥분은 NMDA 수용체의 과활성과 이온 통로(예: TRPV1, Nav1.8)의 민감도를 증가시켜 신경 흥분성을 더욱 악화시킨다. 특히, 중추에서 감작이 진행되면 비통각 자극조차 통증으로 해석되는 기능적 변화가 나타난다. 말초 염증으로부터 시작된 신호가 중추 감작을 유발하는 이 연속적인 과정은 통증의 자율적 증폭 루프를 형성하여 만성통증 상태를 유지한다. 이는 관절염, 신경병증성 통증, 편두통 등 다양한 만성통증 질환에서 공통적으로 확인되며, 신경원성 염증이 통증 만성화의 병리생리적 근거를 제공한다.

- 신경원성 염증의 예시
  - 편두통: 편두통 환자들에서 CGRP가 증가된 것으로 나타나며, 이는 신경원성 염증이 **혈관 확장**과 함께 두통을 유발하는 중요한 요인임을 시사한다.
  - 천식과 알레르기 반응: 신경원성 염증이 **기도**에서 발생하여 천식이나 알레르기 증상을 악화시킬 수 있다. 이 경우 **말초 신경**이 자극되면 기도가 수축하고 염증이 발생해 호흡이 어려워진다.
  - **강직성 척추염, 건선성 관절염은 염증의 약 50% 정도가 신경원성 염증에 의한 것이다** 나머지 50%는 면역세포에 의한 염증으로 나타난다.

결론

신경원성 염증은 통증과 염증 반응이 결합된 복잡한 생리학적 과정으로, **침해수용체**가 외부 자극을 감지하여 염증 반응을 촉발하는 동시에 **신경계가 직접 염증 반응을 조절**하는 중요한 메커니즘이다. 이를 통해 신체는 손상된 조직을 회복하고, 감염으로부터 스스로를 보호한다. 그러나 이 염증이 지속되면 만성통증을 유발할 수 있으며, 다양한 염증성 질환의 중요한 원인으로 작용할 수 있다.

8. 임상적으로 특히 근골격계의 통증에서 매우 중요한 신경원성 염증의 두 가지 특성

신경원성 염증은 침해수용체가 특정 자극에 의해 활성화될 때 나타나는 독특한 형태의 염증 반응이다. 이 반응은 통증의 발현과 밀접하게 연결되어 있으며, 해부학적 구조에 따라 두 가지 중요한 특징을 보인다. 이러한 특징을 이해하는 것은 임상적으로 대단히 중요한데, 근골격계 통증의 1차적인 원인을 추정하고 적절한 치료 접근을 모색하는 데 있어 필수적인 통찰을 제공한다. 이 염증 반응의 두 가지 주요 특징은 다음과 같다.

1) 근육 안에 있는 침해수용체의 활성화는 그 부위에서 통증을 느끼지 않을 수 있음

신경원성 염증의 첫 번째 중요한 특징은 근육 내부에서 침해수용체가 활성화되더라도 그 부위에서 즉각적인 통증을 느끼지 않을 수 있다는 것이다. 일반적으로 염증이 발생하면 해당 부위에서 통증, 부기, 발열 같은 전형적인 증상이 나타난다. 그러나 신경원성 염증은 말초 신경 말단에서 신경전달물질(예: substance P, CGRP)이 방출되어 혈관 확장과 염증을 일으키지만, 그 부위에서 즉각적인 통증 감각을 일으키지 않는 경우가 있다.

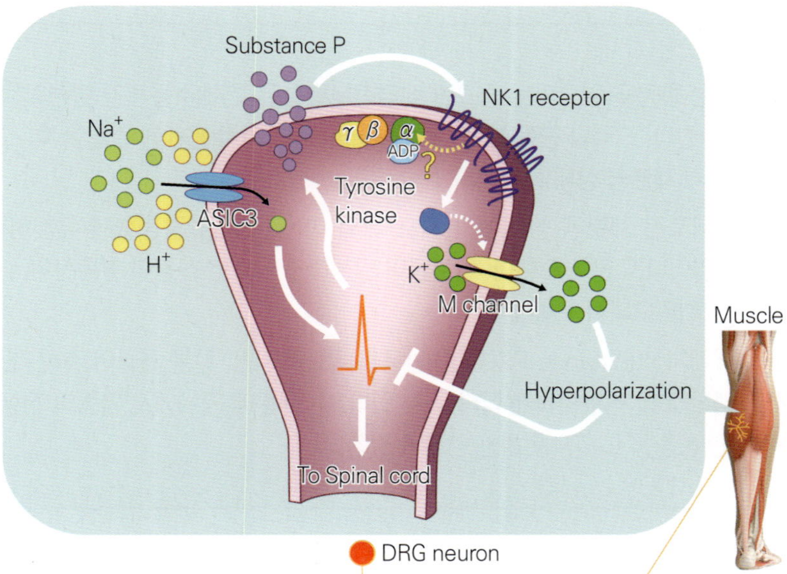

그림 1-19. 근육에서 조직 산증(tissue acidosis)이 발생하면, 양성자(proton)가 ASIC3 채널을 활성화하여 근육 구심성 신경(muscle afferents)을 탈분극시키고, 이로 인해 활동전위(AP)가 발생한다. 이러한 활동전위는 신경 말단에서 SP(서브스턴스 P)의 방출을 유도할 수 있다. SP는 국소 신경 말단의 NK1 수용체에 작용한다. 근육 구심성 신경에 존재하는 NK1 수용체는 비전형적인 신호 경로와 연결되어 있으며, 이는 티로신 키네이스(tyrosine kinase)와 M 채널(K channel)을 활성화하여 ASIC3 매개 신경 발화를 억제하는 역할을 한다.

이 현상은 침해수용체가 특정 자극에 의해 활성화되더라도, 신경 말단에서 염증 매개체만 분비되고 통증 신호는 충분히 강하게 전송되지 않기 때문이다. 이로 인해, 염증 반응은 활성화되지만 통증 감각은 아직 발생하지 않는 상태가 된다. 따라서 근육 내부에서 염증이 진행 중이어도 그 부위에서는 통증을 느끼지 않을 수 있다. 그 이유는 다음과 같다.

신경원성 염증에서 근육 내부에서 침해수용체가 활성화되었음에도 불구하고 즉각적인 통증 감각이 발생하지 않는 이유는, substance P가 특정 수용체, 즉 NK1 수용체(neurokinin 1 receptor, NKR1)에 결합한 후에 칼륨(K) 채널이 열리면서 근육세포의 재분극 상태(repolarization)가 유지되기 때문이다(그림 1-19).

요약

- Substance P는 염증을 유발하지만, 동시에 K 채널을 열어 세포의 재분극 상태를 유지시킨다.
- 탈분극이 억제되면서 신경 신호가 활성화되지 않기 때문에, 근육 내부에서 염증이 있더라도 즉각적인 통증을 느끼지 않을 수 있다.

구체적인 설명

Substance P는 염증성 반응을 일으키는 중요한 신경전달물질로, 침해수용체가 활성화될 때 **염증 반응**과 **면역세포의 이동**을 유발한다. 그러나 **근육 내**에서는 substance P가 **수용체**에 결합한 후, 그 신경 말단의 **칼륨(K) 채널**을 열어 세포가 **재분극 상태**를 유지하게 만든다.

- 재분극 상태 유지: 세포는 재분극 상태에서 세포 내외 이온 균형을 일정하게 유지하며, 이는 탈분극(depolarization)이 일어나지 않도록 한다. 탈분극이 발생하지 않으면 신경이 활동전위(action potential)를 통해 뇌로 통증 신호를 보내지 못하게 된다.
- 결과적으로: 근육 내에서 substance P가 염증 반응을 유도하지만, 칼륨 채널이 열려 재분극이 유지되면서 통증 신호가 발생하지 않거나 약하게 나타날 수 있다. 이 때문에 근육에서 염증이 진행 중일지라도, 그 부위에서는 즉각적인 통증을 느끼지 못하는 경우가 생긴다.

이 과정을 통해 신경원성 염증이 근육 내에서 발생하더라도 통증 감각이 나타나지 않거나 다른 부위로 신경 신호가 전이될 수 있다는 것이 설명된다.

여기서 매우 중요한 점을 알아야 한다. 근육 내의 침해수용체가 재분극 상태에 있더라도 추가적으로 기계적인 자극(piezo 2수용체, 침해수용체에 발현되어 있음)이 가해지면 이미 과민화되어 있는 상태에 있기 때문에 쉽게 탈분극 상태로 이행되어 통증을 일으킬 수 있다. 이것은 환자를 진찰할 때 촉진의 중요성을 깨우쳐주는 매우 중요한 개념이다. 좀더 자세하고 구체적으로 설명하면 다음과 같다.

근육 내에서는 substance P가 수용체에 결합한 후, 해당 신경 말단의 칼륨(K) 채널을 열어 세포가 재분극 상태를 유지하게 한다. 이로 인해 활동전위가 억제되어, 그 부위의 신경 말단이 쉽게 흥분되지 않으며, 일반적으로 통증을 느끼지 못하는 상태가 유지된다.

(1) Substance P와 칼륨 채널의 역할

Substance P가 수용체에 결합하면, 칼륨 채널이 열리고 세포가 재분극 상태로 유지된다. 재분극은 세포막 전위가 정상 상태로 돌아가는 과정으로, 이는 세포가 흥분 상태를 유지하지 못하게 하여 활동전위(depolarization)가 발생하는 것을 막는다. 이는 신경 말단이 과도한 흥분을 억제하여, 일상적인 자극에 통증 반응이 일어나지 않게 만든다.

(2) 기계적 자극이 추가될 때 통증 유발

그러나 압력을 가해 기계적 자극이 추가되면, 감작된 신경 말단에서 발생 전위가 충분히 증가하여 활동전위가 발생할 수 있는 역치를 넘기게 되어 재분극 상태가 깨어지고, 활동전위가 발생되어, 기존에 재분극 상태에 있던 신경이 다시 탈분극되어 강한 통증 신호를 뇌로 전달한다. 이는 특히, 신경이 이미 감작된 상태에서 기계적 자극이 통증을 유발하는 이유를 설명한다.

- 기계적 자극에 의해 압통이 발생하는 이유는 substance P가 근육 내 염증을 유발하면서, 해당 부위의 신경이 감작된 상태에서 자극을 받기 때문이다. 이로 인해 작은 자극에도 과민하게 반응하여 압통이 발생한다.

(3) 재분극과 탈분극의 균형

근육 내에서 substance P는 재분극 상태를 유지하지만, 기계적 자극이 가해질 경우 탈분극이 발생하여 통증이 유발된다. 감작된 신경 말단에서는 더 적은 자극으로도 활동전위가 일어날 수 있으며, 특히 기계적인 압력이 가해지면 탈분극이 빠르게 진행되어 통증 역치를 넘어서는 신호가 발생한다.

{ 결론 }

Substance P는 근육 내에서 **칼륨 채널**을 열어 **재분극**을 유지하여 일상적인 자극에 대한 통증 반응을 억제한다. 그러나, **기계적 자극**이 추가되면 신경이 다시 **탈분극** 상태에 들어가면서 **통증 신호**가 활성화된다. 이는 특히 **감작된 신경**에서 더 쉽게 발생하며, 작은 자극에도 강한 통증이 느껴지는 이유를 설명한다.

2) 신경섬유가 연결된 다른 부위에서 통증이 발생

신경원성 염증의 두 번째 중요한 특징은, 신경섬유와 연결된 말단 침해수용체에서 통증이나 염증 반응

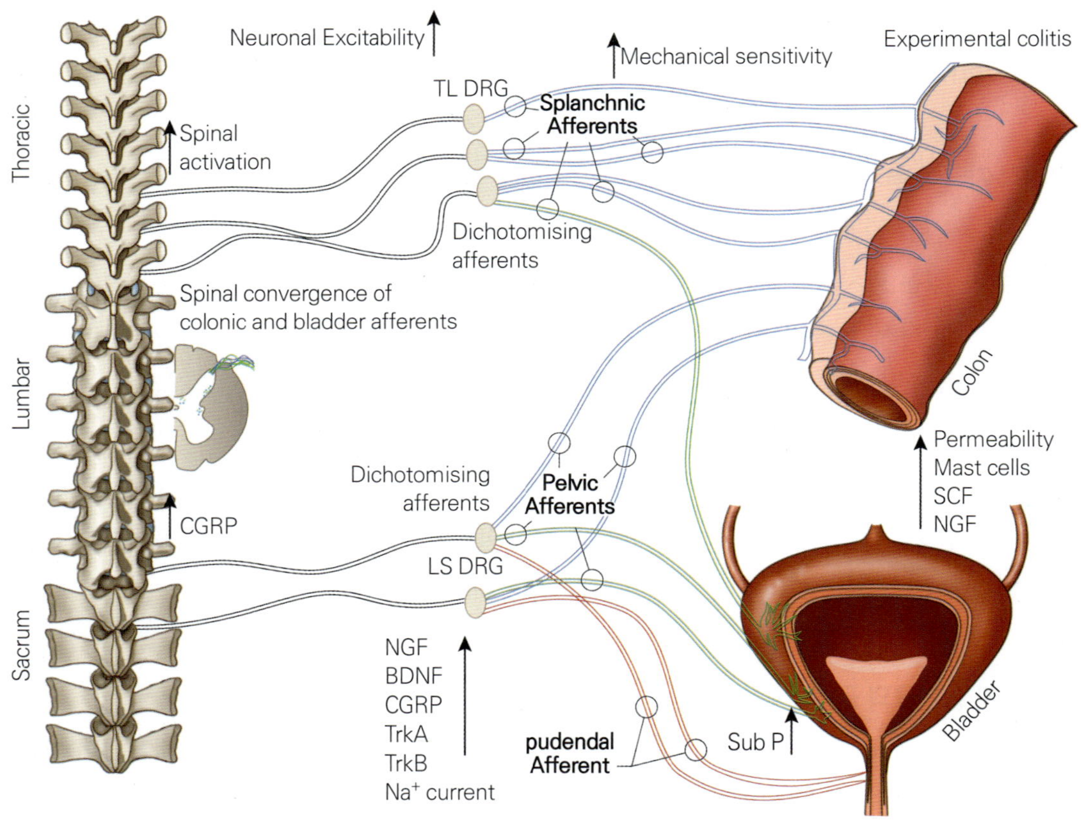

그림 1-20. 교차 장기 반사 감작화: 실험적 대장염 후 대장 및 방광을 지배하는 감각 경로에서 발생하는 주요 변화 요약. TL(흉요부) 및 LS(요천부) 감각 경로에서의 변화로 감각 뉴런에서 CGRP(칼시토닌 유사 펩타이드)와 substance P의 발현 증가, 염증 반응으로 인해 NGF(신경성장인자)와 BDNF(뇌유래신경영양인자)의 수준 증가, 티로신 수용체 키나아제 A (TrkA) 및 티로신 수용체 키나아제 B (TrkB) 발현 증가, 이는 신경 성장 및 과민성과 관련, 줄기세포인자(SCF)의 증가로 신경 수용체 민감도 조절. 배(후)근신경절(DRG)에서의 변화로 염증에 의해 감각 뉴런에서 발현되는 유전자 및 단백질의 변화가 관찰되며 대장염으로 인해 신경 과민성과 통증 신호 전달이 강화됨. 결과적으로 대장 및 방광 감각 경로에서 과민성과 통증이 증가하며 이는 염증성 장질환의 증상 및 방광 기능 장애와 연관됨.

이 나타난다는 것이다. 근육 내에서 침해수용체가 활성화되면, 그 신경섬유와 연결된 다른 부위로 염증 반응이 전달될 수 있다. 예를 들어, 다리 근육에서 발생한 염증 반응이 척수와 연결된 경로를 통해 허리나 다른 신체 부위에서 염증을 유발할 수 있다.

이는 교차 장기 반사 감작화(cross-organ reflex sensitization)라는 기전에 의해 설명된다(그림 1-20).

염증 반응이 특정 부위에서 시작되면, 신경 회로의 연결성에 의해 해당 신경과 연관된 다른 부위의 말단 침해수용체가 활성화되어, 원인 부위와는 멀리 떨어진 곳에서도 통증과 염증이 발생할 수 있다. 이러한 기전 때문에 환자는 염증의 근본적인 원인이 있는 부위가 아니라, 이와 연결된 다른 부위에서 통증을 경험하게 되는 것이다.

예: 좌골 신경통(sciatica)은 좌골신경이 압박되거나 염증이 생기면, 신경이 연결된 다리에서 통증을 느낄 수 있다. 신경이 허리에서 압박을 받았지만, 통증은 다리 전체로 퍼질 수 있다. 이 경우 염증과 통증이 발생한 부위는 다르지만, 연결된 신경 경로를 따라 염증 반응이 확산된다.

{ 요약 }

신경원성 염증은 침해수용체가 활성화되어도 **즉각적인 통증 감각**이 나타나지 않을 수 있으며, 그 부위가 아닌 **연결된 신경 말단 부위**에서 염증이 나타나 통증을 느낄 수 있다. 이는 신경계의 **연결성**에 의해 발생하는 독특한 염증 반응 패턴이다.

9. 활동전위 발생과 회복: TRP 채널, 나트륨 채널, 칼륨 채널의 역할

활동전위는 신경세포가 전기 신호를 생성하고 전달하는 핵심 과정이며, 이 과정에는 TRP 채널, 나트륨 채널(sodium channel), 그리고 칼륨 채널(potassium channel)이 긴밀하게 협력한다. 각각의 채널은 활동전위의 특정 단계에서 중요한 역할을 수행한다.

TRP 채널은 활동전위의 초기 감지 단계에서 중요한 역할을 한다. TRP 채널은 물리적, 화학적, 온도적 자극을 감지하는 센서 역할을 하며, TRPV1은 열, 카프사이신, 산성(pH) 환경에 반응하고, TRPA1은 화학적 자극(예: 머스타드 오일, 클로로퀸)에 반응한다. 자극이 TRP 채널을 통해 감지되면 Na^+(나트륨)와 Ca^{2+}(칼슘) 이온이 세포 내로 유입되어 막전위가 부분적으로 상승(국소 탈분극, local depolarization)하게 된다.

이 부분적 탈분극이 나트륨 채널(Na^+ channel)을 활성화하기 위한 역치(threshold)를 초과하게 되며,

TRP 채널은 활동전위의 시작 신호(initiation signal)를 제공하여 나트륨 채널을 활성화시키는 트리거 역할을 한다.

나트륨 채널은 탈분극 단계에서 핵심적인 역할을 한다. 전압 의존성 나트륨 채널(voltage-gated sodium channel, VGSC)은 막전위가 역치를 초과할 때 열리며, 주로 Nav1.7, Nav1.8, Nav1.9 채널이 관여한다. 나트륨 채널이 열리면 Na^+ 이온이 급격하게 세포 내로 유입되며, 이로 인해 막전위가 급속하게 상승(depolarization)하여 +30~+40 mV까지 도달하게 된다. 일정 시간이 지나면 불활성화 게이트(inactivation gate)가 닫히고 더 이상의 Na^+ 이온 유입이 차단된다. 나트륨 채널은 활동전위의 급격한 상승(spike of action potential)을 유발하며, 이 활동전위는 축삭(axon)을 따라 다음 뉴런이나 목표 조직으로 전달된다.

칼륨 채널은 활동전위의 재분극 및 안정화 단계에서 중요한 역할을 한다. 나트륨 채널의 불활성화 이후, 전압 의존성 칼륨 채널(voltage-gated potassium channels, VGPCs)이 열리며, 주요 채널로는 Kv7(KCNQ 채널), Kv1.1, Kv1.2가 있다. 칼륨 채널이 열리면 K^+(칼륨) 이온이 세포 외부로 유출되면서 세포 내 전하가 음전하로 되돌아가고, 막전위가 원래의 휴지기 전위(resting potential)로 돌아가게 된다. 일부 칼륨 채널은 천천히 닫히기 때문에 막전위가 일시적으로 휴지기 전위 이하로 내려가게 되는데, 이를 과분극(hyperpolarization)이라고 한다. 칼륨 채널은 과도한 흥분을 억제하고 세포를 안정화시켜 다음 활동전위의 준비 상태로 돌아가게 한다.

누출 칼륨 채널(leak potassium channels)은 휴지기 상태로 복귀하는 데 중요한 역할을 한다. 누출 칼륨 채널은 항상 열려 있어 K^+ 이온의 농도 평형을 유지하며, 막전위를 휴지기 전위로 안정화하는 데 기여한다. K^+ 이온은 농도 기울기(concentration gradient)에 따라 천천히 세포 밖으로 이동하며, 이를 통해 세포는 안정된 휴지기 막전위(-70 mV)를 유지한다.

즉 활동전위 과정은 자극 감지(TRP 채널) → 탈분극(Na^+ 채널) → 신호 전달(Na^+ 채널) → 재분극(K^+ 채널) → 안정화(누출 K^+ 채널)로 이어진다. TRP 채널은 감각 자극(화학적, 물리적, 열)을 감지하고 초기 탈분극을 유도하며, 나트륨 채널은 활동전위의 시작과 전달을 담당한다. 칼륨 채널은 재분극 및 안정화로 세포를 휴지기 상태로 되돌리고, 누출 K^+ 채널은 휴지기 전위를 유지하여 세포가 다음 신호에 반응할 준비를 하도록 돕는다. 이 세 가지 채널의 협력적 작용은 통증 신호의 정확한 감지, 전달, 및 회복을 가능하게 하며, 이들의 기능 이상은 만성통증, 신경병증성 통증과 같은 병리적 상태를 유발할 수 있다.

10. 만성통증 병리 상태: TRP 채널, 나트륨 채널, 칼륨 채널, 염소 채널의 역할

1) TRP 채널과 만성통증

TRP 채널은 만성통증에서 중요한 역할을 하며, 특히 TRPV1, TRPA1, TRPM8이 핵심적이다.

TRPV1은 열, 카프사이신, 산성 환경(pH 저하)에 의해 활성화되며, 말초신경의 감작(sensitization)을 유발하여 만성통증 상태로 진행된다. TRPV1의 과활성화는 지속적인 탈분극과 신경 과민성을 유발하며 통증 신호가 과도하게 전달된다. TRPA1은 염증성 매개체(예: 브래디키닌, 머스타드 오일), 저온에 의해 활성화되며, 염증 및 신경병증성 통증 신호를 전달한다. TRPA1은 염증 반응에서 다양한 독성 물질과 염증성 사이토카인에 의해 활성화되며, 지속적으로 통증 신호를 유발한다. TRPM8은 저온과 멘톨에 의해 활성화되며 냉각 통증 및 항통증 작용을 한다. 그러나 비정상적 활성화는 냉각성 통증(cold hyperalgesia)을 유발할 수 있다.

만성통증에서는 TRPV1과 TRPA1이 과활성화되며, 이는 신경 과민성 및 통증 지속 상태를 유발한다. 반면 TRPM8은 항통증 효과를 나타낼 수 있어 치료 타깃으로 활용될 수 있다.

2) 나트륨 채널과 만성통증

나트륨 채널(sodium channel, Na^+ Channel)은 만성통증 신호 전달에서 핵심적인 역할을 수행하며, 주로 Nav1.7, Nav1.8, Nav1.9가 관련된다.

Nav1.7은 통증 신호의 개시와 전달에 중요한 역할을 하며, 돌연변이는 통증 과민증(hyperalgesia) 또는 통증 무감각(congenital insensitivity to pain)과 연관된다. Nav1.8은 지속적 통증 신호 전달에 중요한 역할을 하며, 염증 및 신경병증성 통증 환자에서 과발현되어 통증 신호 전달이 비정상적으로 증가한다. Nav1.9는 저역치에서 활동전위를 유발하며, 지속적인 저강도 자극에 대한 과민성(hypersensitivity)을 유발할 수 있다. 이들 나트륨 채널의 과활성화 또는 돌연변이는 지속적인 통증 신호 전달을 유발한다. 특히, Nav1.7은 통증 신호 전달의 핵심 역할을 담당하며, Nav1.8과 Nav1.9는 염증성 및 신경병증성 통증의 지속성에 기여한다. 따라서 나트륨 채널을 타깃으로 한 약물은 만성통증을 효과적으로 억제할 수 있는 중요한 전략이다.

3) 칼륨 채널과 만성통증

칼륨 채널(potassium channel, K^+ Channel)은 신경세포의 흥분성을 조절하고 통증 신호의 전달을 억제하는 중요한 역할을 한다. 주요 칼륨 채널에는 Kv7 (KCNQ 채널), KATP, BK (big potassium channel) 등이 포함된다. Kv7 채널은 신경세포의 흥분성을 억제하고 막전위를 안정화하는 역할을 한다. Kv7

채널의 기능이 저하되면 신경세포가 과도하게 흥분하여 지속적인 통증 신호가 발생한다. KATP 채널은 세포 내 ATP 농도에 따라 개폐되며, ATP 농도의 변화가 이 채널을 비활성화시키면 통증 신호가 지속될 수 있다. BK 채널은 세포 내 칼슘 농도에 따라 개폐되며 신경 과활성을 억제한다. BK 채널이 기능이 저하되면 신경세포의 과도한 탈분극이 발생하여 만성통증 상태가 지속된다. 칼륨 채널의 기능 저하는 신경세포의 안정성을 저하시키고 흥분성을 증가시켜 통증 신호가 지속적으로 전달되게 한다.

4) 염소 채널과 만성통증

염소 채널(chloride channel, Cl^- channel)은 신경세포의 흥분성을 억제하는 중요한 역할을 한다. 특히 GABA-A 수용체 연관 Cl^- 채널과 KCC2 (potassium-chloride cotransporter 2)가 주요 요소가 된다. GABA-A 수용체 연관 Cl^- 채널은 억제성 신경전달물질인 GABA가 결합하면 Cl^- 이온이 세포 내로 유입되면서 신경세포의 흥분성을 억제한다. 그러나 만성통증 상태에서는 GABA-A 수용체의 탈감작이나 Cl^- 채널의 역전환(reverse polarity)이 발생하여 억제 신호가 약화되면서 신경세포가 과도하게 흥분된다. KCC2는 Cl^- 이온을 세포 외로 배출하여 세포 내 Cl^- 농도를 낮게 유지한다. 하지만 KCC2의 기능이 저하되면 Cl^- 농도가 증가해 GABA-A 수용체의 억제 신호가 역전환되며, 결과적으로 신경세포의 과민성이 증가하여 통증 신호가 지속된다.

5) 만성통증의 병리학적 메커니즘 요약

만성통증의 병리학적 상태에서는 TRP 채널, 나트륨 채널, 칼륨 채널, 염소 채널 간의 긴밀한 상호작용과 기능 이상이 핵심적인 역할을 한다. TRPV1과 TRPA1은 지속적인 감작을 통해 신경 과민성을 유발하며, Nav1.7, Nav1.8, Nav1.9는 지속적인 통증 신호 전달에 기여한다. Kv7과 BK 채널의 기능 저하는 신경세포의 과도한 흥분성을 유발하며, GABA-A 수용체 연관 Cl^- 채널과 KCC2의 기능 저하는 억제 신호를 약화시켜 통증 신호 전달을 촉진한다.

6) 치료적 접근법

TRP 채널을 타깃으로 한 억제제는 염증성 및 신경병증성 통증을 억제하며, 나트륨 채널 차단제는 통증 신호 전달을 차단한다. 칼륨 채널 활성제는 신경세포의 안정성을 높여 통증 신호를 억제하며, KCC2 기능 회복제는 억제성 신호를 정상화한다. 이들 채널을 타깃으로 한 다중 치료 전략은 만성통증의 효과적인 관리에 중요한 역할을 한다.

{ 결론 }

만성통증은 TRP 채널, 나트륨 채널, 칼륨 채널, 염소 채널 간의 복합적 상호작용과 기능 이상에 의해 발생한다. 각각의 채널은 통증 신호의 감지, 생성, 전달, 억제 및 회복에 고유한 역할을 수행하며, 이들의 기능 이상은 만성통증 상태를 유발한다. 이들 채널을 타깃으로 한 약리학적 접근법은 만성통증의 효과적 관리에 핵심적인 전략이 될 수 있다.

11. 만성통증의 발생과 병리 과정에서 칼슘 채널의 역할

칼슘 채널은 신경세포의 활동전위와 신경전달물질(neurotransmitter) 방출에 핵심적인 역할을 수행한다. 만성통증 상태에서는 칼슘 채널의 기능 변화와 조절 이상이 신경 과흥분(neuronal hyperexcitability), 중추 감작, 말초 감작(peripheral sensitization) 등 다양한 병리적 과정을 촉발한다. 칼슘 채널은 신경세포 흥분성과 시냅스 전달을 조절하며, 그 기능 이상은 지속적이고 과도한 통증 신호 전달로 이어질 수 있다.

1) 칼슘 채널의 종류 및 역할

(1) 전압 의존성 칼슘 채널(voltage-gated calcium channel, VGCC)

① 주요 유형

L형(Cav1.x), P/Q형(Cav2.1), N형(Cav2.2), R형(Cav2.3), T형(Cav3.x)이 있다.

② 주요 역할

활동전위 동안 세포막의 전압 변화에 반응하여 Ca^{2+} 이온을 세포 내로 유입시키는 데 역할을 한다.

(2) N형 칼슘 채널(Cav2.2)

예: pregabalin-N형 칼슘 채널(Cav2.2)과 연관된 $\alpha2\delta$-1 단백질 서브유닛에 선택적으로 결합

① 역할

시냅스 말단에서 신경전달물질(예: 글루타메이트, substance P)을 방출 조절한다.

② 병리적 상태

Cav2.2가 과활성화되면 과도한 글루타메이트 방출이 일어나 중추신경계에서 통증 신호가 과도하게 증폭된다.

(3) T형 칼슘 채널(Cav3.x)

① 역할

신경세포의 리듬 활동과 저역치 활동전위(low-threshold spike)를 조절한다.

② 병리적 상태

T형 칼슘 채널의 과활성화는 신경세포의 자발적 발화(spontaneous firing)를 증가시켜 신경병증성 통증과 연관된다.

2) 말초 감작에서 칼슘 채널의 역할

말초 감작(peripheral sensitization)은 침해수용체(nociceptor)의 민감도가 증가하여 통증 자극에 대한 반응이 과도하게 나타나는 상태이다. N형 칼슘 채널(Cav2.2)과 T형 칼슘 채널(Cav3.x)은 말초 신경 말단에서 주요 역할을 수행한다. 염증이나 신경 손상에 의해 칼슘 채널이 과활성화되면 과도한 칼슘 이온이 신경 말단으로 유입되어 글루타메이트, substance P, CGRP와 같은 통증 유발 신경전달물질이 과도하게 방출되게된다. 이러한 신경전달물질은 말초 조직의 염증 반응을 악화시키고, 통증 신호가 더욱 강하게 중추로 전달되도록 만든다.

3) 중추 감작에서 칼슘 채널의 역할

중추 감작은 척수나 뇌의 신경세포가 과활성화되어 통증 신호가 증폭되거나 지속되는 상태이다. 중추 감작 과정에서 N형 칼슘 채널(Cav2.2)과 P/Q형 칼슘 채널(Cav2.1)이 중요한 역할을 한다. N형 칼슘 채널은 척수 후각시냅스에서 글루타메이트와 같은 흥분성 신경전달물질의 방출을 조절한다. 중추 감작이 진행되면 N형 칼슘 채널이 과활성화되어 통증 신호가 과도하게 전달되게된다. 또한 T형 칼슘 채널(Cav3.x)의 활성화는 신경세포의 자발적 발화(spontaneous firing)를 증가시키고, 지속적인 통증 신호가 발생하게 만든다.

4) 칼슘 채널과 신경병증성 통증

신경 손상이나 손상 후 회복 과정에서 칼슘 채널의 발현과 활성화 패턴이 변화할 수 있다. T형 칼슘 채널(Cav3.x)의 과활성화는 신경병증성 통증의 핵심 기전 중 하나이다. T형 칼슘 채널이 비정상적으로 활성화되면 신경세포의 자발적 발화가 증가하고, 이로 인해 통증 신호가 지속적으로 전달된다. 또한 N형 칼슘 채널(Cav2.2)의 과활성화는 말초와 중추신경계에서 신경전달물질의 과도한 방출을 유발하며, 이는 지속적인 통증과 통증 과민성으로 이어진다.

5) 칼슘 채널 조절 이상과 만성통증 악순환

칼슘 채널이 지속적으로 활성화되거나 과발현되면 신경세포의 과흥분 상태가 유지되고, 이는 만성통증의 악순환을 초래한다. 신경전달물질의 과다 분비는 척수와 뇌에서 통증 신호의 증폭을 유발하고, 이로 인해 통증 민감도가 증가한다. 또한, 지속적인 칼슘 유입은 세포 내 신호전달경로를 변화시키고, 신경세포의 구조적 변화와 신경 가소성(neuronal plasticity)을 촉진하여 만성통증 상태를 더욱 악화시킨다.

6) 치료적 접근법: 칼슘 채널 차단제

(1) N형 칼슘 채널 차단제

예를 들어, 졸리콘타이드(ziconotide, Prialt®)는 척수 후각에서 N형 칼슘 채널을 차단하여 통증 신호의 전달을 억제한다. 졸리콘타이드는 기존의 진통제(예: 마약성 진통제, 오피오이드)에 반응하지 않는 난치성 만성통증 환자에게 사용된다. 주로 직접 척수강(intrathecal space) 내에 주입 암성 통증(cancer pain), 신경병증성 통증, 척수 손상 후 통증(spinal cord injury pain), 말기 질환으로 인한 통증에서 사용된다. 특히 오피오이드 내성(opioid tolerance)이 발생한 환자에게 효과적이다.

(2) T형 칼슘 채널 차단제

예를 들어, 에토숙시미드(ethosuximide, Zarontin®)는 T형 칼슘 채널의 활성을 억제하여 신경세포의 자발적 발화를 감소시킨다. 주로 소아의 소발작에 사용된다.

(3) L형 칼슘 채널 차단제

일부 항고혈압제(예: 니페디핀)와 항경련제(예: 가바펜틴)가 통증 조절에 사용될 수 있다.

{ 결론 }

칼슘 채널은 만성통증의 발생과 유지에 중요한 역할을 하며, 특히 N형 칼슘 채널(Cav2.2)과 T형 칼슘 채널(Cav3.x)이 핵심적인 역할을 한다. 이들 채널은 말초와 중추신경계에서 신경전달물질 방출을 조절하고, 신경세포의 자발적 발화 및 감작을 유발한다. 칼슘 채널의 비정상적 활성화는 지속적이고 과도한 통증 신호를 발생시키며, 이는 만성통증 상태로 이어진다. 칼슘 채널을 표적으로 하는 약리학적 접근법은 만성통증의 치료에 중요한 전략이며, N형과 T형 칼슘 채널 차단제는 신경병증성 통증과 중추 감작 상태를 완화하는 데 효과적이다.

12. 신경원성 염증반응을 다른 용어로 축삭반사라고 한다

신경원성 염증 반응에서 자주 언급되는 축삭반사(axon reflex)는 신경이 역방향(antidromic) 방향으로 신호를 전달하는 독특한 방식이다. 이를 이해하려면 먼저 역방향 신호 전달과 축삭반사가 무엇인지 설명하는 것이 필요하다.

1) 역방향 활성 신호 전달이란?

일반적으로 신경 신호는 정방향(orthodromic)으로 이동한다. 즉, 말초 신경에서 중추신경계(뇌와 척수)로 신호가 전달된다. 그러나 역방향 활성 신호가 역방향으로 움직인다. 즉, 신경 신호가 뇌로 가는 대신, 말초 쪽으로(반대 방향으로) 전달된다.

2) 축삭반사: 신경원성 염증 반응의 독특한 방식

축삭반사(axon reflex)는 신경섬유가 역방향으로 자극을 전달하는 과정에서 발생하는 현상이다. 이 과정은 신경계에서 뇌나 척수의 개입 없이 발생한다. 말초 자극을 받은 신경이 자극을 뇌로 보내는 대신, 다른 신경 가지로 신호를 보내는 방식으로 반응이 이루어진다.

(1) 신경원성 염증에서의 축삭반사 과정

① 자극의 감지

피부나 근육 등에서 침해수용체가 외부 자극(예: 외상, 화학적 자극)을 감지한다.

② 역방향 활성 신호 전달

자극을 받은 신경은 정상적인 신경 전달 경로인 정방향으로 신호를 뇌로 보내는 대신, 자극받은 신경 말단에서 역방향으로 신호를 주변 신경 말단으로 전달한다(그림 1-21).

③ 신경전달물질 방출

이 과정에서 자극받은 신경 말단은 substance P, CGRP 등의 신경전달물질을 방출한다. 이 물질들이 방출되면 혈관 확장과 염증성 반응이 일어나며, 이는 신경원성 염증을 유발한다.

④ 염증 반응 유발

이로 인해 신경이 자극된 부위와 주변 부위에서 염증 반응이 유발되며, 부기, 발적, 통증 같은 염증의 전형적인 징후가 나타난다. 이때 신호가 전달된 다른 말초 신경 가지에서도 염증 반응이 나타날 수 있기 때문에, 자극받은 원래 부위가 아닌 다른 부위에서도 염증 반응이 발생할 수 있다.

예: 햇빛에 화상을 입은 피부 - 햇빛에 의해 피부가 손상되면 그 부위에서 침해수용체가 자극된다. 이 자극은 축삭반사에 의해 근처 신경 말단으로 신호를 보내면서, 손상된 부위뿐 아니라 주변 부위에도 부기와 발적이 일어날 수 있다.

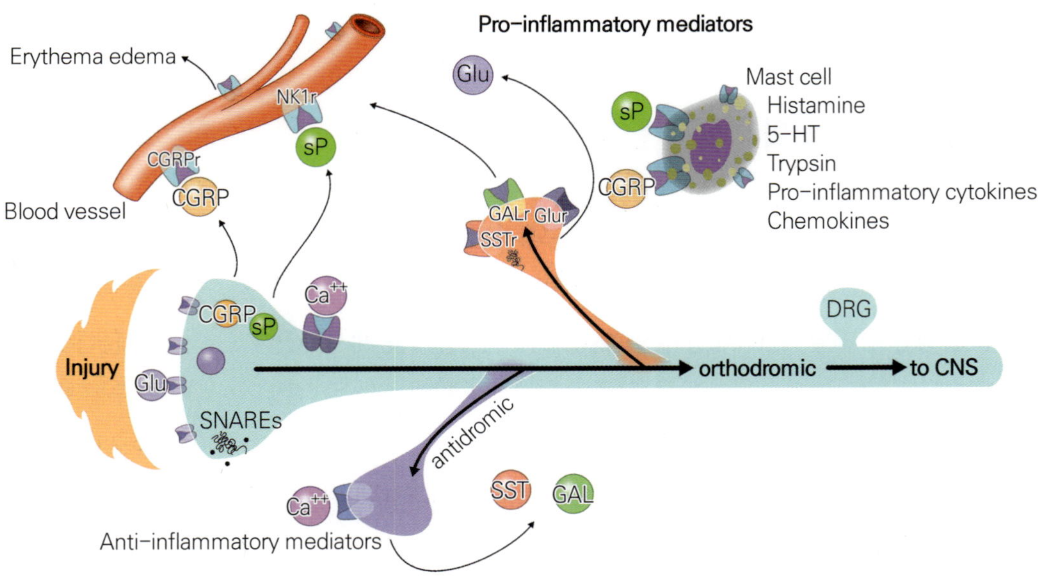

그림 1-21. 손상 또는 손상/염증 산물은 정방향 활동전위를 유발하며, 이는 원래의 손상 부위에 영향을 받지 않은 국소 가지(collaterals)와 말단(terminal endings)으로도 전달될 수 있다. 이러한 활동전위가 신경 말단으로 들어오면, 전압 의존성 칼슘 채널(voltage-gated calcium channels)이 활성화되고, Ca^{2+}의 유입, SNARE 단백질의 활성화, 그리고 신경전달물질의 방출을 유도한다.

{ 요약 }

역방향으로 신경이 신호를 전달하면서 뇌나 척수와 같은 중추신경계의 개입 없이 신경 말단에서 염증성 신경전달물질을 방출하여 신경원성 염증이 발생한다. 이 염증 반응은 자극받은 부위뿐만 아니라 연결된 신경가지에서도 염증이 발생할 수 있는 특징이 있다.

13. 신경원성 염증과 자가면역질환의 연관성: 최신 연구 동향

1) 류마티스 관절염(RA)에서의 신경원성 염증

(1) 최신 연구 발견

- 관절 조직의 침해수용체가 자가항체에 의해 직접 활성화될 수 있음을 확인하였다.
- substance P와 CGRP가 자가항체 생성을 촉진하는 B세포 활성화에 관련되어 있다.

(2) 치료적 함의

- NK1 수용체 길항제의 RA 치료 가능성을 Phase II 임상 시험 중에 있다.
- 신경차단술과 면역억제제의 병용 요법의 효과 입증되었다.

2) 다발성 경화증(MS)에서의 역할

(1) 2024년 연구 결과

- 중추신경계 내 침해수용체의 활성화가 혈액-뇌 장벽 투과성 증가에 기여한다.
- CGRP가 T세포의 중추신경계 침투를 촉진한다.
- 신경원성 염증이 재발-완화 패턴에 영향을 미친다는 증거를 제시하였다.

(2) 치료 전략

- CGRP 길항제의 MS 치료 가능성 연구 중에 있다.
- 신경면역조절 치료의 효과 확인하였다.

3) 전신성 홍반성 루푸스(SLE)의 새로운 발견

- 최근 연구

- 피부 침해수용체의 활성화가 자가항체 생성을 촉진한다.
- UV 노출 후 신경원성 염증이 질병 악화의 주요 기전임을 확인하였다.
- 신경펩타이드가 대식세포의 자가항원 제시를 조절한다.

4) 염증성 장질환(IBD)에서의 연관성

(1) 새로운 연구 데이터

- 장 신경계의 침해수용체 과민성이 IBD의 발병과 진행에 핵심적이다.
- Substance P가 장내 면역세포의 활성화와 장 투과성 증가에 기여한다.
- 장-뇌 축을 통한 신경원성 염증의 전신적 영향 확인하였다.

5) 건선에서의 신경원성 염증

(1) 최신 연구 결과

- TRPV1 양성 신경섬유의 증가가 질병의 중증도와 상관관계가 있다.
- 신경펩타이드가 각질형성세포의 증식과 면역세포 침윤을 조절한다.
- 스트레스와 신경원성 염증의 연관성 입증되었다.

14. 면역세포 매개염증

면역세포 매개염증에 대해 자세히 알아보자.

면역세포에 의해 매개되는 염증 반응은 우리가 흔히 말하는 '염증'을 의미하며, 이는 병원균이나 유해물질에 대한 선천 면역 시스템의 방어 과정에서 발생한다. 이러한 면역염증 반응은 진행 과정에 따라 두 가지 주요 패턴으로 나뉜다.

첫 번째는 TLR 수용체를 통한 일반적인 전 염증성 사이토카인 분비로 인한 염증 반응 이것을 고식적인(classic) 염증이라한다.

두 번째는 TLR이나 NOD 수용체(nucleotide-binding oligomerization domain) 신호에 의해 활성화되는 염증복합체(inflammasome, 인플라마좀)를 통한 염증 반응이다. 이 두 가지 메커니즘은 서로 다른 방식으로 염증을 유발하지만, 모두 신체를 외부 위협으로부터 보호하는 중요한 역할을 한다.

1) TLR 수용체를 통한 일반적인 전 염증성 사이토카인 분비

TLR 수용체는 선천 면역세포(예: 대식세포, 호중구)의 표면에 위치해 있으며, 외부 병원균이나 해로운 물질을 감지한다. TLR은 세균, 바이러스, 곰팡이와 같은 병원체의 특정한 분자 패턴을 인식하는 역할을 한다. TLR이 병원균을 감지하면, 세포 내 신호전달경로가 활성화되고 전 염증성 사이토카인이 분비되면서 염증 반응이 시작된다.

(1) 염증 과정

① TLR의 활성화: 병원균의 내독소(lipopolysaccharides, LPS; 그람음성균의 껍질), 바이러스 RNA, 또는 박테리아 DNA 같은 분자를 감지한다.

② 사이토카인 방출: TNF-α, IL-1β, IL-6와 같은 전 염증성 사이토카인이 방출된다. 또한, 바이러스를 인지하는 경우는 인터페론을 방출한다.

③ 면역세포의 활성화: 이러한 사이토카인들은 다른 면역세포들을 염증 부위로 끌어들이고, 감염 부위를 방어하는 역할을 한다.

④ 결과: 감염 부위에서 발열, 부기, 통증 같은 염증 반응이 나타나며, 염증이 병원체를 제거하고 조직을 회복시키는 데 도움을 준다.

이 패턴은 일반적인(classic) 염증 반응으로 작용하며, 신체가 감염에 빠르게 대응할 수 있도록 도와준다.

2) 염증복합체 활성화에 의한 염증

염증복합체는 더 특화된 염증 반응을 유발하는 구조로, TLR이나 NOD 수용체가 위협 신호를 감지했을 때 활성화된다. NOD 수용체는 세포 내에서 병원균이나 손상 신호를 감지하는 수용체로, 이들이 활성화되면 염증복합체가 형성된다(그림 1-22). 염증복합체는 IL-1β 및 IL-18과 같은 강력한 염증성 사이토카인을 방출하여 염증 반응을 유발하고, 특히 신체의 면역 반응을 더욱 강하게 조절한다.

(1) 염증 과정

① 염증복합체 활성화

NOD 수용체 또는 TLR 수용체가 세포 내에서 병원균이나 손상을 감지하면, 염증복합체가 형성된다.

② Caspase-1 활성화

염증복합체가 형성되면 caspase-1이라는 효소가 활성화되어, IL-1β와 IL-18 같은 사이토카인을 생성하고 방출한다.

③ 강력한 염증 반응

이 사이토카인들은 강력한 염증 반응을 유발하고, 특히 세포 사멸(pyroptosis)이라는 염증성 세포 사멸을 촉진한다.

④ 결과

이 과정은 강한 염증 반응을 통해 병원체를 제거하거나 손상된 세포를 제거하는 데 기여한다. 그러나 이 과정이 과도하게 활성화되면 자가면역 질환이나 만성 염증성 질환을 유발할 수 있다.

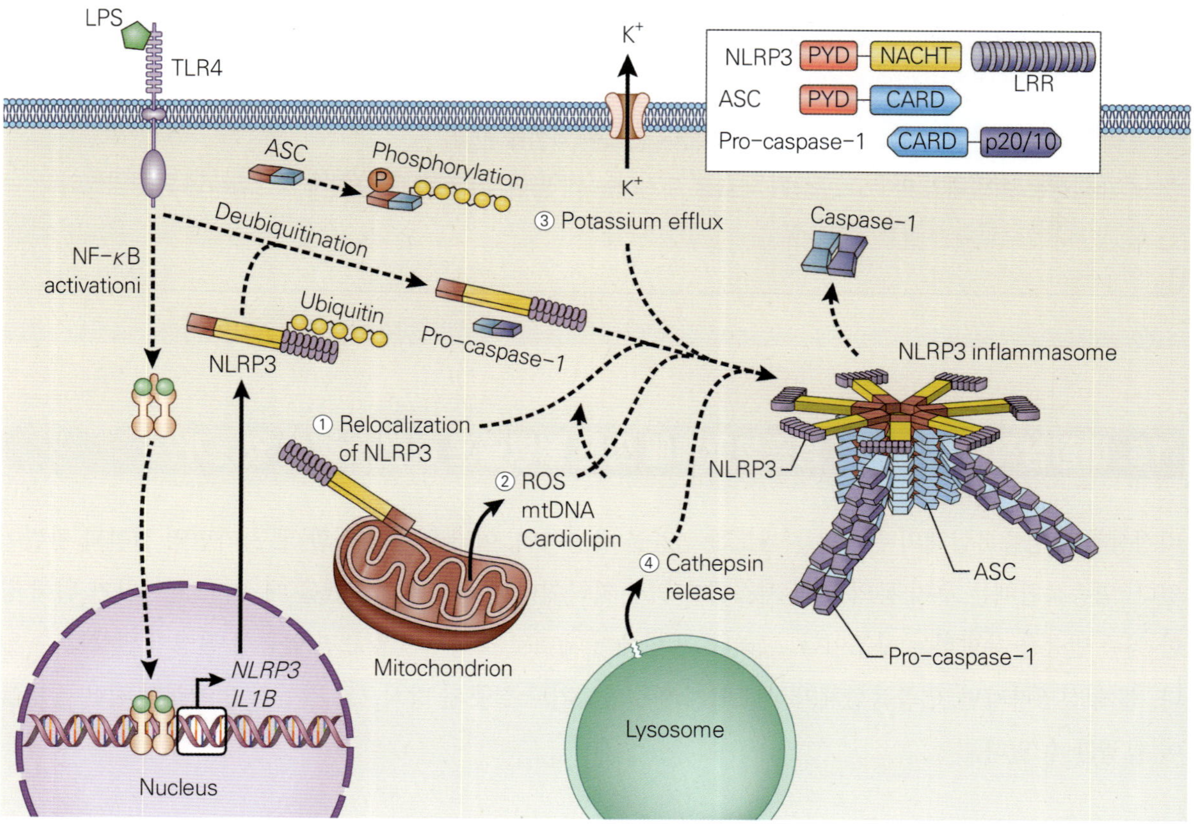

그림 1-22. 염증복합체(inflammasome, 인플라마좀)는 PAMPs 또는 DAMPs를 감지한 후 세포질에서 조립되는 다단백질 복합체이다. 자극에 따라 의존하는 인플라마좀 간에는 근본적인 차이가 있지만, 일반적으로 정형적(canonical) 인플라마좀은 비활성 상태의 zymogen pro-caspase-1을 모집하는 발판(scaffold) 역할을 한다. Pro-caspase-1 단백질의 올리고머화(oligomerization)는 자동단백분해(autoproteolytic cleavage)를 유도하여 활성 형태의 caspase-1로 전환된다. 활성화된 caspase-1은 시스테인 의존성 프로테아제(cysteine-dependent protease)로, 전구 사이토카인인 pro-IL-1β와 pro-IL-18을 절단하여 생물학적으로 활성화된 IL-1β와 IL-18을 각각 생성한다. 활성화된 caspase-1은 또한 파이롭토시스(pyroptosis)로 알려진 염증성 세포 사멸 형태를 유도할 수 있다.

(2) 차이점과 협력

① TLR **수용체 경로**는 **빠르고 광범위한 초기 염증 반응**을 유발하여 감염을 신속하게 차단한다. **염증복합체의 경로는 더 특화된 염증 반응을 통해 감염이 심각하거나 세포 손상이 있을 때 염증 반응을 증폭시킨다.**

② 이 두 메커니즘은 서로 협력하여 감염에 대항하고, 조직을 복구하며, 손상된 세포를 제거하는 데 기여한다.

요약

- TLR 수용체는 병원균을 감지하고 전 염증성 사이토카인을 분비해 초기 염증을 유발한다. 염증복합체는 **TLR**이나 **NOD 수용체**에 의해 활성화되어 **caspase-1**을 통해 **강력한 염증성 사이토카인**을 방출하며 염증을 더욱 증폭시킨다.
- 이 두 패턴은 신체의 감염 방어와 조직 회복에 중요한 역할을 한다.
- 이 과정은 병원체와 싸우고 손상된 세포를 제거하는 데 필수적이지만, 지나치게 활성화되면 만성염증이나 자가면역 질환을 유발할 수 있다.

15. 비정상적으로 발생된 염증복합체에 의한 질병들은 어떤 것들이 있는가?

비정상적인 염증복합체의 활성화는 과도한 염증을 유발하며, 여러 염증성 질환 및 자가면역 질환과 관련이 있다. 염증복합체는 우리 몸의 면역 시스템이 외부 자극이나 병원균을 인식했을 때, 이를 제거하기 위해 강한 염증 반응을 유발하는 구조이다. 그러나 이 반응이 제대로 조절되지 않으면 염증성 질병이 발생할 수 있다. 쉽게 설명하자면, 염증복합체가 과도하게 활성화되거나 잘못된 방식으로 작동하면 아래와 같은 질병들이 발생할 수 있다.

1) 자가 염증성 질환

자가 염증성 질환은 주로 비정상적인 염증복합체 활성화로 인해 발생하는 질환이다. 이 경우, 외부 감염이 없더라도 몸이 스스로 염증을 유발하는 질환이다.

(1) 가족성 중증성 자가염증 증후군(familial mediterranean fever, FMF)

유전적 돌연변이로 인해 pyrin이라는 단백질이 비정상적으로 염증복합체를 활성화시켜, 주기적인 발열과 관절통 같은 증상이 발생한다.

(2) Cryopyrin 연관 주기성 증후군(CAPS)

NLRP3(염증복합체의 주요 구성 요소)의 돌연변이로 인해 체온 조절이 어려워지며, 발열, 발진, 관절통 등의 증상이 나타난다.

2) 염증성 장질환

크론병과 궤양성 대장염 같은 염증성 장질환은 장내 염증복합체의 과도한 활성화와 관련이 있다. 비정상적으로 활성화된 염증복합체가 장내 염증성 사이토카인을 과다 생성하여 장벽 손상과 만성염증을 유발한다.

(1) 크론병

장 내벽의 심각한 염증과 궤양이 생기며, 심한 복통, 설사, 체중 감소 등이 나타난다.

(2) 궤양성 대장염

주로 대장에 염증과 궤양이 생기며, 혈변, 복통, 설사 같은 증상이 반복적으로 발생한다.

3) 통풍

통풍(gout)은 요산 결정이 관절에 축적되면서 염증복합체가 활성화되어 IL-1β를 과다 분비하여 발생하는 염증성 질환이다. 이는 관절 부위에 급성 염증을 유발해 심한 통증과 부종을 초래한다. 통풍은 특히 발가락, 발목, 무릎 등에서 통증이 심하게 발생하는 질환이다.

4) 제2형 당뇨병

제2형 당뇨병(type 2 diabetes)에서도 비정상적인 염증복합체의 활성화가 관련이 있다. IL-1β는 간, 지방 조직, 골격근에서 인슐린 신호 경로를 방해하여 인슐린 저항성을 악화시켜 당뇨병으로 이어질 수 있다. 또한 췌장의 베타세포는 IL-1β와 같은 염증성 사이토카인에 의해 손상되며, 비만과 관련 지방조직의 대식세포는 NLRP3 염증복합체를 활성화하여 저등급 만성염증(low-grade chronic inflammation)을 유발하여 지방산 방출을 증가시켜 전신 인슐린 저항성을 초래 인슐린 신호 전달에 영향을 미쳐 혈당 조절에 문제를 일으킬 수 있다.

5) 신경 퇴행성 질환

알츠하이머병과 파킨슨병 같은 신경 퇴행성 질환에서도 비정상적인 염증복합체 활성화가 중요한 역할을 한다. 특히 뇌에서 염증복합체가 활성화되면 신경세포 손상을 가속화시키고, 뇌 조직에 만성염증을 유발해 신경 퇴행을 악화시킨다.

(1) 알츠하이머병

베타 아밀로이드 단백질이 뇌에서 축적되면서 염증복합체가 활성화되어 신경세포가 손상되고, 기억력 감퇴와 인지 기능 저하가 나타난다.

(2) 파킨슨병

뇌의 도파민 생성 신경세포가 손상되면서 염증복합체 활성화가 질환의 진행을 가속화한다.

6) 심혈관 질환

심혈관 질환, 특히 죽상경화증(atherosclerosis)은 염증복합체가 중요한 역할을 한다. 콜레스테롤이나 지질이 동맥 벽에 축적되면 염증복합체가 활성화되어, 염증을 일으키고 혈관이 좁아지거나 막히는 현상을 촉진한다. 이는 심근경색이나 뇌졸중 같은 심혈관 사건을 유발할 수 있다.

{ 결론 }

비정상적인 염증복합체의 활성화는 여러 염증성 질환과 자가면역 질환의 주요 원인으로 작용한다. 염증성 장질환, 통풍, 제2형 당뇨병, 그리고 알츠하이머병과 같은 신경 퇴행성 질환에서 염증복합체의 과도한 반응이 염증을 유발하고, 이로 인해 다양한 질병이 발생한다.

Part III

염증의 면역 반응과 통증 발생

Chapter

Chapter 1

면역세포의 역할

염증은 우리 몸이 손상이나 감염에 대응하여 면역 시스템을 활성화시키는 과정이다. 이 과정에서 면역세포는 중요한 역할을 하며, 이들이 염증을 조절하고 통증을 발생시키는 데 기여한다. 염증과 통증은 종종 밀접하게 연관되어 있으며, 통증은 염증 부위에서 면역세포가 방출하는 화학 물질에 의해 유발된다. 아래에서 염증 반응과 통증 발생에서 면역세포의 역할을 자세히 설명하겠다.

1. 염증 초기: 면역세포의 동원

염증 반응이 시작되면, 손상된 조직이나 감염된 부위로 면역세포들이 빠르게 이동한다. 이때 대식세포, 호중구, 수지상세포와 같은 선천 면역세포들이 초기 대응을 주도한다.

1) 대식세포

대식세포는 염증 부위에 도착해 병원균이나 손상된 세포를 제거하는 데 중요한 역할을 한다. 대식세포는 파고사이토시스(식세포 작용)로 세포 잔해와 미생물을 먹어치우며, 동시에 사이토카인을 방출하여 염증 반응을 강화한다. 이때 대식세포는 IL-1β, IL-6, TNF-α 등의 전 염증성 사이토카인을 분비해 다른 면역세포들을 활성화한다.

2) 호중구

호중구는 염증 초기 반응에서 가장 빠르게 도착하는 면역세포 중 하나로, 세균 감염에 중요한 역할을 한다. 호중구는 활성 산소종(reactive oxygen species, ROS)을 방출해 병원균을 공격하고, 죽은 세포와 병원체를 제거하는 역할을 한다. 또한 호중구의 활동은 염증 부위에서 고통을 유발하는 주요 원인 중 하나이다.

2. 사이토카인과 화학물질에 의한 통증 유발

염증이 발생하면, 면역세포들은 사이토카인과 화학물질을 분비하여 염증 부위에서 통증을 유발한다. 이들 화학물질은 침해수용체(nociceptors)를 활성화시켜 신경 신호를 뇌로 보내어 통증을 느끼게 만든다.

1) 사이토카인

면역세포들이 방출하는 IL-1β, TNF-α 같은 사이토카인은 통증을 전달하는 신경섬유를 자극하는 역할을 한다. 이 사이토카인들은 침해수용체를 감작시켜, 통증 신호가 더욱 강하게 뇌로 전달되도록 만든다.

2) 프로스타글란딘

대식세포와 호중구는 염증 부위에서 프로스타글란딘(prostaglandins)을 생성한다. 이 물질은 염증 부위를 민감하게 만들고, 통증을 유발하며, 특히 근육통과 관절통 같은 만성통증을 악화시킬 수 있다.

3) 히스타민

염증 부위에서 비만세포가 활성화되면 히스타민이 방출되는데, 이 물질은 혈관을 확장하고 부종을 유발한다. 히스타민은 또한 침해수용체를 자극해 통증을 일으킨다.

3. 염증 반응과 신경계의 상호작용: 통증의 증폭

염증이 진행되면 면역세포가 방출하는 화학물질들이 신경계와 상호작용하여 통증을 더욱 악화시킬 수 있다(그림 1-23). 신경원성 염증 과정에서 substance P, CGRP 같은 신경전달물질이 방출되며, 이들은 염증을 악화시키고 통증을 증폭한다.

1) Substance P

침해수용체가 활성화되면 substance P라는 신경전달물질이 방출되어 염증 부위에서 염증 반응을 강화하고, 혈관 확장과 면역세포 이동을 촉진한다. 이 과정에서 염증 부위의 부종과 발적이 발생하며, 동시에 통증이 발생하게 된다.

2) CGRP

CGRP는 염증성 신경전달물질 중 하나로, 편두통과 같은 만성통증 질환에서 중요한 역할을 한다. 이 물질은 혈관 확장을 촉진하고 염증을 유발해 통증을 강화한다.

4. 만성염증에서 면역세포의 역할

만성염증에서는 염증이 오랫동안 지속되며 면역세포들이 과도하게 활성화되어 조직 손상이 발생할 수 있다. 이때 대식세포와 T세포 같은 면역세포들은 염증을 지속적으로 유지하며, 통증을 악화시킨다.

- 대식세포는 만성염증에서 전 염증성 사이토카인을 계속해서 방출하여 조직 손상을 일으키고, 통증을 지속시킨다.
- T세포는 만성염증에서 중요한 역할을 하며, 염증을 증폭시켜 자가면역 질환이나 만성통증을 유발할

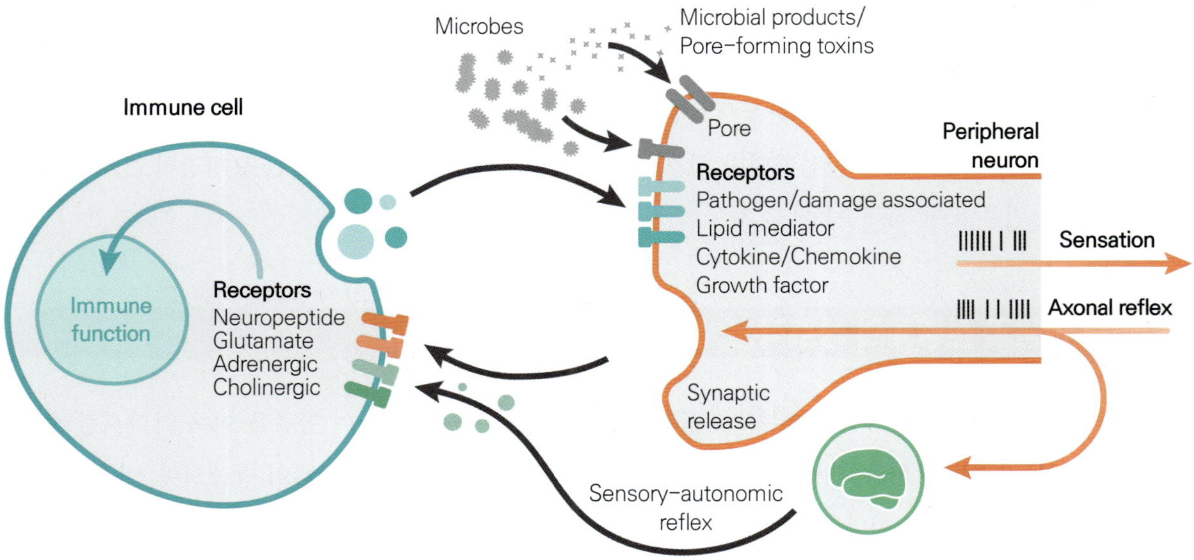

그림 1-23. 말초 신경과 면역세포 간의 직접적인 상호작용
면역세포의 기능은 말초신경계(PNS)에서 생성된 다양한 요인에 의해 조절될 수 있다. 이는 많은 유형의 면역세포가 신경펩타이드(neuropeptides)와 신경전달물질(neurotransmitters)에 대한 수용체를 발현하고 있기 때문이다. 반대로, 말초신경계 역시 면역계에 의해 조절될 수 있다. 이는 말초 신경 말단이 사이토카인(cytokines), 케모카인(chemokines), 그리고 지질(lipids)과 같은 분자에 대한 면역 관련 수용체를 발현하기 때문이다. 침해수용 신경(nociceptive neurons)은 미생물 또는 그들의 산물을 탐지할 수 있는 수용체를 발현함으로써, 신경계가 잠재적인 감염을 감지할 수 있게 한다. 염증성 사이토카인과 같은 환경적 자극이 말초 신경이 발현하는 수용체에 작용할 경우, 활동전위(action potentials)가 생성되어 반사 회로(reflex circuits)를 활성화하거나 통증 및 가려움과 같은 감각을 포함한 다양한 신경 출력을 유발한다. 그 결과 중 하나로 역방향 축삭 반사(antidromic axonal reflex)가 발생하여 신경 말단에서 시냅스 소포의 융합 및 신경원성 요인인 신경펩타이드(neuropeptides)의 방출을 유도할 수 있다. 이러한 신경원성 요인은 면역세포의 행동 및 기능에 영향을 미칠 수 있다. 또한, 말초 감각 신경으로부터의 신호는 중추신경계와 통합되어 감각-자율 신경 반사(sensory-autonomic reflex)와 시냅스 소포 방출을 유도할 수 있다.

수 있다.

결론

- 염증 반응에서 면역세포들은 염증을 유발하고 통증을 발생시키는 중요한 역할을 한다.
- 대식세포, 호중구, 비만세포 등의 면역세포들은 사이토카인, 프로스타글란딘, 히스타민 등을 분비하여 염증을 조절하고, 침해수용체를 자극해 통증을 유발한다.
- 특히 만성염증에서 면역세포의 과도한 활성은 만성통증을 악화시키는 주요 원인이 된다.

Chapter 2

염증 매개체와 통증의 상관관계

염증 매개체와 통증은 밀접한 관계가 있다. 염증이 발생하면 면역세포들이 여러 염증 매개 물질을 분비하는데, 이 물질들이 신경을 자극해 통증을 유발하거나 강화시킨다. 염증 매개체는 침해수용체(nociceptors)를 자극해 신경 신호를 활성화시켜 통증 신호가 뇌로 전달되게 한다. 이 과정을 쉽게 설명하면, 염증이 일어나면 통증을 느끼게 만드는 신호를 더 많이 보내도록 자극한다는 것이다. 아래에서 염증 매개체가 어떻게 통증을 유발하는지 설명하겠다.

1. 프로스타글란딘

프로스타글란딘(prostaglandins)은 염증이 발생할 때 면역세포나 손상된 조직에서 방출되는 중요한 염증 매개체이다. 프로스타글란딘은 혈관을 확장시켜 염증 부위로 면역세포들이 더 쉽게 이동할 수 있도록 도와준다. 또한, 침해수용체를 민감하게 만들어, 작은 자극에도 통증을 더 심하게 느끼게 만든다.

- 통증 유발: 프로스타글란딘이 침해수용체에 작용하면, 그 부위가 자극에 더 민감해져 통증을 더 쉽게 느낄 수 있다. 예를 들어, 근육 통증이나 관절 통증이 염증성 질환에서 심해지는 이유는 프로스타글란딘이 이 수용체들을 더욱 민감하게 만들기 때문이다.

2. 사이토카인

사이토카인(cytokines)은 염증 부위에서 면역세포들이 서로 신호를 주고받을 때 사용되는 물질이다. IL-1β, TNF-α, IL-6 같은 전 염증성 사이토카인은 염증 반응을 촉진하고, 염증 부위에서 통증 신호를 증폭시킨다.

- 통증 감작: 이 사이토카인들은 침해수용체를 자극하거나 민감하게 만들어 작은 자극에도 큰 통증을 느끼게 만든다. 염증성 질환에서 나타나는 통증은 종종 사이토카인들이 통증을 전달하는 신경과 수용체를 감작시키는 결과이다.

3. 브래디키닌

- 급성 염증 시 브래디키닌(bradykinin)은 혈장 단백질계(plasma protein system)의 중요한 구성 요소인 칼리크레인-키닌 시스템(kallikrein-kinin system)을 통해 생성된다. 이 과정은 혈장 내 키닌원(kininogen)이라는 단백질에서 시작되며, 일련의 활성화 단계를 거친다.
- 먼저, 전칼리크레인(prekallikrein)은 Hageman 인자(Factor XII)의 활성화에 의해 활성 칼리크레인(kallikrein)으로 전환된다. 활성화된 칼리크레인은 키닌원에서 브래디키닌을 분리하여 방출한다.
- 염증이 발생하면 방출된 브래디키닌은 혈관을 확장시키고 혈관 투과성을 증가시켜 염증 부위에 부종을 유발한다. 또한, 침해수용체를 자극하여 통증을 유도하며, 염증 반응의 주요 매개체로 작용한다. 이러한 기능은 염증 반응 초기 단계에서 방어 기전을 활성화하고 손상 부위로 염증 세포를 유도하는 데 중요한 역할을 한다.
- 통증 증폭: 브래디키닌은 특히 염증 부위에서 신경 말단을 자극해 통증을 더욱 강하게 느끼게 만든다. 부종과 통증이 함께 나타나는 경우는 브래디키닌과 같은 염증 매개체가 신경계를 자극하는 대표적인 예이다.

4. 히스타민

히스타민(histamine)은 주로 비만세포에서 분비되며, 염증 반응이 시작될 때 혈관을 확장하고, 면역세포가 염증 부위로 더 잘 이동할 수 있도록 돕는 역할을 한다. 히스타민은 또한 통증을 전달하는 신경섬유를 자극해 통증을 발생시킨다.

- 가려움증과 통증: 염증 부위에서 히스타민이 작용하면, 가려움증과 통증이 함께 나타날 수 있다. 예를 들어, 알레르기 반응에서 히스타민이 방출되면 가려움과 함께 해당 부위가 붓고 통증을 느끼는 이유가 된다.

5. 신경전달물질(Substance P, CGRP)

염증 부위에서 활성화된 침해수용체는 substance P와 CGRP와 같은 신경전달물질을 방출한다. 이 물질들은 염증 부위의 혈관 확장과 면역세포의 이동을 촉진하는 동시에, 염증 부위의 통증을 더 강하게 느끼게 만든다.

- 통증 증폭: 이러한 신경전달물질들은 통증을 전달하는 신경섬유를 더욱 자극하여 만성통증을 유발할 수 있다. 특히, 편두통 같은 만성 질환에서 CGRP는 강력한 통증 매개 물질로 작용한다.
- 염증 매개체는 통증을 유발하고 증폭시키는 데 중요한 역할을 한다. 프로스타글란딘, 사이토카인, 브래디키닌, 히스타민과 같은 물질들이 염증 부위에서 침해수용체를 민감하게 만들어, 작은 자극에도 큰 통증을 느끼게 만든다.
- 신경전달물질인 substance P와 CGRP는 염증 부위의 통증을 증폭시키며, 만성통증과 염증성 질환에서 주요한 역할을 한다.

결론적으로, 염증 매개체는 통증을 유발하는 주요 요인으로 작용하며, 염증이 심해질수록 통증도 더 심해질 수 있다.

Part IV

항염증 반응과 회복 과정

- 치유의 시작

Chapter

Chapter 1

항염증 반응의 시작

항염증 반응은 염증 반응이 일정 기간 동안 진행된 후, 염증을 해소하고 신체가 균형을 회복하기 위해 시작되는 단계이다(그림 1-24). 염증 반응이 신체를 방어하는 데 중요한 역할을 하지만, 염증이 과도하게 지속되면 조직 손상이 발생할 수 있다. 이를 방지하기 위해, 신체는 염증 반응이 일정 수준에 도달한 후, 이를 조절하는 항염증 반응을 시작한다. 이 과정은 복잡하고 체계적이며, 염증을 억제하고 손상된 조직을 복구하는 데 중요한 역할을 한다.

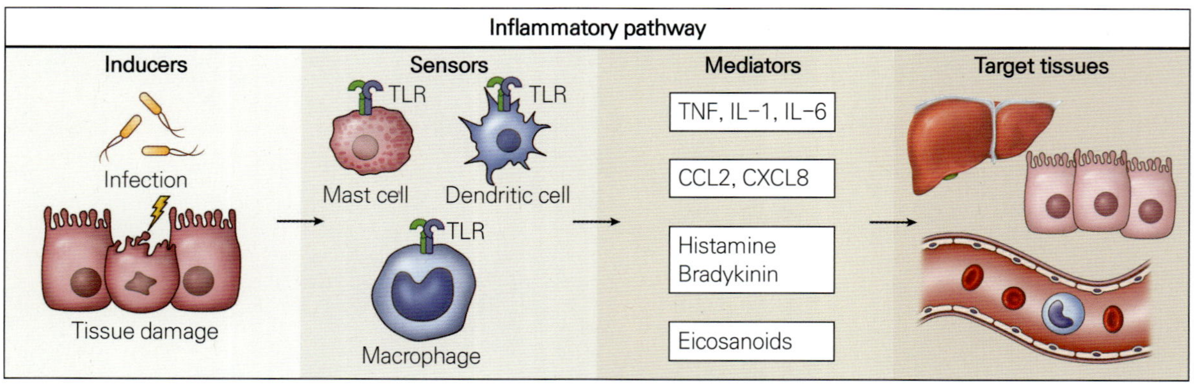

그림 1-24. 염증 경로의 구성 요소

염증 경로는 유도인자(inducers), 감지기(sensors), 매개물질(mediators), 그리고 표적 조직(target tissues)으로 구성된다. ① 유도인자(inducers)는 염증 반응을 시작하며, 감지기(sensors)에 의해 탐지된다. ② 감지기에는 TLRs와 같은 수용체가 포함되며, 이는 조직에 상주하는 대식세포(macrophages), 수지상세포(dendritic cells), 비만세포(mast cells)와 같은 특화된 감시 세포(sentinel cells)에 발현된다. 감지기는 사이토카인(cytokines), 케모카인(chemokines), 생물활성 아민(bioactive amines), 아이코사노이드(eicosanoids) 및 브래이디키닌(bradykinin)과 같은 단백질 분해 연쇄 반응(proteolytic cascades)에서 생성된 산물을 포함하는 염증 매개물질(inflammatory mediators)의 생성을 유도한다. ③ 이러한 염증 매개물질은 다양한 표적 조직에 작용하여 기능 상태를 변화시킨다. 이는 특정 유도인자(예: 감염 또는 조직 손상)에 의해 유발된 염증 반응에 적응하기 위해 최적화된 변화를 이끌어낸다. 염증 반응에 관여하는 다양한 감지기, 매개물질, 표적 조직 중 여기에서 제시된 구성 요소는 그 일부에 불과하다.

1. 염증 매개체의 감소와 항염증성 사이토카인의 분비

염증 반응이 진행된 후, 염증을 유발하던 전 염증성 사이토카인(예: IL-1, TNF-α, IL-6)의 농도가 감소하기 시작한다. 이 과정은 면역 시스템이 과도하게 활성화되지 않도록 방지하기 위한 첫 번째 단계이다.

1) 항염증성 사이토카인

IL-10과 TGF-β 같은 항염증성 사이토카인들이 분비되면서, 염증 반응을 촉진했던 전염증성 사이토카인들의 생산을 억제한다. IL-10은 특히 염증 반응을 조절하는 데 중요한 역할을 하며, 대식세포와 수지상 세포의 염증성 활동을 억제한다.

2) IL-1 수용체 길항제

IL-1β는 강력한 염증 유발 사이토카인인데, 항염증 과정에서 IL-1 수용체 길항제(IL-1RA)가 생산되며, IL-1β가 수용체에 결합하는 것을 방지해 염증 반응을 차단한다.

2. 리졸빈과 같은 지질 매개체의 역할

염증이 해소되기 위해서는 리졸빈(resolvins), 리폭신(lipoxins), 프로텍틴(protectins)과 같은 지질 매개 물질들이 염증 부위에서 활성화되어야 한다. 염증 반응이 진행되면서, 염증성 사이토카인(TNF-α, IL-1β 등)이 감소하고, 염증 해소를 촉진하는 매개체(예: TGF-β)가 증가한다(그림 1-25).

이 과정에서 지질 매개 물질 변화시키는 효소(LOX, COX-2)가 활성화되어 리졸빈, 리폭신, 프로텍틴의 합성을 촉진한다. 이들 물질은 염증 해소 과정을 촉진하고 염증 부위의 손상을 최소화하는 데 중요한 역할을 한다. 아스피린과 같은 약물은 COX-2를 변형시켜 리졸빈 생성 경로를 활성화할 수 있다.

1) 리졸빈

염증성 신호를 줄이고, 호중구와 같은 염증성 면역세포의 이동을 억제하며, 염증 부위에서의 대식세포의 작용을 활성화하여 염증 해소를 촉진한다. 리졸빈은 특히 오메가-3 지방산에서 유래한 물질로, 항염증 반응에서 중요한 역할을 한다.

2) 리폭신

리폭신은 대식세포를 활성화해 염증 부위의 세포 잔해와 죽은 세포를 제거하는 역할을 한다. 리폭신은

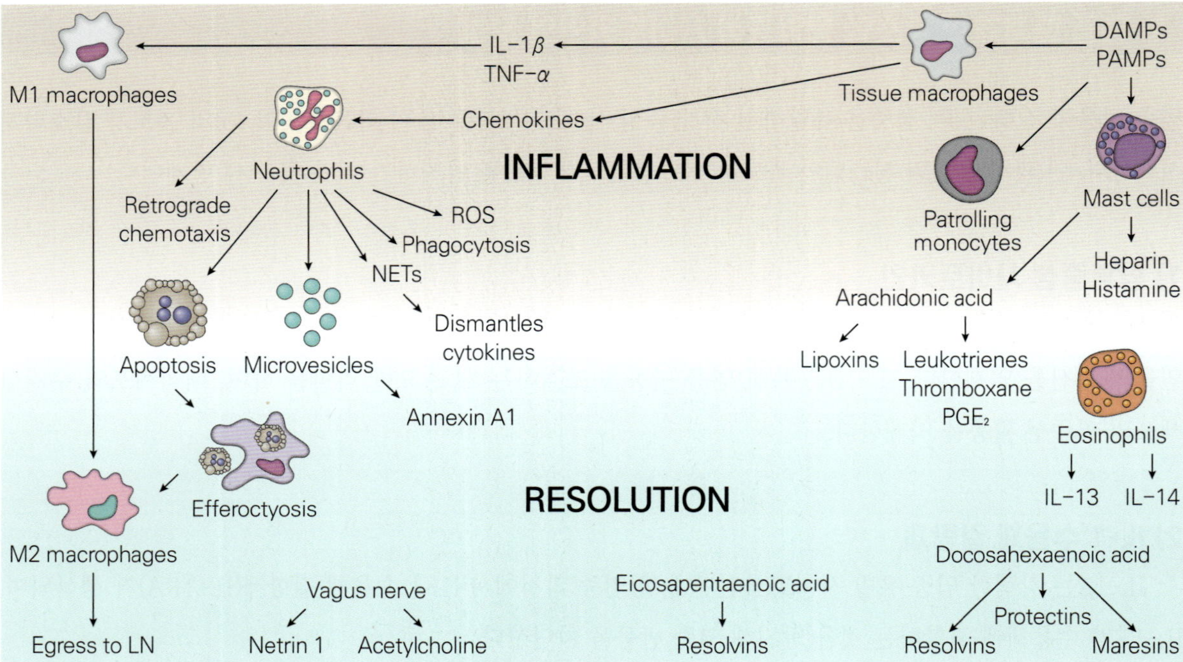

그림 1-25. 염증과 그 해소를 조절하는 필수적인 세포 구성 요소와 매개물질

염증 부위에서 전 염증성 사이토카인의 분비를 억제하고, 조직 회복을 촉진하는 데 중요한 역할을 한다.

3) 프로텍틴

지질산소화효소(15-LOX)는 DHA를 대사하여 프로텍틴을 생성한다. 프로텍틴은 염증 부위뿐만 아니라 신경 조직에서도 생산되며, 신경 보호(neuroprotection)와 염증 해소를 담당한다.

3. M1에서 M2로의 전환: 염증 조절과 치유의 핵심

대식세포는 신체의 면역 반응과 염증 해소에서 중심적인 역할을 하는 세포로, M1(염증 촉진형)과 M2(염증 해소형) 두 가지 활성화 상태를 가진다. M1 대식세포는 세균이나 손상된 조직에 대응하여 초기 염증 반응을 유도하지만, 장기적으로 M1 상태가 유지되면 조직 손상과 만성염증을 초래할 수 있다. 반대로, M2 대식세포는 염증을 억제하고 조직 복구를 촉진하여 항상성을 회복하는 역할을 한다. M1에서 M2로의 전환은 면역 체계가 염증 반응을 적절히 조절하고 치유를 시작하는 데 필수적인 과정으로, 이는 다양한 신호와 치료법에 의해 유도될 수 있다.

4. M1에서 M2로 전환을 유도하는 신호와 메커니즘

1) 사이토카인의 역할

M1에서 M2로의 전환은 항염증성 사이토카인인 IL-4, IL-10, IL-13, TGF-β의 신호에 의해 유도된다(그림 1-26). 이러한 사이토카인은 대식세포의 유전자 발현 패턴을 재프로그래밍하여 염증 해소와 조직 재생을 위한 기능적 변화를 촉진한다. 특히, IL-10은 염증을 억제하는 강력한 효과를 가지며, IL-4와 IL-13은 조직 복구와 항염증 반응을 활성화한다.

2) 신경 면역 상호작용

미주신경 자극(vagus nerve stimulation, VNS)은 신경계와 면역계 간의 상호작용을 통해 M1에서 M2로의 전환을 유도한다. 미주신경의 자극은 아세틸콜린 방출을 촉진하며, 이는 대식세포의 염증성 사이토카인(TNF-α, IL-1β)의 분비를 억제하고 항염증 작용을 강화한다. 이 과정은 콜린성 항염증 경로(cholinergic anti-inflammatory pathway)를 통해 이루어지며, 만성 염증 질환의 자연 치유를 촉진한다.

3) 대사적 변화

대식세포의 대사 경로는 M1과 M2 상태를 결정하는 중요한 요소이다. M1 대식세포는 글리콜리시스(해당과정)를 주요 에너지 공급원으로 사용하는 반면, M2 대식세포는 산화적 인산화(oxidative phosphorylation)와 지방산 산화(fatty acid oxidation)를 활성화한다. 이러한 대사적 전환은 아르기닌 대사의 변화

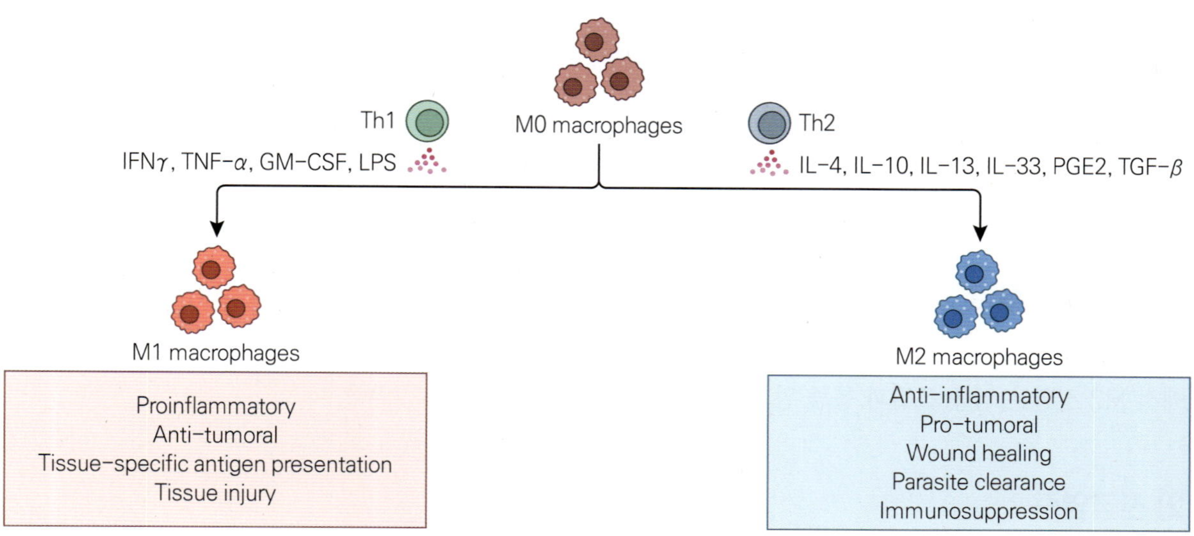

그림 1-26. 대식세포, M1 & M2, 분극화 및 기능

를 통해 조절되며, M2 상태에서는 아르기닌이 오르니틴으로 전환되어 조직 재생을 돕는다.

4) 장내 미생물의 조절

장내 미생물(gut microbiota)은 대식세포의 활성화 상태에 영향을 미친다. 장내 유익균(예: Lactobacillus, Bifidobacterium)은 항염증성 사이토카인의 분비를 촉진하여 M2 전환을 유도한다. 또한, 유익균이 생성하는 단쇄지방산(short-chain fatty acids, SCFAs), 특히 부티르산은 M2 상태를 강화하고 염증을 억제하는 데 중요한 역할을 한다. 이를 통해 장내 미생물 균형을 회복시키는 프로바이오틱스와 프리바이오틱스가 치료적으로 활용될 수 있다.

5) 운동과 신체 활동

규칙적인 신체 활동은 M2 대식세포의 활성화를 촉진하는 데 기여한다. 유산소 운동은 항염증 사이토카인(IL-10)을 증가시키고, 대사적 스트레스를 완화하여 대식세포의 전환을 도와준다. 특히 만성통증 환자에게 운동 요법은 염증 해소와 기능 회복을 동시에 촉진하는 강력한 도구로 작용한다.

6) 기계적 및 전기적 자극

저강도 레이저 치료(LLLT)나 특정 주파수의 전기 자극은 대식세포의 M1에서 M2로의 전환을 돕는 물리적 방법이다. 이러한 비침습적 기술은 염증 부위를 안정화하고 조직 치유를 촉진하며, 신경계와 면역계의 균형을 조절하는 데 효과적이다.

5. M1에서 M2로의 전환: 치료적 응용

M1에서 M2로의 전환은 단순히 염증을 억제하는 것을 넘어, 염증의 원인을 근본적으로 해결하고 치유를 촉진하는 전략이다. 이는 다음과 같은 질환에서 중요한 역할을 한다:

1) 만성염증 질환

류마티스 관절염, 염증성 장질환(inflammatory bowel disease, IBD), 그리고 만성 요통과 같은 질환에서 M2 전환은 염증 조절과 통증 완화에 효과적이다.

2) 신경염증

신경병증성 통증 및 중추 감작과 관련된 질환에서 M2 대식세포는 신경염증을 완화하고 회복을 촉진한다.

3) 대사 질환

비만 및 대사 증후군과 같은 질환에서 M2 전환은 염증성 사이토카인의 감소와 대사 기능 개선을 유도한다.

6. 면역세포의 제거와 염증 해소

염증 부위에서 염증성 면역세포들의 과도한 활성화는 조직 손상을 유발할 수 있기 때문에, 항염증 반응에서 면역세포를 제거하고 염증을 해소하는 과정이 중요하다(그림 1-27).

1) 호중구의 제거

염증 반응에서 중요한 역할을 했던 호중구는 이제 세포 자살(apoptosis) 과정을 통해 제거된다. 호중구가 염증 부위에서 더 이상 활동하지 않도록 하고, 대식세포가 호중구를 제거하면서 염증 반응이 진정된다.

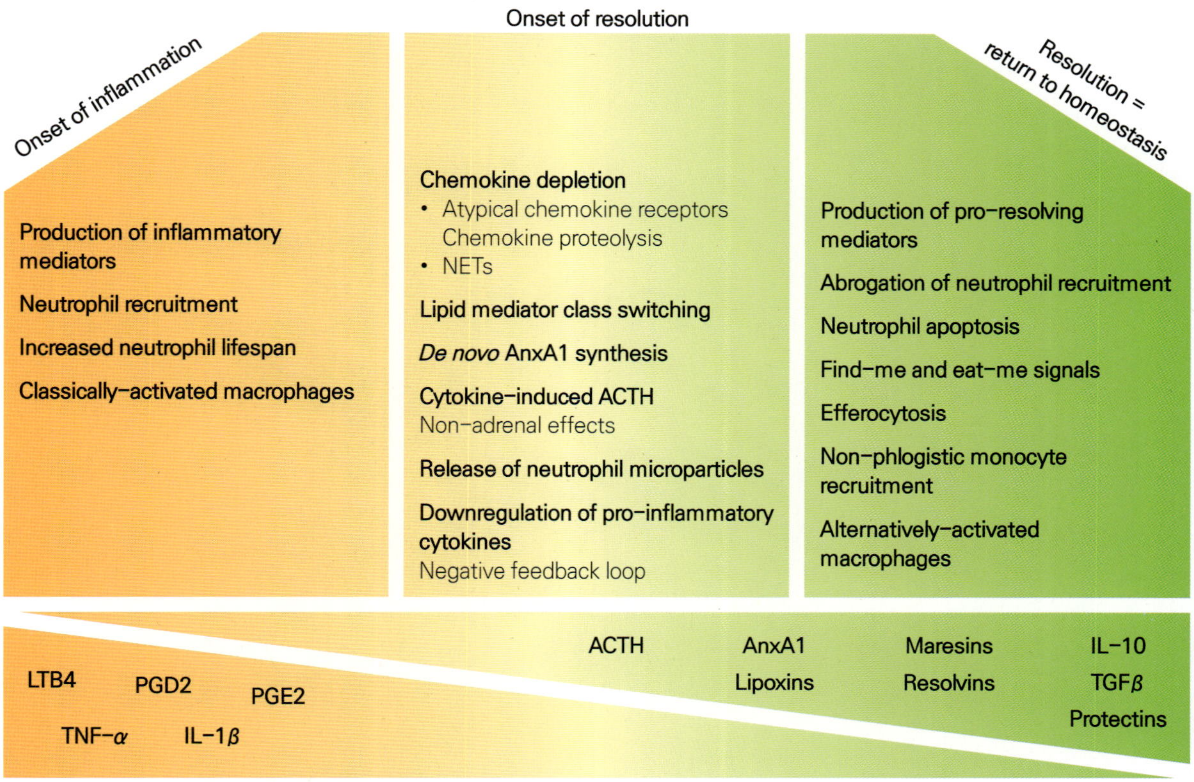

그림 1-27. 염증과 그 해소를 조절하는 세포 및 분자적 과정의 개요

2) 죽은 세포와 조직 잔해 제거

염증 부위에 축적된 죽은 세포나 조직 잔해는 대식세포에 의해 제거되며, 이 과정에서 대식세포는 항염증성 활동을 더욱 촉진한다.

결론

염증 반응 이후 **항염증 반응**은 염증을 억제하고 손상된 조직을 복구하며 신체가 정상 상태로 돌아가도록 돕는 중요한 과정이다. **항염증성 사이토카인**, **리졸빈**, **대식세포의 역할 변화** 등이 협력하여 염증 반응을 해소하고, 손상된 조직을 회복시키는 역할을 한다.

Chapter 2

항상성의 회복과 통증 감소

1. 조직 복구와 항상성 회복

염증이 진정되면서, 손상된 조직은 복구 과정을 거쳐 항상성 상태로 돌아간다. 이 과정에서는 혈관 재형성, 세포 증식, 섬유화가 진행된다.

1) 혈관 재형성

염증 부위의 혈관이 손상되었다면, 혈관 내피세포 성장인자(VEGF) 같은 물질들이 분비되어 혈관을 재형성한다. 혈관이 복구되면 산소와 영양소 공급이 원활해지면서 세포들이 재생된다.

2) 세포 재생과 섬유화

섬유아세포는 손상된 조직을 복구하는 역할을 하며, 필요한 경우 섬유화를 통해 상처 부위를 복구한다. 섬유화는 흉터 조직을 형성하여 손상된 부위를 채우는 과정이다.

2. 통증 감소

염증 반응이 줄어들면, 염증 매개체들이 신경을 자극해 발생했던 통증도 서서히 감소한다. 염증 매개 물질이 줄어들고, 손상된 조직이 회복되면서 통증 신호를 전달하는 침해수용체도 덜 자극을 받게 되어 통증 신호가 감소한다.

1) 사이토카인의 감소

염증성 사이토카인(예: IL-1β, TNF-α)이 감소하면, 이들이 신경을 자극하던 통증 신호도 줄어들게 된다. 염증 부위의 부종과 압박이 줄어들고, 염증성 매개체들이 더 이상 침해수용체를 과도하게 자극하지 않기 때문에 통증이 감소한다.

2) 통증 경로의 안정화

신경계의 통증 경로가 안정되면서 침해수용체의 민감화가 감소하고, 통증 신호의 전달이 감소하여 통증이 완화된다.

결론

염증 반응 이후 **항염증 반응**은 염증을 조절하고, 손상된 조직을 복구하여 신체가 **항상성**을 회복하는 과정을 돕는다. **항염증성 사이토카인**과 **지질 매개체**가 염증 반응을 진정시키며, 면역세포들이 제거되고 손상된 조직이 복구되면서 **통증**이 감소하고 신체는 정상적인 상태로 돌아가게 된다.

Part V

만성염증과 만성통증(I)

Chapter

Chapter 1

염증이 만성화되는 과정 : 첫 번째 관점

염증이 만성화되는 과정에 대해 살펴보면, 이를 이해하는 두 가지 관점으로 설명할 수 있다.

염증이 만성화 되는 과정과 만성통증의 발생에 대한 학계의 2가지 관점

첫 번째 관점

첫 번째 관점은 현대 의학에서 일반적으로 받아들여지는 이론과 원칙에 기반하고 있다. 이 관점은 임상적 연구와 과학적 데이터를 통해 입증된 내용을 중심으로 염증의 진행과 만성화 과정을 체계적으로 설명한다.

1. 염증이 만성화되는 과정

염증이 만성화되는 과정은 신체가 급성 염증 반응을 적절히 조절하지 못하고, 염증 반응이 지속적으로 유지되는 상태를 말한다(그림 1-28). 만성염증은 일반적으로 몇 주에서 몇 개월, 또는 그 이상 지속되며, 면역계의 불균형과 세포 손상이 주요 원인이 된다. 염증이 만성화되는 과정은 복잡하고 여러 단계로 진행되며, 다음과 같은 과정이 포함된다.

1) 급성 염증의 미해결

염증이 만성화되는 첫 단계는 급성 염증이 제대로 해소되지 않고 지속되는 것이다. 정상적으로 염증 반

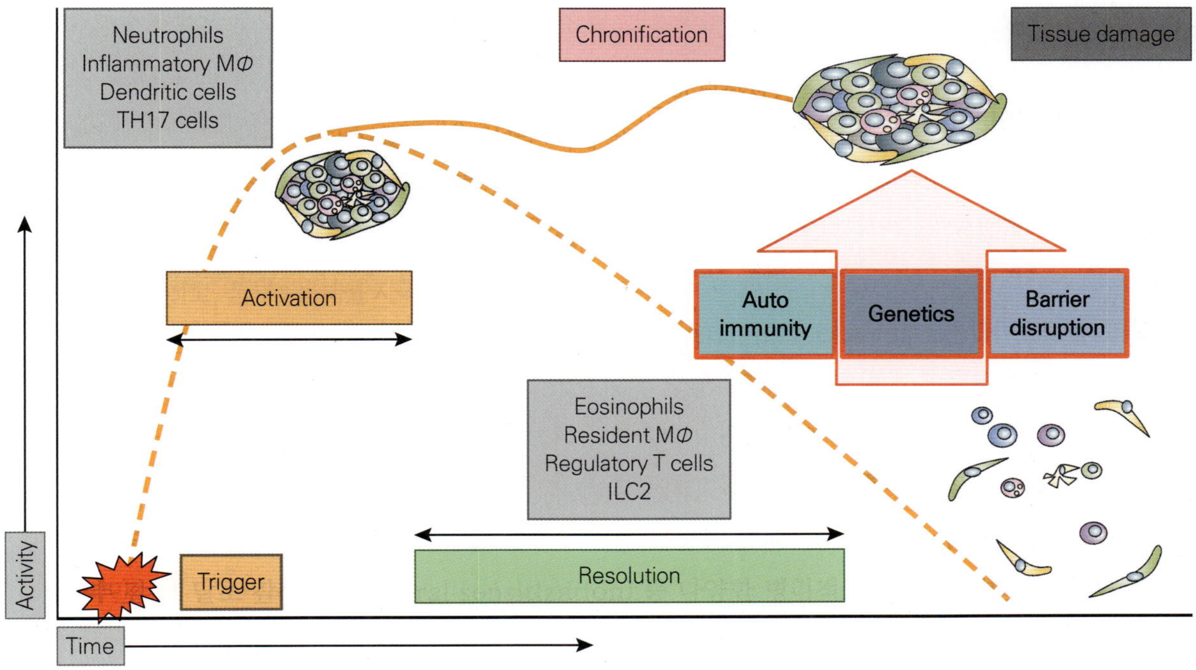

그림 1-28. 염증의 활성화, 해소, 그리고 만성화로 이어지는 과정
염증 반응의 시간 경과는 활성화 단계, 최고 단계(peak phase), 해소 단계로 구성된다. 해소 단계가 실패할 경우 만성 염증성 질환으로 이어질 수 있다. 회색 사각형에는 활성화 단계와 해소 단계의 주요 세포들이 표시되어 있다.
ILC, 선천성 림프세포(innate lymphoid cells); TH17, T helper cells 17; MΦ, 대식세포(macrophages).

응은 손상된 조직을 복구하고 병원체를 제거하는 데 목적을 두며, 이 과정이 끝나면 항염증 반응이 작동하여 염증이 해소된다. 그러나 몇 가지 요인으로 인해 급성 염증이 해소되지 못하면, 염증이 만성화될 수 있다.

(1) 감염의 지속

박테리아, 바이러스, 곰팡이 등 병원체가 완전히 제거되지 않으면 염증 반응이 지속적으로 유지된다. 일부 감염은 면역 시스템이 이를 완전히 제거하기 어렵기 때문에, 만성염증으로 이어질 수 있다.

(2) 면역 반응의 불균형

자가면역 질환처럼 면역계가 정상적인 조직을 공격하는 상황에서는 염증이 지속된다. 면역세포가 정상세포를 병원균처럼 인식하여 계속해서 공격하게 되면, 염증이 사라지지 않고 만성화된다.

2) 염증성 면역세포의 과도한 활동

만성염증이 발생하는 중요한 이유는 염증성 면역세포들의 과도한 활동 때문이다. 대식세포, T세포, 호중구 등 염증성 면역세포들이 계속해서 활성화되면, 염증 반응이 조절되지 못하고 오랫동안 유지된다.

(1) 대식세포의 역할

대식세포는 염증의 초기 단계에서 병원균과 손상된 조직을 제거하는 역할을 하지만, 만성염증에서는 이들이 계속해서 염증성 사이토카인을 분비하며 염증을 유지하게 된다.

(2) T세포의 역할

T세포는 만성염증에서 항원을 지속적으로 인식하며 면역 반응을 증폭시킨다. 이 과정에서 IL-1β, TNF-α, IL-6 같은 사이토카인들이 방출되며 염증을 강화한다.

* 선천면역세포의 후천면역세포에 부정확한 정보 제시: 자세한 보충설명 아래 참조

3) 염증 해소 신호의 결핍

염증 반응이 해소되는 과정에서 항염증성 사이토카인과 리졸빈(resolvin) 같은 물질들이 분비되어야 하지만, 이 과정이 제대로 작동하지 않으면 염증이 만성화된다. 염증이 적절하게 해소되지 않으면, 면역세포들이 계속해서 염증성 물질을 분비하게 된다.

IL-10과 TGF-β 같은 항염증성 사이토카인들이 충분히 분비되지 않으면, 염증 반응이 해소되지 못하고 만성염증으로 이어질 수 있다.

4) 지속적인 자극

만성염증이 발생하는 또 다른 이유는 지속적인 자극이 존재하는 경우이다. 흡연, 비만, 만성 감염, 또는 환경 독소 같은 지속적인 자극은 염증 반응을 유지하게 만든다.

(1) 비만과 염증

비만 상태에서는 지방 조직이 지속적으로 염증성 사이토카인을 방출하여 만성염증을 유발한다. 특히 지방 세포에서 분비되는 TNF-α와 IL-6 같은 물질들은 대사 질환을 유발하며, 인슐린 저항성과 같은 문제를 초래할 수 있다.

(2) 흡연

흡연은 폐 조직을 지속적으로 자극하여 염증 반응을 유발하며, 이로 인해 만성 폐쇄성 폐질환과 같은 만성염증성 질환이 발생할 수 있다.

5) 세포 손상과 조직 변화

염증이 만성화되면, 손상된 조직은 정상적인 상태로 회복되지 않고 섬유화 같은 조직 변화가 발생한다. 이러한 변화는 조직의 구조를 변화시키고, 기능을 손상시켜 만성 질환을 유발할 수 있다.

(1) 섬유화(Fibrosis)

염증이 오랫동안 지속되면, 손상된 조직이 회복되지 않고 흉터 조직으로 대체될 수 있다. 이 과정에서 정상적인 조직은 손실되고, 기능이 저하되며 만성 질환의 위험이 증가한다.

(2) 장기 손상

만성염증은 심장, 폐, 간, 신장 등 여러 장기에 손상을 일으킬 수 있다. 예를 들어, 만성 염증성 간 질환에서는 간세포가 손상되고, 간경변으로 진행될 수 있다.

6) 염증과 통증의 상호작용

만성염증이 발생하면 통증도 함께 지속될 수 있다. 염증성 매개체들이 침해수용체를 계속해서 자극하기 때문에, 만성통증이 발생할 수 있다. 이 과정은 염증성 사이토카인(예: IL-1β, TNF-α)이 지속적으로 통증 신호를 증폭시켜 만성통증을 유지하게 만든다.

{ 결론 }

염증이 만성화되는 과정은 급성 염증이 적절히 해소되지 못하고, 면역세포의 과도한 활동과 지속적인 자극으로 인해 염증이 **지속적으로 유지**되는 것을 의미한다. 이 과정에서 면역 시스템의 불균형과 조직 손상이 발생하며, 만성 염증성 질환으로 이어질 수 있다.

7) 선천면역세포와 후천면역세포(T세포와 B세포)의 상호작용

선천 면역세포가 후천 면역세포에 항원을 제시하는 과정은 면역 시스템이 병원체를 인식하고 제거하는 중요한 단계이다. 이 과정에서 항원제시세포(antigen presenting cell, APC)는 MHC 분자를 통해 항원의 일부를 후천 면역세포인 T세포에 제시하는 역할을 한다. 그러나 이 과정에서 항원이 부정확하게 제시되거나 잘못된 정보를 전달하면, 후천 면역세포가 병원체를 제대로 인식하지 못해 염증이 지속적으로 발생할 수 있다. 이 과정을 쉽게 설명하면 다음과 같다.

(1) 항원제시 과정

먼저 항원제시세포(주로 대식세포, 수지상세포)가 병원성 물질이나 손상된 세포에서 나온 항원(예: 바이러스나 세균의 일부)을 포식한다. 이 항원은 APC 내부에서 가공되어 MHC 분자와 결합하여 세포 표면에 제시된다.

- MHC I 분자는 세포 내 병원체(예: 바이러스)에 대한 항원을 제시하여 CD8+ 세포독성 T세포를 활성화시키고,
- MHC II 분자는 세포 외 병원체(예: 박테리아)에 대한 항원을 제시하여 CD4+ 보조 T세포를 활성화시킨다.

이 과정은 병원체의 특성을 후천 면역세포에 전달하여 정확하게 병원체를 인식하고 공격하게 만드는 중요한 역할을 한다.

(2) 부정확한 항원제시의 결과

만약 항원제시세포가 잘못된 항원을 MHC 분자에 결합시켜 T세포에 제시하면, 후천 면역세포가 병원체를 제대로 인식하지 못하게 된다. 이로 인해 T세포가 병원체를 공격할 수 없으며, 몸에서 그 병원체가 지속적으로 남아 있게 된다. 이를 통해 면역계는 병원체를 제거하지 못하고, 계속해서 항원제시가 반복되어 지속적인 염증 반응이 발생할 수 있다.

예: 대식세포가 바이러스를 정확히 가공하지 못해 MHC 분자에 바이러스의 특이적인 항원이 아닌, 무작위적인 단백질 조각을 결합하면, T세포는 바이러스를 제대로 인식하지 못하고 면역 반응을 실패하게 된다. 이는 병원체가 제거되지 않아 지속적인 면역 반응과 염증을 유발하게 된다.

(3) 지속적인 염증과 면역 반응의 반복

부정확한 항원제시로 인해 후천 면역계는 병원체를 제거하지 못한 상태에서, 계속해서 항원제시가 반복되며 염증 반응이 지속된다. 면역세포들은 손상된 조직과 병원체가 공존하는 상태에서 지속적으로 사이토카인을 방출하고, 염증을 강화한다. 이로 인해 손상된 조직이 복구되지 않고, 만성염증이 발생할 수 있다.

- 사이토카인 폭풍: 반복적인 항원제시로 인해 염증성 사이토카인(예: TNF-α, IL-6, IL-1β)이 계속해서 분비되면 염증이 확대되고, 건강한 조직도 손상될 수 있다.

(4) MHC Class I 분자의 발현이 미약해서 병원체를 제거하지 못하는 예

대상포진(Herpes Zoster)은 수두-대상포진 바이러스(Varicella-Zoster Virus, VZV)가 원인으로, 초감염(primary infection) 이후 바이러스가 신경절(ganglia) 내에 잠복(latency)하고, 이후 면역 체계의 약화로 재활성화되어 말초신경을 따라 염증과 병변을 일으키는 질환이다.

신경세포는 MHC class I 분자의 발현 수준이 낮아 감염된 세포가 바이러스 항원을 세포 표면에 제시하고 세포독성 T세포(CTL)에 의해 감지 및 제거되는 과정이 효과적으로 이루어지지 않는다. 이러한 낮은 MHC class I 발현은 VZV 감염 신경세포가 면역세포의 감시를 회피할 수 있게 하며, 결과적으로 바이러스가 신경세포 내에서 제거되지 않고 숙주의 면역 체계를 피하면서 장기적인 잠복 상태를 유지할 수 있는 주요 기전 중 하나로 작용한다. 또한, 신경절은 상대적으로 면역 특권(privileged site) 부위로 분류되며, 이로 인해 면역세포의 침투가 제한적이어서 초기에 감염된 신경세포에서 VZV를 완전히 제거하기 어렵다. 더불어 VZV는 바이러스 특이적 단백질(예: gE 단백질)을 통해 숙주의 면역 반응을 억제하고, 세포 사멸(apoptosis)을 회피하는 기전을 활용한다. 나아가 바이러스 복제와 항원 발현을 최소화함으로써 면역 체계가 바이러스를 인식하지 못하도록 하여 효과적으로 면역 감시를 회피한다.

{ 결론 }

부정확한 항원제시가 일어나면 후천 면역세포가 병원체를 제대로 인식하지 못하고 제거에 실패한다. 이로 인해 **지속적인 항원제시와 염증 반응이** 반복되어 **만성염증이** 발생할 수 있다.

Chapter 2

만성통증과 적응적 항상성의 악순환

만성염증으로 인한 만성통증과 적응적 항상성(allostasis)의 악순환은 인체의 면역 시스템과 스트레스 반응이 서로 상호작용하면서 지속적인 통증과 염증을 악화시키는 복잡한 과정이다. 이 과정에서 만성염증은 통증을 유발하고, 통증으로 인해 발생한 스트레스는 적응적 항상성을 통해 신체에 추가적인 부담을 가한다. 이 악순환이 지속되면 신체는 점점 더 손상되고 회복이 어려워지며, 결국 만성 질환으로 이어질 수 있다. 아래는 이 과정을 자세히 설명한 내용이다.

1. 만성염증과 만성통증의 관계

만성염증은 신체에서 지속적인 염증 반응이 일어나는 상태로, 조직이 지속적으로 손상되고 복구되지 않는 경우 발생한다. 만성염증은 다양한 염증성 사이토카인(예: TNF-α, IL-1β, IL-6)이 지속적으로 분비되어 염증을 유지하며, 이러한 사이토카인들은 침해수용체(nociceptors)를 자극해 통증 신호를 활성화시킨다.

1) 침해수용체 감작

염증 매개체들은 침해수용체를 민감하게 만들어 작은 자극에도 큰 통증을 유발할 수 있다. 이러한 상태를 통각 과민(hyperalgesia)이라고 하며, 이는 만성통증 환자들에게 흔히 나타나는 현상이다. 예를 들어, 류마티스 관절염 같은 염증성 질환에서는 지속적인 염증으로 인해 관절 주변의 통증이 매우 예민해진다.

2) 신경계 변화

염증이 지속되면 신경계에서 중추신경계 통증 경로가 과민해지는 상태가 발생한다. 이를 중추 감작(central sensitization)이라고 하며, 통증 신호가 더 강하게 전달되어 지속적인 통증을 경험하게 된다. 이는 만성통증 환자들이 통증 자극이 없더라도 통증을 느끼는 주요 원인이다.

2. 적응적 항상성과 만성 스트레스

적응적 항상성은 신체가 스트레스에 대응하기 위해 내부 환경을 조정하는 과정이다. 이는 항상성을 유지하려는 신체의 반응이지만, 만성적으로 지속적인 스트레스에 노출되면 생리적 적응 부담(allostatic load)이 쌓이게 된다. 만성염증과 통증은 모두 만성 스트레스를 유발할 수 있으며, 이는 적응적 항상성에 영향을 미친다.

1) 스트레스와 염증의 상호작용

만성통증으로 인한 스트레스는 부신에서 코르티솔을 과도하게 분비시켜, 신체의 면역 시스템과 염증 반응을 조절하는 데 영향을 미친다. 코르티솔은 염증을 일시적으로 억제할 수 있지만, 장기적으로는 면역계 기능을 저하시켜 염증이 더 쉽게 발생하도록 만든다. 이로 인해 염증이 줄어들지 않고 만성화될 수 있다.

2) 생리적 적응 부담 증가

만성 스트레스는 자율신경계, 내분비계, 면역계의 과도한 부담을 초래한다. 스트레스가 지속되면 적응 부담이 높아져 고혈압, 당뇨병, 심혈관 질환 등 다양한 만성 질환으로 이어질 수 있다. 만성통증 환자들이 종종 우울증이나 불안 장애와 같은 심리적 문제를 경험하는 이유도 적응적 항상성과 관련이 있다.

3. 악순환의 과정

만성염증과 통증, 적응적 항상성의 상호작용은 악순환을 형성한다. 이 악순환은 만성통증과 염증을 점점 더 악화시키며, 신체가 스스로 회복하는 것을 방해한다.

① 만성염증이 시작되면, 염증 매개체들이 통증을 유발하고 신경계를 자극해 만성통증이 발생한다.
② 만성통증은 신체에 스트레스를 가해 생리적 적응 부담이 증가한다.
③ 생리적 적응 부담이 높아지면, 신체는 점점 더 스트레스 반응에 적응하면서 염증을 억제하지 못하고, 오히려 염증이 더 쉽게 발생하게 된다.
④ 염증이 계속해서 발생하면, 다시 침해수용체가 자극되어 통증이 악화된다.
⑤ 이 과정이 반복되면서 염증과 통증, 스트레스가 서로 악화되는 악순환이 발생한다.

4. 예시: 류마티스 관절염

류마티스 관절염(RA)은 만성 염증성 질환의 대표적인 예로, 만성통증과 염증이 반복되는 악순환이 나타난다. 류마티스 관절염 환자들은 관절의 염증이 지속되며, 이로 인해 만성통증을 경험한다. 염증성 사이토카인이 침해수용체를 자극하고, 통증으로 인한 스트레스는 신체의 면역 반응을 더 악화시켜 염증이 계속해서 발생하는 악순환을 만든다.

5. 스트레스 반응과 염증 반응의 분자생물학적 연결고리

1) HPA 축(시상하부-뇌하수체-부신)을 통한 연결

스트레스가 인지되면 시상하부에서 CRH가 분비되어 cAMP/PKA 경로를 활성화하고 CREB을 인산화하며, 시상하부 미세아교세포를 활성화하여 IL-1β, TNF-α를 생성한다. 뇌하수체에서는 CRH에 반응하여 ACTH를 분비하고, MC2R (melanocortin 2 receptor)과 결합하여 cAMP/PKA 경로를 활성화하며 CREB/c-Fos/c-Jun을 인산화한다. 부신에서는 ACTH에 의해 글루코코르티코이드가 합성/분비되어 GR을 활성화하고 NFκB/AP-1을 억제하여 항염증 작용을 한다.

2) 교감신경계를 통한 연결

스트레스는 교감신경을 활성화하여 노르에피네프린을 분비하고, β-아드레날린 수용체 활성화를 통해 cAMP/PKA를 증가시키며, CREB 인산화를 통해 염증성 사이토카인을 조절한다. 카테콜아민은 α/β-아드레날린 수용체를 활성화하고 MAPK 경로를 통해 NFκB를 활성화하여 전염증성 유전자 발현을 유도한다.

3) 산화 스트레스와 염증 연결

스트레스는 미토콘드리아 기능 장애를 유발하여 활성산소종을 증가시키고 NLRP3 염증복합체를 활성화하며 IL-1β, IL-18의 생성과 분비를 촉진한다. 산화-환원 신호전달에서는 Nrf2/Keap1 경로가 활성화되어 항산화 효소 발현을 조절하고 NFκB 경로와 상호작용한다.

4) 염증성 전사인자 활성화

스트레스 매개체는 IκB를 인산화하여 NFκB의 핵 내 이동을 촉진하고 염증성 사이토카인 유전자 발현을 유도하며, MAPK 경로를 통해 AP-1을 활성화하여 염증 매개 유전자 전사를 조절한다.

5) 신경펩타이드 매개 반응

스트레스는 substance P와 CGRP의 분비를 촉진하며, 이들은 각각 NK1R과 RAMP1/CLR을 활성화하여 염증성 매개체 방출과 혈관 확장을 유도한다.

6) 세포사멸과 염증 연결

스트레스는 미토콘드리아 투과성 변화를 통해 cytochrome c 방출과 caspase 활성화를 유도하여 세포사멸을 일으키고 DAMPs 방출을 통해 염증 반응을 촉진한다. 외재적 경로에서는 Death 수용체 활성화를 통해 염증성 사이토카인 방출이 일어난다.

7) 후성유전 조절

스트레스는 히스톤 변형효소 활성과 DNA 메틸화 패턴을 변화시켜 염증 관련 유전자의 발현을 장기적으로 조절하며, 만성염증 상태를 유도한다. 이러한 분자생물학적 연결고리의 이해는 스트레스 관련 염증성 질환의 치료 전략 개발에 중요한 기반이 된다.

{ 결론 }

만성통증과 염증, 그리고 적응적 항상성(allostasis)의 상호작용은 복잡한 악순환을 형성하며, 이는 분자생물학적 수준에서 여러 경로를 통해 매개된다. 이 과정에서 핵심적인 세 가지 축이 작동한다.

- 만성염증은 지속적인 통증을 유발하고, 이는 다시 스트레스 반응을 활성화하여 염증을 악화시킨다. 이 과정은 TNF-α, IL-1β, IL-6와 같은 염증성 사이토카인들의 지속적인 분비를 통해 매개된다.
- 스트레스 반응은 HPA 축과 교감신경계를 통해 면역계와 상호작용하며, 이는 분자수준에서 정교하게 조절된다. 특히 코르티솔과 카테콜아민의 과도한 분비는 장기적으로 면역계의 균형을 무너뜨린다.
- 적응적 항상성 부담(allostatic load)의 증가는 산화 스트레스, 미토콘드리아 기능장애, 후성유전학적 변화를 통해 만성염증 상태를 더욱 악화시킨다.

이러한 복잡한 상호작용의 이해는 만성통증과 염증성 질환의 치료에 있어 단순한 증상 완화를 넘어, 전체 시스템의 균형을 회복시키는 통합적 접근의 필요성을 시사한다. 따라서 효과적인 치료를 위해서는 염증 조절, 스트레스 관리, 신경면역조절 등을 포함한 다면적 접근이 필수적이다.

이러한 이해를 바탕으로, 향후 치료 전략은 단일 경로를 타깃으로 하는 것이 아니라, 전체 시스템의 균형을 회복시키는 방향으로 발전해야 할 것이다.

Chapter 3

미토콘드리아의 기능을 최적화하는 것이 항염증이다

항염증 항산화의 기능을 가진 효소 Paraoxonase 2 (PON2): 중요성, 기능 및 항염증 경로
Paraoxonase 2 (PON2)는 **paraoxonase family**에 속하는 단백질로, **PON1, PON2, PON3**로 구성된 이 가족은 **항산화 및 항염증** 역할을 통해 다양한 질병 예방 및 치료에 중요한 역할을 한다.

1. PON2의 기본 특성

- 위치: PON2는 세포 내 미토콘드리아와 내막 소포체에 주로 존재한다.
- 발현: 다양한 조직(간, 심장, 뇌, 폐, 장 등)에서 발현된다.
- 주요 역할: 항산화 및 항염증, 미토콘드리아 기능 유지, 세포 스트레스 보호

2. PON2의 주요 기능

1) 항산화 기능(Antioxidant activity)

- PON2는 활성산소종(reactive oxygen species, ROS)의 생성을 억제하여 산화 스트레스로부터 세포를 보호한다.
- 특히 미토콘드리아의 산화 스트레스를 줄여 세포 손상을 예방한다.
- Mechanism: PON2는 Coenzyme Q10 (CoQ10)의 항산화 활성을 증가시켜 ROS를 제거한다.

2) 항염증 기능(Anti-inflammatory activity)

- PON2는 염증 반응의 주요 매개체인 NF-κB 경로를 억제하여 염증성 사이토카인(TNF-α, IL-1β, IL-6)의 생성을 감소시킨다.
- 염증성 반응을 억제함으로써 만성 염증성 질환(예: 동맥경화, 염증성 장 질환)을 예방한다.
- Mechanism: PON2는 ROS를 감소시키고, 이로 인해 NF-κB의 활성화가 억제된다.

3) 항동맥경화 작용(Anti-atherosclerotic role)

- PON2는 LDL 콜레스테롤의 산화를 억제하여 산화된 LDL (Ox-LDL)이 혈관 내피세포를 손상시키는 것을 막는다.
- Mechanism: PON2는 산화된 LDL을 분해하여 동맥경화의 위험을 줄인다.

4) 미토콘드리아 기능 유지

- PON2는 미토콘드리아 내막에서 전자전달계(ETC)의 기능을 최적화한다.
- ROS 생성 억제와 ATP 생성 최적화를 통해 세포 에너지 대사를 유지한다.
- Mechanism: 미토콘드리아 내 CoQ10의 항산화 기능을 보조한다.

5) 세포 사멸 억제(Anti-apoptotic role)

- PON2는 세포 사멸(apoptosis) 신호 경로를 억제하여 세포 생존율을 높인다.
- 특히 사이토크롬 C의 유출을 방지하여 미토콘드리아 의존성 세포사멸 경로를 억제한다.

3. PON2와 항염증 공통 경로

PON2는 강력한 항염증 공통 경로에 핵심적으로 작용한다. 주요 항염증 경로는 다음과 같다:

1) NF-κB 경로 억제

- NF-κB는 염증성 사이토카인 생성을 촉진하는 핵심 경로이다.
- PON2는 NF-κB의 활성화를 억제하여 염증 반응을 감소시킨다.

2) ROS 억제 경로

- PON2는 ROS를 제거하여 염증 유발을 방지한다.

- ROS가 NF-κB를 활성화시키기 때문에, ROS 억제는 항염증 경로와 밀접하게 연결된다.

3) MAPK 경로 조절

- MAPK (mitogen-activated protein kinase)는 염증 반응 및 세포 스트레스를 조절하는 경로이다.
- PON2는 MAPK 경로를 억제하여 염증 반응을 줄인다.

4) Nrf2 경로 활성화

- PON2는 Nrf2 (nuclear factor erythroid 2-related factor 2)를 활성화하여 항산화 유전자 발현을 촉진한다.
- Nrf2 경로는 세포 내 항산화 방어 체계의 핵심이다.

4. PON2의 활성화 방법

- 항산화제 섭취: 비타민 C, 비타민 E
- 폴리페놀: 녹차, 강황, 블루베리 등
- 칼로리 제한 및 운동: 미토콘드리아 기능 최적화
- 약물 연구: PON2를 활성화하는 약물 개발 임상연구 중

5. PON2의 임상적 중요성

- 심혈관 질환 예방: LDL 산화 억제를 통해 동맥경화 예방
- 신경퇴행성 질환: 알츠하이머 및 파킨슨병 예방 가능성
- 대사 질환: 당뇨병 및 인슐린 저항성 감소
- 염증성 장질환(IBD): 염증 억제를 통한 장 점막 보호

Part VI

만성염증과 만성통증(II)

- 불균형의 악순환

Chapter

Chapter 1

염증이 만성화 되는 과정 : 두 번째 관점

두 번째 관점

두 번째의 관점은 항상성과 우리 몸의 자연 회복 능력에 대한 깊이 있는 탐구로, 히포크라테스의 철학을 과학적 근거를 바탕으로 현대생명과학 연구의 결과를 토대로 재조명하려는 시도이다. 특히, 자연 회복 능력을 자율신경계, 호르몬 체계, 장내 미생물의 생태학적 관점에서 접근하여, 이를 뒷받침하는 과학적 근거와 함께 흥미로운 통찰을 제시하고자 한다. 현대 임상의학에 익숙한 대부분의 의사들은 현재의 상태를 중요시하기 때문에 이러한 관점은 생소하고 불편할 수도 있다.

항염증 반응이 정상적으로 작동되면 최적의 항상성 상태로 회복되어 모든 몸의 기능이 재설정되게 된다.

우리 인체가 스스로 항염증 반응이 정상적으로 작동하면, 인체는 항상성 상태로 회복되며, 모든 생리적 기능이 최적의 상태로 재설정된다. 하지만 항염증 경로에 결함이 생기면, 몸은 이 최적 상태로 돌아가지 못하고 만성 질환 또는 적응적 항상성 상태에 머무르게 된다. 이 과정은 다음 세 가지 중요한 기전을 통해 설명할 수 있다: 콜린성 항염증 경로, 부신의 적절한 기능, 그리고 장내 미생물 균형. 이 세 가지 기전이 정상적으로 작동하지 않을 때 인체는 만성 질환 상태로 전환될 수 있다.

1. 콜린성 항염증 경로

콜린성 항염증 경로(cholinergic anti-inflammatory pathway)(그림 1-29)는 부교감신경에 의해 매개되는 경로로, 염증 반응을 조절하는 중요한 역할을 한다. 미주신경(vagus nerve)을 통해 아세틸콜린이 분비되면, 염증성 사이토카인(예: TNF-α)의 분비를 억제하여 염증 반응을 줄이다. 이 경로가 정상적으로 작동

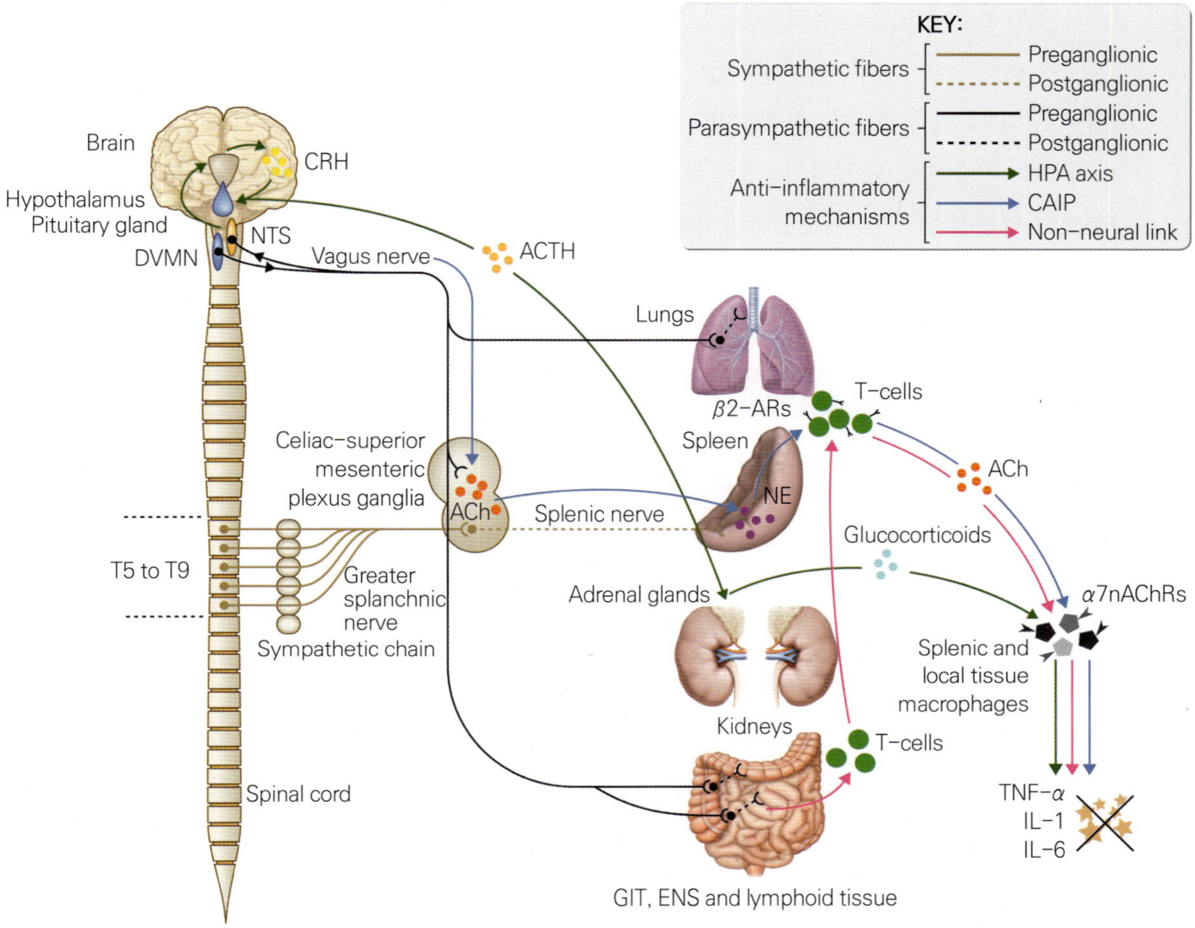

그림 1-29. 미주신경의 항염증 경로

미주신경의 항염증 경로를 나타내는 모식도에는 시상하부-뇌하수체-부신(HPA) 축(녹색 화살표), 콜린성 항염증 경로(CAIP)(파란색 화살표), 그리고 미주신경과 비신경성 방식으로 비장(spleen)이 연결된 경로(보라색 화살표)가 포함된다. 이 세 가지 경로는 모두 TNF-α(종양괴사인자-α), IL-1(인터루킨-1), IL-6(인터루킨-6) 과 같은 친염증성 사이토카인(pro-inflammatory cytokines)의 생산을 감소시킨다. 여기에 관여하는 구성 요소들: 1) 미주신경 배측운동핵(dorsal motor nucleus of the vagus nerve, DVMN), 2) 고립로핵(nucleus of the solitary tract, NTS), 3) 소화관(gastrointestinal tract, GIT), 4) 장신경계(enteric nervous system, ENS), 5) 흉추(T5-T9, thoracic vertebrae). 주요 분자 및 수용체: 아세틸콜린(ACh): 콜린성 신경전달물질. 노르에피네프린(NE): 교감신경계 신경전달물질. 코르티코트로핀 방출 호르몬(CRH): HPA 축의 활성화에 관여. 부신피질자극호르몬(ACTH): 부신에서 코르티솔 분비를 유도. β2-아드레날린 수용체(β2-ARs): 면역세포의 항염증성 경로 활성화에 관여. α7-니코틴성 아세틸콜린 수용체(α7-nAChRs): 대식세포에서 친염증성 사이토카인 분비를 억제. 미주신경의 이러한 경로들은 염증성 질환의 조절 및 치료에서 중요한 역할을 한다.

하면 염증을 제한하고 손상된 조직이 정상적으로 회복될 수 있다.

- 결함이 생길 때(만성 장염증 상태, 비만, 신경손상, 신경계 퇴행성질환, 노화 스트레스, 흡연, 급성감염, 폐혈증, 비장절제, 대장절제): 콜린성 경로가 제대로 작동하지 않으면, 미주신경의 항염증 신호가 약화되어 염증성 반응이 과도하게 활성화되고, 만성염증 상태로 전환될 수 있다. 이로 인해 자가면역 질환이나 대사성 질환이 발생할 수 있다.

2. 부신 기능과 항상성

부신은 코르티솔과 같은 스트레스 호르몬을 분비하며, 이는 염증 반응을 억제하고 항상성 회복을 촉진한다. 정상적인 부신 기능(adrenal function)은 체내 염증을 조절하고 스트레스를 관리하여 최적의 생리적 균형을 유지하는 데 중요한 역할을 한다.

- 결함이 생길 때[만성스트레스, 자가면역, 감염, 종양, 외상 및 약물 사용(스테로이드호르몬, 케토코나졸, 메티라폰)]: 부신 기능이 저하되면 코르티솔 분비가 불충분해져 염증 반응이 지속되며, 항상성 상태로 돌아가지 못하고 적응적 항상성 상태가 지속될 수 있다. 이는 만성 피로, 호르몬 불균형, 염증성 질환과 같은 상태를 초래할 수 있다.

근거 연구

"Adrenal insufficiency and its impact on chronic disease"는 부신 기능 저하가 염증 조절과 만성 질환 발병에 어떤 영향을 미치는지를 설명한다.

3. 장내 미생물 균형과 면역 기능

장내 미생물은 면역계 및 염증 반응을 조절하는 데 중요한 역할을 하며, 장내 미생물의 균형이 깨지면 염증성 사이토카인의 분비가 증가하고 면역계 및 신경계의 과민 반응이 유발될 수 있다. 장내 미생물의 균형이 정상적으로 유지되면, 면역 기능과 염증 반응이 적절히 조절된다.

- 결함이 생길 때[바람직 하지 않은 식생활(가공식품, 밀가루 음식, 우유, 단순당 등), 약물(항생제, PPI, 화학요법, 소염진통제), 스트레스, 수면장애, 운동 부족]*, 중금속**: 장내 미생물 불균형(dysbiosis)은 장내 투과성을 증가시키고, 내독소(lipopolysaccharides, LPS)와 같은 염증 유발 물질이 혈류로 유입되어 전신 염증을 유발할 수있다. 이는 만성 염증성 질환 및 대사성 질환을 악화시킨다.

  * 가공식품, 밀가루 음식, 우유, 단순당 등, 약물(항생제, PPI, 화학요법, 소염진통제), 스트레스, 수면장애, 운동부족이 장내 미생물 불균형과 장점막염증을 유발하는 이유

1) 가공식품 관련 장내 미생물 불균형과 장염증 기전

가공식품의 유화제(카르복시메틸셀룰로스, 폴리소르베이트-80)는 장내 점액층을 파괴하고 미생물 다양성을 감소시키며, NF-κB 경로를 활성화하여 염증을 유발한다. 식품첨가물은 유익균(Bacteroidales)의 감소와 유해균(Proteobacteria)의 증가를 초래하며, 특히 인공감미료는 장내 단쇄지방산 생성을 감소시킨다.

근거논문: Nature. 2015;519:92-96; Gut Microbes. 2015;6:149-155.

2) 밀가루 음식 관련 장내 미생물 불균형과 장염증 기전

밀가루의 글리아딘은 zonulin의 발현을 증가시켜 장투과성을 높이고, TLR4를 활성화하여 염증반응을 유도한다. 정제된 밀가루는 단백질 분해효소 억제제를 포함하여 소화를 방해하고, 장내 유익균(Bifidobacteria, Lactobacilli)의 감소를 초래한다. 글루텐은 Claudin-1과 Occludin의 발현을 감소시켜 장벽 기능을 손상시킨다.

근거논문: F1000Res. 2020;9:F1000; Autoimmun Rev. 2015;14:479-89; Physiologic Rev. 2011;91:151-75.

3) 우유 관련 장내 미생물 불균형과 장염증 기전

우유의 A1 β-카제인은 β-casomorphin-7을 생성하여 장벽 투과성을 증가시키고, 락토스 불내성은 염증성 사이토카인 생성을 촉진한다. 우유 단백질은 장내 미생물 구성을 변화시키며, 특히 Firmicutes/Bacteroidetes 비율의 증가를 초래한다.

근거논문: Nutr J. 2016;15:35; Nutr J. 2017;16:72; Science.2019;366:1143-9.

4) 단순당 관련 장내 미생물 불균형과 장염증 기전

고과당과 단순당은 장내 pH를 변화시키고 단쇄지방산(short-chain fatty acids, SCFAs) 생성 균주를 감소시키며, 산화스트레스를 증가시킨다. 단순당은 Proteobacteria의 과증식을 촉진하고, Akkermansia muciniphila의 감소를 초래한다. 또한 AGEs 생성을 증가시켜 장염증을 악화시킨다.

근거논문: Nutrients. 2018;10:761; Cell Host Microbe. 2016;20:202-14.

5) 약물 관련 장내 미생물 불균형과 장염증 기전

항생제는 장내 미생물의 다양성을 감소시키고, PPI는 위산 분비 감소로 인해 상부위장관 세균의 과증식을 유발한다. 화학요법제는 점막 장벽을 손상시키고, NSAIDs는 프로스타글란딘 합성을 억제하여 장점막 보호 기능을 저하시킨다.

근거논문: Gut. 2016;65:749-56; Clin Microbiol Infect. 2016;22:178.e1-9.

6) 스트레스 관련 장내 미생물 불균형과 장염증 기전

심리적 스트레스는 CRH를 통해 장투과성을 증가시키고, 교감신경계 활성화로 인한 장운동 변화와 미생물 구성 변화를 초래한다. 코티솔 증가는 면역기능을 저하시키고 염증성 사이토카인 분비를 증가시킨다.

근거논문: Front Microbiol. 2018;9:2013.

7) 수면장애 관련 장내 미생물 불균형과 장염증 기전

일주기 리듬 교란은 장내 미생물의 일주기 변동을 방해하고, 멜라토닌 분비 감소로 인한 장벽 기능 저하를 초래한다. 수면 부족은 코티솔 증가와 염증성 사이토카인 분비 증가를 유발한다.

근거논문: Front Psychiatry. 2018;9:669.

8) 운동부족 관련 장내 미생물 불균형과 장염증 기전

신체활동 부족은 장운동 감소와 혈류 저하를 초래하며, 미생물 대사산물 생성 감소와 단쇄지방산 생성 균주의 감소를 유발한다. 운동부족은 또한 근육-장 축의 기능저하를 통해 염증성 사이토카인 생성을 증가시킨다.

근거논문: Med Sci Sports Exerc. 2018;50:747-757.

예시로 이해하기

"Gut microbiota in health and disease: The role of dysbiosis in inflammatory conditions" Signal Transduct Target Ther, 2022는 장내 미생물 불균형이 면역 조절과 염증 반응에 미치는 영향을 설명하며, 이를 통해 만성염증 상태가 유지되는 기전을 제시한다.

4. 중금속이 장내 미생물 불균형을 일으키는 기전

중금속(예: 수은, 납, 카드뮴, 비소)은 환경 오염, 식품, 수산물, 공업 폐기물 등 다양한 경로로 인체에 노출될수 있다. 이들 중금속은 장내 미생물군집(gut microbiota)에 직접적이고 간접적인 영향을 미쳐 장내 미생물 불균형(dysbiosis)을 유발할 수 있다.

1) 중금속에 의한 장내 미생물 불균형의 주요 기전

(1) 직접 독성 효과(direct toxic effects)

- 중금속은 장내 미생물의 세포막과 세포 내 단백질에 결합하여 효소 활성을 저해하고, 미생물 세포를 손상시킨다.
- 활성산소종(reactive oxygen species, ROS) 생성이 촉진되어 장내 미생물의 DNA, 단백질, 지질이 손상된다.
- 특정 미생물은 중금속 해독 능력이 부족해 생존율이 낮아지고, 균집단 구조가 변형된다.

예: 수은(mercury)은 항산화 방어 체계가 약한 균을 감소시키고, 항산화 활성이 높은 균이 증식한다.

(2) 염증 반응 유도(induction of inflammatory response)

- 중금속은 장 점막 세포를 손상시키고, 염증성 사이토카인(TNF-α, IL-6, IL-1β)의 분비를 유도한다.
- 이로 인해 장 투과성(leaky gut)이 증가하여, LPS와 같은 독소가 혈류로 유입되고 염증 반응이 악화된다.
- 염증성 환경은 유익균(예: Lactobacillus, Bifidobacterium)의 성장을 억제하고 병원성 균의 증식을 촉진한다.

(3) 장 점막 손상 및 투과성 증가(intestinal barrier disruption)

- 중금속은 tight junction 단백질(예: occludin, claudin)을 손상시켜 장벽의 구조적 무결성을 약화시킨다.
- 장 투과성이 증가하면서 병원균, 독소(LPS)가 장벽을 통과해 체내 염증을 악화시킨다.

(4) 특정 균주에 대한 선택적 압력(selective pressure on specific microbes)

- 일부 균주는 중금속 저항성을 가지고 있으며, 중금속이 축적된 환경에서 오히려 증식할 수 있다.
- 반면, 다른 균주는 중금속에 매우 민감해 개체군이 감소한다.

- 결과적으로 균형이 깨지고 병원성 균주가 우세해지는 현상이 나타난다.

예: *Proteobacteria*는 중금속 환경에서 잘 적응하며, 염증성 장질환(IBD)과 연관이 깊다.

(5) 중금속 대사물(metabolites)의 간섭

- 중금속은 장내 미생물의 대사 경로를 방해하거나 왜곡한다.
- 예를 들어, 단쇄지방산과 같은 유익한 대사산물의 생산이 감소할 수 있다.
- 트립토판 대사, 담즙산 대사 등 주요 경로가 방해되어 염증 반응과 대사 불균형이 유발된다.

5. 중금속 중독과 만성통증 유발 기전

중금속 중독(예: 납, 수은, 카드뮴, 비소, 알루미늄 등)은 체내에 중금속이 축적되면서 다양한 생리적, 신경학적 이상을 초래할수 있다. 특히 중금속은 신경계에 독성을 미치고 염증 반응을 유발하여 만성통증과 연관될 수 있다.

1) 중금속의 주요 만성통증 유발 기전

(1) 신경독성(neurotoxicity)

- 기전: 중금속(특히 납, 수은, 카드뮴)은 신경세포 내 칼슘 이온 흐름을 방해하고, 신경 세포막의 이온 채널(TRP 채널, 나트륨 채널 등)을 교란시킨다.
- 영향: 신경세포의 과흥분(excitotoxicity) 및 감작(sensitization)을 유발하여 통증 신호를 과장되게 전달한다.

예: 수은 중독은 신경세포의 탈분극을 증가시키고 통증 민감도를 높인다.

(2) 염증 반응 유발

- 기전: 중금속은 면역계를 자극하여 염증성 사이토카인(TNF-α, IL-6, IL-1β) 및 신경펩타이드(substance P, CGRP)의 분비를 증가시킨다.
- 영향: 염증 매개체는 신경 말단을 자극하여 신경원성 염증 및 통증 민감화를 유발한다.

예: 카드뮴과 납은 염증 반응을 통해 중추 및 말초 신경을 손상시키고 지속적인 통증을 유발한다.

(3) 산화 스트레스(oxidative stress)

- 기전: 중금속은 ROS 및 활성질소종(reactive nitrogen species, RNS)의 생성을 촉진한다.

- 영향: 과도한 산화 스트레스는 신경세포와 조직을 손상시키며, 이는 만성통증 상태를 유발하거나 악화시킬 수 있다.

예: 비소 중독은 ROS 생성을 증가시켜 말초 신경병증(peripheral neuropathy)과 통증을 유발한다.

(4) 미토콘드리아 기능 장애(mitochondrial dysfunction)

- 기전: 중금속은 미토콘드리아의 에너지 대사에 필요한 효소를 억제하고 ATP 생산을 방해한다.
- 영향: 미토콘드리아 기능 장애는 신경세포의 기능 저하 및 통증 신호 전달 체계를 교란한다.

예: 납과 수은은 미토콘드리아 기능을 억제하여 만성 신경병성 통증을 악화시킨다.

(5) 중추 감작

- 기전: 중금속은 중추신경계(척수 및 뇌)의 신경세포를 과활성화시키고, 통증 신호전달경로를 지속적으로 자극한다.
- 영향: 중추신경계 감작은 만성통증의 주요 병리기전 중 하나이다.

예: 수은과 납 중독은 중추신경계에서 통증 감작을 증가시키고, 작은 자극에도 통증을 과장되게 느끼게 한다.

6. 항염증 결함과 만성 질환 또는 적응적 항상성

항염증 기능이 결함이 있을 때, 항상성 상태로 돌아가는 과정에서 문제가 발생하여, 신체는 적응적 항상성이라는 보상적 적응 상태에 머무르게 된다. 적응적 항상성은 신체가 만성적인 스트레스나 염증 상태에 적응하는 과정으로, 장기적으로는 만성 질환의 발병 위험을 증가시킨다. 적응적 항상성은 단기적으로는 유익할 수 있지만, 장기적으로는 신체의 자원을 고갈시키고 질병의 원인이 된다.

{ 결론 }

항염증 기능(콜린성 항염증 경로, 부신 기능, 장내 미생물 균형)이 정상적으로 작동하면 인체는 항상성 상태로 회복되어 최적의 생리적 기능을 유지한다. 하지만 이 과정에서 결함이 발생하면 만성염증이 유지되고, 신체는 적응적 항상성 상태로 적응하게 된다. 이는 장기적으로 만성 질환으로 이어질 수 있으며, 이를 막기 위해 항염증 경로의 회복이 매우 중요하다.

이러한 완전하게 항상성 상태로 회복하지 못하면 다음과 같은 결과를 초래한다.

1) 염증의 만성화

염증 반응이 제대로 조절되지 않으면, 만성염증으로 이어질 수 있다. 이는 관절염, 섬유근육통, 만성 요통 같은 만성통증의 주요 원인이 된다.

2) 만성통증과 신경계

염증이 신경계에 영향을 미치면, 신경이 과민해져 통증을 지속적으로 느끼게 된다. 이를 중추 감작이라고 한다.

3) 적응적 항상성과 만성통증

만성통증 상태에서는 적응적 항상성이 계속해서 작동하면서 인체가 지속적인 스트레스 상태에 놓이게 된다. 이는 통증을 더 악화시키고, 회복을 더디게 할 수 있다.

7. 항상성 유지에 있어 세포외기질의 중요성과 기능

세포외기질(extracellular matrix, ECM)은 세포를 둘러싸고 있는 세포외 환경을 구성하는 복합적인 네트워크로, 세포와 조직의 구조적 지지, 생리적 신호 전달 및 항상성 유지에 필수적인 역할을 한다. ECM은 단순한 물리적 구조체에 그치지 않고, 세포의 행동, 기능, 재생 및 환경 적응을 조절하는 중요한 생체 조절 시스템으로 작용한다.

1) ECM의 주요 구성 성분

ECM은 세포를 둘러싼 비세포성 성분으로, 크게 섬유 단백질, 접착 분자, 다당류로 구성된다. 주요 성분은 다음과 같다.

(1) 섬유 단백질(structural proteins)

- 콜라겐(collagen): 조직의 강도와 구조적 지지를 제공한다.
- 엘라스틴(elastin): 탄력성과 신축성을 부여하여 조직의 형태 복원을 돕는다.

(2) 기질 다당류(proteoglycans & glycosaminoglycans, GAGs)

- 하이알루론산(hyaluronic acid), 콘드로이틴황산(chondroitin sulfate): 세포 간 수분 균형을 유지하고, 충격 흡수 및 세포 부착 기능을 담당한다.
- 기질다당류를 주성분이 되는 글리코영양소(글루코스, 갈락토스, 퓨코스, 만노스, 자일로스, 엔아세틸 뉴라믹산, 엔아세틸 글루코사민, 엔아세틸 갈락토사민)가 장에서 공급이 제대로 이루어져야 한다.

(3) 접착 분자(adhesive proteins)

- 피브로넥틴(fibronectin), 라미닌(laminin): 세포와 ECM 사이를 연결해 세포 부착과 이동을 조절한다.

2) ECM의 기능과 항상성 유지

(1) 조직의 구조적 지지와 형태 유지

ECM은 세포와 조직을 물리적으로 지지하며, 결합조직, 상피조직, 신경조직 등 모든 세포의 정렬과 구조를 유지하는 골격 역할을 한다.

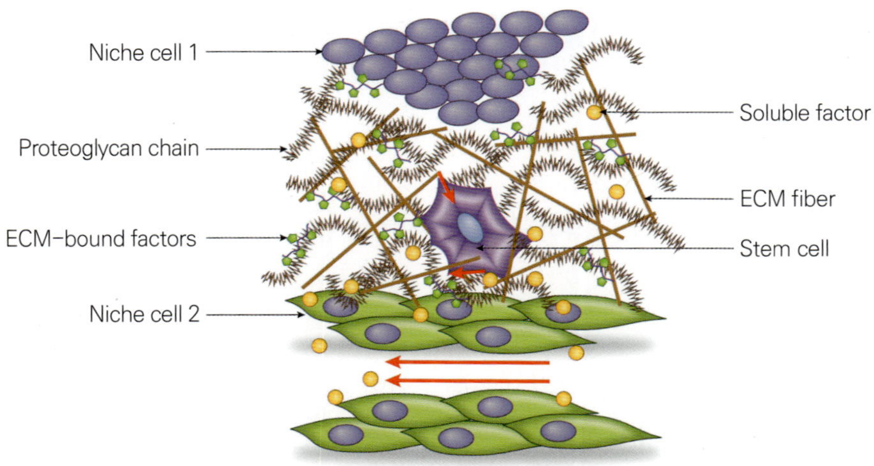

그림 1-30. 줄기세포 니치(niche)에서의 역학적, 생물리학적 상호작용

줄기세포가 존재하는 고유의 미세환경, 즉 니치는 매우 복잡할 수 있으며, 다양한 세포 유형, 세포외기질(ECM) 분자, 성장인자로 구성된다. 프로테오글리칸과 세포외기질 단백질은 원래 용해성이던 성장인자를 결합하고 고정시켜, 세포 결합을 위한 기능적 부위를 제공하고 줄기세포 주변 공간의 역학적 안정성을 확보한다. 세포외기질 섬유와 주변 니치 세포들은 역학적 지지와 자극(짧은 빨간 화살표)을 제공하여 줄기세포의 운명에 영향을 미친다. 다양한 세포외기질 분자들의 '교차 결합(crosslinking)' 정도는 니치 내 공극 크기에도 영향을 미치며, 용해성 인자의 확산 속도와 니치 세포들의 주변 공간 침투 능력을 결정한다. 마지막으로, 국소 혈관을 통한 흐름(긴 빨간 화살표)은 내피세포와 다른 세포들(녹색)을 역학적으로 전단하며, 이는 차례로 근처의 줄기세포에 영향을 미칠 수 있다.

- 기능: 세포를 고정하고, 조직의 형태를 유지하며, 힘을 분산시켜 조직 손상을 방지한다.

(2) 세포 기능 조절 및 신호 전달

ECM은 세포와 상호작용하며 세포의 생존, 분화, 이동 및 증식에 필수적인 생리적 신호를 제공한다.

- 기능
  - ECM 분자(예: 라미닌, 피브로넥틴)는 세포 표면의 **인테그린(integrin)** 수용체와 결합해 **신호전달 경로**를 활성화한다.
  - ECM 분해산물은 성장인자와 사이토카인의 방출을 조절해 세포 대사와 항상성 유지에 기여한다.

(3) 세포 재생 및 조직 복구

ECM은 조직 손상 시 세포 이동을 유도하고 재생 과정을 조절한다(그림 1-30).

- 기능
  - **손상된** ECM은 섬유아세포와 성장인자를 활성화하여 **세포 재생** 및 **새 ECM 합성**을 유도한다.
  - MMP (matrix metalloproteinase)와 같은 효소는 손상된 ECM 분해를 돕고 새로운 ECM 합성을 촉진한다.

(4) 세포 간 소통과 미세환경 조절

ECM은 세포 외 미세환경의 화학적, 물리적 균형을 조절하며 항상성을 유지하는 데 필수적이다.

- 기능
  - ECM은 이온 농도, pH, 수분, 영양분의 이동을 조절해 세포 생존에 최적의 환경을 제공한다.
  - 세포의 신호전달을 통해 환경 변화에 대한 적응 반응을 유도한다.

(5) 염증 및 면역 반응 조절

ECM은 염증 반응과 면역세포 이동에 중요한 역할을 한다.

- 기능
  - ECM의 분해산물은 **화학주성(chemotaxis)** 신호를 제공하여 면역세포의 이동과 염증 반응을 조

절한다.

- 염증 반응 후 ECM의 재구성은 조직 회복과 상처 치유를 돕는다.

3) ECM의 손상과 항상성 붕괴

ECM이 손상되거나 불균형 상태에 놓이면 세포와 조직의 항상성이 붕괴되고 다양한 병리적 상태를 유발할 수 있다.

① 만성염증: ECM이 손상되면 염증 매개체가 지속적으로 방출되어 만성염증 상태를 초래한다.

② 섬유화(fibrosis): ECM의 과도한 합성은 섬유화 상태를 유발해 조직 기능을 저하시킨다.

③ 신경계 문제: ECM의 불균형은 침해수용체를 감작화해 **신경과민증** 및 통증을 유발할 수 있다.

8. 장내 미생물과 세포외기질(ECM)의 상호작용: 분자적 메커니즘

장내 미생물은 단순히 소화와 에너지 대사에 관여할 뿐만 아니라, 세포외기질의 유지 및 재구성에도 중요한 역할을 한다. 장내 미생물 불균형은 ECM의 분해 및 재생 과정에 관여하는 다양한 신호전달경로와 효소를 조절하며, 이를 통해 만성염증과 조직 손상의 원인이 된다. 주요 분자적 메커니즘은 다음과 같이 설명될 수 있다.

1) 미생물 유래 대사산물과 ECM 조절

장내 미생물은 다양한 대사산물을 생산하여 ECM의 구성 요소와 결합조직의 기능에 영향을 준다.

(1) 단쇄지방산(SCFAs)

장내 미생물은 섬유질(polysaccharide)을 발효시켜 아세트산, 프로피온산, 부티르산과 같은 SCFAs를 생성한다. SCFAs는 세포외기질의 리모델링에 관여하는 MMP와 TIMP (tissue inhibitors of metalloproteinase)의 발현을 조절한다.

① MMP 활성화: MMP는 콜라겐, 엘라스틴, 프로테오글리칸과 같은 ECM의 주요 성분을 분해하며, 만성염증 상태에서는 과도한 MMP 활성화로 ECM이 손상된다.

② 항염증 효과: SCFAs는 염증성 사이토카인(IL-1β, TNF-α)을 억제하여 ECM 손상을 방지하는 역할도 한다.

(2) 내독소(LPS)

그람음성균의 세포벽에서 유래된 LPS는 장내 미생물 불균형에서 장관 투과성 증가(leaky gut)를 유도하고, 혈류를 통해 전신 염증을 일으킨다. LPS는 Toll-like receptor 4 (TLR4)를 활성화하여 염증성 사이토카인과 MMP의 발현을 증가시킴으로써 ECM 분해를 유도한다.

- TLR4 경로 활성화 → NF-κB 신호전달 → MMP 발현 및 염증성 사이토카인 분비 증가

2) 장내 미생물과 ECM 구성 성분의 상호작용

ECM은 콜라겐, 엘라스틴, 하이알루론산, 글리코사미노글리칸(GGs) 등으로 구성되며, 장내 미생물은 이러한 성분의 합성과 분해에 직접적으로 관여한다.

(1) 콜라겐 합성과 분해

장내 미생물 불균형은 TGF-β와 같은 ECM 합성 인자의 신호를 억제하고, MMP를 통해 콜라겐 분해를 촉진한다. 이로 인해 결합조직의 탄력성과 구조적 안정성이 손상된다.

예: 장내 미생물 불균형으로 인한 IL-6와 같은 염증성 사이토카인이 콜라겐 합성을 억제한다.

(2) 하이알루론산 분해

특정 미생물은 히알루로니다아제를 분비하여 하이알루론산을 분해하고, ECM 구조를 불안정하게 만든다. 이러한 과정은 염증성 장질환이나 관절 질환과 같은 병리적 상태와 연관된다.

3) 염증 매개 신호와 ECM 손상

장내 미생물 불균형은 만성염증의 주요 원인으로 작용하며, 이는 ECM 손상과 재구성에 영향을 준다.

(1) 염증성 사이토카인 활성화

장내 미생물 불균형은 IL-1β, TNF-α, IL-6와 같은 염증성 사이토카인을 과도하게 분비시킨다. 이러한 사이토카인은 ECM의 주요 단백질 분해 효소인 MMP를 활성화시켜 ECM 분해를 촉진한다.

(2) 산화 스트레스(oxidative stress)

장내 미생물 불균형은 ROS의 생성을 증가시키며, 이는 세포 손상과 ECM 구성 성분의 산화적 변성을 일으킨다.

- ROS 활성화 → ECM 단백질의 구조 손상 및 기능 저하

4) 장-뇌 축(Gut-brain axis)과 신경계 문제

장내 미생물 불균형에 의한 ECM 손상은 신경계에도 간접적 영향을 미친다.

(1) 염증성 신경 감작

ECM이 손상되면 신경세포 주변의 ECM 밀도가 감소하고, 이는 침해수용체)의 활성화를 유발하여 신경 감작과 통증 민감화를 초래한다.

(2) 미주신경 자극

장내 미생물 불균형은 미주신경(vagus nerve)을 통해 뇌로 염증 신호를 전달하며, 이는 중추신경계의 염증 반응과 신경원성 염증을 유도할 수 있다.

(3) 혈뇌장벽(BBB) 손상

장내 미생물 불균형으로 인해 전신 염증이 유도되면, 혈뇌장벽의 투과성이 증가하고 신경조직으로 염증성 사이토카인이 침투하여 ECM의 손상과 신경계 질환을 유발할 수 있다.

{ 결론 }

장내 미생물은 ECM의 항상성과 구조적 기능 유지에 중요한 역할을 하며, 장내 미생물 불균형은 염증 반응, MMP 활성화, 산화 스트레스 증가 등을 통해 ECM의 분해를 촉진한다. 이러한 ECM 손상은 만성염증과 신경계 문제로 이어질 수 있으며, 이는 장내 미생물과 ECM 간의 복잡한 상호작용을 이해하는 것이 만성 질환의 근본적인 치료 접근에 필수적임을 시사한다.

Part VII

염증과 통증 관리의 중요성

- 염증과 통증의 진단과 치료전략을 위한 과학적인 접근법

Chapter

Chapter 1

진단 전략 : 다차원적인 평가

염증과 통증 관리에서 과학적인 접근을 통해 진단하고 치료 전략을 세우기 위해서는, 항상성과 적응적 항상성의 개념을 기반으로 환자의 상태를 평가하고, 이를 바탕으로 다차원적인 치료 계획을 세워야 한다. 이를 위해서는 콜린성 항염증 경로, 부신 기능, 장내 미생물 균형 등의 다양한 생리적 경로를 평가하고 최적화하는 접근이 필요하다. 아래는 이러한 과학적 접근을 통한 진단과 치료 전략 수립 방법을 설명한 내용이다.

염증과 통증의 근본 원인을 파악하기 위해서는 단순한 증상 관리보다 더 깊은 생리적, 분자적 평가가 필요한다. 이를 위해 다음과 같은 진단 도구들을 활용할 수 있다:

1. 염증성 바이오마커 분석

환자의 염증 상태를 평가하는 데 있어 중요한 바이오마커는 C-반응성 단백질(CRP), ESR, CBC, 백혈구, 인터루킨-6 (IL-6), TNF-α, 내독소(lipopolysaccharides, LPS)와 같은 염증성 사이토카인을 포함한다. 이러한 바이오마커를 정기적으로 측정함으로써 염증의 강도와 지속성을 평가할 수 있다. 그러나 현실적으로 CRP, ESR, CBC with diff count, stool calprotectin 이외에는 검사가 가능하지 않다.

2. 부신 기능 평가

부신 기능이 저하되면 코르티솔 분비가 저하되고, 만성염증 상태가 유지될 수 있다. 부신 기능을 평가하기 위해 코르티솔을 측정하고, 특히 스트레스 상황에서의 반응성을 분석하는 것이 중요하다.

근거: "Adrenal insufficiency in chronic inflammation and pain syndromes" 논문에서는 부신 기능 저하가 만성통증 및 염증과 밀접한 연관이 있음을 보고하며, 코르티솔 반응성의 평가가 중요하다고 언급한다.

3. 장내 미생물 불균형 평가

장내 미생물 균형은 면역 기능에 중요한 영향을 미치며, 장내 염증이 전신 염증으로 이어질 수 있다. 이를 평가하기 위해 장내 미생물 분석을 실시하고, 유익균과 유해균의 비율을 확인하는 것이 중요하다. 이것도 일반적인 검사로는 할 수 없지만 관심이 있다면 검사를 간단하게는 할 수 있다. 또한 위장관의 증상과 진찰, 기본검사를 통해서 장내 미생물의 불균형이 있다는 것은 추측할 수 있다.

근거: "Gut microbiota and its role in inflammation", Int J Environ Res Public Health 2020 Oct 19;17(20):7618. 논문에서는 장내 미생물 불균형이 염증 반응의 중요한 요인이며, 장내 미생물 분석이 환자의 염증 상태를 평가하는 데 필수적임을 강조한다.

Chapter 2

치료 전략 : 맞춤형 접근

염증과 통증을 관리하기 위한 치료 전략은 다양한 경로를 동시에 다루는 맞춤형 다중 치료법을 기반으로 해야 한다. 이러한 접근은 항상성 회복과 항염증 경로 활성화를 목표로 해야 하며, 신경계, 면역계, 대사 경로를 통합적으로 관리해야 한다.

1. 콜린성 항염증 경로 활성화(이 책의 2부에서 좀더 자세하게 설명 예정)

콜린성 항염증 경로를 활성화하기 위해 직접 미주신경 자극법(vagus nerve stimulation)을 사용할 수 있다. 이는 비침습적 방법으로, 아세틸콜린의 분비를 촉진하여 염증성 사이토카인을 억제하고, 신경-면역 상호작용을 개선한다. 또한, 특정 부위 체신경 부위를 자극, 심호흡 훈련과 마음챙김 명상은 미주신경 활성화를 촉진할 수 있다.

근거: "The role of vagus nerve stimulation in inflammation control"는 미주신경 자극이 TNF-α와 같은 염증성 사이토카인의 감소를 유도하며, 염증성 질환의 치료에 효과적임을 보고한다.

2. 부신 기능 지원

부신 기능이 저하된 경우, 부신을 지원하는 치료가 필요한다. 이를 위해 적응제(adaptogens)(예: 아슈와간다 또는 로디올라, 페루의 마카, 홍삼)를 사용하거나, 콜레스테롤를 낮추는 치료제는 오히려 부신기능을 떨어뜨릴 수 있다. 부신의 코르티솔 분비를 자극하는 생활습관 개선이 필요한다. 또한, 코르티솔 수치를 정상화하는 데 도움을 줄 수 있는 스테로이드 치료가 고려될 수 있다. 이러한 시도는 더 많은 연구가 필요하다.

근거: "Adaptogens and adrenal support in chronic inflammation"는 부신 기능 저하를 개선하고, 염증 관리에 중요한 역할을 할 수 있음을 설명한다.

3. 장내 미생물 균형 회복

프로바이오틱스와 프리바이오틱스, 유해균만 선택적으로 제거하는 보조 식품을 통해 장내 미생물 균형을 회복시킬 수 있으며, 이는 면역계와 염증 반응을 안정화하는 데 중요한 역할을 한다. 또한, 항염증 작용을 증대시키는 식이요법(예: 항염증 식단)도 필수적이다. 그런데 실제로 프로바이오틱스와 프리바이오틱스를 복용하여 장내 미생물의 균형이 회복되는 데는 상당한 이견이 있다. 보다 효과적인 결과를 얻기 위해서는 또 다른 전략이 필요한다.

근거: "The role of probiotics and prebiotics in restoring gut health"는 장내 미생물 균형을 회복하여 면역 기능을 정상화하는 전략이 염증성 질환에서 중요한 치료 방법임을 설명한다.

Chapter 3

염증의 초기 반응 메커니즘

염증과 통증을 관리할 때 단일 경로에만 집중하는 것이 아니라, 항염증 경로, 신경-면역 상호작용, 장내미생물총, 대사적 요인을 모두 통합하여 접근해야 한다. 이러한 종합적 접근은 염증을 조절하고 통증을 완화하는 데 더 나은 결과를 도출할 수 있다.

근거: "The role of probiotics and prebiotics in restoring gut health"는 장내 미생물 균형을 회복하여 면역 기능을 정상화하는 전략이 염증성 질환에서 중요한 치료 방법임을 설명한다.

결론

염증과 통증 관리에 있어 최적의 **항상성 회복**을 목표로 한 **다차원적** 접근이 필요한다. 이를 위해서는 **콜린성 항염증 경로**의 활성화, **부신 기능 회복**, 그리고 **장내 미생물 균형**을 평가하고 조절하는 치료 전략이 필요한다. 또한, 이러한 치료 전략은 근본적인 원인을 다루는 동시에 개인 맞춤형으로 설계되어야 하며, 최신 연구와 과학적 근거에 기반하여 통합적인 방식으로 접근하는 것이 가장 바람직한다.

Part VIII

염증 및 통증 관리의 통합적 접근

Chapter

Chapter 1

염증과 통증 치료 방법

염증과 통증 치료 방법은 염증의 유형에 따라 다르게 접근해야 한다. 염증은 주로 면역세포 매개 염증과 신경원성 염증으로 나눌 수 있다. 두 가지 유형은 서로 다른 기전으로 발생하며, 이에 따라 치료 전략도 다르다.

1. 면역세포 매개 염증: 염증성 사이토카인과 염증 매개 물질에 의해 발생하는 염증

면역세포 매개 염증은 염증성 사이토카인(예: TNF-α, IL-1β, IL-6)과 면역세포가 주요한 역할을 하는 전형적인 염증 반응이다. 이 염증 유형은 자가면역 질환, 감염, 외상 등의 원인으로 발생하며, 면역계가 과도하게 활성화되어 조직 손상이 발생한다. 일부 질병은 염증복합체가 활성화되어 염증을 일으키는 특수한 형태로 나타나기도 한다.

1) 치료 방법

(1) 비스테로이드성 항염증제(NSAIDs)

이부프로펜, 아스피린, 나프록센과 같은 NSAIDs는 염증성 사이토카인의 생성에 관여하는 COX(cyclooxygenase) 효소를 억제하여 프로스타글란딘 생성을 차단하고 염증과 통증을 줄인다. 그러나 이 약물의 장기 사용은 장점막 손상을 유도하여 장내 미생물 불균형을 초래할 수 있다.

(2) 코르티코스테로이드

프레드니손이나 덱사메타손 같은 코르티코스테로이드는 강력한 항염증 효과를 가지고 있다. 염증성 사이토카인의 분비를 억제하고, 면역세포의 활성을 줄여 염증 반응을 조절한다. 특히 자가면역 질환(예: 류마티스 관절염)에서 효과적이다. 그러나 용량에 따라 다르지만 적은 용량이라도 3개월 이상 사용하면 약물

의존성이 발생한다.

(3) 생물학적 제제

TNF-α 억제제(예: 에타너셉트, 인플릭시맙)와 같은 생물학적 제제는 염증성 사이토카인을 특정하게 차단하는 치료법이다. 이는 특히 류마티스 관절염, 크론병, 강직성 척추염 등 염증성 질환에서 사용된다.

(4) 면역억제제

메토트렉세이트나 아자티오프린 같은 면역억제제는 면역계의 과도한 활동을 억제하여 염증을 줄인다. 이는 특히 자가면역 질환에서 면역세포가 과도하게 활성화되는 것을 방지한다.

(5) JAK 억제제

최근에는 염증성 사이토카인의 수용체의 신호를 억제하는 JAK 억제제[1세대: Tofacitinib (젤잔스), 2세대: Baricitinib (올루미언트), Upadacitinib (린버크), 3세대: Filgotinib, Peficitinib]가 출시되어 특히 자가면역 염증질환에 상당한 효과를 보이고 있다.

(6) 염증복합체 억제제

NLRP3 염증복합체가 활성화된 질환(예: 가족성 중증 자가염증 증후군)에서는 염증복합체를 억제하는 치료법이 필요한다. IL-1β 억제제(예: 아나킨라)는 이러한 특별한 형태의 염증을 효과적으로 조절할 수 있다. 그 외에는 몇 가지 개발되어 임상시험 중인 약물들이 있다.

2) 질병 예시

(1) 류마티스 관절염

염증성 사이토카인에 의해 관절 염증이 유발되며, 생물학적 제제나 코티코 스테로이드(단기간 사용 3 개월 이하)로 치료한다.

(2) 크론병

염증성 장질환으로, TNF-α 억제제나 면역억제제가 사용된다.

(3) 가족성 중증 자가염증 증후군(CAPS)

NLRP3 염증복합체가 과활성화되어 발생하며, IL-1β 억제제로 치료한다.

2. 신경원성 염증: 통각 수용체의 활성화로 인한 염증

신경원성 염증은 침해수용체(nociceptors)가 활성화되면서 발생하는 염증이다. 이 과정에서 신경전달물질(예: substance P, CGRP)이 염증을 유발하며, 특히 말초 신경이 과민하게 반응하여 염증을 촉발하는 경우가 많다. 이는 편두통, 좌골신경통, 신경병증성 통증 등에서 나타나는 특징적인 염증 반응이다.

1) 치료 방법

(1) 신경 안정제

프레가발린(pregabalin; Lyrica)이나 가바펜틴(gabapentin) 같은 약물은 신경 신호를 안정화시켜 통각 수용체의 과도한 자극을 줄인다. 신경원성 통증이 만성화되는 것을 방지하고 염증을 완화하는 데 도움이 된다. 그러나 약 3개월이상 사용할 때 의존성과 신경가소성의 발생 가능성이 높아진다.

(2) CGRP 억제제

편두통과 같은 신경원성 염증에서 중요한 역할을 하는 CGRP를 억제하는 치료법이 있다. 에레누맙(Aimovig)과 같은 CGRP 억제제는 특히 편두통 치료에 효과적이다. 그러나 편두통 치료를 위해서 고가의 생물학제제를 사용하는 것은 cost-effective 하지 않다. 이 증상은 비교적 쉽게 신경면역조절로 치료할 수 있다.

(3) 국소 마취제

리도카인 패치나 캡사이신 크림 같은 국소 치료제는 신경 말단을 둔화시켜 통증 신호를 줄이고, 신경염증을 완화할 수 있다.

(4) 항우울제(SNRI, TCA)

듀록세틴(SNRI)이나 아미트립틸린(TCA) 같은 약물은 신경전달물질의 재흡수를 억제하여 신경계의 통증 신호를 완화시킨다. 신경원성 염증에서 특히 사용된다. 그러나 이런 약물도 3개월 이상 장기간 사용하는 것은 새로운 부작용과 효과가 약화되는 결과가 따라올 수 있다.

(5) 신경 차단술

신경원성 염증이 매우 심각한 경우, 신경 차단술(예: 상부 경추 신경 차단)을 통해 통증 신호를 차단하고 염증을 줄일 수 있다. 이 치료는 초단기적인 증상완화일 뿐이다.

(6) 신경면역 조절치료

신경면역 조절치료(neuroimmune modulation)가 가장 좋은 선택이다.

2) 질병 예시

(1) 편두통

CGRP 억제제나 프레가발린을 사용하여 신경염증을 억제한다.

(2) 신경병증성 통증

신경이 과도하게 자극되어 발생하는 통증으로, 가바펜틴이나 프레가발린 같은 신경 안정제를 사용한다.

(3) 좌골신경통

신경 자극으로 인해 발생하는 통증으로, 신경 안정제나 국소 마취제를 통해 신경염증을 완화한다.

(4) 일반적인 가이드라인

일반적인 가이드라인은 이런 약물들을 권장하고 있지만 만성통증에 있어서는 모두 효과가 미진하고 새로운 부작용이 필연적으로 따라오게 되어 있다.

{ 결론 }

염증과 통증의 치료는 **염증의 유형**에 따라 다르게 접근해야 한다. **면역세포 매개 염증**은 주로 **항염증제**, **코르티코스테로이드**, **생물학적 제제** 등을 통해 치료하고, **신경원성 염증**은 **신경 안정제**, **CGRP 억제제**, **국소 마취제** 등을 통해 조절한다. 그러나 앞서 설명한 바와 같이 만성통증에서는 근본 원인이 해결되지 않고서는 이런 약물 치료는 일시적인 대증요법일 뿐 그다지 환자와 의사 모두 만족스럽지 못한 결과를 경험하게 된다. 그래서 만성통증의 치료법에 대해서는 따로 자세하게 원리와 실제에 대해서 다룰 예정이다.

3. 약물 치료의 문제점(이 책의 2부에서 좀더 자세하게 설명 예정)

가바펜틴과 프레가발린 같은 약물은 주로 신경병증성 통증의 치료에 사용되며, 신경 안정제로서 신경 신호 전달을 억제하는 역할을 한다. 이들은 칼슘 채널 차단제로 작용하여 과도한 신경 활동을 억제하지만, 장기간(3개월 이상) 사용할 경우 신경가소성(neuroplasticity) 변화로 인해 통증에 대한 역치가 낮아지고 통증이 악화될 수 있다. 이 현상은 내성과 의존성의 발전, 그리고 신경계의 과민화로 인한 부작용이 발생할 가능성이 있어서 장기간 사용 시 신중한 주의를 요한다. 저자의 경험으로는 이런 약물을 장기간 사용한 환자들은 저자가 즐겨 사용하는 치료법인 신경면역 조절 치료의 반응이 매우 느리다는 것을 경험하고 있다. 이 약물 부작용에 대해서는 더 추가적인 연구가 필요하다고 생각한다.

1) 신경가소성과 통증 역치 감소

신경가소성은 신경계가 외부 자극에 적응하고 변화하는 능력을 의미한다(그림 1-31). 가바펜틴과 프레가발린은 VGCCs (voltage-gated calcium channels)에서 $\alpha 2\delta$ 서브유닛을 차단하여 신경 말단에서 흥분성 신경전달물질(예: 글루타메이트)의 방출을 억제하고 통증 신호를 완화한다.

그러나 장기간의 억제는 신경계의 적응을 유발하여 통증에 대한 역치가 낮아지고, 결과적으로 통각 과민(hyperalgesia) 상태가 발생할 수 있다. 신경계는 이러한 약물에 적응하면서, 약물의 효능이 줄어들고 더 작은 자극에도 통증을 느끼는 상태가 될 수 있다.

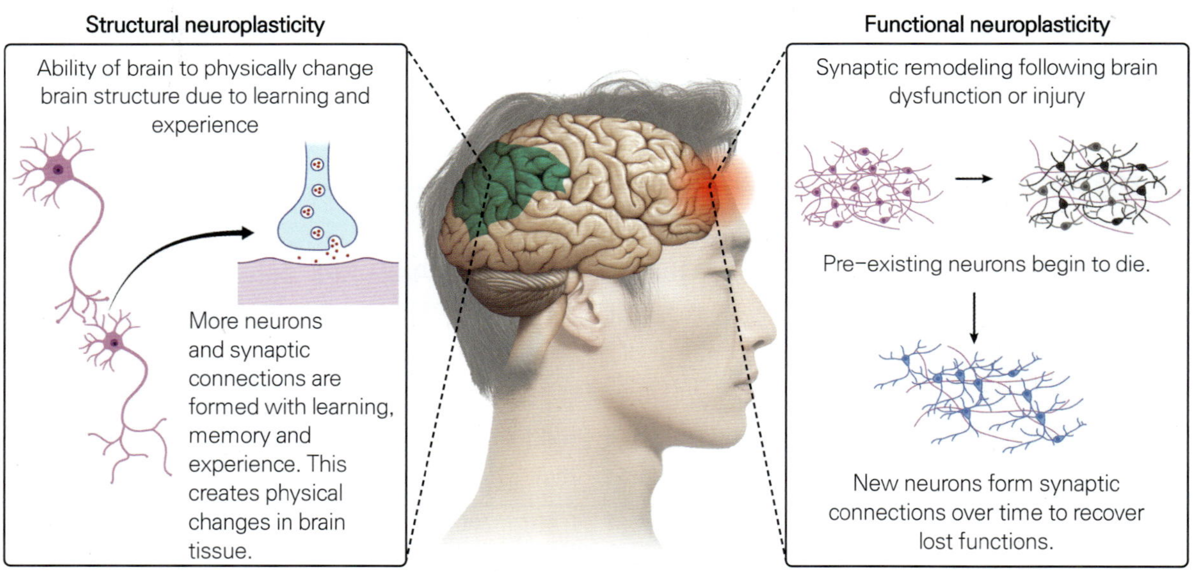

그림 1-31. 신경가소성(neuroplasticity)은 일반적으로 구조적 신경가소성(structural neuroplasticity)과 기능적 신경가소성(functional neuroplasticity) 두 가지로 분류된다. ① 구조적 신경가소성은 학습과 새로운 경험에 반응하여 뇌 조직이 물리적으로 재구성되는 것을 의미한다. ② 반면, 기능적 신경가소성은 손상 후 기능적 손실이 발생한 상황에서 기존 신경세포가 신호를 전달하고 새로운 시냅스 연결을 형성하는 것을 말한다.

2) 신경 과민화

장기간 가바펜틴이나 프레가발린을 사용하면 중추 감작(central sensitization)이 발생할 수 있다(그림 1-32). 중추 감작은 척수나 뇌에서 통증 신호가 과민해져, 원래는 통증을 유발하지 않았던 작은 자극에도 과도한 통증을 느끼게 되는 상태이다.

(1) 통증 역치 감소

중추 감작이 진행되면, 통증 역치가 점차 감소하여, 신경이 더 민감해진다. 약물에 대한 신경 적응이 발생하고, 이는 오히려 더 강한 통증을 유발하는 결과로 이어진다.

(2) 역효과

이 과정에서 통각 과민(hyperalgesia)뿐 아니라, 통증을 유발하지 않는 자극에도 통증을 느끼는 이질통

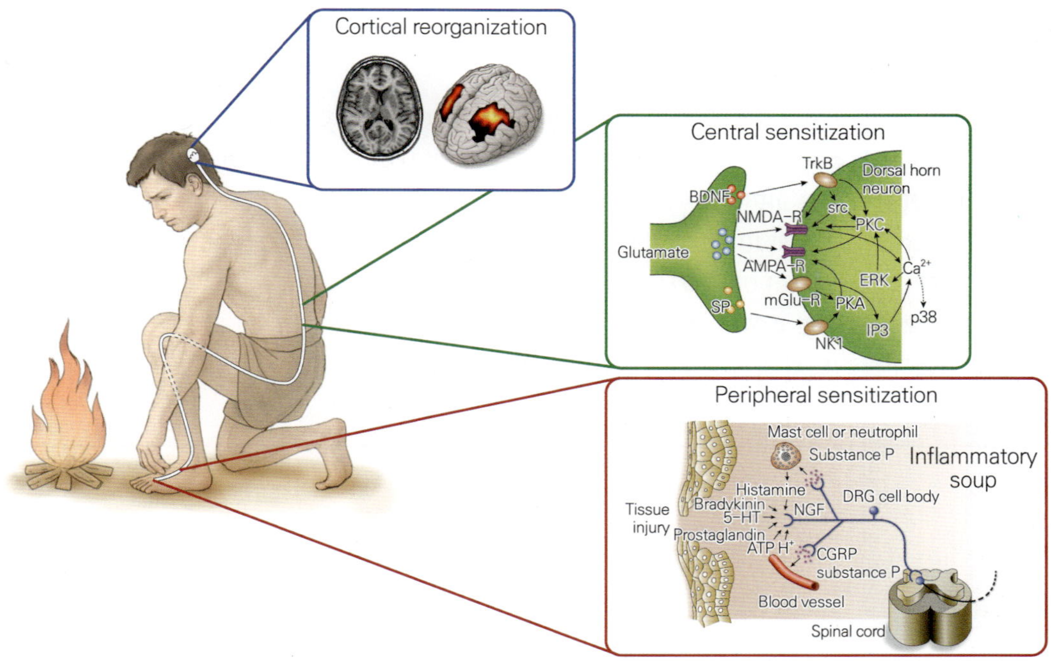

그림 1-32. 데카르트의 감각 개념은 현대 설치류 모델 생리학과 인간 뇌 영상 연구를 바탕으로 통증 시스템과 그 재구성을 설명한다. 말단 장기(end-organ) 손상은 국소 환경(local milieu), 염증 혼합물(inflammatory soup), 그리고 구심성 신경의 반응 특성에 변화를 일으키며, 이를 말초 민감화(peripheral sensitization)라고 한다(출처: Julius and Basbaum, 2001). 추가적으로, 척수 회로(spinal cord circuitry)에서도 많은 변화가 일어나며, 이는 중추 민감화(central sensitization)로 이어진다(출처: Scholz and Woolf, 2002). 중추 민감화에는 글루타메이트 신호 전달(glutamatergic signaling)의 강화, 2차 전달자(second messenger) 과정의 변화, 그리고 소교세포(microglia)의 활성화가 포함된다. 뇌 수준에서는, 인간 신경 영상 연구에서 해부학적 및 기능적 재구성이 나타난다는 점이 확인되었다(Neuron, August 5, 2015).

(allodynia)이 발생할 수 있다. 이는 신경계가 억제에 반응하여 과도한 활성 상태로 변화하는 신경가소성의 결과이다.

3) 약물 내성 및 의존성

가바펜틴과 프레가발린은 GABA 작용을 강화하지만, 장기간 사용하면 신경계가 약물에 내성을 발달시킬 수 있다. 이는 신경계가 약물의 진정 효과에 적응하게 되어, 약물 효과가 점점 줄어들고, 더 많은 양을 요구하게 되는 현상이다. 내성이 생기면 신경이 과민화되면서, 약물을 사용하지 않았을 때보다 더 심한 통증을 경험할 수 있다.

- 내성은 신경계가 약물에 적응하여 통증 경로를 더욱 활성화시키는 결과를 낳으며, 이는 통증이 악화되는 원인이 된다.

결론

가바펜틴과 프레가발린 같은 약물은 초기에는 신경 신호를 억제하여 통증을 줄이지만, **장기 사용**할 경우 **신경가소성**으로 인해 통증에 대한 역치가 감소하고, **중추 감작**과 **내성**이 발생하여 통증이 더 악화될 수 있다. 이 과정은 **신경계의 적응**과 **과민화**로 인한 통각 과민과 이질통으로 이어질 수 있다.
장기간이라는 용어는 가바펜틴이나 프레가발린 같은 약물 사용에 있어서는 **6개월 이상**의 **지속적인 사용**을 의미하는 경우가 많다. 그러나 이는 환자의 상태와 약물의 사용 목적에 따라 다를 수 있다. 일반적으로, 신경안정제나 통증 억제제를 **몇 주에서 몇 달** 이상 복용하면, **신경계의 적응**이 시작될 수 있으며, 이로 인해 **내성**과 **의존성**, 그리고 **통증 역치 감소** 같은 부작용이 나타날 수 있다.

Chapter 2

예방적 치료와 장기적 관리의 중요성

만성염증 및 통증 치료에서는 예방적 치료와 장기적 관리가 매우 중요하다. 이는 만성염증과 통증이 단순히 급성 문제로 끝나는 것이 아니라, 장기적으로 신체 기능을 손상시키고 삶의 질을 크게 저하시킬 수 있기 때문이다. 만성염증과 통증은 시간이 지남에 따라 신경계의 변화와 염증 반응의 지속을 일으키며, 결과적으로 만성 질환으로 이어질 가능성이 높다. 따라서 예방적 치료와 장기적 관리를 통해 이를 악화시키지 않고, 신체가 균형을 유지할 수 있도록 하는 것이 필수적이다.

1. 예방적 치료의 중요성

예방적 치료는 만성염증과 통증이 발생하기 전 또는 초기 단계에서 이를 차단하거나 최소화하는 데 중점을 둔다. 예방적 치료가 중요한 이유는, 만성염증과 통증이 발생하면 신경계와 면역계에서 비가역적 변화가 발생할 수 있기 때문이다.

1) 염증 반응의 조기 조절

염증이 초기 단계에서 적절하게 조절되지 않으면, 만성염증으로 발전할 수 있게 되고, 이로 인해 조직 손상, 기능 장애, 신경계의 변화가 발생할 수 있다. 예방적 치료는 초기 염증 반응을 제어하여 만성화되지 않도록 한다.

항염증제(NSAIDs), 면역 조절제, 항산화제 등을 조기에 사용하여 염증 반응을 억제하는 것이 중요하다.

2) 통증 신경 회로의 감작 방지

만성통증은 신경계에서 통증 경로의 과민화로 인해 발생할 수 있다. 예방적 치료를 통해 이러한 경로가 감작되는 것을 막는 것이 중요하다. 이를 위해 신경 안정제(예: 가바펜틴, 프레가발린)나 항우울제(TCA, SNRI) 등의 약물이 사용될 수 있다.

3) 생활 습관 관리

염증과 통증을 악화시키는 요인들은 주로 생활 습관과 연관된다. 비만, 흡연, 과도한 음주, 그리고 고탄수화물이나 고지방 식단은 만성염증의 원인이 될 수 있다. 이를 예방하기 위해서는 식이 관리, 규칙적인 운동, 금연, 절주 등의 예방적 생활 습관 관리가 필수적이다.

2. 장기적 관리의 중요성

장기적 관리는 이미 만성염증과 통증이 발생한 상태에서 질환의 악화를 방지하고, 증상을 조절하며, 환자의 삶의 질을 유지하는 데 초점을 맞춘다. 만성 질환은 완치가 어려운 경우가 많기 때문에, 증상 관리와 합병증 예방이 중요한 치료 목표가 된다.

1) 약물의 장기적 사용 관리

만성염증과 통증의 치료에는 항염증제, 진통제, 면역 억제제, 신경 안정제 등이 장기적으로 사용된다. 그러나 장기 사용 시 부작용과 내성 문제가 발생할 수 있으므로, 의사의 모니터링 하에 약물의 용량 조절과 휴지기 설정이 필요하다.

예: 코르티코스테로이드나 비스테로이드성 항염증제(NSAIDs)는 장기간 사용 시 위장관 출혈, 골다공증, 간 손상 등의 부작용이 나타날 수 있다.

2) 신경계의 재조절

만성통증 환자에서는 신경 가소성에 의한 통증 신호의 증폭이 흔히 발생한다. 장기적으로 신경 안정제와 항우울제를 사용해 통증 경로를 재조절하는 것이 필요하다. 이 과정에서 심리치료와 인지 행동 치료(CBT)를 함께 시행하면, 통증에 대한 인식을 재구성하고 통증에 대한 감각을 완화할 수 있다.

3) 운동 및 재활 치료

근력 강화, 유연성 향상, 자세 교정 등의 운동 치료는 만성염증과 통증 관리에서 필수적인 요소이다. 특히 관절염, 요통, 섬유근육통 환자에서는 물리치료와 운동 치료를 통해 염증 부위의 부담을 줄이고, 통증을 감소시키며 기능 회복을 촉진할 수 있다.

4) 식이 관리

식이요법에서 무엇보다도 중요한 것은 장내 미생물의 균형이 깨지지 않도록 먹는 것이 중요하다. 그럴려면 우유나 유제품, 밀가루 음식, 단순당분이 많은 음식, 가공된 식품을 피하는것이 좋다.

항염증 식이를 통한 관리도 장기적인 통증과 염증 완화에 중요한 역할을 한다. 지중해식 식단, 오메가-3 지방산이 풍부한 식단, 항산화제가 많은 달지 않은 과일과 채소는 염증 반응을 줄이는 데 도움이 된다.

지속적인 체중 관리도 필수적인데, 비만은 만성염증과 통증을 악화시키는 주요 요인 중 하나이다. 따라서 체중을 관리하여 염증성 질환을 악화시키는 지방 조직의 과도한 분비를 줄이는 것이 중요하다.

3. 예시: 류마티스 관절염

류마티스 관절염은 만성염증 질환의 대표적인 예로, 예방적 치료와 장기적 관리가 필수적인 질환이다.

- 초기 단계에서 항염증제와 면역억제제로 염증 반응을 조절하여 관절 손상을 막고,
- 장기적 관리로는 생물학적 제제와 운동 치료, 그리고 영양 관리를 통해 염증을 조절하고 관절 기능을 유지한다.

만성염증과 통증 치료에서 예방적 치료와 장기적 관리는 신체의 기능을 보존하고, 통증을 완화하며 질병의 악화를 방지하는 데 중요한 역할을 한다. 예방적 치료는 염증과 통증이 만성화되지 않도록 돕고, 장기적 관리는 질환이 진행되지 않도록 하는 지속적인 치료 전략을 제공한다.

결론

통증과 염증은 인체의 방어 기전을 이해하는 핵심적인 현상이며, 이는 단순한 증상이 아닌 복잡한 생리학적 과정의 결과이다. 이 과정에서 신경계, 면역계, 장내 미생물 총, 내분비계는 긴밀하게 상호작용하며, 이들의 조화로운 작용은 항상성 유지에 필수적이다. 특히 신경원성 염증과 면역세포 매개 염증은 서로 다른 경로를 통해 발생하지만, 상호 보완적으로 작용하여 인체의 방어와 회복 과정에 기여한다. 이러한 기전의 이해는 콜린성 항염증 경로, 부신 기능, 장내 미생물 균형 등 다양한 생리학적 경로를 통합적으로 고려해야 하며, 이는 만성통증과 염증성 질환의 치료 전략 수립에 핵심적인 기반이 된다.

현대 의학에서 통증과 염증의 치료는 단순히 증상 완화를 넘어, 인체의 자연 치유력을 극대화하고 항상성을 회복하는 방향으로 진화하고 있다. 이를 위해서는 기존의 약물 치료뿐만 아니라, 신경-면역-장내 미생물 총-내분비계의 균형을 고려한 통합적 접근이 필요하다. 특히 만성통증과 염증성 질환에서는 적응적 항상성

(allostasis)의 개념을 이해하고, 이를 바탕으로 한 장기적이고 체계적인 치료 전략의 수립이 중요하다. 이러한 통합적 접근법은 환자 개개인의 상태를 고려한 맞춤형 치료의 기반이 되며, 이는 현대 의학이 나아가야 할 중요한 방향성을 제시한다.

참고문헌(Reference)

1. Altenhofer, S., et al., One enzyme, two functions: PON2 prevents mitochondrial superoxide formation and apoptosis independent from its lactonase activity. J Biol Chem, 2010. 285(32): p. 24398-403.
2. Anna Nicholson, S.N.S., and Sarah H. Beachy, , Tissue homeostasis, rapair, in Understanding the Role of the Immune System in Improving Tissue Regeneration: Proceedings of a Workshop, A. Nicholson, S.N. Schumm, and S.H. Beachy, Editors. 2022: Washington (DC).
3. Arun, K.B., et al., Probiotics and gut microbiome - Prospects and challenges in remediating heavy metal toxicity. J Hazard Mater, 2021. 420: p. 126676.
4. Aruoma, O.I., Free radicals, oxidative stress, and antioxidants in human health and disease. J Am Oil Chem Soc, 1998. 75(2): p. 199-212.
5. Asokan Devarajan, N.B., 1,2 Susan Hama,1 Mohamad Navab,1 Victor R. Grijalva,1 Susan Morvardi,3 and L.V. Catherine F. Clarke, 4 Karen Reue,4 John F. Teiber,5 and Srinivasa T. Reddy, Paraoxonase 2 Deficiency Alters Mitochondrial Function and Exacerbates the Development of Atherosclerosis〉. ANTIOXIDANTS & REDOX SIGNALING
6. Baral, P., S. Udit, and I.M. Chiu, Pain and immunity: implications for host defence. Nat Rev Immunol, 2019. 19(7): p. 433-447.
7. Bayliss, W.M., On the origin from the spinal cord of the vaso-dilator fibres of the hind-limb, and on the nature of these fibres. J Physiol, 1901. 26(3-4): p. 173-209.
8. Belkaid, Y. and T.W. Hand, Role of the microbiota in immunity and inflammation. Cell, 2014. 157(1): p. 121-41.
9. Bist, P. and S. Choudhary, Impact of Heavy Metal Toxicity on the Gut Microbiota and Its Relationship with Metabolites and Future Probiotics Strategy: a Review. Biol Trace Elem Res, 2022. 200(12): p. 5328-5350.
10. Brain, S.D., et al., Calcitonin gene-related peptide is a potent vasodilator. Nature, 1985. 313(5997): p. 54-6.
11. Bremner JD, Elzinga B, Schmahl C, Vermetten E. Structural and functional plasticity of the human brain in posttraumatic stress disorder. Prog Brain Res. 2008;167:171-86.
12. Broz, P. and V.M. Dixit, Inflammasomes: mechanism of assembly, regulation and signalling. Nat Rev Immunol, 2016. 16(7): p. 407-20.
13. Cai, X., Y.H. Chiu, and Z.J. Chen, The cGAS-cGAMP-STING pathway of cytosolic DNA sensing and signaling. Mol Cell, 2014. 54(2): p. 289-96.
14. Canton, J., D. Neculai, and S. Grinstein, Scavenger receptors in homeostasis and immunity. Nat Rev Immunol, 2013. 13(9): p. 621-34.

15. Chang, C.T., B.Y. Jiang, and C.C. Chen, Ion Channels Involved in Substance P-Mediated Nociception and Antinociception. Int J Mol Sci, 2019. 20(7)

16. Chiu, I.M., et al., Bacteria activate sensory neurons that modulate pain and inflammation. Nature, 2013. 501(7465): p. 52-7.

17. Chovatiya, R. and R. Medzhitov, Stress, inflammation, and defense of homeostasis. Mol Cell, 2014. 54(2): p. 281-8.

18. Clavijo-Cornejo, D., O. Hernandez-Gonzalez, and M. Gutierrez, The current role of NLRP3 inflammasome polymorphism in gout susceptibility. Int J Rheum Dis, 2021. 24(10): p. 1257-1265.

19. Conway A, Schaffer DV. Biophysical regulation of stem cell behavior within the niche. Stem Cell Res Ther. 2012;3(6):50.

20. Crawford, L.K. and M.J. Caterina, Functional Anatomy of the Sensory Nervous System: Updates From the Neuroscience Bench. Toxicol Pathol, 2020. 48(1): p. 174-189.

21. Davis, J.B., et al., Vanilloid receptor-1 is essential for inflammatory thermal hyperalgesia. Nature, 2000. 405(6783): p. 183-7.

22. Dib-Hajj, S.D., et al., Voltage-gated sodium channels in pain states: role in pathophysiology and targets for treatment. Brain Res Rev, 2009. 60(1): p. 65-83.

23. Fitridge, R., Mechanism of vascular diseases.

24. Fitzgerald, K.A. and J.C. Kagan, Toll-like Receptors and the Control of Immunity. Cell, 2020. 180(6): p. 1044-1066.

25. Forsythe, P. and J. Bienenstock, The mast cell-nerve functional unit: a key component of physiologic and pathophysiologic responses. Chem Immunol Allergy, 2012. 98: p. 196-221.

26. Fullerton, J.N. and D.W. Gilroy, Resolution of inflammation: a new therapeutic frontier. Nat Rev Drug Discov, 2016. 15(8): p. 551-67.

27. Geijtenbeek, T.B. and S.I. Gringhuis, Signalling through C-type lectin receptors: shaping immune responses. Nat Rev Immunol, 2009. 9(7): p. 465-79.

28. Ghosh, S., S.P. Nukavarapu, and V.R. Jala, Effects of heavy metals on gut barrier integrity and gut microbiota. Microbiota and Host, 2023. 2(1)

29. Grundy L, Brierley SM. Cross-organ sensitization between the colon and bladder: to pee or not to pee? Am J Physiol Gastrointest Liver Physiol. 2018;314(3):G301-8.

30. Guidi, J., et al., Allostatic Load and Its Impact on Health: A Systematic Review. Psychother Psychosom, 2021. 90(1): p. 11-27.

31. Guo, H., J.B. Callaway, and J.P. Ting, Inflammasomes: mechanism of action, role in disease, and therapeutics. Nat Med, 2015. 21(7): p. 677-87.

32. Guo, L.H. and H.J. Schluesener, The innate immunity of the central nervous system in chronic pain: the role of Toll-like receptors. Cell Mol Life Sci, 2007. 64(9): p. 1128-36.

33. Gupta, K. and I.T. Harvima, Mast cell-neural interactions contribute to pain and itch. Immunol Rev, 2018. 282(1): p. 168-187.

34. Hannibal, K.E. and M.D. Bishop, Chronic stress, cortisol dysfunction, and pain: a psychoneuroendocrine rationale for stress management in pain rehabilitation. Phys Ther, 2014. 94(12): p. 1816-25.

35. Hasegawa, T., et al., Macrophages and nociceptor neurons form a sentinel unit around fenestrated capillaries to defend the synovium from circulating immune challenge. Nat Immunol, 2024. 25(12): p. 2270-2283.

36. Headland SE, Norling LV. The resolution of inflammation: Principles and challenges. Semin Immunol. 2015;27(3):149-60.

37. Hill, R.Z. and D.M. Bautista, Getting in Touch with Mechanical Pain Mechanisms. Trends Neurosci, 2020. 43(5): p. 311-325.

38. Hokfelt, T., et al., Substance p: localization in the central nervous system and in some primary sensory neurons. Science, 1975. 190(4217): p. 889-90.

39. Hou, K., et al., Microbiota in health and diseases. Signal Transduct Target Ther, 2022. 7(1): p. 135.

40. Johansson, H., M. Djupsjobacka, and P. Sjolander, Influences on the gamma-muscle spindle system from muscle afferents stimulated by KCl and lactic acid. Neurosci Res, 1993. 16(1): p. 49-57.

41. Julius, D. and A.I. Basbaum, Molecular mechanisms of nociception. Nature, 2001. 413(6852): p. 203-10.

42. Julius, D., TRP channels and pain. Annu Rev Cell Dev Biol, 2013. 29: p. 355-84.

43. Kim, M.W., et al., Endogenous self-peptides guard immune privilege of the central nervous system. Nature, 2025. 637(8044): p. 176-183.

44. Kingsbury, S.R., P.G. Conaghan, and M.F. McDermott, The role of the NLRP3 inflammasome in gout. J Inflamm Res, 2011. 4: p. 39-49.

45. Klein Wolterink, R.G.J., et al., Neuroimmune Interactions in Peripheral Organs. Annu Rev Neurosci, 2022. 45: p. 339-360.

46. Koivisto, A.P. and A. Szallasi, Targeting TRP Channels for Pain, Itch and Neurogenic Inflammation. Int J Mol Sci, 2023. 25(1)

47. Koskderelioglu, N.E.a.A., Neurotoxic Agents and Peripheral Neuropathy. book, 2021.

48. Kotas, M.E. and R. Medzhitov, Homeostasis, inflammation, and disease susceptibility. Cell, 2015. 160(5): p. 816-827.

49. Lamkanfi, M. and V.M. Dixit, Inflammasomes and their roles in health and disease. Annu Rev Cell Dev Biol, 2012. 28: p. 137-61.

50. Levy, M., et al., Dysbiosis and the immune system. Nat Rev Immunol, 2017. 17(4): p. 219-232.

51. Li, S., et al., Coordinated alpha and gamma control of muscles and spindles in movement and posture. Front Comput Neurosci, 2015. 9: p. 122.

52. Lin, C.C., et al., An antinociceptive role for substance P in acid-induced chronic muscle pain. Proc Natl Acad Sci U S A, 2012. 109(2): p. E76-83.

53. Liu, L., et al., The Pathogenic Role of NLRP3 Inflammasome Activation in Inflammatory Bowel Diseases of Both Mice and Humans. J Crohns Colitis, 2017. 11(6): p. 737-750.

54. Lu, S., et al., Role of the inflammasome in insulin resistance and type 2 diabetes mellitus. Front Immunol, 2023. 14: p. 1052756.

55. Ma, M., W. Jiang, and R. Zhou, DAMPs and DAMP-sensing receptors in inflammation and diseases. Immunity, 2024. 57(4): p. 752-771.

56. Manco, G., E. Porzio, and T.M. Carusone, Human Paraoxonase-2 (PON2): Protein Functions and Modulation. Antioxidants (Basel), 2021. 10(2)

57. Medzhitov, R., Origin and physiological roles of inflammation. Nature, 2008. 454(7203): p. 428-35.

58. Medzhitov, R., The spectrum of inflammatory responses. Science, 2021. 374(6571): p. 1070-1075.

59. Medzhitov, R., Toll-like receptors and innate immunity. Nat Rev Immunol, 2001. 1(2): p. 135-45.

60. Meyer, J.N., et al., Mitochondria as a target of environmental toxicants. Toxicol Sci, 2013. 134(1): p. 1-17.

61. Mickle, A.D., A.J. Shepherd, and D.P. Mohapatra, Sensory TRP channels: the key transducers of nociception and pain. Prog Mol Biol Transl Sci, 2015. 131: p. 73-118.

62. Mishra, A. and G. Lal, Neurokinin receptors and their implications in various autoimmune diseases. Curr Res Immunol, 2021. 2: p. 66-78.

63. Mohammad, S. and C. Thiemermann, Role of Metabolic Endotoxemia in Systemic Inflammation and Potential Interventions. Front Immunol, 2020. 11: p. 594150.

64. Mostafa, G.A., Neurogenic inflammation and allergy Egypt J Pediatr Allergy Immunol, 2009.

65. Nicotra, L., et al., Toll-like receptors in chronic pain. Exp Neurol, 2012. 234(2): p. 316-29.

66. Nizet, V. and T. Yaksh, Neuroscience: Bacteria get on your nerves. Nature, 2013. 501(7465): p. 43-4.

67. Ornes, S., Core Concept: How nonequilibrium thermodynamics speaks to the mystery of life. Proc Natl Acad Sci U S A, 2017. 114(3): p. 423-424.

68. Parween, F. and R.D. Gupta, Insights into the role of paraoxonase 2 in human pathophysiology. Journal of Biosciences, 2022. 47(1)

69. Passatore, M. and S. Roatta, Influence of sympathetic nervous system on sensorimotor function: whiplash associated disorders (WAD) as a model. Eur J Appl Physiol, 2006. 98(5): p. 423-49.

70. Patel, R., C. Montagut-Bordas, and A.H. Dickenson, Calcium channel modulation as a target in chronic pain control. Br J Pharmacol, 2018. 175(12): p. 2173-2184.

71. Pathan, E.M.I. and R.D. Inman, Pain in spondyloarthritis: A neuro-immune interaction. Best Pract Res Clin Rheumatol, 2017. 31(6): p. 830-845.

72. Pavlov, V.A., et al., The cholinergic anti-inflammatory pathway: a missing link in neuroimmunomodulation. Mol Med, 2003. 9(5-8): p. 125-34.

73. Peng, L., et al., Substance P and fibrotic diseases. Neuropeptides, 2019. 76: p. 101941.

74. Perner, C., et al., Substance P Release by Sensory Neurons Triggers Dendritic Cell Migration and Initiates the Type-2 Immune Response to Allergens. Immunity, 2020. 53(5): p. 1063-1077 e7.

75. Price, T.J., et al., Chloride regulation in the pain pathway. Brain Res Rev, 2009. 60(1): p. 149-70.

76. Ramachandran, R., Neurogenic inflammation and its role in migraine. Semin Immunopathol, 2018. 40(3): p. 301-314.

77. Ranade, S.S., R. Syeda, and A. Patapoutian, Mechanically Activated Ion Channels. Neuron, 2015. 87(6): p. 1162-1179.

78. Raychaudhuri, S.P. and S.K. Raychaudhuri, Role of NGF and neurogenic inflammation in the pathogenesis of psoriasis. Prog Brain Res, 2004. 146: p. 433-7.

79. Rehwinkel, J. and M.U. Gack, RIG-I-like receptors: their regulation and roles in RNA sensing. Nat Rev Immunol, 2020. 20(9): p. 537-551.

80. Rohleder, N., Stimulation of systemic low-grade inflammation by psychosocial stress. Psychosom Med, 2014. 76(3): p. 181-9.

81. Russo, A.F. and D.L. Hay, CGRP physiology, pharmacology, and therapeutic targets: migraine and beyond. Physiol Rev, 2023. 103(2): p. 1565-1644.

82. Schett G, Neurath MF. Resolution of chronic inflammatory disease: universal and tissue-specific concepts. Nat Commun. 2018;9(1):3261.

83. Selena Harrison *, P.G., Substance P. The International Journal of Biochemistry & Cell Biology, 2001. 33: p.

555–576.

84. Shi, G.P., I. Bot, and P.T. Kovanen, Reply: The complexity of substance P-mediated mast cell activation. Nat Rev Cardiol, 2017. 14(2): p. 124.
85. Shimizu, F. and M. Nakamori, Blood-Brain Barrier Disruption in Neuroimmunological Disease. Int J Mol Sci, 2024. 25(19).
86. Shreiner, A.B., J.Y. Kao, and V.B. Young, The gut microbiome in health and in disease. Curr Opin Gastroenterol, 2015. 31(1): p. 69–75.
87. Sorkin, L.S., et al., Origins of antidromic activity in sensory afferent fibers and neurogenic inflammation. Semin Immunopathol, 2018. 40(3): p. 237–247.
88. Sousa-Valente, J. and S.D. Brain, A historical perspective on the role of sensory nerves in neurogenic inflammation. Semin Immunopathol, 2018. 40(3): p. 229–236.
89. Sterling, M., G. Jull, and A. Wright, The effect of musculoskeletal pain on motor activity and control. J Pain, 2001. 2(3): p. 135–45.
90. Sterling, P. and J. Eyer, Biological basis of stress-related mortality. Soc Sci Med E, 1981. 15(1): p. 3–42.
91. Sterling, P., Allostasis: a model of predictive regulation. Physiol Behav, 2012. 106(1): p. 5–15.
92. Strowig, T., et al., Inflammasomes in health and disease. Nature, 2012. 481(7381): p. 278–86.
93. Sugimoto, M.A., et al., Resolution of Inflammation: What Controls Its Onset? Front Immunol, 2016. 7: p. 160.
94. Sun, Q., et al., Heavy metals induced mitochondrial dysfunction in animals: Molecular mechanism of toxicity. Toxicology, 2022. 469: p. 153136.
95. Suvas, S., Role of Substance P Neuropeptide in Inflammation, Wound Healing, and Tissue Homeostasis. J Immunol, 2017. 199(5): p. 1543–1552.
96. Swanson, K.V., M. Deng, and J.P. Ting, The NLRP3 inflammasome: molecular activation and regulation to therapeutics. Nat Rev Immunol, 2019. 19(8): p. 477–489.
97. Takeda K, Akira S. Toll receptors and pathogen resistance. Cell Microbiol. 2003;5(3):143–53.
98. Tóth-Mészáros, A., et al., The effect of adaptogenic plants on stress: A systematic review and meta-analysis. Journal of Functional Foods, 2023. 108.
99. Tourkochristou, E., et al., Role of NLRP3 inflammasome in inflammatory bowel diseases. World J Gastroenterol, 2019. 25(33): p. 4796–4804.
100. Tracey, K.J., The inflammatory reflex. Nature, 2002. 420(6917): p. 853–9.
101. Tsantoulas, C. and S.B. McMahon, Opening paths to novel analgesics: the role of potassium channels in chronic pain. Trends Neurosci, 2014. 37(3): p. 146–58.
102. Ulloa, L., S. Quiroz-Gonzalez, and R. Torres-Rosas, Nerve Stimulation: Immunomodulation and Control of Inflammation. Trends Mol Med, 2017. 23(12): p. 1103–1120.
103. Ulloa, L., The vagus nerve and the nicotinic anti-inflammatory pathway. Nat Rev Drug Discov, 2005. 4(8): p. 673–84.
104. Veiga-Fernandes, H. and D. Mucida, Neuro-Immune Interactions at Barrier Surfaces. Cell, 2016. 165(4): p. 801–11.
105. Vilardi, A., et al., Current understanding of the interplay between extracellular matrix remodelling and gut permeability in health and disease. Cell Death Discov, 2024. 10(1): p. 258.
106. Zhang, J., et al., The modality-specific contribution of peptidergic and non-peptidergic nociceptors is manifest at the level of dorsal horn nociresponsive neurons. J Physiol, 2013. 591(4): p. 1097–110.

107. Zhang, M., et al., Mechanically Activated Piezo Channels Mediate Touch and Suppress Acute Mechanical Pain Response in Mice. Cell Rep, 2019. 26(6): p. 1419-1431 e4.

108. Zmora, N., et al., Personalized Gut Mucosal Colonization Resistance to Empiric Probiotics Is Associated with Unique Host and Microbiome Features. Cell, 2018. 174(6): p. 1388-1405 e21.

통증의 베일을 벗기다

PAIN UNVEILED:

The Hidden Science of Inflammation and Sensation

염 증 과 감 각 의 숨 겨 진 과 학

제2부

통증의 재해석: 신경면역조절을 통한 새로운 치료 패러다임

이 책은 염증과 통증의 상호작용을 설명하는 과정에서 항상성과 적응적 항상성(allostasis)의 개념을 중심으로 이야기를 풀어낸다. 이를 통해, 인체가 어떻게 균형을 유지하고 염증과 통증을 다루는지에 대한 이해를 돕는다. 이 책은 특히 염증 반응의 초기와 후기에서 어떻게 인체가 반응하고, 그 과정이 어떻게 통증과 연결되는지를 설명한다.

Part I

통증이란 무엇인가?

Chapter

Chapter 1

통증 인식에 대한 간단한 역사

통증이란 우리 몸에서 손상이나 이상이 발생했을 때 **경고 신호**로 작용하는 감각이다. 즉, 통증은 단순히 불편함이나 고통을 주는 것이 아니라, **몸에 무언가 잘못되었음을 알리는 중요한 메시지**이다.

- **통증의 목적과 우리 몸에서의 필요성**
  우리 몸에서 **통증**은 단순히 고통스러운 감각이 아니라, 생존을 위해 매우 중요한 역할을 한다. 통증이 생기는 목적과 필요성을 쉽게 설명하자면, **우리 몸의 손상을 방지하고 스스로를 보호하기 위한 경고 신호**라고 생각할 수 있다. 항상성을 유지하는 과정에서 통증은 다음과 같은 중요한 역할을 한다.

1. 고대 문명에서의 통증 인식

고대 문명에서의 통증 인식은 주로 초자연적 혹은 신학적 해석에 기반하고 있었다. 메소포타미아와 이집트 문명에서는 통증을 신들의 징벌이나 악령의 저주로 해석했으며, 이에 대한 치료는 주로 종교적 의식과 주술적 행위를 통해 이루어졌다. 이러한 초자연적 해석은 당시의 세계관과 질병에 대한 제한된 이해를 반영한다.

그러나 기원전 5세기경 그리스의 히포크라테스(Hippocrates, BC 460-370)는 통증에 대한 새로운 해석을 제시했다. 그는 통증이 신의 징벌이 아닌 체내의 생리학적 불균형에서 비롯된다고 주장했다. 히포크라테스의 4체액설(Four Humors Theory)에 따르면, 인체는 혈액(sanguis), 황담즙(yellow bile), 점액(phlegm), 흑담즙(black bile)의 네 가지 체액으로 구성되어 있으며, 이들 간의 불균형이 통증과 질병을 유발한다고 설명했다. 비록 현대 의학의 관점에서 볼 때 과학적 정확성은 부족했으나, 이는 통증을 자연적 현상으로 이해하려 한 최초의 체계적 시도로서 의학사적 의의가 크다.

2. 중세 시기

중세시대(Medieval Period, 5-15세기)의 통증에 대한 인식은 당시의 종교적, 철학적 세계관과 밀접하게 연관되어 있었다. 이 시기에는 통증이 단순한 신체적 현상이 아닌, 종교적 의미를 지닌 영적 경험으로 해석되었다. 특히 기독교적 관점에서 통증은 원죄에 대한 징벌이나 영혼의 정화 과정으로 이해되었으며, 예수의 수난을 본받아 고통을 감내하는 것이 종교적 덕목으로 여겨졌다.

중세 의학은 고대 그리스-로마의 의학 전통을 일부 계승했으나, 실증적 연구나 해부학적 탐구가 제한되어 있었다. 따라서 통증에 대한 효과적인 의학적 처치가 매우 제한적이었으며, 대부분의 경우 허브나 알코올과 같은 단순한 진통 방법에 의존했다. 이러한 의학적 한계는 통증을 신의 뜻으로 받아들이고 견디는 것을 미덕으로 보는 당시의 종교적 태도를 더욱 강화했다. 이러한 중세의 통증관은 근대 이후 과학적 의학이 발전하기 전까지 서구 사회의 지배적인 관점으로 유지되었다.

3. 근대 의학의 시작

17-18세기는 통증에 대한 과학적 이해의 토대가 마련된 시기였다. 이전까지 주로 종교적, 철학적 관점에서 다루어졌던 통증이 생리학적 현상으로 재조명되기 시작했다. 특히 르네 데카르트(René Descartes, 1596-1650)의 연구는 통증의 신경생리학적 이해에 획기적인 전환점을 제시했다.

데카르트는 그의 저서 『인체에 관한 논고(Traité de l'Homme)』에서 통증이 특정 신체 부위에서 발생하여 신경을 따라 뇌로 전달되는 기계적 과정이라는 이론을 제시했다. 그는 통증을 외부 자극에 의해 유발되는 감각 신호의 전달 과정으로 설명했는데, 이는 당시로서는 혁신적인 개념이었다. 이러한 데카르트의 이론은 통증을 신체적 메커니즘으로 이해하려는 근대 의학의 시발점이 되었으며, 이후 신경계를 통한 통증 전달 경로 연구의 기초를 마련했다. 이는 현대 통증 의학의 이론적 토대가 된 중요한 역사적 전환점으로 평가받고 있다.

4. 마취의 발명과 수술

19세기 의학의 가장 혁신적인 발전 중 하나는 마취제의 발명이었다. 1846년 윌리엄 모턴(William Morton)이 메사추세츠 종합병원에서 에테르(ether)를 이용한 전신마취에 성공함으로써, 수술 의학의 새로운 전기를 맞이하게 되었다. 이전까지 수술은 환자의 극심한 고통을 수반할 수밖에 없었으며, 이로 인해 신속한 술기가 집도의의 가장 중요한 덕목으로 여겨졌다. 에테르 마취의 도입은 단순히 수술 중 통증을 제거하는 것을 넘어, 외과 의학 전반에 지대한 영향을 미쳤다. 수술 시간의 제약에서 벗어나 보다 정교한 수술이 가능 해졌으며, 이는 새로운 수술 기법의 개발로 이어졌다. 또한 통증에 대한 의학적 인식이 크게 변화하여, 통증 관리가 의학의 중요한 한 분야로 자리잡게 되었다. 마취의 발전은 19세기 의학 혁명의 핵심 요소로서, 현대 외과학 발전의 토대를 마련하였다고 평가받는다.

5. 현대 통증 과학의 발전

20세기 통증 의학의 발전은 크게 두 시기로 구분할 수 있다. 전반기에는 신경과학과 생리학의 급격한 발전에 힘입어 통증의 신경생리학적 기전이 규명되기 시작했다. 통증 전달 경로의 해부학적 구조가 밝혀졌으며, 시냅스에서의 신경전달물질의 역할이 확인되었다. 이러한 과학적 발견은 약물을 통한 통증 조절의 이론적 근거를 제공했으며, 특히 마약성 진통제의 작용 기전에 대한 이해를 크게 향상시켰다.

후반기에 들어서면서 통증에 대한 이해는 더욱 포괄적으로 확장되었다. 만성통증이 단순한 감각 신호의 전달이 아닌, 복잡한 신경계 재구성 과정을 수반한다는 사실이 밝혀졌다. 또한 심리적 요인이 통증의 인식과 지속에 미치는 영향이 주목받기 시작했다. 이러한 새로운 발견들은 통증 치료에 있어 생물학적 접근만으로는 불충분하다는 인식을 가져왔으며, 생물-심리-사회적 모델(biopsychosocial model)이라는 새로운 치료 패러다임의 등장으로 이어졌다. 이는 현대 통증 의학의 이론적 기반이 되었으며, 다학제적 접근의 필요성을 제기하였다.

6. 현대의 통증 관리

현대 통증 의학은 앞서 언급한 것처럼 생물-심리-사회적 모델(biopsychosocial model)을 중심으로 한 통합적 접근을 채택하고 있다. 이는 통증이 단순한 생리적 현상이 아니라, 신체의 항상성 유지 기전, 심리적 상태, 그리고 사회적 환경이 복합적으로 작용하는 다차원적 경험이라는 인식에 기반한다. 이러한 패러다임의 변화는 통증 치료 전략의 근본적인 전환을 가져왔다.

현대의학적 통증 관리는 다음과 같은 요소들을 통합적으로 고려한다.

첫째, 생물학적 측면에서 신체의 항상성 회복을 목표로 한다.

둘째, 심리적 중재를 통해 통증에 대한 인지적 대처 능력을 향상시킨다.

셋째, 재활 치료를 통해 신체 기능의 회복을 도모한다.

넷째, 생활 습관의 개선을 통해 장기적인 건강 관리를 지원한다.

이러한 다면적 접근은 단순한 증상 완화를 넘어, 환자의 전반적인 삶의 질 향상을 목표로 한다. 이는 통증 관리에 있어 약물 치료나 수술적 중재가 전체 치료 계획의 일부일 뿐, 그 자체로 완전한 해결책이 될 수 없다는 현대 의학의 인식을 반영한다.

Part II

통증의 과학

Chapter

Chapter 1

통증의 신경학적 이해

1. 통증의 시작점: 침해수용체

침해수용체(nociceptor)는 통증 감지와 전달의 일차적 구조물로서(그림 2-1), 감각신경 말단에 위치한 특수한 수용체이다. 이는 유해자극을 감지하는 데 특화된 감각 수용기로, 조직 손상을 일으킬 수 있는 기계적, 화학적, 열적 자극을 감지하여 전기적 신호로 변환한다. 침해수용체는 피부, 근육, 관절, 내장기관 등 인

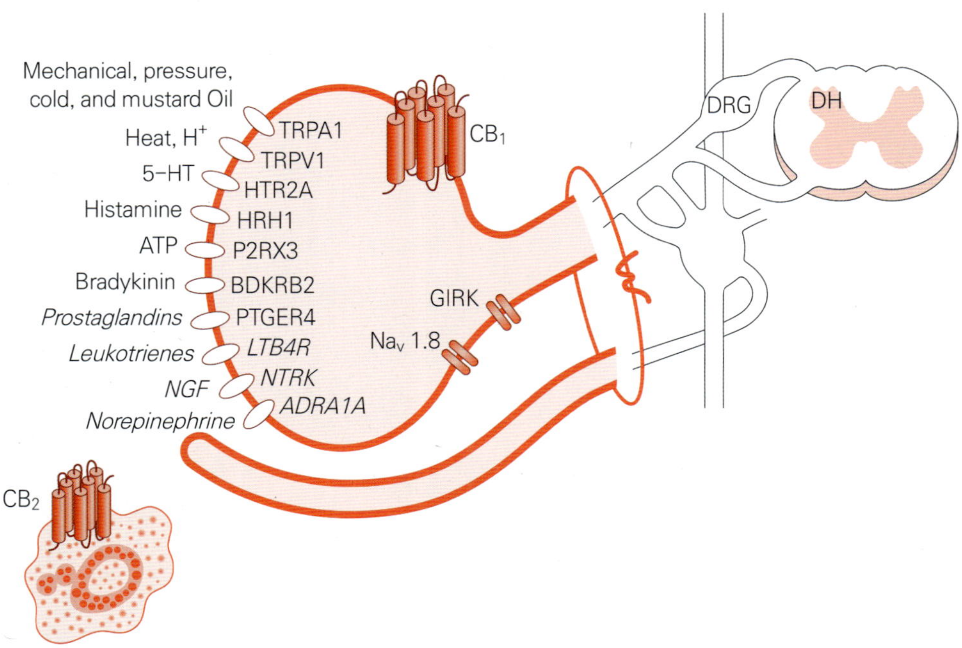

그림 2-1. 다중양식(polymodal) 수용체인 침해수용체에 발현되어 있는 여러 세부 수용체들은 수용체 전위를 형성하여 임계치 전위에 도달할 때까지 전위를 축적하는 역할을 한다.

체의 다양한 조직에 분포하며, 조직의 손상이나 잠재적 위험 요소를 감지하는 생체 경보 시스템으로 기능한다. 이들 수용체가 활성화되면 활동전위(action potential)가 발생하여 중추신경계로 전달되며, 이는 궁극적으로 통증 인식과 회피 반응을 유도한다. 이러한 보호 기전은 생체의 항상성 유지와 생존에 필수적인 역할을 담당한다.

1) 침해수용체는 어떻게 작동하나?

침해수용체는 인체의 대부분의 조직과 장기에 광범위하게 분포한다. 그러나 머리카락, 뇌 실질, 간, 콩팥 실질, 연골과 같은 특정 조직에서는 발견되지 않는다. 이들 수용체는 조직에 잠재적 손상을 줄 수 있는 다양한 유해자극에 반응하여 활성화되며, 그 자극의 종류는 다음과 같이 분류된다.

① 열 자극: 고온 또는 저온에 의한 자극
② 기계적 자극: 조직의 물리적 손상이나 과도한 압력
③ 화학적 자극: 염증 매개물질이나 유해 화학물질에 의한 자극
④ 미생물 자극: 세균 , 진균 등

침해수용체가 이러한 자극을 감지하면, 발생된 신호는 체성감각 신경계를 통해 중추신경계로 전달된다. 이 신호는 척수-시상을 거쳐 뇌에 도달하며, 대뇌피질에서 통증으로 인식된다. 이러한 통증 인식은 즉각적인 방어 반응을 유도하여 조직 손상을 최소화하는 데 기여한다. 예컨대 화상의 위험이 있는 상황에서 나타나는 즉각적인 회피 반응은 이러한 보호 기전의 대표적 예시이다.

2) 침해수용체의 중요성

침해수용체는 우리 몸의 손상이나 잠재적 위협을 감지하는 중요한 신경 수용체로, 생체 방어 기전에서 필수적인 역할을 담당한다. 만약 침해수용체가 존재하지 않는다면, 손상이 발생했을 때 이를 인지하지 못하여 적절한 대응이 이루어지지 않을 것이다. 예를 들어, 손이 뜨거운 물체에 닿아도 통증을 느끼지 못한다면, 손이 심각하게 손상될 때까지 자극이 계속될 가능성이 높다. 따라서 침해수용체는 손상으로부터 신체를 보호하고 위험 상황에서 벗어나도록 돕는 데 필수적이다.

{ 요약 }

침해수용체는 외부에서 가해지는 손상이나 유해 자극을 감지하여 통증 신호를 생성하는 신경 수용체이다. 이러한 신호는 중추신경계로 전달되어 손상이나 위협에 대한 인식을 가능하게 하며, 이를 통해 적절한 방어 및 회피 반응을 유도함으로써 신체를 보호하는 중요한 역할을 한다.

2. 통증 신호가 신경계를 통해 전달되는 방식

1) 통증 신호의 시작(침해수용체의 역할)

침해수용체는 유해한 자극이나 조직 손상을 감지하는 특화된 감각 신경 수용체로, 생체 방어 기전에서 핵심적인 역할을 수행한다. 이러한 수용체는 기계적, 열적, 화학적 자극, 미생물 특히 세균, 진균과 같은 잠재적으로 해로운 신호를 인식하고 이를 통증 신호로 변환하여 중추신경계로 전달한다.

만약 침해수용체가 존재하지 않는다면, 신체가 손상되는 상황에서도 이를 감지하거나 회피할 수 없게 되어 심각한 손상으로 이어질 수 있다. 예를 들어, 손이 뜨거운 물체에 닿았을 때 침해수용체는 즉시 이 자극을 감지하고 위험 신호를 척수와 뇌로 전달한다. 그 결과, 통증이라는 형태로 자극을 인식하고 신속히 손을 떼는 반응을 유도하게 된다.

2) 통증 신호의 전달 경로

통증 자극이 가해지면 침해수용체가 활성화되어 전기적 신호인 활동전위를 생성한다. 이러한 신호는 말초 신경(peripheral nerves)을 통해 신경 섬유를 따라 이동하게 된다. 말초 신경은 피부, 근육, 관절과 같은 신체 말단에서 발생한 자극 정보를 중추신경계로 전달하는 역할을 한다.

구체적으로, 손이나 발과 같은 신체의 말단 부위에서 통증 자극이 발생하면, 그 정보는 해당 부위에 분포된 감각 신경을 따라 척수(spinal cord)로 전달된다. 척수는 이러한 통증 신호를 중계하는 중간 경로로서, 전달된 신호를 중추신경계(뇌)로 보내 통증을 인식하게 한다. 이 과정은 말초에서 중추로의 신경 신호 전달을 통해 신체가 통증에 적절하게 반응할 수 있도록 한다.

3) 척수에서 뇌로의 통증 신호 전달

통증 신호는 말초 신경을 따라 척수로 전달된 후, 중추신경계를 통해 뇌로 전달된다. 척수는 이러한 신호를 중계하는 중요한 역할을 하며, 통증 자극이 척수에 도달하면 상행 신경 경로를 통해 뇌로 신호를 전달한다.

이 과정에서 통증 신호는 시상(thalamus)이라는 뇌의 중계소에 도착하게 된다. 시상은 통증 신호를 수용하고 이를 뇌피질의 신체 감각 영역(somatosensory cortex)으로 전달한다. 뇌피질 신체 감각 영역은 통증 신호를 해석하여 통증의 위치, 강도, 성질에 대한 정보를 처리한다.

이때, 뇌는 해당 자극에 대한 정확한 인식을 통해 통증의 원인을 파악하고 반응을 결정하게 된다. 예를 들어, 뜨거운 물체에 손이 닿았을 경우, 뇌는 즉각적으로 "손이 뜨겁다"는 인식을 하고 신체를 보호하기 위한 반사적 또는 의식적 반응을 유도한다(Fundamentals of Pain Medicine. Springer book).

4) 뇌의 반응과 행동 명령

뇌는 통증 신호를 감지하고 이에 대한 즉각적인 반응을 결정하는 중추 역할을 한다. 통증 신호가 척수를 통해 뇌로 전달되면, 시상(thalamus)이 이를 받아들이고 신체 감각 피질(somatosensory cortex)로 전달한다. 신체 감각 피질은 통증의 위치와 강도를 분석하여 상황을 인식한다.

예를 들어, 손이 뜨거운 물체에 닿았을 경우, 뇌는 이를 위협적인 자극으로 판단하고 즉각적으로 반응을 명령한다. 이러한 명령은 운동 신경을 통해 전달되며, 손 근육에 "손을 빨리 떼라"는 신호를 보낸다. 이 반응은 반사적으로 일어나며, 결과적으로 더 큰 손상으로부터 신체를 보호하는 중요한 방어 기전이 된다.

따라서 뇌는 감각 신호를 분석하고 적절한 대응을 결정하는 중추 기관으로, 통증에 대한 즉각적이고 효과적인 반응을 유도함으로써 신체의 항상성과 안전을 유지하는 역할을 한다.

3. 활동전위와 시냅스가 통증 감각에서 어떻게 작용하는가?

1) 활동전위: 통증 신호의 전기적 전달 기전

활동전위는 신경세포에서 발생하는 전기 신호로, 자극을 받은 통증 정보를 신경계를 따라 전달하는 핵심적인 기전이다. 마치 전기 스위치를 켜면 전류가 흐르는 것과 유사하게, 신경세포가 특정 자극에 의해 활성화되면 전기 신호가 발생하여 통증 신호를 전달한다.

(1) 침해수용체의 활성화

- 통증을 유발하는 자극(예: 열, 압박, 화학 물질)에 의해 침해수용체가 활성화된다.
- 이 과정에서 신경세포의 막전위에 변화가 일어나며, 일정한 역치(threshold)를 넘으면 활동전위가 발생한다.

(2) 전기 신호의 이동

- 활성화된 신경세포는 세포막을 따라 전기적 신호를 빠르게 전달한다.
- 활동전위는 축삭(axon)을 따라 척수와 중추신경계로 이동하며, 통증 정보를 전달하는 역할을 한다.

(3) 활동전위의 역할

- 활동전위는 신경세포가 자극을 전기적 방식으로 전달하는 기본 원리이며, 이 신호가 없다면 통증 정보는 뇌까지 도달하지 못한다.

2) 시냅스: 신경세포 간의 신호 전달 연결부

시냅스(synapse)는 신경세포와 신경세포가 연결되는 접합부로, 통증 신호의 전달 과정에서 중요한 역할을 한다. 신경세포는 연속적으로 연결된 구조가 아니라 개별적으로 존재하며, 이들 사이를 연결하고 신호를 전달하는 매개체가 바로 시냅스이다.

(1) 시냅스에서의 신호 변환

- 통증 신호가 신경세포의 축삭 말단(axon terminal)에 도달하면, 전기 신호는 시냅스를 통해 전달되어야 한다.
- 시냅스에서는 전기 신호가 화학적 신호로 변환되며, 신경전달물질(neurotransmitter)이 분비된다.

(2) 신경전달물질의 역할

- 신경전달물질은 시냅스 틈(synaptic cleft)을 가로질러 다음 신경세포의 수용체에 결합한다.
- 이 결합에 의해 다음 신경세포가 활성화되면서, 다시 전기 신호를 생성하여 신경계를 따라 통증 신호가 전달된다.

(3) 시냅스 신호 전달의 반복

- 시냅스에서의 신호 변환과 전달 과정이 반복되면서 통증 신호는 중추신경계, 특히 뇌로 전달된다.
- 이 과정을 통해 최종적으로 통증 자극이 뇌에서 인식되고 해석된다.

4. 통증 조절에서의 중간신경의 역할

통증 발생 기전에서 감각 신경(뉴런)과 운동 신경(뉴런)을 연결하는 중간(개재)신경(interneuron)은 중요한 역할을 수행한다. 중간 신경은 주로 중추신경계(뇌와 척수)에 위치하며, 감각 신경으로부터 받은 정보를 처리하고 운동 신경으로 전달하는 중계 역할을 한다(Encyclopedia of pain, springer nature).

중간 신경의 기본 역할: 정보 통합 및 처리, 반사 작용 중계, 통증 조절

1) 척수 내 통증 조절 회로의 중간 신경

(1) 억제성 중간 신경의 역할(그림 2-2)

- GABA성 중간 신경과 glycine성 중간 신경이 주요 억제성 중간 신경으로 작용한다.
- 척수 후각의 lamina I-III에 주로 분포하며 통증 신호의 게이트 컨트롤에 관여한다.
- Parvalbumin-expressing interneuron들이 기계적 자극의 전달을 선택적으로 조절한다.

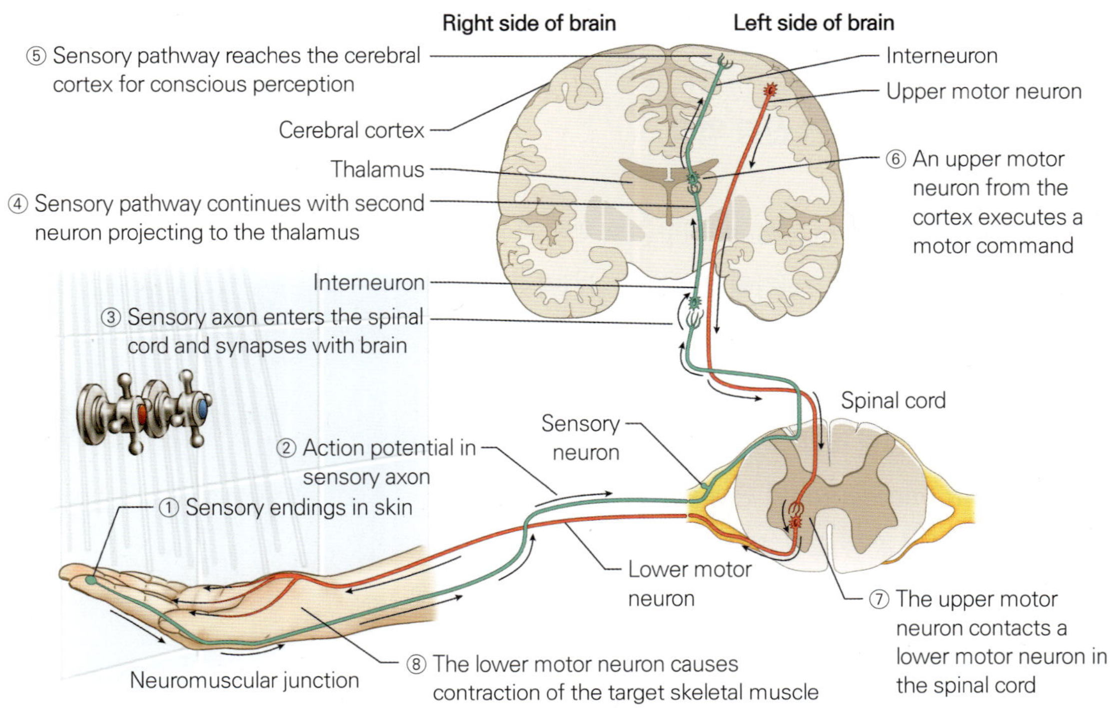

그림 2-2. 감각신경(sensory neurons)은 정보를 중추신경계(CNS)를 향해 전달하고 운동신경(motor neurons)은 중추신경계로부터 정보를 전달한다. 중간신경(interneurons)은 척수나 뇌 내에서 주로 감각신경과 운동신경 사이를 오가며 신경 임펄스를 전달한다.

(2) 흥분성 중간 신경의 역할

- Somatostatin-expressing excitatory interneuron이 기계적 통증 전달에 필수적이다.
- Calretinin-expressing interneuron이 열 자극 전달에 관여한다.
- 척수 후각의 lamina I projection neuron으로의 신호 증폭에 관여한다.

2) 통증 감작에서의 중간 신경 변화

(1) 시냅스 가소성

- 만성통증 상태에서 억제성 중간 신경의 기능 저하가 발생한다.
- KCC2 발현 감소로 인한 GABA/glycine 시냅스의 억제 효과가 감소한다.
- Microglia-neuronal signaling에 의한 억제성 시냅스 기능이 조절된다.

(2) 신경회로 재구성

- 말초 신경 손상 후 억제성 중간 신경의 세포사가 발생한다.
- PKCγ-expressing excitatory interneuron의 활성이 증가한다.
- 척수 내 신경회로의 구조적 재구성이 발생한다.

3) 운동 조절에서의 중간 신경 역할

(1) 운동신경원 조절

- Ia inhibitory interneuron이 길항근 억제에 관여한다.
- Renshaw cell이 운동신경원의 되먹임 억제에 관여한다.
- 통증 상태에서 운동 조절 회로의 변화가 발생한다.

(2) 감마운동신경원 조절

- Group II interneuron이 근방추 감도 조절에 관여한다.
- 만성통증에서 운동 조절 회로의 불균형이 발생한다.

4) 하행성 조절과 중간 신경

(1) 하행성 통증 조절 시스템

- PAG-RVM 시스템이 척수 중간 신경의 활성을 조절한다.
- Noradrenergic 하행성 경로가 억제성 중간 신경을 활성화한다.

(2) 만성통증에서의 변화

- 하행성 억제 시스템의 기능이 저하된다.
- Descending facilitation이 증가한다.

5. 통증과 항상성 감정의 연관

미국의 신경생리학자 Craig, AD(애리조나주 Atkinson Pain Research Lab)는 통증을 배고픔(hunger), 목마름(thirst), 가려움(itching)과 같은 체내 항상성 감정(homeostatic emotions)의 범주로 분류하는 독창적인 관점을 제시한다. 이 이론은 통증을 단순히 조직 손상이나 질병의 결과로 보는 기존의 관점에서 벗어나, 몸이 항상성을 유지하기 위해 필요한 기능적 감정 상태로 재정의하였다.

체내 항상성 감정이란, 신체가 내부 환경의 균형을 유지하기 위해 다양한 신호를 감지하고 적절히 대응하는 과정에서 발생하는 감정이다. 예를 들어, 배고픔은 에너지 요구를, 목마름은 수분 보충의 필요성을, 가려움은 외부 자극으로부터의 보호 요구를 반영한다 마찬가지로 통증도 이러한 신체의 요구를 반영하는 감정으로 볼 수 있다는 것이 Craig의 주장이다.

이 관점은 통증이 단순히 불쾌한 경험에 그치지 않고, 신체의 생존과 회복을 위한 중요한 경고 신호이자 내적 균형을 유지하기 위한 정교한 메커니즘임을 시사한다. Craig의 이론은 통증의 본질과 목적을 이해하는 새로운 길을 열어주며, 이를 기반으로 통증 관리와 치료의 접근 방식을 재고할 수 있는 통찰을 제공한다.

1) 통증과 항상성 감정의 연관성

Craig는 통증을 고통스러운 감정으로서 인식하는 것이 아니라, 신체의 생리적 상태에 대한 정보를 전달하는 항상성 신호로 보았다. 통증은 신체가 손상을 감지했을 때 주의를 환기시키고, 손상을 해결하기 위해 행동을 촉구하는 방식으로 작용한다. 이는 배고픔이 음식을 섭취하게 하고, 목마름이 물을 마시게 하는 것과 유사한 기능을 한다는 설명이다.

(1) 통증의 경고 역할

통증은 신체에 대한 손상이나 잠재적 손상에 대해 경고하는 체내 경고 시스템으로 작동하며, 신체가 적절히 대응하도록 만든다. 통증을 통해 신체는 손상을 피하고 복구에 필요한 조치를 취하게 된다.

(2) 통증의 행동 유도

통증은 특정 부위를 쉬게 하거나 보호하는 행동을 유도하는데, 이는 몸이 더 이상의 손상을 방지하고 치유할 수 있는 기회를 제공한다. 이러한 감정은 모두 몸이 항상성 상태를 유지하기 위한 생리적 요구에서 비롯된다.

2) 통증을 포함한 항상성 감정의 특징

항상성 감정은 감각적 자극에 의해 발생하는 감정 상태로, 이러한 감정들은 신체 내에서 발생하는 물리적 불균형을 인식하고, 그에 대응하는 행동을 촉구하는 역할을 한다. 예를 들어:

- 배고픔은 에너지가 부족할 때 음식 섭취를 유도한다.
- 목마름은 수분이 부족할 때 물 섭취를 유도한다.
- 가려움은 피부 자극으로 인해 긁는 행동을 유도한다.
- 통증은 조직 손상이나 잠재적 손상을 경고하여 해당 부위를 보호하거나 치유를 촉진하는 행동을 유도한다.

이처럼 Craig는 통증이 배고픔이나 목마름과 같은 체내 항상성 요구에 대응하는 감정이라는 점에서 항상성 감정의 일종으로 보았다.

3) 과학적 근거 및 논문

Craig의 이론은 통증과 항상성 감정의 연관성을 설명하는 신경과학적 연구를 통해 뒷받침된다. Craig는 특히 통증을 처리하는 뇌의 내측 시상경로(medial spinothalamic pathway)와 관련된 신경 기전을 설명하며, 이러한 경로가 통증뿐만 아니라 다른 항상성 감정도 처리하는 데 중요한 역할을 한다고 주장한다.

주요 논문 요점

- Craig AD, "A new view of pain as a homeostatic emotion", Trends in Neurosciences, 2003. 이 논문에서 Craig는 통증을 항상성 감정으로 재정의하고, 통증이 신체 내 항상성을 유지하기 위한 주요 경고 신호라는 이론적 배경을 제시한다. 특히 통증이 내측 시상(medial thalamus) 및 전두엽의 관련된 뇌 영역에서 처리되는 방식에 대해 설명한다.
- Craig AD, "How do you feel? Interoception: the sense of the physiological condition of the body", Nature Reviews Neuroscience, 2002. 이 논문에서 Craig는 통증과 다른 항상성 감정이 내부 감각(interoception)을 통해 인식되고, 이를 통해 신체의 내부 상태를 모니터링하고 적절한 행동을 유도한다고 설명한다. **통증**과 **갈증**, **배고픔** 등이 모두 이러한 내부 감각에 의해 조절된다는 점을 강조한다.

4) 신경 해부학적 경로: 통증의 뇌내 경로

통증을 항상성 감정으로 설명하는 Craig의 이론은 신경 해부학적 경로(neuroanatomical pathways)와 밀접한 관련이 있다. 통증은 척수에서 출발하여 시상(thalamus)을 통해 대뇌피질로 전달되며, 특히 내측 시상로와 대뇌 전두엽의 관련 경로에서 처리된다.

- 내측 시상로는 감정적인 통증 처리와 관련이 있으며, 이는 통증 신호가 단순히 물리적 감각뿐만 아니라 정서적 반응을 유발하는 이유이다. 이는 통증이 신경생리학적으로 감정적 반응을 포함하는 복합적 현상임을 보여준다.

5) 정리: 통증의 항상성 감정

Craig의 관점에서 통증은 단순한 고통이 아니라 신체의 항상성을 유지하기 위한 중요한 신호로 작용한다. 배고픔이 에너지 부족을 해결하기 위해 음식을 섭취하도록 유도하고, 목마름이 수분 보충을 촉구하듯이, 통증은 손상된 조직이나 잠재적 위험에 주의를 기울이게 하여 회복과 보호를 위한 행동을 유도한다. 이러한 통증의 역할은 신체가 더 큰 손상을 피하고 치유를 촉진하는 데 필수적이며, 이는 항상성 감정(homeostatic emotions)이라는 범주에서 배고픔, 목마름, 가려움과 같은 다른 감정들과 동일한 기능적 기전을 공유한다. 따라서 통증은 생리적 불균형을 해결하기 위해 신체의 요구에 대응하는 감정적 신호로 이해될 수 있다.

6. 우리 몸은 어떻게 자극에 대해서 느끼고 반응하는가?

1) 척수와 삼차신경의 후각(Lamina I)의 중요성

척수의 후각(dorsal horn)과 삼차신경의 후각은 감각 신경계에서 통증과 체감각 정보를 처리하는 핵심 구조물로, 특히 Lamina I은 이러한 역할에 있어 매우 중요한 영역이다(그림 2-3). Lamina I은 척수 후각과 뇌간의 삼차신경 후각에 위치한 얇은 신경세포 층으로, 주로 침해성 자극(noxious stimuli) 및 체내 항상성과 관련된 감각 정보를 중추신경계에 전달하는 역할을 한다.

2) Lamina I의 기능

Lamina I의 신경세포는 주로 침해수용체 및 체내 상태를 감지하는 체내 수용기(interoceptors)로부터 신호를 수용한다. 이 영역의 신경세포들은 통증, 온도 변화, 화학적 변화 등 손상이나 항상성 불균형을 감지하는 자극에 반응하며, 이를 중추신경계로 전달하는 첫 번째 중계 역할을 한다.

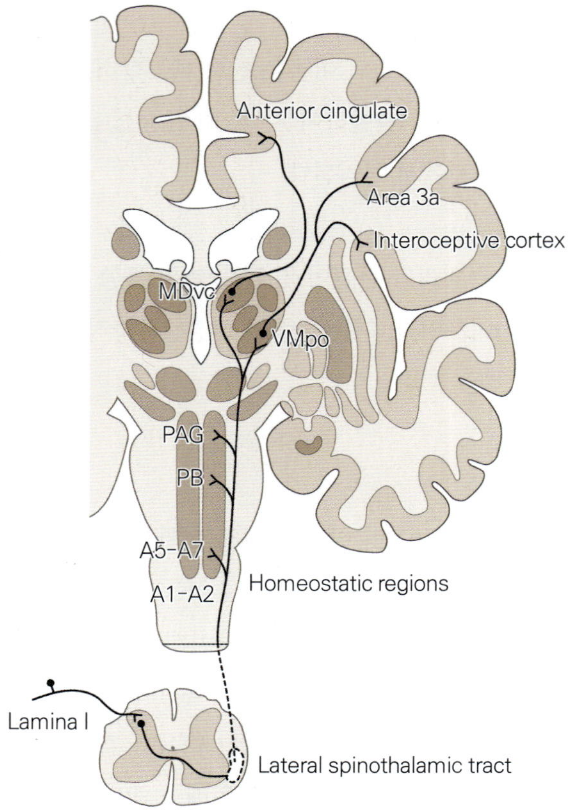

그림 2-3. 영장류에서 lamina I 시스템의 신경 경로 요약
특정 감각 양식(modality-specific)의 lamina I 뉴런은 먼저 척수의 자율신경 부위(autonomic sites, 도식에서 생략)에 투사되고, 뇌간의 항상성 조절 부위로 연결된다. 이러한 부위에는 노르에피네프린 세포군(A1-A2, A5-A7), 시교뇌(parabrachial nucleus, PB), 그리고 중뇌수도주위 회백질(periaqueductal gray, PAG)이 포함된다. 영장류에서 lamina I 뉴런은 교차된 외측 척수시상로(lateral spinothalamic tract)를 통해 시상(thalamus)의 두 위치로도 투사된다: 1) 복내측핵 후부(posterior part of the ventral medial nucleus, VMpo), 2) 내측 배미핵 후미부(ventral caudal part of the medial dorsal nucleus, MDvc) 시상의 역할: VMpo: 몸의 생리적 상태를 고해상도, 양식-특이적(modality-specific) 감각 표현으로 변환하여, 내장감각(interoceptive) 피질의 섬엽 상부 경계(dorsal margin of the insula)에 전달. 감각운동 피질(sensorimotor cortex)의 3a 영역(area 3a)에도 투사하여 상관된 반응을 유도. MDvc: lamina I에서 들어오는 신호를 PB와 PAG에서 유래한 뇌간의 항상성 활동과 통합. 변연계 운동 피질(limbic motor cortex)의 전대상피질(anterior cingulate)에 행동 동기(behavioral drive)를 생성.

3) 주요 경로와 역할

Lamina I에 위치한 신경세포들은 통증 및 체내 감각 정보를 시상(thalamus), 뇌간(brainstem) 및 대뇌피질(cerebral cortex)로 전달하는 다양한 경로를 형성한다(그림 2-4). 대표적인 경로로는 척수시상로(spinothalamic tract)와 척수망상로(spinoreticular tract)가 있으며, 이러한 경로들은 다음과 같은 중요한 역할을 한다.

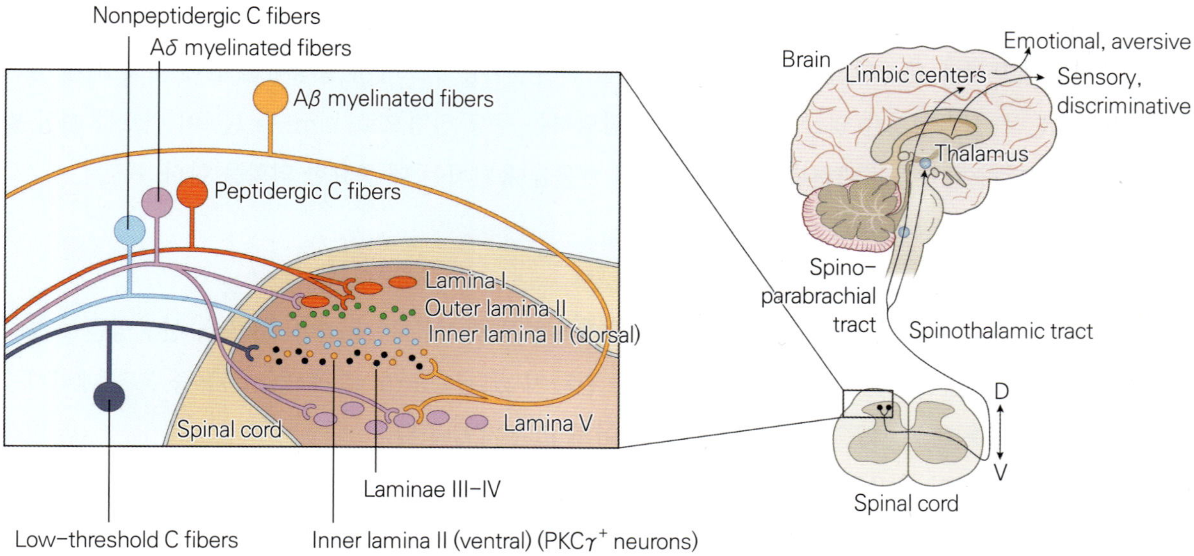

그림 2-4. 척수 신경해부학: 입력과 투사

척수의 후각에서 서로 다른 일차 구심성 섬유 집단들은 각기 다른 영역을 목표로 하며, C 통각수용기로부터의 입력은 척수 후각의 표층(층 I과 II)에 집중되어 있다. TRPV1을 발현하는 펩티드성 무수초 통각수용기의 하위집단은 I층과 외측 II층을 목표로 하고, Mrgpr GPCRs를 발현하는 비펩티드성 하위집단은 내측 II층의 가장 등쪽 부분을 목표로 한다. 작은 유수초 Aδ 통각수용기는 I층과 V층 모두를 목표로 한다. 반면에, 저역치 C 기계수용기는 내측 II층의 복측 부분에 있는 신경원을 목표로 하는데, 이 부분에는 PKCγ를 발현하는 중간신경원 집단이 많이 있다. 후자는 III-V층에 집중되어 있는 대직경(Aβ) 구심성 섬유의 자극에 의해 유발되는 신경 손상 유발 기계적 이질통에 관여하는 것으로 밝혀졌다.

그림의 오른쪽은 척수 후각에서 기원하는 주요 상행 경로를 보여주고 있다. 뇌간과 시상으로 가는 여러 상행 경로가 있지만, I층과 V층의 투사 신경원에서 기원하는 경로가 우세하다. 척수시상로는 감각-식별적 정보를 반대측 시상으로 전달한다. 반면에, 척수주위수도관로를 통해 배외측 뇌교의 주위수도관핵으로 전달되는 정보는 편도체와 섬엽 피질을 포함하는 변연계 회로와 연결되어 통증 경험의 정서적/감정적 요소에 기여한다.

(1) 통증 인지 및 위치화

통증 자극의 위치와 강도를 해석하여 인지하는 과정을 돕는다.

(2) 정서적 및 자율신경 반응 유발

Lamina I로부터 전달된 신호는 뇌간 및 변연계에 영향을 미쳐 통증에 대한 정서적 반응과 자율신경 반응(예: 혈압, 심박수 변화)을 유도한다.

(3) 항상성 유지

체내 상태를 감지하는 Lamina I의 신경세포는 내부 환경의 불균형을 인식하고 이를 중추신경계에 전달함으로써, 적절한 생리적 반응을 통해 항상성을 회복하는 데 기여한다.

4) 삼차신경 후각에서의 Lamina I

삼차신경의 후각에 위치한 lamina I은 주로 얼굴, 두부, 구강 구조에서 발생하는 침해성 및 체내 감각 정보를 처리한다. 삼차신경은 얼굴 부위의 감각을 담당하는 주요 신경으로, lamina I은 이 신호를 시상 및 대뇌피질로 전달하여 통증과 관련된 감각적, 정서적 반응을 유발하는 데 중요한 역할을 한다.

5) 임상적 의의

Lamina I의 신경세포 및 경로의 과도한 활성화나 손상은 만성통증(chronic pain), 신경병증성 통증(neuropathic pain)과 같은 병리적 상태와 밀접한 관련이 있다. Lamina I의 연구는 통증 조절 메커니즘을 이해하고, 새로운 통증 치료법을 개발하는 데 있어 중요한 기반이 된다.

신체의 모든 조직의 생리적 상태를 감지하는 소경 구심 섬유(small-diameter afferent fibres)는 척수와 삼차신경의 후각(spinal and trigeminal dorsal horns)의 lamina I에서 종결된 후 이후 상행 경로를 형성한다.

Lamina I 뉴런의 상행성 투사(ascending projections)는 척수, 연수, 그리고 중뇌 수준에서 체자율 반사 회로(somatoautonomic reflex arcs)의 기초를 제공한다(그림 2-5).

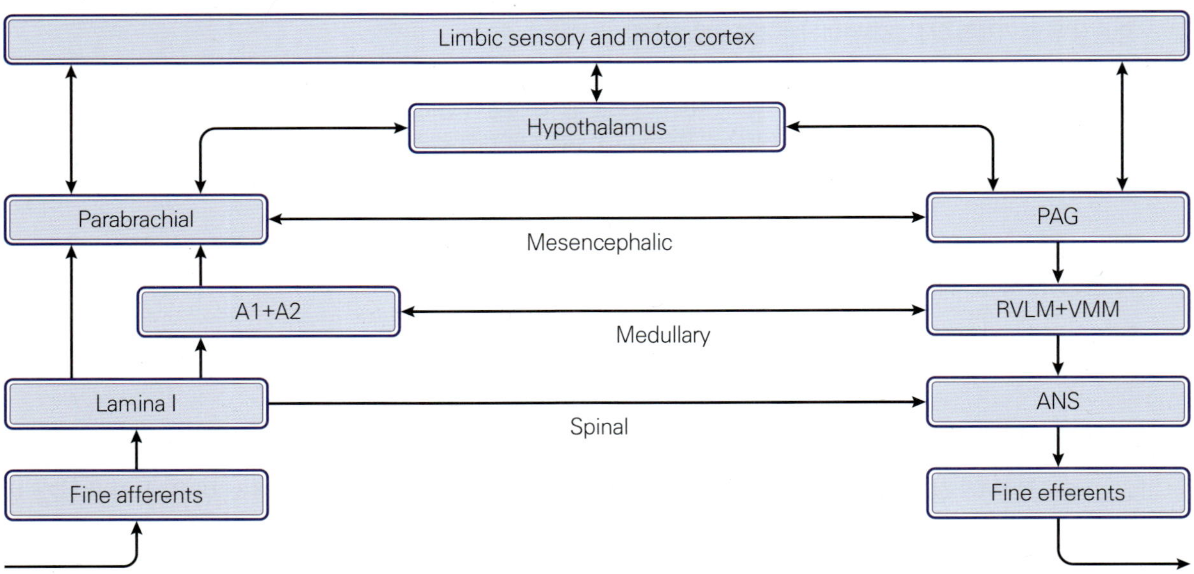

그림 2-5. 교감신경계를 포함한 신경 항상성의 계층적 조직

(1) 척수 수준에서의 조직

Lamina I는 흉요부 척수(thoracolumbar cord)의 중간내측(intermediomedial) 및 중간외측(intermediolateral) 세포 기둥에 강하게 투사하며, 여기에서 자율신경계(ANS)의 교감신경절 전 뉴런(sympathetic preganglionic neurons)이 기원한다.

(2) 연수 수준에서의 조직

Lamina I 뉴런은 A1 및 A2 카테콜아민 세포군(catecholaminergic cell groups)과 기타 영역(예: 로스트랄 복측 연수, RVLM)으로 투사한다.

이들 영역은 척수 수준으로 투사하는 교감 전뉴런(presympathetic neurons)과 상호 연결되어 있다.

A2 세포군(고립로핵, nucleus of the solitary tract)은 직접적인 부교감신경 구심 입력(미주신경 및 설인신경)을 받으며, A1 세포군은 시상하부(hypothalamus)로 투사한다.

(3) 교(pontine) 및 중뇌(mesencephalon) 수준에서의 조직

Lamina I 뉴런은 뇌간 항상성 통합의 주요 부위인 교뇌부(parabrachial nucleus)와 뇌간 항상성 운동 중심(main homeostatic brainstem motor site)인 수도관 주위 회색질(periaqueductal grey, PAG)로 투사한다.

(4) 시상하부와 변연계 피질의 역할

시상하부는 주요 자율신경 조절 중심으로, 뇌간의 모든 부위와 lamina I 및 척수의 교감신경 절전 뉴런 부위로 투사한다.

변연계 피질(limbic cortical regions)도 동일한 부위로 투사하며, 신경 항상성 조절에 중요한 역할을 한다.

(5) Lamina I 뉴런의 상행성 경로

이러한 lamina I 뉴런이 상행성 경로를 통해 뇌와 다양한 수준으로 정보를 전달하는 과정은 신체의 항상성과 감각 통합에 매우 중요한 역할을 한다. 그 중요한 역할은 다음 세 가지로 정리할 수 있다.

첫 번째는 체자율 반사 회로의 기초 제공,

두 번째는 뇌간의 항상성 통합,

세 번째는, 시상하부 및 변연계와의 연계의 기능이 생명현상의 항상성 유지에 매우 중요한 역할을 한다.

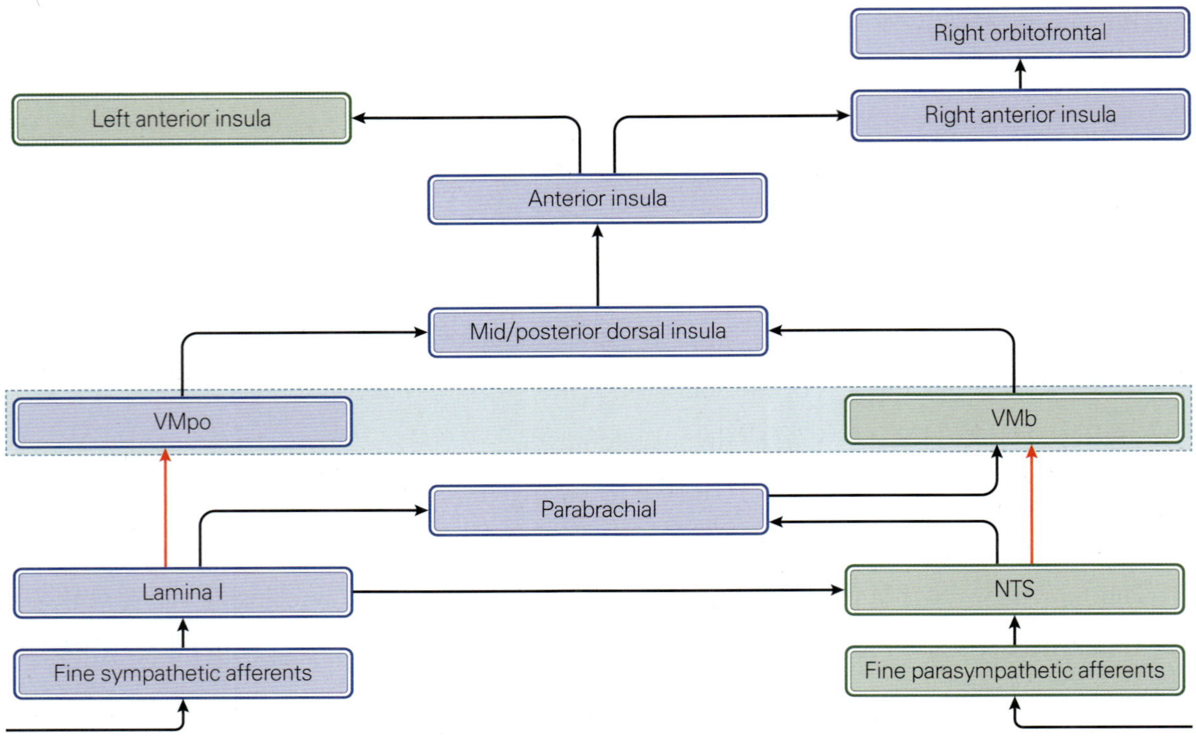

그림 2-6. 내부감각의 조직도: 소경 신경섬유(small-diameter afferents)는 조직을 지배하며 교감 신경 원심성 섬유(sympathetic efferents)와 병렬로 연결되는 교감 신경 구심성 섬유(sympathetic afferents)로, 이들은 척수 후각(lamina I)에 입력을 제공한다. 또한, 소경 신경섬유는 부교감 신경 원심성 섬유(parasympathetic efferents)와 병렬로 조직을 지배하는 부교감 신경 구심성 섬유(parasympathetic afferents)로, 이들은 모두 고립로핵(nucleus of the solitary tract, NTS)에 입력을 제공한다. 인간의 경우, 이러한 대뇌 피질 이미지는 같은 뇌 반구의 전방 섬피질(anterior insula)에 다시 표현된다. 부교감 신경 활동은 왼쪽(우세한) 반구에 다시 표현되며, 교감 신경 활동은 오른쪽(비우세한) 반구에 다시 표현된다. 이러한 재표현은 내부감각 상태(interoceptive state)에 대한 주관적인 평가의 기초를 제공하며, 이 정보는 안와전두피질(orbitofrontal cortex)로 전달되어 포유류에서 쾌락적 가치(hedonic valence)를 나타낸다.

7. 내부감각이란 무엇인가?

통증이 항상성 감정이라는 개념을 이해하기 위해서는 내부감각(interoception) 개념을 먼저 이해해야 한다.

내부감각은 신체 내부의 상태에 대한 감각으로, 내장 감각과 관련된 정보를 인지하고 해석하는 과정을 의미한다. 이는 자율신경계(autonomic nervous system)와 관련된 생리적 상태(예: 심박수, 호흡, 소화 활동, 온도 조절 등)에 대한 감각적 입력을 포함한다.

1) 내부감각의 주요 특징

내부감각은 신체 내부 상태와 관련된 감각 정보를 처리하는 중요한 과정이다. 이 감각 입력은 심장, 폐,

위장 등 내부 기관과 내장 감각 수용체(visceral sensory receptors)에서 발생하는 신호를 포함한다. 내부감각은 뇌의 섬피질(insular cortex), 전두엽 피질(prefrontal cortex), 편도체(amygdala)와 같은 특정 영역에서 처리되며, 이러한 중추신경계의 역할을 통해 신체 내부 상태를 모니터링하고 조절하는 데 기여한다.

2) 내부감각의 기능

내부감각은 신체 항상성 유지, 감정 및 정서적 반응, 행동 조절, 통증 및 질병 감지와 같은 다양한 기능을 수행한다. 내부 상태를 지속적으로 모니터링하여 탈수를 감지하거나 소화를 조절함으로써 생리적 균형(homeostasis)을 유지한다. 또한, 심장박동 증가와 같은 내부 신호는 불안감 같은 정서적 경험과 연결되며, 배고픔이나 피로 신호는 에너지 보충 또는 휴식을 취하도록 행동을 조정한다. 아울러 내부 장기에서 발생하는 통증이나 이상 신호를 감지하여 질병의 초기 징후를 포착하는 데 중요한 역할을 한다.

3) 내부감각의 임상적 중요성

내부감각은 정신 건강, 만성통증, 자폐 스펙트럼 장애, 섭식 장애, 심혈관 및 대사 질환, 자율신경계 질환, 다한증 등 다양한 질환과 밀접하게 연관되어 있다. 예를 들어, 불안 장애와 공황 장애에서는 내부 신호에 대한 과민한 반응이 증폭되며, 만성통증에서는 내부 장기 및 신경의 과민화가 통증 신호를 과도하게 인지하는 데 영향을 미친다. 자폐 스펙트럼 장애 환자는 내부 상태 감지와 외부 자극 통합에 어려움을 겪는 경우가 많고, 섭식 장애 환자에서는 배고픔과 포만감을 느끼는 내부 신호의 왜곡이 주요 원인으로 작용한다. 또한, 심박수, 혈압, 혈당과 같은 내부 신호를 적절히 인지하고 반응하는 능력 저하는 심혈관 및 대사 질환의 위험을 증가시킨다.

- 예시: 불안장애, 사례: 25세 여성 환자, 반복적인 공황발작 호소
- 내부감각 관련성: 심장 박동 감각에 대한 과민성 확인
- 임상적 접근
  - 심장 박동 자각 훈련(심박수 세기)을 통한 내부감각 정상화
  - 호흡 패턴 인식 훈련으로 과호흡 조절
- 결과: 8주 후 공황발작 빈도 70% 감소

4) 연구 및 치료적 활용

내부감각의 중요성을 감안할 때, 이를 강화하거나 조절하는 다양한 기술이 연구되고 있다. 명상, 심호흡, 요가와 같은 훈련은 내부 신호에 대한 감각 인지를 강화하며, 섬피질과 같은 관련 뇌 영역에 자극을 가

하는 뇌 자극 기술은 내부감각 조절에 유용할 수 있다. 또한, 마음 챙김 기반 치료(mindfulness-based therapy)와 같은 심리 치료법은 감정과 신체 상태 간의 연결성을 개선하여 질환 관리와 정서적 안정을 도울 수 있다.

{ 요약 }

내부감각은 신체 내부 상태를 감지하고 이에 반응하는 중요한 과정으로, 정서 조절, 행동 수정, 항상성 유지에서 핵심적인 역할을 한다. 내부감각에 이상이 생기면 다양한 신체적 및 정신적 질환으로 이어질 수 있으며, 이를 조절하고 개선하는 기술은 질환 관리와 건강 증진에 효과적인 도구로 활용될 수 있다.

8. 당뇨/당뇨전단계와 근골격계 통증의 분자생물학적 연관성

1) 고혈당으로 인한 직접적인 침해수용체 감작

(1) AGEs (advanced glycation end products)의 역할

- 고혈당 상태에서 증가하는 AGEs는 RAGE (receptor for AGEs)와 결합하여 직접적으로 침해수용체를 감작시킨다.
- AGE-RAGE 상호작용은 NF-κB 경로를 활성화하여 염증성 사이토카인의 생성을 촉진한다.
- 이는 말초신경의 미세혈관 손상과 산화스트레스를 증가시켜 통증 민감도를 높인다.

(2) 산화스트레스와 미토콘드리아 기능장애

- 고혈당으로 인한 미토콘드리아 기능장애는 활성 산소종(reactive oxygen species, ROS) 생성을 증가시킨다.
- 증가된 ROS는 TRPA1 채널을 직접 활성화하여 통각수용기의 과민성을 유발한다.

2) 감마운동신경의 선택적 활성화

(1) 인슐린 저항성과 근방추 기능이상

- 고혈당/인슐린 저항성은 근방추 내 감마운동신경원의 비정상적 활성화를 유발한다.
- 이는 근긴장도 증가와 근육의 미세손상으로 이어진다.

(2) 말초신경병증과의 연관성

- 초기 당뇨병성 신경병증에서 감마운동신경원이 선택적으로 영향을 받는다는 증거가 있다.
- 이는 고혈당으로 인한 슈반세포의 대사장애(미엘린 단백질 합성 감소, 수초구조 불안정)와 관련이 있다.

3) 염증 매개물질의 역할

(1) 전신성 저등급 염증(systemic Low-grade inflammation)

- 당뇨/당뇨전단계 환자에서 증가하는 IL-6, TNF-α 등의 염증성 사이토카인은 침해수용체의 감작을 촉진한다.
- 특히 근골격계 조직에서 이러한 염증성 사이토카인의 축적이 두드러진다.

(2) Substance P와 CGRP의 역할

- 고혈당 상태는 substance P와 CGRP의 분비를 증가시킨다.
- 이는 신경원성 염증을 유발하고 통증 민감도를 증가시킨다.

4) 근골격계 특이적 영향

(1) 결체조직의 당화(glycation)

- 콜라겐과 같은 결체조직 단백질의 당화는 조직의 탄성을 감소시키고 취약성을 증가시킨다.
- 이는 특히 건(tendon)과 인대(ligament)에서 두드러진다.

(2) 미세순환 장애

- 고혈당으로 인한 미세혈관 기능장애는 근골격계 조직의 산소 및 영양공급을 저하시킨다.
- 이는 조직의 치유능력 저하와 만성통증으로 이어진다.

이러한 기전들은 당뇨 전단계(당화 혈색소 5.7% 이상)나 당뇨병 환자에서 어깨 통증(오십견 포함), 요통, 경부 통증, 대퇴부나 다리 통증 등의 근골격계 통증이 흔히 발생하는 원인을 설명하는 데 도움이 된다. 따라서, 혈당 관리를 통해 신경과 근육의 기능을 유지하고, 통증 예방 및 관리를 위한 적절한 치료가 필요하다.

Chapter 2

통증 전달의 이해

1. 말초와 중추 통증 경로

말초 통증 경로와 중추 통증 경로는 우리 몸에서 통증 신호가 어떻게 전달되는지를 설명하는 중요한 개념이다. 쉽게 말해서, 말초는 몸의 바깥쪽(피부, 근육, 뼈, 관절, 내장기관 등)에서 시작되는 신호 경로이고, 중추는 그 신호가 뇌까지 전달되는 경로를 말한다. 이 두 경로가 협력해서 우리가 통증을 느끼게 한다.

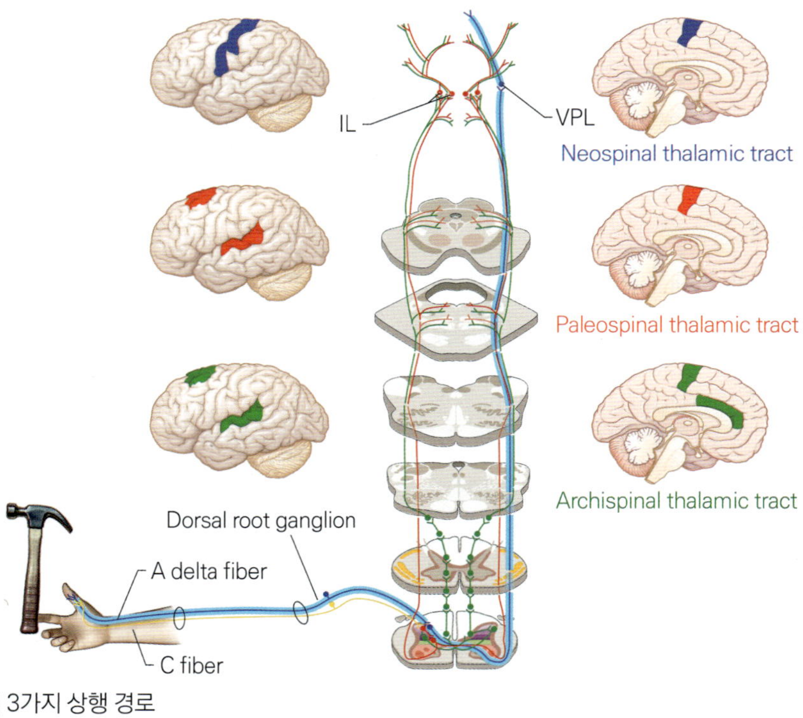

그림 2-7. 통증 감각의 3가지 상행 경로

1) 말초 통증 경로: 통증 신호의 시작

말초 통증 경로는 통증 신호가 최초로 발생하고 전달되는 경로이다. 이 과정은 통증의 감지가 이루어지는 부위에서 시작된다.

- 손상이나 자극이 가해지면 침해수용체가 활성화되어 통증을 감지한다. 침해수용체는 피부, 근육, 관절, 그리고 내장 기관에 분포된 통증 수용체이다.
- 통증 신호는 말초 신경(peripheral nerves)을 따라 이동한다. 말초 신경은 신체의 말단 부위(예: 손, 발, 피부 등)와 척수를 연결하는 신경망이다.
- 이때 발생한 통증 신호는 활동전위라는 전기 신호의 형태로 신경 섬유를 따라 척수로 전달된다.

즉, 말초 통증 경로는 자극의 감지 및 신호 전달이 시작되는 첫 번째 단계로, 통증 정보가 말초에서 척수로 이동하는 과정이다.

2) 중추 통증 경로: 뇌로의 신호 전달 과정

중추 통증 경로는 말초 신경에서 전달된 통증 신호가 척수를 거쳐 뇌로 이동하는 경로이다(그림 2-7). 이 과정은 통증 신호의 중추신경계 전달 및 해석을 담당한다.

- 말초에서 전달된 통증 신호는 척수 후각(dorsal horn)에 도달한다. 척수는 통증 신호를 중계하는 중요한 경로로 작용한다.
- 척수 후각에서 통증 신호는 상행 경로(ascending pathways)를 통해 뇌로 전달된다. 주요 경로로는 척수시상로(spinothalamic tract)가 있다.
- 뇌에 도착한 통증 신호는 시상(thalamus)을 거쳐 뇌피질의 체감각 피질(somatosensory cortex)로 전달된다. 여기서 뇌는 통증의 위치와 강도를 해석하고, 해당 자극에 대한 반응을 결정한다.

즉, 중추 통증 경로는 척수를 통해 통증 신호를 뇌로 전달하고 해석하는 두 번째 단계로, 이를 통해 뇌는 통증 자극을 인지하고 적절한 반응을 명령하게 된다.

2. 척수와 뇌의 통증 처리 역할

척수와 뇌는 인체에서 통증 신호의 전달 및 처리를 담당하는 중심적인 구조이다. 척수는 말초 신경으로부터 수집된 통증 신호를 뇌로 전달하는 경로 역할을 하며, 뇌는 해당 신호를 분석하고 적절한 반응을 결정하는 중추적인 기능을 수행한다.

1) 척수: 통증 신호의 전달 경로

척수는 말초에서 발생한 통증 신호를 중추신경계로 전달하는 주요 통로이다. 통증 자극이 신체의 말초신경을 통해 감지되면, 이 신호는 척수의 후각으로 전달된다. 척수는 이 신호를 상행성 경로를 통해 뇌로 빠르게 전달함으로써 중추신경계에서 통증을 처리할 수 있도록 한다.

- 예를 들어, 발에 상처가 생기면 해당 부위의 침해수용체가 활성화되어 통증 신호를 발생시킨다.
- 이 신호는 말초 신경을 통해 척수에 도달한 후, 척수를 통해 상행성 경로를 따라 뇌로 전달된다.
- 이러한 과정은 매우 빠르게 이루어지며, 이는 신속한 통증 인지와 반응을 가능하게 한다.

2) 뇌: 통증 신호의 해석과 반응 결정

뇌는 척수를 통해 전달된 통증 신호를 해석하고 그에 따른 적절한 반응을 결정하는 역할을 한다. 통증 신호는 시상을 거쳐 체감각 피질로 전달되며, 여기서 신호의 위치, 강도, 성질이 분석된다.

- 뇌는 통증 자극의 정보를 해석하여 "발에 손상이 발생했다"는 내용을 인지하게 된다.
- 또한, 뇌는 통증에 대한 즉각적인 반응을 명령한다. 예를 들어, 다친 부위를 움직이지 않도록 하거나 보호하기 위해 근육에 명령을 내려 적절한 행동을 유도한다.

3) 뇌와 척수의 협력

척수와 뇌는 통증 신호의 처리 과정에서 협력적인 역할을 수행한다.

① 척수는 말초 신경으로부터 통증 신호를 수용하고 이를 상행 경로를 통해 뇌로 전달한다.
② 뇌는 전달받은 신호를 해석하고, 필요에 따라 반사적이거나 의도적인 반응을 지시한다.

이러한 협력 시스템을 통해 신체는 손상이나 자극에 빠르게 반응하고, 추가적인 손상을 방지하기 위한 보호적 행동을 취하게 된다. 척수와 뇌의 통합적인 통증 처리 기전은 신체의 항상성을 유지하고 외부의 위협으로부터 스스로를 보호하는 중요한 생리적 과정이다.

3. 하행성 통증 억제 경로

하행성 통증 억제 경로(descending inhibitory pathway)는 신경계에서 통증 조절에 중요한 역할을 하는 경로이다(그림 2-8). 주로 중추신경계(뇌와 척수)에서 통증 신호를 억제하거나 조절하는 기능을 한다.

1) 해부학적 경로

- PAG (periaqueductal gray) → RVM (rostroventral medulla) → 척수 후각으로 이어지는 주요 경로
- 청반(locus coeruleus)에서 시작되는 노르아드레날린성 경로

2) 주요 신경전달물질

- 세로토닌, 노르아드레날린, 내인성 아편유사물질

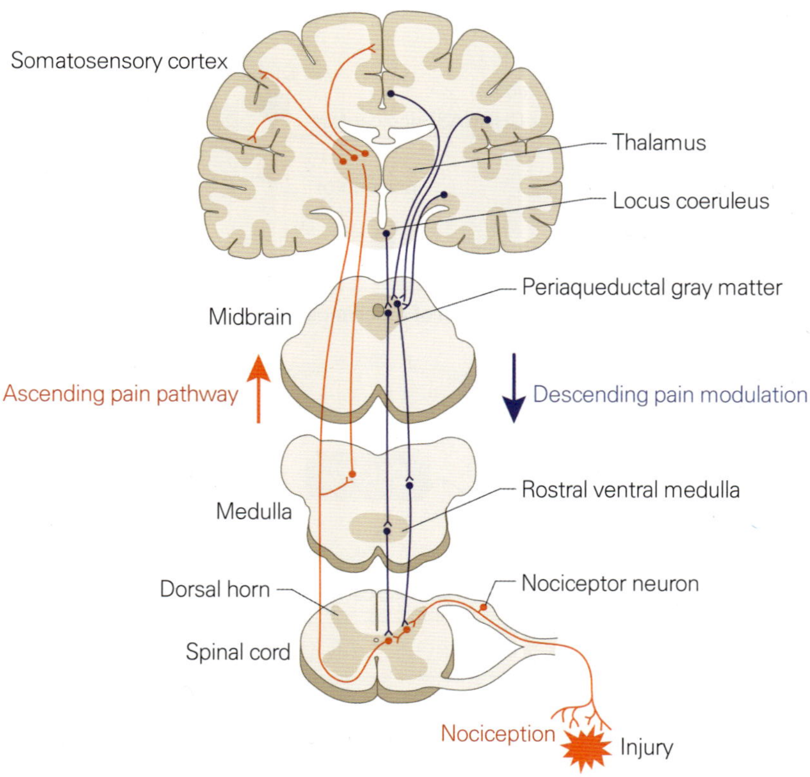

그림 2-8. 통증 신경 회로의 해부학적 개요
통각성 정보는 척수시상로(spinothalamic tract)를 통해 뇌에 도달하고, 거기서부터 서로 다른 피질 영역으로 전달된다. 이에 대응하여, 전전두피질, 섬엽, 편도체, 시상하부는 중뇌수도관주위회백질(PAG)과 연결되며, PAG는 다시 뇌간의 (복측)연수(RVM)와 연결된다. RVM은 차례로 척수에 직접적으로 세로토닌, GABA, 내인성 아편유사물질을 분비하여 상행성 통증 경로를 조절한다.

3) 작용 메커니즘

- 직접적 통증 전달 억제
- 억제성 중간신경원 활성화

4. 통증 환자의 진찰: "기계적 자극에 반응하지 않는 침묵의 통증 수용체"의 중요성

침해수용체는 손상된 조직에서 통증 신호를 전달하는 역할을 하며, 일반적으로 비활성 상태에 있다가 특정한 자극(예: 염증, 조직 손상)에 의해 활성화된다. 특히, 침묵의 침해수용체(silent nociceptors)는 독특한 특성을 지닌 수용체로(그림 2-9), 정상 상태에서는 기계적 자극에 반응하지 않지만, 염증이나 손상이 발생할 경우 과민해져 통증 신호를 유발한다.

이러한 침묵의 통증 수용체는 염증 반응이 일어난 부위나 손상된 조직에서 활성화되기 때문에, 임상적으로 특정 부위를 촉진하여 과민화된 통증 부위를 찾아내는 데 중요한 단서를 제공한다. 이는 단순한 기계

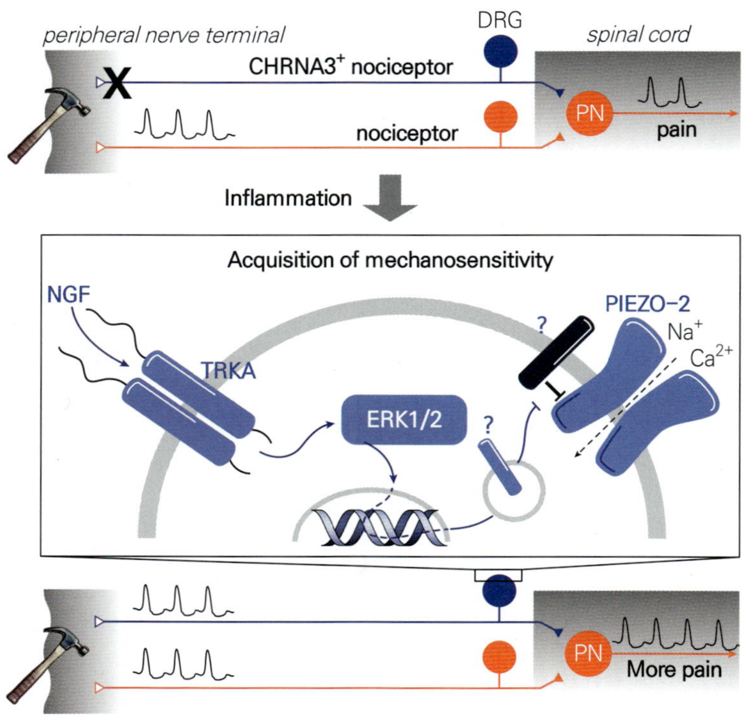

그림 2-9. Prato 등은 기계적 자극에 과민하지 않은 통각수용기(mechanoinsensitive nociceptors)가 내장 기관(visceral organs)과 심부 체조직(deep somatic tissues)에 존재하는 모든 통각수용기의 약 50%를 차지하며, 염증 매개물질인 NGF (nerve growth factor)에 의해 기계적 자극에 과민하게 변환(sensitized) 된다는 사실을 발견했다. 이는 이들이 염증으로 유발된 기계적 통각과민(mechanical hyperalgesia)에 중요한 기여를 한다는 것을 시사한다.

적 자극에 대한 환자의 반응으로 통증의 근원을 파악하고, 적절한 치료 전략을 수립하는 데 결정적인 정보를 제공한다.

이 개념은 이학적 검사 과정에서 통증 유발 부위를 보다 정교하게 평가할 수 있게 하며, 특히 만성통증 환자의 진단과 치료에서 그 중요성이 강조된다. "침묵의 통증 수용체"는 단순히 통증의 전달자가 아니라, 신체의 회복과 염증 조절의 중요한 메커니즘으로 작용한다는 점에서 임상의들이 반드시 이해하고 활용해야 할 핵심 요소이다.

1) 침묵의 침해수용체의 중요성

침묵의 침해수용체는 정상 상태에서는 반응하지 않지만, 염증이나 감작 상태에서 활성화되며 통증을 유발할 수 있다. 이러한 수용체는 기계적 자극에 과민해질 수 있으며, 특정 부위를 촉진할 때 과민화 된 통증 부위를 찾을 수 있는 중요한 단서가 된다. 이와 관련하여 통증의 원인을 파악하고 치료를 진행하는 데 있어 이학적 검사는 필수적이다.

(1) 임상에서 침묵의 침해수용체의 역할

의사들이 촉진 검사를 통해 침해수용체가 과민화 된 부위를 찾아내는 것은 통증 진단에 매우 유용하다. 이학적 검사 없이 영상 촬영만으로 통증을 진단하려는 것은 신경계의 기능적 문제를 간과하는 경우가 많다. 특히, 영상에서 보이지 않는 통증의 원인이 침묵의 침해수용체와 같은 기능적 또는 신경학적 원인일 가능성이 있기 때문에, 단순히 구조적인 이상만을 통해 통증을 설명하는 것은 비과학적일 수 있다.

(2) 증거 기반 의학에서 영상의 한계

영상 촬영(예: MRI, CT)은 통증의 구조적 원인을 파악하는 데 유용하지만, 통증의 기능적 원인(예: 신경계의 과민화나 침해수용체의 과민화)을 설명하지 못하는 한계가 있다. 예를 들어, 많은 만성통증 환자들이 영상상으로는 이상이 없거나 경미한 구조적 문제를 보이지만, 여전히 심각한 통증을 겪고 있다. 이는 영상만으로는 통증의 전체적 원인을 알 수 없다는 것을 보여준다.

2) 비과학적 주장에 대한 근거

통증 진단에서 침묵의 침해수용체와 같은 신경적 메커니즘을 무시하고, 단순히 영상에만 의존하는 것은 비과학적일 수 있다. 이를 뒷받침하는 연구들은 통증의 진단에서 기능적 검사(촉진 및 이학적 검사)가 얼마나 중요한지 강조한다.

연구 논문 요점

- "Silent nociceptors: Mechanisms, modulation, and their role in chronic pain", Current Opinion in Neurobiology 1999, Neuroscience 2021: 이 논문에서는 **Silent nociceptors**가 염증성 환경에서 활성화되며, 그로 인해 만성통증 환자들에게 심각한 통증을 유발할 수 있다는 점을 설명한다.
- "The limits of imaging: Structural findings versus clinical symptoms in chronic pain", Pain. 2023 Jan: 이 논문은 영상 촬영이 통증의 원인을 밝히는 데 한계가 있으며, 많은 환자들이 **기능적 원인**에 의해 통증을 겪고 있음을 설명한다. 또한, **이학적 검사**의 중요성을 강조하며, 침해수용체 과민화를 촉진으로 파악하는 것이 임상적으로 얼마나 중요한지에 대해 논의한다.

결론

침묵의 침해수용체의 개념을 간과하고 통증 진단에서 **촉진 검사**를 생략하는 것은 중요한 임상적 단서를 놓칠 수 있으며, 이는 비과학적이라고 볼 수 있다. 통증의 원인이 **신경학적 감작**이나 **기능적 문제**에서 비롯될 수 있기 때문에, 영상 촬영에만 의존하는 것은 한계가 있다. **이학적 검사**를 통해 **과민화된 침해수용체**를 확인하는 것이 매우 중요하며, 어떤 사람들은 이학적 검사가 주관적이라고 주장할 수 있지만 익숙해지면 환자에서 아주 작은 변화도 감지할 수 있다. 이학적 검사를 통해 보다 정확한 진단과 효과적인 치료가 가능하다는 점을 연구들이 뒷받침하고 있다.

Chapter 3

통증과 장내 미생물

장내 미생물은 인체 내에 서식하는 다수의 미생물 군집으로, 주로 장 건강 유지와 면역체계 조절에 중요한 역할을 한다. 최근 연구에 따르면 장내 미생물 불균형이 통증, 특히 만성통증과 밀접하게 관련되어 있음이 밝혀졌다.

1. 장내 미생물은 몸 전체에 영향을 준다

인간의 장내에는 약 100조에서 1,000조 개에 이르는 미생물이 서식하며, 이 미생물들은 단순히 소화를 돕는 것뿐 아니라, 몸 전체의 건강에 큰 영향을 준다. 특히 장과 뇌는 뇌-장 축이라는 신경 네트워크로 연결되어 있어, 장내 미생물의 상태가 뇌와 신경계에도 영향을 미칠 수 있다.

예: 장내 미생물이 불균형해지면 염증이 생길 수 있는데, 이 염증이 몸 전체에 영향을 미치며 통증을 유발할 수 있다.

2. 염증과 통증의 연결고리

장내 미생물의 불균형은 염증을 유발할 수 있다. 염증은 우리 몸이 외부 자극이나 손상에 반응하는 방식인데, 장에서 발생한 염증이 몸 전체로 퍼질 수 있다. 염증은 신경을 자극하여 통증을 더 심하게 느끼게 만들 수 있다.

예: 장내 미생물 불균형이 생기면 몸에 만성염증이 발생하고, 이로 인해 허리, 관절, 근육 등 다양한 부위에서 만성통증이 나타날 수 있다.

3. 장내 미생물과 신경계의 상호작용

장내 미생물은 신경계에도 직접적인 영향을 미칠 수 있다. 장내 미생물은 뇌와 연결된 미주신경을 통해 신경 신호를 보내기도 하고, 신경전달물질(예: 세로토닌)을 생성하는 데 관여한다. 장내 미생물이 균형을 잃으면 신경계가 과민해지거나 통증 신호를 과장해서 받아들일 수 있다.

예: 장내 미생물 불균형이 신경계를 자극해, 통증을 더 과민하게 느끼게 할 수 있는데, 이로 인해 작은 자극에도 큰 통증을 느끼는 경우가 발생할 수 있다.

4. 만성통증과 장내 미생물의 연관성

만성통증을 가진 사람들 중 많은 경우 장내 미생물 불균형이 발견되었다. 이는 만성통증 환자들이 종종 장 건강 문제를 경험하기 때문이다. 연구에 따르면, 만성통증 환자의 장내 미생물 다양성이 적거나 특정 유익

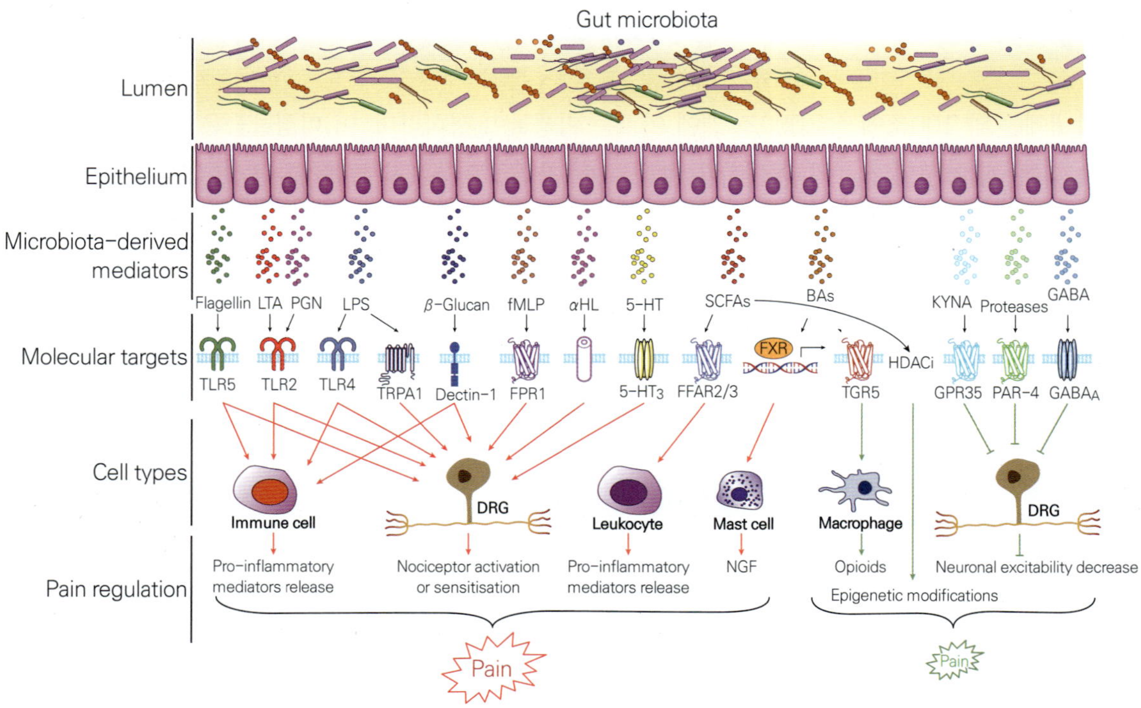

그림 2-10. 장내 미생물총(gut microbiota)에서 유래한 매개물질은 통증의 말초 감작을 직접적 또는 간접적으로 조절. 장내 미생물총은 미생물 부산물(예: PAMPs), 대사산물[예: 단쇄지방산(SCFAs), 담즙산(BAs)] 및 신경전달물질 또는 신경조절물질(예: GABA)과 같은 다양한 매개물질을 통해 만성통증의 근간이 되는 말초 감작을 조절할 수 있다.

균이 부족한 경우가 많으며 이런 불균형이 통증을 더 악화시키는 요인으로 작용할 수 있다.

예: 과민성 대장 증후군(IBS) 환자들은 종종 만성 복통을 겪으며, 이는 장내 미생물 불균형과 관련이 있다.

5. 장 건강을 개선하면 통증을 줄일 수 있다

장내 미생물의 균형을 개선하면 통증 관리에 도움이 될 수 있다. 프로바이오틱스(유익균), 프리바이오틱스(유익균의 먹이), 건강한 식단 등을 통해 장 건강을 회복하면, 염증을 줄이고 통증을 완화할 수 있다는 연구 결과도 있다.

예: 프로바이오틱스나 섬유질이 풍부한 음식을 섭취하면 장내 미생물 균형을 개선할 수 있고, 이로 인해 염증이 줄어들면서 통증이 완화될 수 있다.

6. 장내 미생물과 뇌-장 축의 관계

뇌-장 축은 장과 뇌가 서로 소통하는 통신 시스템이라고 생각할 수 있다(그림 2-11). 이 시스템은 신경, 호르몬, 면역 신호 등을 통해 장과 뇌가 서로 정보를 주고받도록 도와준다. 그중에서도 장내 미생물이 뇌에 미치는 영향이 매우 크다.

7. 장-마이크로바이옴-뇌축 도식도

1) 뇌-장 축이란?

뇌-장 축은 우리 뇌와 장이 서로 긴밀하게 연결되어 양방향으로 소통하는 경로이다. 이 경로에서 중요한 역할을 하는 것이 바로 10번 뇌신경인 미주신경과 장내 미생물이다. 미주신경은 뇌에서 장까지 이어지는 주요 신경으로, 장에서 일어나는 일을 뇌에 전달하고, 반대로 뇌의 상태를 장에 전달한다.

예: 스트레스를 받으면 장이 과민 해지거나 소화가 안 되는 경험을 할 수 있는데, 이는 뇌와 장이 연결되어 있기 때문이다.

2) 장내 미생물과 신경계 상호작용

장내 미생물은 소화 및 면역 기능뿐만 아니라 신경계 기능에도 중요한 영향을 미친다. 이들은 신경전달

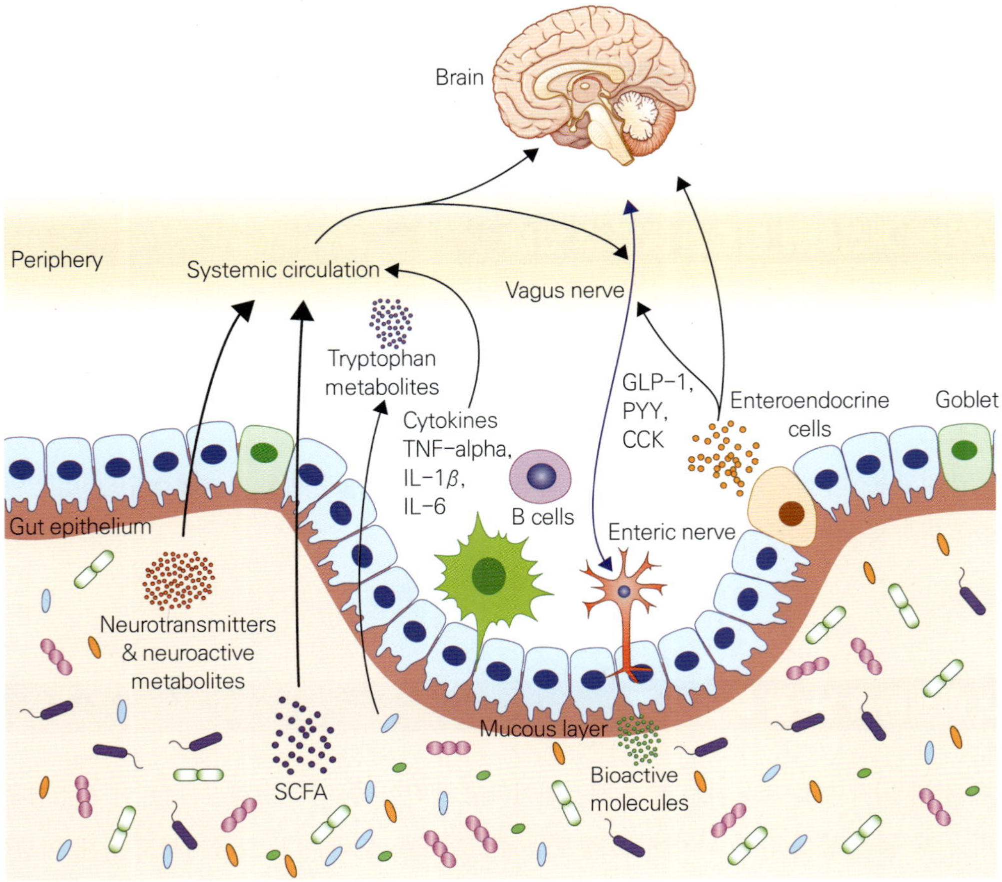

그림 2-11. 장내 미생물과 뇌 사이의 양방향 소통 경로를 나타내는 개요도

장내 미생물과 뇌 사이의 소통은 여러 경로를 통해 이루어지며, 이는 서로 상호작용하여 인체의 항상성과 건강에 중요한 영향을 미친다. 주요 경로는 다음과 같다:

1) 간 및 담낭 대사 경로: ① 장-간 순환: 장내 미생물이 생산한 대사산물(예: 담즙산 변형체)은 간으로 전달되어 담즙산 대사와 재활용을 조절한다. 이러한 과정은 지방 소화, 흡수, 그리고 간의 대사 기능에 영향을 미친다. ② 간 신호 전달: 장내 염증이나 미생물 불균형으로 인한 내독소(LPS) 유입은 간에서 염증 반응을 유발하며, 이는 뇌에 영향을 줄 수 있다.

2) 면역 조절 반응: ① 장내 미생물과 면역계: 장내 미생물이 면역세포(T세포, 대식세포 등)를 조절하며, 염증성 사이토카인(IL-1β, TNF-α 등)의 분비를 조절한다. ② 전신 염증 경로: 장내 염증은 혈류를 통해 염증성 물질이 뇌로 전달되게 하며, 이는 신경계의 염증을 유발할 수 있다. 이는 신경계 질환(예: 우울증, 알츠하이머)과 연관될 수 있다.

3) 신경 연결 및 신경 자극: ① 미주신경(vagus nerve): 미주신경은 장내 신경총과 직접 연결되어 있어 장에서 생성된 신호를 뇌로 전달하고, 반대로 뇌에서 신호를 보내 장 운동성을 조절한다. ② 장 신경계: 장 신경계는 신경전달물질(예: 세로토닌, GABA)을 생산하며, 이는 장내 미생물과 상호작용하면서 뇌의 기능에 영향을 미친다.

4) 장내 호르몬 및 내분비 경로: ① 장내 내분비세포: 엔테로엔도크린 세포는 장내 미생물 자극을 받아 호르몬(GLP-1, PYY 등)을 분비하며, 이 호르몬은 식욕 조절과 대사에 영향을 미치며, 뇌로 신호를 보낸다. ② 코르티솔 반응: 스트레스가 장내 미생물에 영향을 미치고, 이는 다시 뇌의 스트레스 반응을 조절하는 데 관여한다.

5) 장내 미생물 대사산물 신호: ① 단쇄지방산(SCFAs): 아세테이트, 프로피온산, 부틸산 같은 대사산물은 혈류를 통해 뇌로 전달되며, 신경세포의 활동과 염증 반응을 조절한다. ② 트립토판 대사: 장내 미생물이 트립토판을 세로토닌 또는 인돌 형태로 변환하여 뇌 기능에 영향을 미친다.

물질의 생성과 조절에 관여하며, 전신의 염증 반응 및 통증 감각 조절에 핵심적인 역할을 수행한다.

정상적인 장내 미생물총(microbiota)이 유지될 경우, 항염증 물질의 적절한 생성과 통증 감각의 정상적인 조절이 이루어진다. 반면, 장내 미생물의 균형이 무너진 상태(dysbiosis)에서는 다음과 같은 병태생리학적 변화가 발생할 수 있다:

- 염증성 사이토카인의 과도한 생성
- 장 투과성의 증가
- 통증 역치의 저하

특히, 장내 미생물 불균형으로 인해 증가된 염증성 물질들은 말초 신경 말단을 자극하여 통증 신호의 강도를 증폭시킨다. 이러한 신호는 뇌-장 축을 통해 중추신경계로 전달되어 통증 인지를 더욱 예민하게 만들 수 있다. 결과적으로 만성통증이나 내장 과민성과 같은 병적 상태를 초래할 수 있다.

따라서 장내 미생물의 균형 유지는 신경계 건강과 통증 조절에 있어 매우 중요한 요소로 인식되고 있다.

3) 미주신경과 통증

미주신경은 뇌와 장을 연결하는 주요 신경으로, 통증 신호가 장에서 뇌로 전달되는 중요한 통로이다. 장내 미생물들이 미주신경을 통해 뇌에 신호를 보낼 수 있는데, 장내 미생물의 불균형이 있으면, 뇌로 보내는 신호가 통증을 증폭시키거나 과도하게 과민한 반응을 일으킬 수 있다. 미주신경을 통한 통증 신호의 과도한 전달은 중추신경계의 통증 처리 과정을 변화시켜, 결과적으로 전신의 통증 감수성을 증가시킬 수 있다. 따라서 장내 미생물의 항상성 유지는 적절한 통증 조절을 위해 매우 중요하다.

예: 장내 미생물이 불균형이 있으면 뇌로 더 강한 통증 신호가 전달되어 작은 자극에도 큰 통증을 느끼게 된다.

예: 미주신경이 통증신호를 뇌로 보내는 경로이지만 체신경(somatic sensory nerve)의 역할이 훨씬 크다.

4) 장내 미생물과 신경전달물질

장내 미생물은 뇌에 중요한 신경전달물질(예: 세로토닌, 도파민)을 생산하는 데도 관여한다. 세로토닌은 전체 생산량의 약 90%가 위장관에서 이루어지며, 이 과정에서 장내 미생물이 중추적인 역할을 담당한다. 세로토닌은 감정을 조절하는 중요한 물질로, 통증을 조절하는 역할도 하는데, 장내 미생물의 균형이 깨지면, 세로토닌 같은 신경전달물질의 생산이 줄어들어 통증 감각이 더 강해지거나 길어질 수 있다.

5) 만성통증과 장내 미생물

특히 만성통증을 가진 사람들에게서 장내 미생물 불균형이 자주 발견된다. 이는 뇌-장 축을 통해 신경계가 과도하게 통증을 느끼는 상태로 변화하기 때문이다. 만성통증 환자들은 장내 미생물 균형이 깨지면서 뇌가 통증 신호에 더 과민해지고, 이는 장내 염증이 더 심해져 악순환이 반복될 수 있다.

예: 과민성 대장 증후군(IBS) 환자들이 만성 복통을 느끼는 것은, 장내 미생물 군집의 변화, 장 투과성 증가, 내장 과민성 발생과 뇌-장 축의 과도한 통신이 원인이 될 수 있다.

또한, 섬유근통 증후군이나 만성 피로 증후군과 같은 전신성 만성통증 질환에서도 장내 미생물 불균형이 발견되며, 이는 통증의 중추 감작(central sensitization)과 연관이 있는 것으로 보고되고 있다.

6) 장내 미생물 균형을 회복하면 통증이 완화될 수 있다.

장내 미생물 균형을 회복하면 뇌-장 축을 통한 통증 신호의 과민 반응을 줄일 수 있다. 장내 미생물 균형 회복을 위한 주요 중재 방법으로는 프로바이오틱스나 프리바이오틱스와 같은 장내 유익균을 늘리는 방법, 그리고 건강한 식단의 구성도 중요한데, 다양한 식물성 식품 섭취, 발효식품의 적절한 섭취, 과도한 가공식품과 당분 섭취 제한, 충분한 식이섬유 섭취가 포함된다. 이러한 중재를 통한 장내 미생물 균형 회복은 장내 염증의 감소, 장 투과성의 정상화, 면역 반응의 조절, 신경전달물질 생산의 정상화, 통증 역치의 회복과 같은 기전으로 통증 완화에 기여한다.

최근 연구들은 장내 미생물 균형 회복이 만성통증 환자들의 삶의 질 향상에 기여할 수 있음을 보고하고 있으며, 특히 만성통증 질환에서 식이 중재를 통한 장내 미생물 관리가 보조적 치료 방법으로 주목받고 있다.

8. 장-마이크로바이옴-뇌축

장-마이크로바이옴-뇌축은 수많은 우리 몸의 질병의 발생에 지대한 영향을 준다. 다음 그림 2-12를 보면 도움이 될 것이다.

9. 장내 미생물 불균형이 만성통증을 유발하는 방식

1) 장내 미생물 불균형이란?

장 속에는 유익균(건강에 좋은 균)과 유해균(건강에 해로운 균)으로 편의상 나누지만 절대적인 선은 없다. 다시 말하면 유익한 균도 숙주의 상태와 그 세균이 서식지를 벗어나면 해로울 수도 있기 때문이다. 그러나 보통 이 두 균종의 그룹이 균형(협력과 견제)을 잘 맞추고 있지만, 스트레스, 나쁜 식습관, 항생제 남용 같은 이유로 이 균형이 깨질 때 해로운 균이 많아지고 유익균이 줄어든다. 이러한 상태를 장내 미생물 불균형(dysbiosis)이라고 한다.

2) 염증이 생긴다.

장내 미생물 불균형이 생기면, 해로운 균이 장벽을 손상시킨다. 이로 인해 장내 염증이 발생하게 되고, 염증 물질들이 혈액을 통해 몸 전체로 퍼진다. 이 염증이 신경을 자극하게 되어 통증을 일으킬 수 있다.

예: 장내 미생물들의 균형이 깨지면 면역세포들이 과민해져 몸에 염증을 일으키고, 그 염증이 허리, 관절, 근육 등 다양한 부위에서 통증을 유발할 수 있다.

3) 통증 신경을 자극한다.

염증이 생기면, 신경계가 과민해지면서 작은 자극에도 통증을 더 크게 느끼게 된다. 특히 만성통증은 염증으로 인해 신경이 계속 자극되면서 통증 신호가 과도하게 전달된다. 장내 미생물 불균형이 신경계를 자극하는 방식으로, 통증을 계속해서 더 심하게 느끼게 만든다.

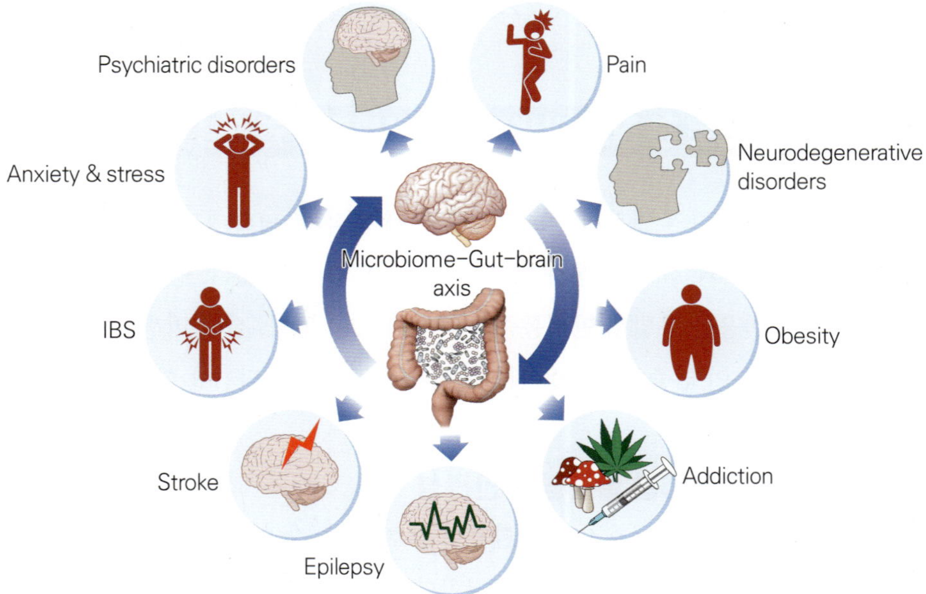

그림 2-12. 장내 미생물이 관련된 다양한 질병 및 질병 과정의 개요
장내 미생물은 인간 건강과 질병에 광범위한 영향을 미치며, 여러 질환 및 병리 과정과 연관되어 있다. 장내 미생물은 정신 건강, 심혈관계, 신경계 질환, 통증, 스트레스, 소화기 질환, 약물 중독, 면역질환, 암, 대사 질환 등 다양한 질병에 관여하고 있다.

예: 장내 염증이 뇌와 연결된 신경을 자극해 통증 신호가 과장되어 전달되기 때문에 작은 자극에도 큰 통증을 느낄 수 있다.

4) 통증이 만성화된다.

이 과정이 반복되면, 몸은 통증에 익숙해지는 것이 아니라, 오히려 통증을 더 과민하게 받아들이게 된다. 장내 염증과 불균형이 계속해서 신경을 자극하면, 통증이 계속해서 장기화되고 만성화된다.

만성통증의 발생 기전

장내 미생물 불균형 지속 → 만성염증 상태 유지 → 신경계 과민성 증가 → 통증 역치 지속적 감소 → 통증의 중추 감작 발생

이러한 복합적인 기전들의 상호작용은 만성통증 증후군의 발생과 유지에 핵심적인 역할을 한다. 특히 섬유근통 증후군, 만성 피로 증후군, 과민성 장증후군 등의 만성통증 질환에서 이러한 기전의 중요성이 강조되고 있다.

부가적으로, 최근 연구들은 장내 미생물이 생성하는 신경전달물질과 대사산물이 통증 조절에 미치는 영향에 대해서도 주목하고 있으며, 이는 만성통증의 새로운 치료 표적으로 제시되고 있다.

10. 최근 연구를 바탕으로 한 장내 미생물과 만성통증의 연관성

장내 미생물 불균형과 만성통증의 연관성은 최근 연구에서 점점 더 명확해지고 있다. 장내 미생물은 단순히 소화를 돕는 것이 아니라, 뇌-장 축을 통해 통증과 직접적인 연관이 있다. 연구에 따르면, 장내 미생물의 불균형이 신경계의 과민 반응을 유발해 만성통증을 악화시킬 수 있다. 장내 미생물 불균형은 신경계에 영향을 주어 염증을 촉진하고, 이 염증이 신경을 자극하면서 통증이 지속되거나 심해지게 만드는 것이다.

1) 만성 국소 통증과 장내 미생물 불균형의 연관성

임상 현장에서 만성 국소 통증을 호소하는 환자는 흔히 접할 수 있다. 대표적으로 "등이 아프다"거나 "목과 어깨 부위에 통증이 있다"는 증상이 이에 해당한다. 이러한 환자들에게 일반적으로 시행되는 접근은 경추 디스크의 이상 여부를 확인하기 위한 경추 MRI 촬영이다. 그러나 이 과정에서 우연히 발견된 경추 디스크의 이상 소견이 통증의 원인으로 단정되기도 한다. 반면, MRI 검사에서 별다른 이상 소견이 발견되지

않는 경우도 빈번하게 발생한다. 이러한 상황에서 보다 타당하고 근본적인 진단 접근법이 필요하다.

주요 연구 결과

- **섬유근통**(fibromyalgia) 환자들에 대한 연구에서는 이들의 장내 미생물이 건강한 사람들과 다르며, 이 불균형이 통증과 피로와도 관련이 있다는 것이 밝혀졌다. 특히, 장내 미생물이 **담즙산**과 같은 특정 물질을 충분히 생산하지 못할 때 통증이 더 심해진다는 연구가 있다. 섬유근통 환자에서 장뇌축을 통한 중추과민화, 장투과성 증가로 저등급 만성염증(low-grade chronic inflammation)이 관찰되며, 장내 미생물은 **세로토닌(serotonin)**, GABA, **도파민(dopamine)** 등 신경전달물질의 생성을 조절하며, 이는 섬유근통에서의 통증, 수면 장애 및 정서적 증상에 영향을 미칠 수 있다.
- **만성 국소 통증**(chronic regional pain)과 장내 미생물 간의 인과 관계를 조사한 연구에서는 특정 장내 미생물들이 **허리 통증**, **무릎 통증 등**, 그리고 **일반 통증**과 밀접한 관련이 있음을 관찰했다.

(1) 장내 미생물 불균형과 통증 발생 기전

만성 국소 통증이 장내 미생물 불균형과 연관될 가능성은 장-뇌 축(gut-brain axis) 및 신경원성 염증(neurogenic inflammation)의 기전을 통해 설명될 수 있다. 장내 염증은 교감신경 및 척수 주변의 신경 경로를 통해 체신경의 침해수용체를 활성화시켜 근골격계 통증을 유발할 수 있다. 이러한 과정은 교차 장기 반사 과민화(cross-organ reflex sensitization)라는 신경학적 현상을 통해 설명된다.

교차 장기 반사 과민화란 내장 기관의 염증이 신경 경로를 통해 체신경을 감작시킴으로써 전혀 다른 부위에서 통증이 발생하는 현상이다. 구체적으로, 내장 기관의 염증이 교감신경 및 체신경을 경유해 신경원성 염증을 유발하게 되며, 이 과정에서 원인이 명확하지 않은 근골격계 통증이 발생할 수 있다.

(2) 기존 접근법과의 비교

기존의 진단 접근은 주로 국소적인 구조적 이상에 초점을 맞추며, 통증 부위와 직접적으로 연관된 병변을 찾는 데 집중한다. 그러나 장내 미생물 불균형과 교차 장기 반사 과민화의 기전을 고려하면, 통증의 원인을 보다 포괄적이고 체계적으로 이해할 수 있다. 이러한 접근은 단순히 구조적 이상에 의존하지 않고, 전신적 염증 반응과 신경-내장 상호작용을 포함한 보다 근본적인 진단 및 치료 전략을 제시한다.

(3) 임상적 의의

최근 연구들은 장-뇌 축과 신경원성 염증이 만성통증에 중요한 역할을 한다는 점을 뒷받침하고 있다. 따라서 임상의들이 이러한 기전을 이해하고 진료에 적용할 경우, 만성 국소 통증 환자에 대한 보다 근본적이고 효과적인 치료 접근이 가능할 것이다. 특히, 장내 미생물의 균형을 개선하고 염증 반응을 조절하는 치료법은 통증 완화에 새로운 전략이 될 수 있다.

2) 장내 미생물 불균형과 염증 유발 기전

장내 미생물의 불균형이 발생하면, 특히 내독소(lipopolysaccharides, LPS)와 같은 염증 유발 물질이 증가하게 된다. LPS는 장내 투과성을 높이고 전신 염증을 유발하며, 면역계와 신경계를 동시에 자극한다. 장내 염증성 사이토카인이 체내 면역 반응을 촉발하고, 이는 교감신경과 말초 신경의 과민화를 유도할 수 있다. 이 과정에서 염증 물질들이 혈류나 신경 경로를 통해 척수와 연결된 회백교통지(gray/white rami communicants)로 전달되어 신경원성 염증이 발생할 수 있다.

(1) 주요 기전

장내 미생물 불균형 → LPS 증가 → 전신 염증 → 신경 과민화 및 염증성 사이토카인 증가 → 신경원성 염증 발생

(2) 연구 논문

"Gut microbiota dysbiosis promotes neuroinflammation through the gut-brain axis"에서는 장내 미생물 불균형이 신경계 염증을 유발하고 통증 감작을 촉발하는 메커니즘을 설명한다.

3) 내장기관의 염증이 체신경을 통해 신체 통증으로 전달되는 기전

내장기관에 발생하는 염증 반응이 교감신경 및 척수로 연결된 회백교통지를 통해 근골격계로 전파될 수 있다는 이론은 신경원성 염증모델과 맞닿아 있다. 신경원성 염증은 자율신경계와 체신경계 간의 상호작

근거 연구

- "The role of the autonomic nervous system in chronic pain: a potential therapeutic target": 이 연구는 **교감신경과 체신경 간의 상호작용**이 **만성통증**을 유발할 수 있으며, **신경원성 염증**의 역할을 강조한다. 특히, 자율신경계의 기능 이상이 염증 반응을 심화시키고, 신경 감작을 통해 통증이 발생할 수 있음을 설명한다.
- "Gut microbiota and chronic pain: Lessons from the gut-brain axis": 장내 미생물 불균형이 **교감신경을 통해 통증 경로를 감작**시킬 수 있는 기전을 설명하며, 이로 인해 **체성 통증**이 발생할 수 있음을 논의한다.

용을 통해 발생할 수 있으며, 염증성 신호가 내장기관에서 시작되어 말초 신경을 자극하게 된다. 이 신호는 교감신경이나 척수 경로를 타고 이동하여 근골격계의 침해수용체를 활성화시키고, 통증을 유발한다.

4) 신경원성 염증과 통증의 상관관계

신경원성 염증은 특히 침해수용체가 과민화 되면서 발생하는데, 이러한 염증 반응이 내장기관의 자극에 의해 유발될 수 있다는 점이 중요하다. 내장기관의 염증은 체신경을 활성화시키고, 근골격계 통증으로 이어질 수 있으며, 이는 만성 국한성 통증(complex regional pain)과 같은 만성통증 상태에서 중요한 기전으로 작용할 수 있다.

- Neurogenic inflammation and chronic pain: 이 연구는 신경원성 염증이 만성통증에서 중요한 역할을 하며, 염증성 물질들이 신경 경로를 통해 통증을 전신적으로 확산시키는 기전을 설명한다. 자율신경계와 체신경계의 상호작용에 중점을 두어, 교감신경 경로를 통한 통증 발생을 자세히 다룬다.

{ 결론 }

만성 국한성 통증이 **장내 미생물 불균형**으로 발생할 수 있다는 주장은 매우 타당하며, 신경원성 염증의 기전이 이러한 통증의 원인일 수 있다. **내장기관**에서 시작된 염증이 **교감신경** 및 **척수 신경 경로**를 통해 **근골격계 통증**으로 이어질 수 있다는 설명은 신경생리학적으로도 잘 뒷받침된다. 신경원성 염증이론을 바탕으로, **침해수용체의 과민화**와 **신경 경로**의 역할이 만성 국한성 통증과 같은 만성통증 상태의 기전에서 중요한 역할을 한다는 근거가 충분히 제시되고 있다.
이러한 연구들은 장내 미생물의 건강 상태가 만성통증에 중요한 역할을 한다는 것을 강조하며, **프로바이오틱스**와 같은 장 건강을 개선하는 방법이 통증 관리에 유익할 수 있음을 시사한다.

5) 교차 장기 반사 과민화

특정 내장 기관에서 발생한 질병이나 염증이 예상치 못한 신체의 다른 부위에서 통증을 유발하는 메커니즘을 설명하는 개념이다. 이 현상은 내장 기관의 자극이나 염증이 중추신경계와 말초신경계를 통해 다른 장기나 체성 조직(예: 근육, 피부, 뼈, 관절 등)의 감각 신경을 과민하게 만들어 나타난다고 여겨진다.

이 과정에서 중요한 역할을 하는 두 가지 메커니즘은 신경원성 염증과 역행성 활동(antidromic activity)이다. 신경원성 염증은 특정 신경 섬유에서 염증 반응을 유발하여 연결된 다른 부위로 통증 신호를 확산시키는 과정이며, 역행성 활동은 신경이 자극에 반응하여 신호를 예상되는 경로와 반대로 전달하면서 통

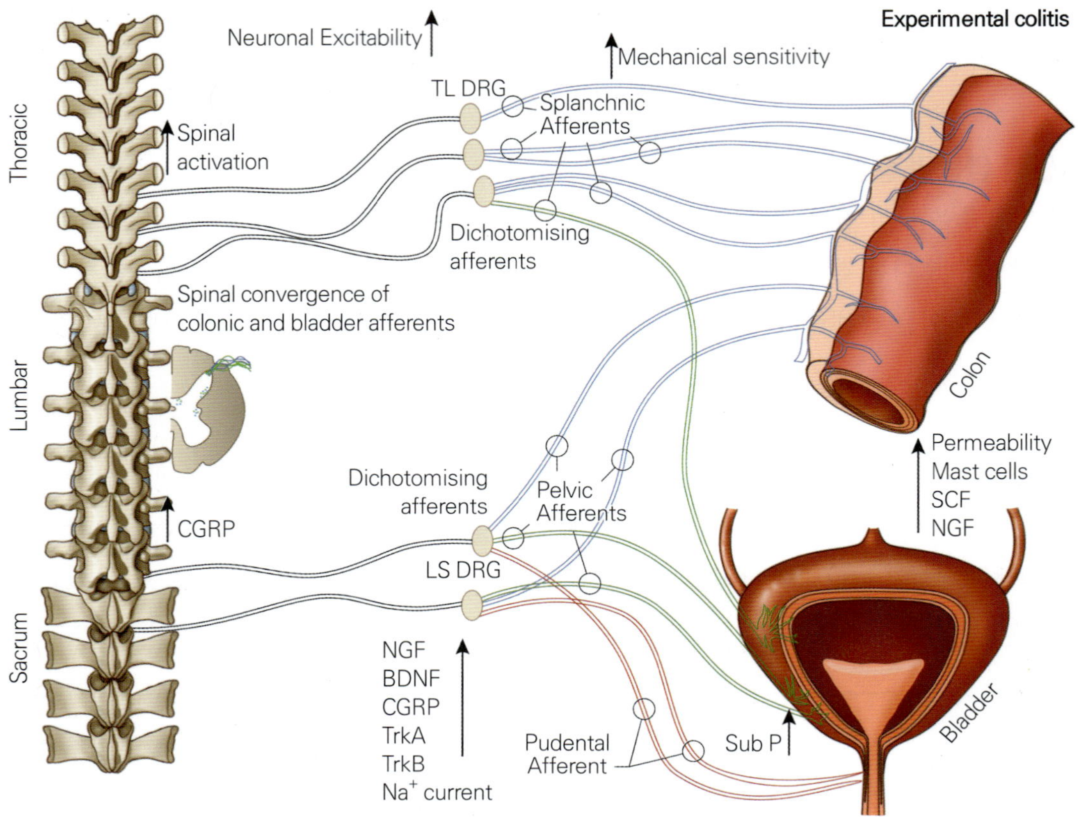

그림 2-13. 대장 및 방광을 지배하는 감각 경로에서 발생하는 주요 변화

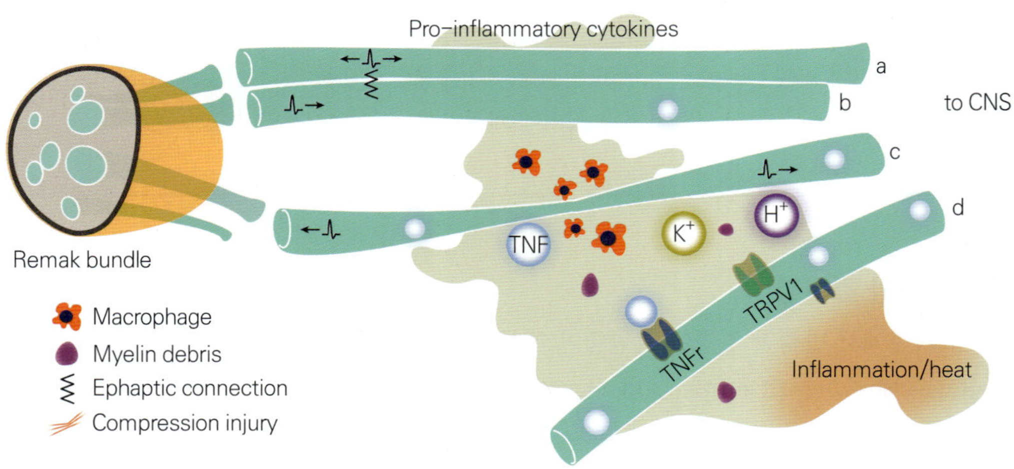

그림 2-14. 국소 조직 손상 또는 섬유다발(fascicle)의 압박이나 퇴행 후, 염증 환경이 형성
이러한 환경에서는 Remak 다발 내의 인접한 비수초화 C섬유들 사이에서 에팍틱 연결(ephaptic connection)이 형성될 수 있다. 이로 인해 한 섬유에서 발생한 정방향(orthodromic) 활동(b)이 인접 섬유(a)에서 양방향 활동(bidirectional activity)을 유발할 수 있다.

증 과민화에 기여한다.

교차 장기 반사 과민화는 환자가 특정 내장 기관의 질병과 관련된 통증을 해당 부위가 아닌 다른 부위에서 느끼는 복잡한 생리학적 현상을 이해하는 데 중요한 단서를 제공한다. 이러한 메커니즘은 임상 진단과 치료 접근법에서 내장-체성 연결성을 고려해야 할 필요성을 강조한다.

교차 장기 반사 과민화의 분자생물학적 기전과 신경원성 염증

1) 내장 자극의 발생

내장 기관(예: 대장, 방광)에서 염증이나, 압박, 손상이 발생하면 침해수용체가 활성화된다. 이 과정에서 구심성 신경 섬유(afferent nerve fiber)를 따라 신경 신호가 척수로 전달된다.

2) 신경 반사의 활성화와 중추 감작

척수 후각(dorsal horn)에 도달한 염증 신호는 중추 감작을 유도하며, 이 과정에서 특정 신경 경로뿐만 아니라 인접한 체성 신경 경로의 과민도를 증가시킨다. 결과적으로 이 신호는 체성 조직에서 통증이나 과민 반응을 유발할 수 있다.

3) 역행성 활동의 기원과 신경원성 염증의 역할

감작된 체성 신경은 다양한 지점에서 역행성 활동이 발생하며, 이 활동이 신경 말단에 도달할 때 substance P와 CGRP (calcitonin gene-related peptide) 같은 신경전달물질을 분비하여 신경원성 염증을 유도한다.

4) 역행성 활동은 척수 후각을 포함하여 다섯 군데 특정 부위에서 발생할 수 있다(그림 2-14).

(1) 병변 부위 장기(target organ)에 분포하는 말초 신경 가지

자극된 신경 말단에서 역행성 활동이 발생해 염증을 촉진한다.

(2) 구심성 섬유(afferent fiber)의 근위부(proximal) 부위

신경주변에 염증성 환경인 경우 신경 섬유가 척수로 향하는 도중, 바로 옆으로 지나가는 섬유로 신호가 직접 전달되어(연접 없는 신경 전도, ephaptic connection1) 근위부에서 역행성 활동이 발생할 수 있다.

1 연접 없는 신경 전도(ephaptic connection): 신경섬유가 지나가는 주변의 환경이 염증성인 경우 신경세포나 신경 섬유가 시냅스를 통한 전기적 연결 없이 서로 신호를 주고받는 현상.

(3) 후근 신경절(dorsal root ganglion)의 뉴런(neuron)

신경 세포체가 위치한 이 부위에서 역행성 활동이 시작될 수 있다.

(4) 후근(dorsal root)에 인접한 구심성 섬유

척수에 들어가기 직전의 구심성 신경 섬유 부위에서도 역행성 활동이 발생할 수 있다.

(5) 신경원성 염증에 의한 체성 조직의 감작과 통증 유발

역행성 활동을 통해 분비된 신경전달물질은 염증 반응을 일으키고, 혈관을 확장하며, 면역 세포를 동원하여 통증 과민도를 증가시킨다. 이로 인해 체성 조직의 감각 신경이 감작되어 작은 자극에도 큰 통증이 유발될 수 있다.

임상적 예시

- **과민성 대장 증후군(IBS)과 골반 통증**
  예를 들어, IBS 환자들은 장의 염증이 척수를 통해 **골반 근육** 및 **하부 등** 부위의 체성 신경을 과민하게 하여 골반과 허리의 통증을 유발할 수 있다.
- **방광 염증과 하복부 통증**
  방광의 염증이 방광 내 침해수용체를 자극하여 하복부의 체성 신경에 과민화를 유도하여 하복부에 통증을 유발하는 예도 있다. 이는 교차 장기 반사와 신경원성 염증이 복합적으로 작용하는 대표적인 사례이다.

11. 장내 미생물의 불균형에 의한 염증이 유발되는 이유를 좀더 자세하게 살펴보자

장내 미생물의 불균형은 다양한 염증 물질과 유발 물질의 생산으로 이어져 염증성 질환과 통증을 악화시킬 수 있다. 장내 미생물의 균형이 깨지면, 유익균과 해로운 균의 비율이 바뀌며, 이는 장벽의 투과성을 변화시키고, 염증성 물질의 생성을 촉진한다 주요 염증 물질과 유발 물질은 다음과 같다.

1) 내독소

내독소는 그람 음성 세균인 주로 프로테오박테리아 문에 속하는 균의 세포벽에서 발견되는 독성 물질로, 장내 미생물 불균형이 있을 때 과도하게 생성될 수 있다. LPS는 장벽의 투과성을 증가시키고, 장에서 혈액으로 이동하여 전신 염증을 유발한다. LPS는 선천면역세포의 TLR4와 결합하여 염증성 사이토카인(예: TNF-α, IL-6, IL-1β)의 생성을 촉진하고, 이는 염증성 장질환(IBD), 비만, 인슐린 저항성, 관절염 등 다양한 질병과 관련이 있다.

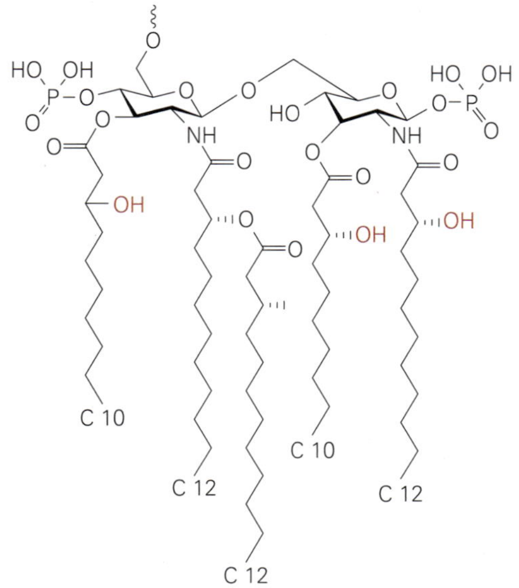

그림 2-15. 감마 프로테오박테리아(Proteobacteria)인 *P. aeruginosa*의 LPS 구조. 프로테오박테리아(Proteobacteria)는 두 개의 인산기(phosphate group)를 가지고 있으며, 구조적 안정성도 높으며, TLR4 (Toll-like receptor 4)를 통해 숙주의 면역 반응을 더 강력하게 유발한다. 박테로이데테스(Bacteroidetes)는 하나의 인산기를 가지며 면역 활성화에 있어서는 약한 자극을 주며, 잠재적으로 숙주와의 공생 관계 형성에 기여할 수 있다.

* Proteobacteria문(phylum)에 속하는 균들은 주로 Gram 음성균으로, 다양한 감염성 질환을 유발하는 병원균들이 포함된다. 이들은 알파, 베타, 감마, 델타, 엡실론의 다섯 가지 주요 그룹으로 나뉜다.

알파프로테오박테리아에는 리케차, 브루셀라, 바르토넬라가 속하며, *Rickettsia rickettsii*는 록키산 홍반열을, *Rickettsia prowazekii*는 발진티푸스를 일으킨다. *Brucella abortus*와 *Brucella melitensis*는 브루셀라증(파상열)을 유발하고, *Bartonella henselae*는 고양이 긁힘병의 원인이 된다.

베타프로테오박테리아에서는 나이세리아와 보르데텔라가 중요한 균으로, *Neisseria gonorrhoeae*는 임질, *Neisseria meningitidis*는 수막염을 일으킨다. 또한, *Bordetella pertussis*는 백일해를 유발하며, *Burkholderia cepacia*는 면역저하 환자에서 폐 감염을 일으킬 수 있다. 가장 임상적으로 중요한 병원균이 포함된 감마프로테오박테리아에는 대장균, 살모넬라, 시겔라, 녹농균 등이 있다. *Escherichia coli*는 장내 세균이지만 병원성 변종은 요로감염과 설사를 유발하며, *Salmonella enterica*는 장티푸스와 식중독의 원인균이다. *Shigella dysenteriae*는 이질을 일으키며, *Pseudomonas aeruginosa*는 면역저하 환자에서 폐 감염, 창상 감염, 패혈증을 유발한다. *Klebsiella pneumoniae*는 폐렴과 요로 감염의 원인으로 알려져 있고, *Enterobacter*는 병원 내 감염의 주요 원인균 중 하나이다.

델타프로테오박테리아는 병원성보다는 환경적 역할이 두드러지며, Myxobacteria와 Desulfovibrio가 이에 해당된다.

마지막으로 엡실론프로테오박테리아에는 *Campylobacter jejuni*와 *Helicobacter pylori*가 속한다. *Campylobacter jejuni*는 식중독과 장염의 주요 원인이며, *Helicobacter pylori*는 위염, 소화성 궤양, 위암과 같은 위장 질환을 일으킨다. 이처럼 Proteobacteria는 다양한 병원균을 포함하고 있어 임상적으로 매우 중요한 세균 그룹이며, 특히 감마프로테오박테리아는 대장균, 살모넬라, 녹농균 등 주요 병원체를 포함하고 있다. 대장균은 strain에 따라서 유익한 균주도 있다.

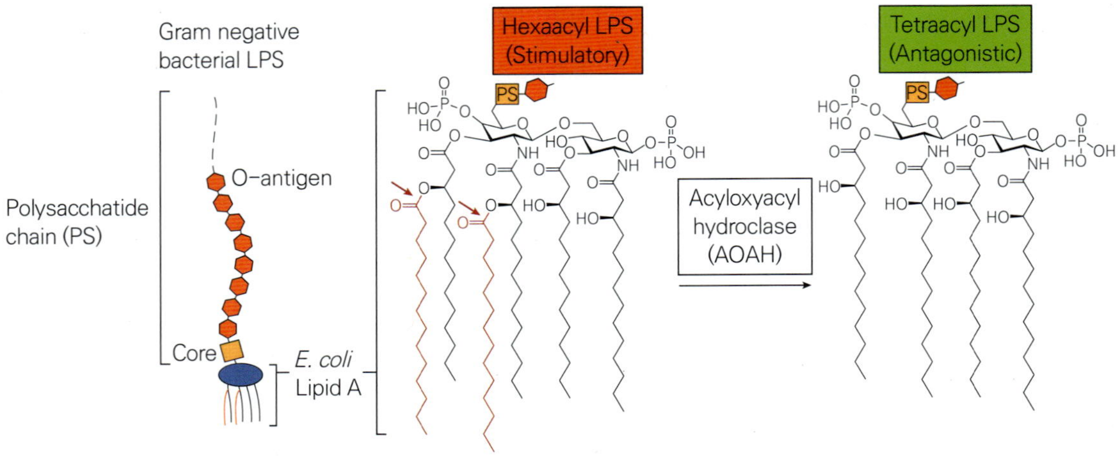

그림 2-16. 정상적으로 장내 내독소(LPS)로부터 염증을 조절하는 기전 중 ① 장내 상피세포는 면역 수용체를 조절하여 TLR4 (Toll-like receptor 4)와 같은 LPS 인식 수용체의 발현을 조절. 정상 상황에서는 TLR4 발현이 낮아 과도한 면역 반응을 방지. ② 장 상피세포에서 분비되는 효소로 LPS 탈인산화 효소(alkaline phosphatase), LPS의 인산기(phosphate group)를 제거하여 면역 반응을 약화시킴. ③ 아실옥시아실 하이드롤라제(acyloxyacyl hydrolase)는 단핵구-대식세포(monocyte-macrophages), 호중구(neutrophils), 수지상세포(dendritic cells), 자연살해세포(NK cells), ILC1 세포 및 신장 피질 세뇨관 세포(renal cortical tubule cells)에서 생성되는데, 이 효소는 동물 세포의 MD-2-TLR4 수용체에 의해 내독소(LPS)가 인식되는 데 필요한 부분을 지질 A (lipid A)에서 2차 아실 사슬(secondary acyl chains)을 제거한다.

여기서 잠깐

누구나 장내에 프로테오박테리아 문에 속하는 세균이 약 4% 내외가 존재하는데, 왜 건강한 사람들은 이 세균의 세포벽의 성분 내독소가 말썽(염증 유발, 장벽을 손상)을 일으키지 않은지 궁금하지 않겠는가? 이것은 정상적으로 내독소를 불활성화시키는 자체 내 기전이 있기 때문이다. 그것 중 하나가 장상피 세포에서 분비하는 알칼리성 탈인산효소(alkaline phosphatase)와 주로 여러 면역세포에서 분비하는 아실옥시아실 가수분해효소(AOAH)가 세균성 지질다당류(LPS, 내독소라고도 함)에서 발견되는 헥사아실 지질 A 부분에서 2차(아실옥시아실 결합) 지방 아실 사슬을 선택적으로 제거하는 리파제에 의해 내독소가 비활성화된다.

- LPS는 장내 장벽의 손상(leaky gut)을 유발하며, 장벽을 통해 혈류로 들어가 전신 염증을 촉발한다. 특히, 이는 만성 염증성 질환의 주요 원인 중 하나로 여겨진다.

2) 단쇄지방산의 불균형

단쇄지방산(short-chain fatty acids, SCFAs)은 장내 유익균에 의해 대장에서 섬유질을 발효하면서 생성되는 대사 산물이다. 대표적으로 부틸산(butyrate), 프로피온산(propionate), 아세트산(acetate) 등

(그림 2-17)이 있으며, 이는 장벽을 보호하고, 항염증 작용을 한다. 하지만 장내 미생물 불균형이 발생하면 SCFAs의 생산이 감소하고, 이는 항염증 능력을 약화시켜 염증을 촉진할 수 있다.

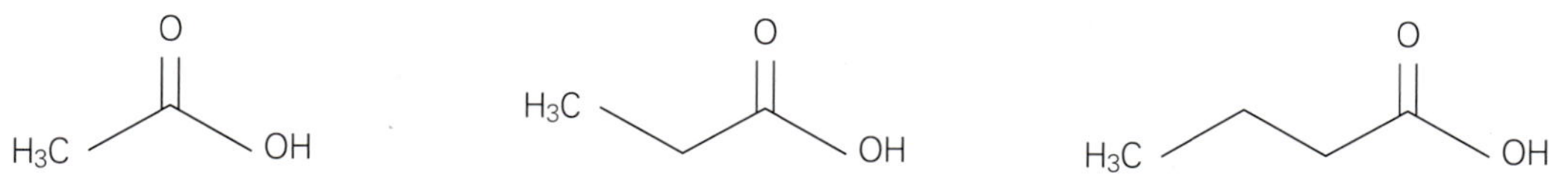

Acetate ($C_2H_4O_2$) Proprionate ($C_3H_6O_2$) Butyrate ($C_4H_8O_2$)

그림 2-17. 우리 장내에서 마이크로바이오타에 의해서 생성되는 단쇄지방산으로 생리적으로 다양한 기능을 갖는다.

12. 단쇄지방산의 생리적 작용과 특성

SCFAs는 장내 미생물이 식이 섬유(undigestible starch, polysaccharide)를 발효하여 생성되는 물질로, 주요한 종류에는 아세트산, 프로피온산, 부틸산이 있다. 이들 SCFAs는 장내 환경과 전신 대사 조절에 중요한 역할을 하며, 각각 고유한 작용 기전과 특성을 지닌다.

1) 아세트산

아세트산은 가장 풍부한 SCFAs으로, 혈류를 통해 전신으로 확산되어 다양한 조직에서 에너지원으로 활용된다. 특히 간에서 지방산 합성 및 콜레스테롤 합성의 전구체로 작용하며, 세포의 에너지 대사에 기여한다. 또한, 아세트산은 장내 유익균(예: Bifidobacterium, Lactobacillus)의 성장을 촉진하고 장내 pH를 낮춰 병원성 세균의 증식을 억제하는 기능을 수행한다. 아울러, GPCR43 (free fatty acid receptor 2)와 같은 SCFA 수용체를 활성화시켜 조절 T세포(Treg) 분화를 유도하며, 염증 반응을 억제하여 면역 균형을 유지하는 항염증 효과를 나타낸다. 그러나 과도한 아세트산은 지방 조직에서 지방 합성을 증가시켜 비만 및 지방간을 유발할 수 있으며, 특정 조건에서는 병원성 세균의 성장 촉진과 염증 반응을 악화시킬 위험이 있다.

2) 프로피온산

프로피온산은 간에서 포도당 신생합성(gluconeogenesis)의 주요 전구체로 작용하여 혈당을 조절하는 역할을 한다. 문맥 순환을 통해 간으로 운반된 프로피온산은 TCA 회로에서 석신산(succinate)으로 전환된 후 포도당 생성 경로에 활용되어 혈당을 안정화한다. 또한, 프로피온산은 HMG-CoA 환원효소 활성을 억제하여 콜레스테롤 합성을 감소시키며, 이는 총 콜레스테롤과 LDL 콜레스테롤 수치를 낮추어 심혈관 건강에 도움을 준다. 면역학적 측면에서 프로피온산은 대식세포와 수지상세포의 염증 반응을 억제하고, 조절 T 세포의 활성화를 유도함으로써 염증 반응을 조절하는 항염증 효과를 나타낸다. 그러나 프로피온산이 과도하게 생성될 경우 신경 독성의 가능성이 제기되며, 이는 자폐 스펙트럼 장애(ASD)와 연관될 수 있다. 또한, 장내 균총 불균형 시에는 과도한 프로피온산이 장내 염증을 악화시킬 위험이 있다.

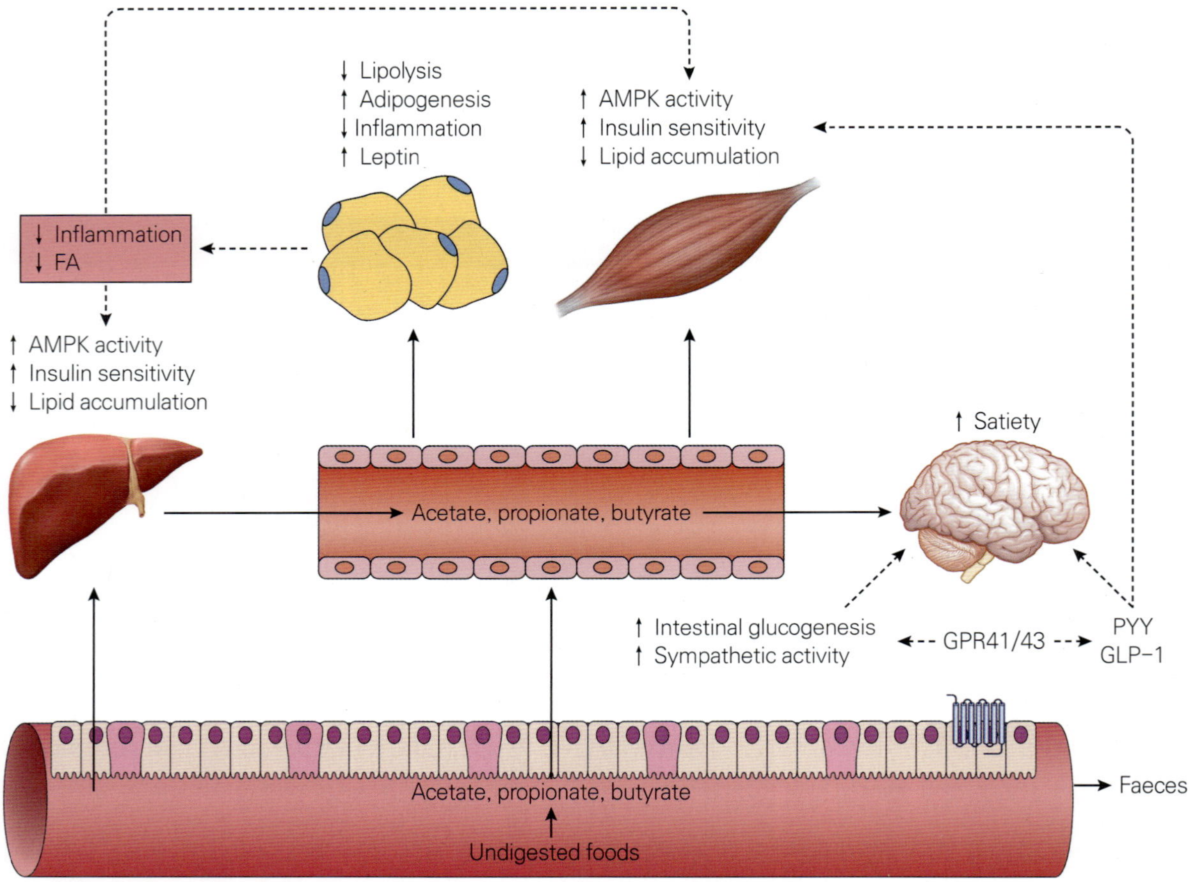

그림 2-18. SCFA와 기관 간 상호작용
소화되지 않는 섬유질 음식이 말단 장(distal intestine)에서 발효되면 단쇄지방산(SCFA)이 생성된다. 회장(ileum), 맹장(caecum), 대장(colon)에서 아세트산, 프로피온산, 부틸산의 비율은 약 3:1:1이다. 부틸산과 프로피온산은 일반적으로 대장과 간에서 대사되기 때문에 주로 장과 간의 국소 기능에 영향을 미친다. 말단 장에서 SCFA는 GPCR41과 GPCR43에 결합하여 PYY (peptide YY) 및 GLP-1 (glucagon-like peptide-1)과 같은 장 호르몬의 생성을 유도하며, 이는 포만감과 포도당 항상성에 영향을 미친다. 또한, 프로피온산과 부틸산은 장내 포도당 신생합성(intestinal gluconeogenesis) 및 교감신경 활동(sympathetic activity)을 유도하여 포도당과 에너지 항상성을 개선할 수 있다. 소량의 프로피온산과 부틸산, 그리고 다량의 아세트산은 순환계에 도달하며, 말초 지방 조직, 간, 근육의 기질 대사 및 기능에 직접적인 영향을 미칠 수 있다. 추가적으로, 순환하는 아세트산은 뇌에 흡수되어 중추 항상성 기전을 통해 포만감을 조절할 수 있다. 그러나 이러한 대사 효과가 SCFA의 직접적인 효과 때문인지, 아니면 장에서 유래한 신호전달 분자를 통한 간접적인 효과 때문인지는 아직 명확하지 않다. 실선은 SCFA의 직접 효과를 나타내고, 점선은 SCFA의 간접 효과를 나타낸다.

3) 부틸산

부틸산은 장 상피세포의 주요 에너지원으로 사용되며, 장 건강 유지와 항염증 작용에 핵심적인 역할을 한다. 부틸산은 미토콘드리아에서 β-산화 과정을 통해 ATP를 생성하여 장 세포의 에너지를 공급하고, 장 상피세포의 증식 및 재생을 촉진하여 장벽 기능을 강화한다. 만약 부틸산이 장내에서 생성이 부족하면 장 상피세포의 에너지원이 포도당으로 바뀌게 된다. 그러면 무산소 glycolysis에 의에서 ATP를 생산하게 되면 장내의 산소 포화도가 높아져 프로테오박테리아의 증식을 가져와 미생물 불균형의 원인이 될 수 있다. 또한, 부틸산은 NF-κB 신호 경로를 억제하여 염증성 사이토카인(TNF-α, IL-6 등)의 분비를 감소시키고, 조절 T세포(Treg)의 분화를 촉진하여 면역 균형을 유지한다. 부틸산은 히스톤 탈아세틸화효소(HDAC)를 억제함으로써 유전자 발현을 조절하며, 암세포의 증식을 억제하는 항암 효과도 나타낸다. 장내 pH를 낮춤으로써 병원성 세균의 증식을 억제하고 유익균의 성장을 촉진하며, 이는 장내 환경 개선에 기여한다. 부틸산은 주로 *Clostridium butyricum*, *Faecalibacterium prausnitzii*, *Roseburia* spp.와 같은 균주에 의해 생성되며, 이들 균주는 식이 섬유를 발효하여 부틸산을 생산한다(그림 2-18).

4) 단쇄지방산의 균형 중요성

아세트산, 프로피온산, 부틸산은 각각의 고유한 기능을 수행하지만, 이들 SCFAs는 상호작용하며 균형을 이룰 때 최적의 건강 효과를 나타낸다. 아세트산은 부틸산과 프로피온산 생성의 기질로 사용되며, 장내 미생물 생태계 유지에 기여한다. 프로피온산은 혈당과 콜레스테롤 조절을 담당하고, 부틸산은 장벽 기능을 강화하며 장내 염증을 완화한다. 그러나 이들 SCFAs 중 하나라도 과도하게 생성되거나 불균형이 발생하면 비만, 염증 악화, 신경 독성과 같은 부작용이 나타날 수 있다. 따라서 식이 섬유의 적절한 섭취와 장내 미생물 균총의 다양성을 유지하는 것이 SCFAs의 균형을 맞추고 전신 건강을 증진하는 데 필수적이다.

{ 결론 }

단쇄지방산인 아세트산, 프로피온산, 부틸산은 서로 다른 생리적 역할을 수행하면서도 장내 환경 및 전신 대사 조절에 기여한다. 균형 잡힌 SCFAs 생성은 장 건강과 면역 조절, 대사 기능 유지에 필수적이며, 이를 위해 식이 섬유 섭취와 장내 미생물의 다양성 유지가 중요하다.

5) 장내 독성 대사 산물

장내 미생물 불균형으로 인해 독성 대사 산물들이 증가할 수 있다. 특히, 이차 담즙산(secondary bile acids)과 같은 물질들이 증가하여 대장암, 염증성 장질환 등을 유발할 수 있다. 이 물질들은 장 점막을 자극하고 염증 반응을 유도하여 만성염증 상태를 초래할 수 있다.

- TMAO (trimethylamine-N-oxide): 육류와 같은 콜린과 카르니틴이 풍부한 식품을 섭취할 때 장내 미생물이 TMA를 생성하며, 이는 간에서 TMAO로 전환된다. TMAO는 심혈관 질환과 염증 반응을 유발하는 주요 물질로 알려져 있다(그림 2-19).
- 반면에 이차 담즙산 중 3-oxo-lithocholic 산은 대장에서 T 조절세포(면역반응 억제)를 유도하여 대장에서 불필요하고 과도한 염증을 완화하는 중요한 역할을 한다.

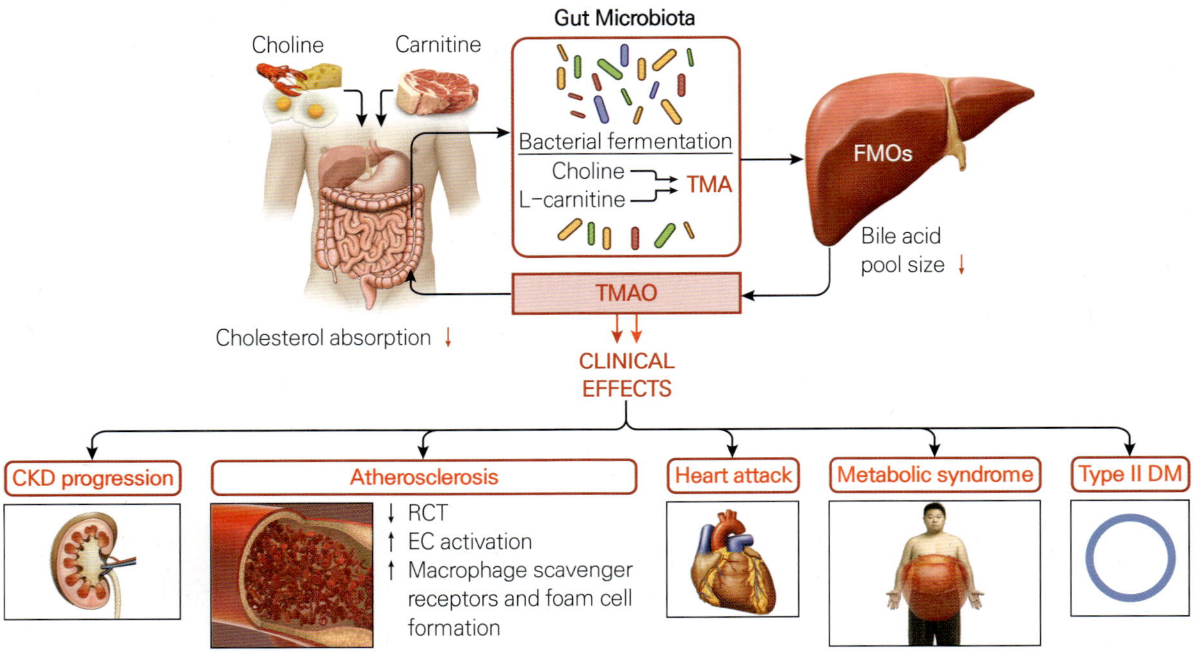

그림 2-19. 식이, 장내 미생물, TMAO 및 이 요독소의 임상적 발현 간의 연관성을 나타내는 도식적 설명: 트리메틸아민(TMA) 함유 영양소(예: 콜린, 포스파티딜콜린, L-카르니틴)의 숙주와 장내 미생물 대사는 TMA를 생성한다. 이후, 간에서 플라빈 함유 모노옥시제네이스(FMOs)에 의해 TMA는 TMAO(트리메틸아민-N-옥사이드)로 전환된다.

6) 염증성 사이토카인

장내 미생물 불균형이 있을 때, 면역계는 염증성 사이토카인(pro-inflammatory cytokines)을 생성하게 된다. 이는 TNF-α, IL-6, IL-1β 등의 염증성 물질을 포함하며, 장내 염증과 전신 염증을 유발한다 이는 자가면역 질환과 염증성 장 질환, 관절염 등과 연관된다.

- 과도한 사이토카인 생산은 장내 환경의 불균형에서 시작되며, 이러한 염증 반응이 장외로 퍼져 전신

염증을 일으킬 수 있다.

7) 아민류와 황화합물

장내 미생물이 단백질과 아미노산을 발효하면서 유독성 아민(예: 히스타민)과 황화합물[예: 황화수소(H2S)]을 생성할 수 있다. 이 물질들은 장 점막을 자극하고 염증을 유발할 수 있는데, 특히 히스타민은 장-뇌 축을 통해 신경계 염증과도 관련이 있다.

- 황화수소(H2S): 장내 미생물 불균형으로 과도하게 생성될 경우 장 점막을 손상시키고 염증성 반응을 유발할 수 있다. 또한, 대장암의 위험을 증가시킬 수 있다.

결론

장내 미생물의 불균형은 **내독소(LPS)**, **단쇄지방산(SCFAs)의 불균형**, TMAO와 같은 **독성 대사 산물**, **염증성 사이토카인** 그리고 **아민류와 황화합물**과 같은 염증 유발 물질을 증가시켜 **만성염증**과 관련된 여러 질병을 유발할 수 있다. **장내 미생물 균형 회복**은 이러한 염증 물질의 생성을 억제하고, 건강을 유지하는 데 중요한 역할을 한다.

진료실에서 흔히 마주하는 통증과 그 이면의 이야기

진료실에서 근골격계 통증(관절통, 근육통, 등 통증)을 호소하는 환자들에게 다음과 같이 자주 설명한다.

"이 통증은 단순히 국소적인 문제가 아니라, 위장관의 미생물 불균형에서 비롯되었을 가능성이 크다."

처음에는 대부분의 환자들이 의아해하며 고개를 갸웃거리지만, 위장관 문제와 근골격계 통증의 연결 고리에 대해 체계적으로 설명하면 결국은 납득하며 이해하는 경우가 많다. 특히, 식습관을 개선하고 위장 건강을 관리하라는 조언을 성실히 따른 환자들은 시간이 지나면서 증상이 호전되는 것을 경험하고, 나중에는 "정말 교수님 말씀이 맞았습니다"라고 말씀하곤 한다.

이제 이러한 메커니즘을 임상적으로 자주 접하는 사례를 통해 설명하고자 한다.

1) 손가락 통증과 그 기원에 대한 통찰

진료실에서 손가락 관절이나 손등 부위의 통증을 호소하는 환자들을 종종 접하게 된다. 초기 검사에서는 육안 관찰이나 영상 촬영 결과가 모두 정상으로 나타나지만, 환자는 여전히 통증과 불편함을 호소한다. 문제는 이러한 경우 의사가 통증의 근본 원인을 찾아내지 못하면 진통제 처방이나 간단한 조언만으로 환자를 돌려보내는 경우가 많다는 점이다. 그러나 이러한 환자들 중 상당수는 시간이 지나면 증상이 악화되어 결국 다시 병원을 찾게 된다.

제 경험에 따르면, 이러한 환자 대부분은 이미 증상이 나타나기 오래전부터 위장관의 미생물 불균형을 겪고 있었던 경우가 많다. 일부는 소화기 증상이 뚜렷하여 위장 내시경 검사를 받고 위염이나 장상피화 같은 비교적 경미한 진단을 받은 이력이 있기도 한다. 반면, 위장 관련 증상을 전혀 느끼지 못하는 경우도 있지만, 정밀 검사 결과 소화기계에 경미한 이상이 발견되기도 한다. 이런 환자들의 통증은 장내 미생물 불균형이나 위장관 염증이 신경계와 면역계에 영향을 미쳐 나타나는 이차적인 증상인 경우가 많다.

2) 장내 미생물 불균형과 신경원성 염증

장내 미생물 불균형이나 내장기관 염증이 신경원성 염증과 침해수용체의 감작(sensitization)을 유발할 수 있다는 점은 매우 중요한 개념이다. 예를 들어, 손가락 통증의 원인을 찾기 위해 전완(extensor muscles)을 주목해 볼 필요가 있다.

손가락 관절이나 손등 통증의 경우 단순히 전완근의 반복적인 과사용 때문 만이 아니라, 장내 염증이나 내장기관 염증이 체신경 및 자율신경계를 통해 신경 감작을 유도하고, 이로 인해 근육 내 침해수용체가 활성화될 수 있다. 이는 장-뇌 축과 신경계의 교차 통로를 통해 근골격계 통증이 발생하는 복잡한 메커니즘을 설명한다.

3) 염증 전파의 메커니즘: 신경펩타이드와 축삭 반사

특히, 신경펩타이드(neuropeptides)인 substance P와 CGRP (calcitonin gene-related peptide)는 신경원성 염증에서 중요한 역할을 한다. 이들 펩타이드는 축삭 반사(axon reflex)를 통해 신경 말단에서 염증성 신호를 주변 조직으로 확산시킨다. 전완근의 감작된 침해수용체가 활성화되면 이 신호가 신경 경로를 따라 손가락이나 손등 부위의 통증으로 나타날 수 있다.

따라서, 손가락 통증과 같은 국소적인 증상도 전완근의 반복 사용, 체신경 및 자율신경계의 감작,

그리고 장내 염증과 같은 복합적 요소가 상호작용한 결과일 수 있음을 이해해야 한다. 이러한 통찰은 통증의 원인을 체계적으로 접근하고 치료할 수 있는 새로운 관점을 제공한다.

(1) 장내 미생물 불균형과 신경원성 염증의 연결

장내 미생물의 불균형이 신경계에 미치는 영향은 특히 장-뇌 축을 통해 연구되어 왔다. 장내 염증이 발생하면 내독소(LPS)와 같은 염증성 매개체가 혈액으로 유입되어 전신 염증을 유발할 수 있는데, 이는 체신경 및 자율신경계에 영향을 미쳐 신경원성 염증을 활성화할 수 있으며, 교감신경을 통해 체신경으로 신경 자극이 전파될 수 있다.

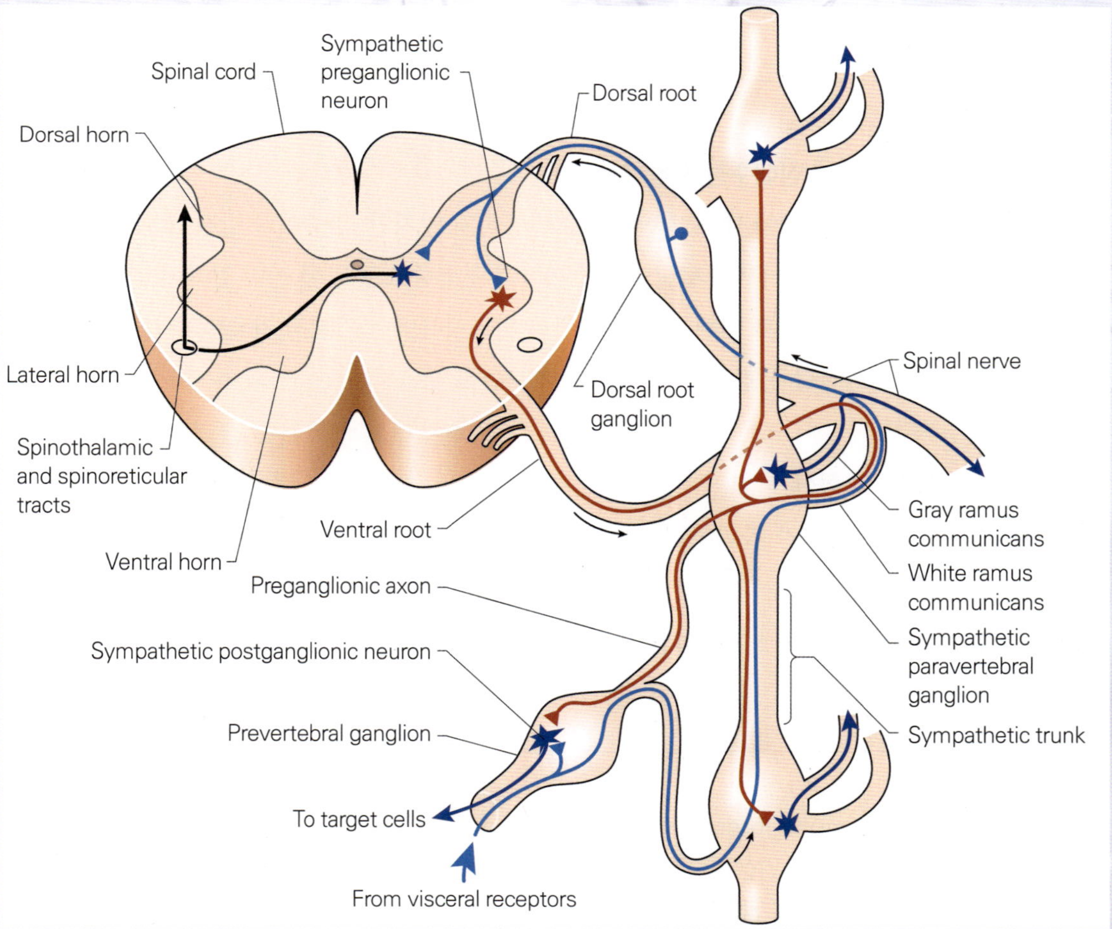

그림 2-20. 척수에서 유래한 후근, 전근과 교감신경체인과 교통을 보여주는 해부학적 구조

(2) 회백교통지의 역할

내장기관에서 발생한 염증의 신경신호는 그 신경을 타고 척수로 전달되며, 여기서 회백교통지를 통해 체신경으로 이어질 수 있다. 이를 통해 염증 신호가 체신경의 말단에 도달하게 되어 근골격계의 침해수용체가 감작 될 가능성이 커진다.

연구 근거

"Visceral organ cross-sensitization - an integrated perspective"에서는 장내 염증이 어떻게 신경계를 통해 신경원성 염증을 유발할 수 있는지 설명한다. 이 연구는 장내 미생물 불균형이 염증성 사이토카인을 통해 **자율신경계와 체신경계**의 상호작용을 촉발하여 신경과민화를 일으킬 수 있음을 시사한다.

(3) 신경 감작과 근육 내 침해수용체 활성화

침해수용체는 기계적 자극에 대해 일반적으로 반응하지 않지만, 염증이나 감작 상태에서는 활동전위가 발생할 수 있다. 장내 미생물 불균형이나 내장기관 염증으로 인해 이미 감작된 침해수용체는 기계적 자극에 과민해지며, 이로 인해 전완근의 반복적인 사용에서 기계적 자극이 추가될 경우 활동전위가 발생하여 축삭반사나 신경원성 염증을 유발할 수 있다.

(4) 신경원성 염증의 확산

이 과정에서 침해수용체가 과민화 된 상태로 신경펩타이드(예: substance P, CGRP)를 방출하며, 염증 반응이 확대된다. 이는 전완근의 과사용으로 인한 단순한 물리적 스트레스가 아닌, 신경계와 면역계의 상호작용으로 인해 복합적인 통증 반응이 발생하는 기전으로 설명된다.

연구 근거

"Potential Neuroimmune Interaction in Chronic Pain" 논문에서는 신경원성 염증이 어떻게 **말초 신경의 감작**을 유도하여 만성통증을 악화시키는지를 설명한다. 이 연구는 특히 **장-뇌 축**과 **자율신경계** 간의 상호작용을 통해 염증과 통증이 상호 강화되는 기전을 다룬다.

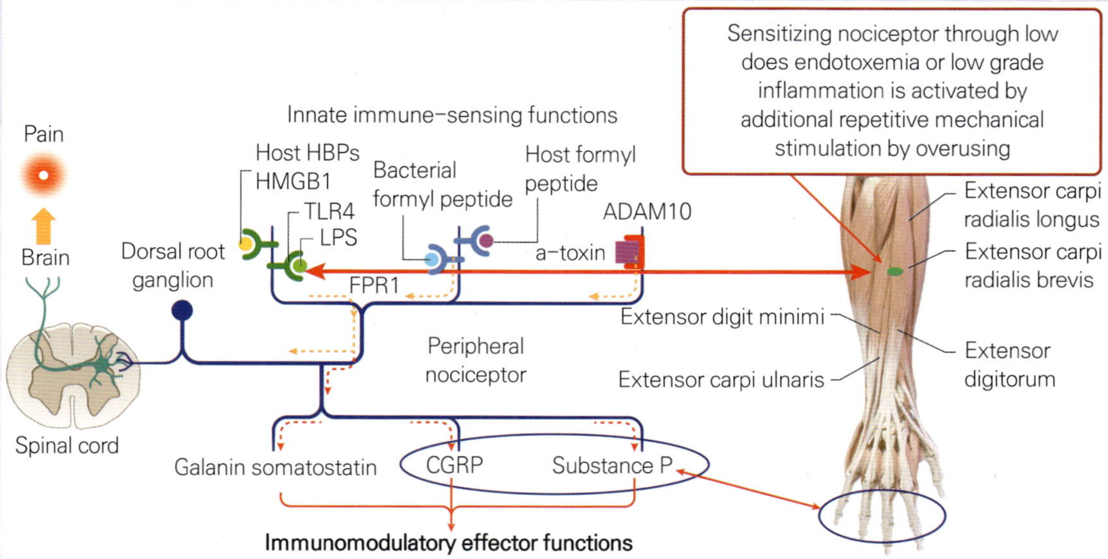

그림 2-21. 신경원성 염증의 진원지가 아닌 부위에 역행성 활성신호가 전달되어 신경원성 염증을 일으키는 도식도

(5) 저자의 이론 보강

이 이론은 장내 염증이 신경계를 통해 근육 내 침해수용체의 감작을 유도하고, 이로 인해 기계적 자극이 가해질 때 축삭반사나 신경원성 염증을 유발할 수 있다는 가설에 기반한다. 이어서 신경원성 염증은 감마운동신경의 활성화를 유도하게 된다. 축삭반사가 활성화되면서 substance P, CGRP와 같은 신경펩타이드가 방출되고, 이는 근방추의 감도를 증가시킨다. 근방추 감도가 증가하면 결과적으로 근긴장도가 상승하게 되며, 이는 또 다시 통증을 유발할 수 있는 요인이 된다. 이는 단순히 근육의 과사용만으로 설명되지 않는 복합적인 통증 메커니즘을 설명하는 데 매우 중요한 관점을 제공한다. 전완근은 하나의 예를 든 것이고 다른 부위도 마찬가지 원리에 의해 설명된다(그림 2-21).

결론

장내 미생물 불균형이나 **내장기관 염증**이 **자율신경계**를 통해 근육 내 **침해수용체의 감작**을 유도하고, 전완근 사용으로 인한 기계적 자극이 **활동전위**를 발생시켜 통증과 염증을 유발할 수 있다는 이 이론은 과학적으로 매우 타당한 설명이다. 회백교통지를 통한 신경 자극이 **체신경**으로 전달되는 기전은 신경원성 염증을 촉발하여 손가락이나 손등의 통증과 염증을 설명할 수 있는 중요한 메커니즘이다.

Chapter 4

뇌에서의 통증 인식

1. 뇌가 통증 신호를 해석하는 방식

뇌가 통증 신호를 해석하는 방식은 신경계와 뇌가 협력하여 통증을 감지하고 처리하는 과정이다. 이 과정을 간단히 설명하자면, 통증 신호는 몸에서 시작되어 신경을 통해 뇌로 전달되고, 뇌는 그 신호를 해석하고 반응하는 역할을 한다.

1) 통증 신호가 신경을 통해 뇌로 전달된다.

먼저, 몸의 어느 한 부분에서 유해한 자극이 있으면, 그 부위의 침해수용체가 활성화된다. 이 수용체가 통증 신호를 감지하면 전기 신호로 변환되어 말초 신경을 통해 척수로 이동하는데, 척수는 이 신호를 뇌로 보내는 고속도로 역할을 한다

2) 뇌에서 통증을 처리

통증 신호가 뇌에 도착하면, 뇌의 여러 부위가 함께 작동하여 그 신호를 해석한다. 예를 들어

① 뇌의 감각 피질: 신체 어디에서 통증이 발생했는지를 확인한다.

② 전두엽: 통증에 대한 **감정적 반응**을 조절하며, 통증의 중요성을 평가한다.

③ 대뇌 변연계: 통증에 대한 **감정적 해석**을 담당하며, 통증이 얼마나 고통스러운지에 영향을 미친다.

3) 통증에 대한 반응

뇌가 통증 신호를 해석하면, 즉각적인 반응을 결정한다. 예를 들어, 뜨거운 물체를 만졌을 때 뇌는 “손을

빨리 떼라!"고 신경을 통해 명령을 보내, 손을 움직이게 한다. 이러한 반응 덕분에 우리는 몸을 보호하고 더 큰 손상을 막을 수 있다.

4) 통증의 기억과 학습

또한, 뇌는 통증을 기억하여 비슷한 상황에서 더 빠르게 반응하도록 학습한다. 이 과정에서 통증에 대한 감정적 반응도 뇌에서 조정되며, 통증을 어떻게 느끼고 경험하는지에 영향을 미친다. 예를 들어, 이전에 크게 다친 부위는 더 과민하게 느낄 수 있다.

{ 요약 }

- 통증 신호는 **몸의 침해수용체**에서 시작되어 신경을 통해 **뇌**로 전달된다.
- 뇌는 통증의 위치와 강도를 분석하고, 적절한 **반응**을 결정한다.
- 통증은 감정적 경험과도 연결되어 있으며, 뇌는 이를 기억하고 **미래의 통증 반응**에 영향을 미친다.

결론적으로, **뇌는 통증 신호를 받아 해석하고, 감정적 반응과 신체적 행동을 유도**하는 중요한 역할을 한다.

2. 통증 인식에 영향을 미치는 감정적, 인지적 요소

통증 인식은 단순히 몸의 손상으로 인한 신경 신호에 의해 결정되는 것이 아니다. 감정적(정서적 상태) 과 인지적 요소(생각, 판단)도 크게 영향을 미친다. 통증이 어떻게 느껴지는지는 단순한 신체 반응을 넘어서, 우리의 정신적 상태와 해석 과정에 의해 달라질 수 있다.

1) 감정적 요소

감정은 통증을 느끼는 방식에 중요한 역할을 하는데, 스트레스, 불안, 우울 같은 부정적인 감정은 통증을 더 강하게 느끼게 할 수 있다. 감정이 통증에 미치는 방식은 크게 두 가지로 설명할 수 있다.

(1) 불안감이나 두려움

통증이 더 심해질까 걱정할 때, 뇌는 통증 신호를 더 강하게 해석할 수 있다. 이는 통증을 더 오래 지속되게 하거나, 작은 통증도 크게 느껴지도록 만들 수 있다.

(2) 긍정적인 감정

반대로, 행복하거나 편안한 상태에 있을 때는 통증을 덜 심하게 느낄 수 있다. 긍정적인 감정은 뇌에서 통증을 억제하는 신경전달물질의 분비를 촉진할 수 있다.

2) 인지적 요소

통증에 대한 생각과 믿음 또한 큰 영향을 준다. 사람은 통증을 다르게 인식하고 해석하는 경향이 있으며, 이러한 인식 과정이 통증의 강도와 지속에 중요한 영향을 미친다.

(1) 통증에 대한 기대

통증이 심해질 것이라고 예상할 때, 통증을 더 강하게 느낄 수 있다. 예를 들어, 같은 상처라도 "이건 큰 일이야!"라고 생각하면 더 아프게 느껴질 수 있다.

(2) 주의 집중

통증에 주의를 기울일수록 그 통증은 더 커지는 경향이 있다 반대로, 통증에서 주의를 돌리면 통증을 덜 느끼게 된다. 이는 주의력이 통증의 인식과 밀접한 관련이 있음을 보여준다.

(3) 통증에 대한 이해

통증을 어떻게 이해하고 받아들이느냐도 중요한 요소이다. 통증을 "일시적이고 괜찮아질 거야"라고 생각하는 사람들은 더 빨리 회복하고, 통증을 덜 겪는 경향이 있다.

3) 감정적, 인지적 요소의 상호작용

감정과 인지적 요소는 서로 영향을 주고받는다. 예를 들어, 불안이 커지면 통증에 대한 부정적인 생각이

요약

- **감정**: 스트레스, 불안, 긍정적인 감정 등이 통증의 강도와 지속에 영향을 미친다.
- **인지**: 통증에 대한 주의 집중, 생각, 기대, 해석 등이 통증을 더 크게 혹은 작게 느끼게 만든다.
- 감정과 인지가 서로 영향을 주며, 이들이 통증 인식에 중요한 역할을 한다.

결국, **통증은 단순히 신체적 손상뿐만 아니라 정신적 상태와 해석**에 의해 큰 영향을 받는다.

많아지고, 그로 인해 통증이 더 크게 느껴질 수 있다. 반대로, 통증에 대한 긍정적인 해석이나 통증을 관리할 수 있다는 자신감은 통증을 줄이는 데 도움을 줄 수 있다.

3. 통증과 쾌감을 인식과 반응하는 해부학적 위치와 공통 영역

쾌감과 통증을 처리하는 주요 뇌 영역들은 상당 부분 겹쳐 있다. 특히 전대상피질(anterior cingulate cortex, ACC), 도파민 경로의 핵심 영역인 측좌핵(nucleus accumbens), 뇌섬엽(insula), 편도체(amygdala), 시상(thalamus)이 중요하다.

1) 신경전달물질 시스템의 공유

도파민은 쾌감뿐만 아니라 통증 조절에도 중요한 역할을 하며, 엔도르핀은 통증 완화와 동시에 쾌감 생성에 관여하고, 세로토닌은 기분 조절과 통증 인식에 모두 관여한다.

2) 진화적 관점에서의 이해

생존을 위한 적응적 메커니즘으로 발달했으며, 통증은 위험 회피를, 쾌감은 이로운 행동의 강화를 유도하고, 두 시스템의 통합은 더 효율적인 행동 결정을 가능하게 한다.

3) 임상적 의의

만성통증 환자들의 우울증 발생 증가, 통증 치료제(오피오이드)의 중독성, 쾌감 경험이 통증 내성을 높이는 현상, 플라세보 효과에서 두 시스템의 상호작용이 관찰된다.

4) 신경가소성과의 관계

지속적인 통증이 쾌감 회로를 변형시킬 수 있으며, 쾌감 경험이 통증 인식을 조절할 수 있고, 두 시스템 간의 상호 조절 메커니즘이 존재한다.

5) 실제 적용 사례

운동 중 발생하는 통증과 러너스 하이, 매운 음식 섭취 시 통증과 쾌감의 공존, 마사지나 침술에서 통증과 이완의 관계가 대표적이다.

6) 최근 연구 동향

신경 이미징 기술을 통한 두 시스템의 동시 활성화 패턴 연구, 유전자 수준에서의 통증-쾌감 조절 메커니즘 탐구, 새로운 진통제 개발을 위한 통합적 접근이 이루어지고 있다.

Part III

통증 관리에 대한 잘못된 상식

Chapter

Chapter 1

하부 요통 - 이미지에 대한 과도한 의존

1. 구조적 이상과 실제 통증 유발 요인 간의 차이

하부 요통(허리, 엉치 통증)에 대한 잘못된 상식 중 하나는, 영상 검사(MRI, X-ray 등)를 통해 통증의 원인을 명확히 찾을 수 있다는 믿음이다. 많은 사람들이 MRI나 X-ray에서 디스크나 척추 구조에 문제가 보이면 그것이 바로 통증의 원인이라고 생각하지만, 이는 항상 맞는 말이 아니다. 실제로 많은 연구에서 영상 소견과 통증의 실제 원인이 일치하지 않는 경우가 매우 흔하다는 것이 밝혀졌다.

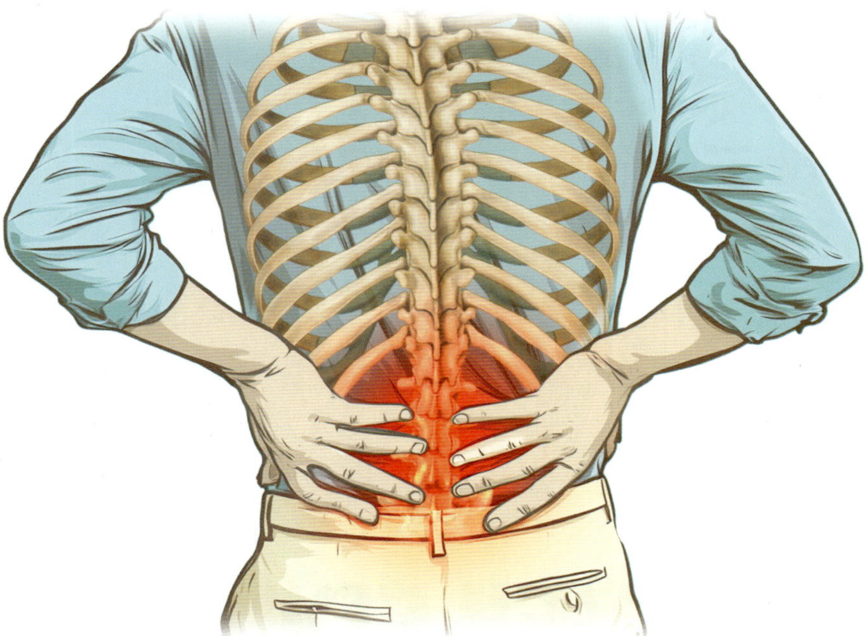

1) 영상 소견과 통증은 항상 일치하지 않는다.

많은 사람들에게서 영상 검사로 디스크 탈출이나 척추 변형 같은 구조적 문제가 발견되지만, 그들이 실제로는 통증을 전혀 느끼지 않는 경우가 많다. 즉, 허리에서 문제가 보인다고 해서 반드시 그 문제가 통증을 일으킨다는 보장이 없다.

예를 들어:

- 건강한 성인 중 상당수는 MRI에서 디스크 탈출 소견이 보이지만, 전혀 통증을 느끼지 않는다.
- 반대로, 허리에 심한 통증을 느끼는 사람들 중에서는 영상 검사에서 별다른 문제가 발견되지 않는 경우도 많다.

이처럼, 허리 통증과 영상에서 보이는 구조적 문제 사이에는 불일치가 흔하다.

2) 구조적 이상이 통증의 원인이 아닐 수 있다.

통증은 단순히 구조적인 문제로만 발생하지 않는다. 통증은 신경계(신경 말단 침해수용체 과민화), 염증 반응, 스트레스, 근육 긴장 및 뭉침 등 여러 복합적인 요인에 의해 발생할 수 있다. 그러나 영상 검사에서는 이런 요소들을 확인할 수 없기 때문에, 영상 소견만으로는 통증의 진짜 원인을 알 수 없다.

3) 연구에서 밝혀진 강력한 증거

여러 연구에서 영상 소견과 통증 사이의 불일치를 입증한 강력한 증거들이 있다. 예를 들어:

- 한 연구에서는 허리 통증이 없는 사람들의 80% 이상이 MRI에서 디스크 문제(디스크 터짐, 탈출, 튀어나옴, 척추강 협착등 소견)가 발견되었지만, 그들은 아무런 통증을 느끼지 않았다.
- 또 다른 연구에서는 만성 허리 통증 환자들 중에서 영상 소견으로는 정상적인 척추를 가진 사람들이 많았다.

이러한 연구들은 영상 소견만으로 통증의 원인을 진단하는 것이 얼마나 잘못된 방법인지 보여준다.

4) 통증 치료에 대한 잘못된 접근

영상 검사에서 나타난 구조적 이상을 바로 수술이나 다른 치료(척추 중재술)로 해결하려고 하는 접근은 통증 치료에 있어 적합하지 않을 수 있다. 통증은 다양한 요인들이 복합적으로 작용하여 발생하므로, 통증의 원인을 더 면밀하고 다양하게 평가해야 하며, 특히 주로 보존적인 접근을 통하여 예를 들면, 간단한 주사요법, 침(건침), 특별한 방법으로 하는 주사, 물리적인 치료, 운동, 심리적 요인 등을 함께 고려해야 한다.

2. 구조적 이상이 있음에도 통증을 유발하지 않는 여러 예

많은 경우, 구조적인 변화나 이상이 있어도 통증을 느끼지 않거나 심각하지 않은 경우가 있다. 아래에 몇 가지 예를 들어보겠다.

1) 척추 측만증

척추 측만증(scoliosis)은 척추가 옆으로 휘어진 상태(S자로 3차원으로 회전하면서 휘어짐)를 말한다(그림 2-22). 영상 검사에서 척추가 S자 또는 C자 모양으로 변형된 것이 보이지만, 대다수의 척추 측만증 환자들은 통증을 전혀 느끼지 않거나, 가끔 통증이 있어 영상촬영을 해보니 우연히 측만이 발견되는 경우가 있다. 이경우의 통증의 원인은 측만에 의한 것이 아닌 다른 이유가 있었던 경우[예 근육 뭉침(contracture, 근육단축), 염좌 등]이다. 특히 청소년기에는 척추의 휘어짐이 있어도 일상생활에 큰 지장을 주지 않으며, 운동이나 활동에도 큰 문제가 없을 때가 많다. 심지어 우사인 볼트도 측만이 있지만 세계 최고의 단거리 육상 선수인 것은 모두 다 아는 사실이다.

예: 척추가 약간 휘어 있어도, 많은 사람들은 평생 통증 없이 정상적인 생활을 할 수 있다.

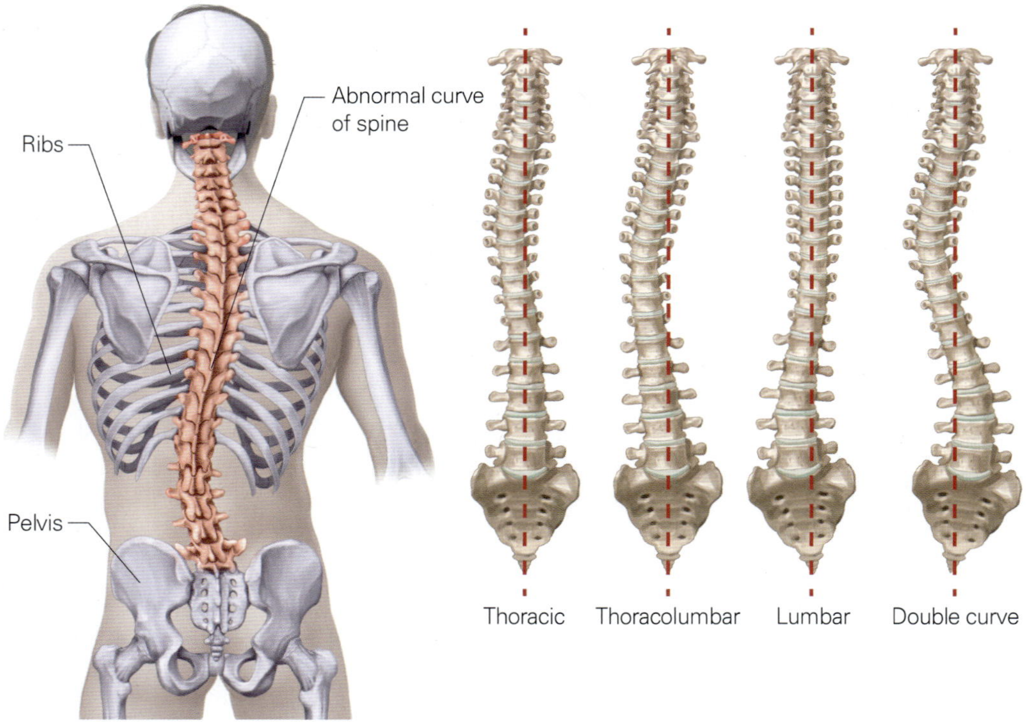

그림 2-22. 척추 측만은 3차원으로 회전하면서 곡선이 발생된 모습

2) 곱추

곱추(후만증, kyphosis)는 척추의 과도한 굽힘(흉추의 후만곡, 거의 90도에 가까운 정도로 흉추가 꺾임)으로, 등을 구부리고 있는 것처럼 보이는 상태이다. 하지만 이런 구조적인 변화가 있다고 해서 모든 사람이 통증을 겪는 것은 아니다. 많은 사람들은 곱추가 있어도 통증을 느끼지 않으며, 일상생활에 큰 문제가 없다. 특히 경미한 곱추의 경우, 통증 없이 노화의 일부로 받아들여질 수 있다.

예: 나이가 들면서 자연스럽게 곱추가 생기지만, 많은 노인들이 이로 인한 통증을 경험하지 않고 생활한다.

3) 소아마비 후유증

소아마비는 근육과 신경에 영향을 미치는 질환으로, 감염 후 신체에 영구적인 구조적 이상(근육 약화, 뼈의 변형)이 남을 수 있다. 그러나 이들 중 상당수는 구조적 문제에도 불구하고 통증을 느끼지 않고, 활동에 제약을 받지 않는 경우가 많다. 소아마비 후유증을 가진 많은 사람들은 정상적인 생활을 유지하고, 통증 없이 일상 활동을 수행할 수 있다.

예: 소아마비로 인해 다리 길이가 다르거나, 척추가 변형되었지만 통증 없이 걷거나 활동하는 사례들이 흔한다.

4) 디스크 탈출증(Herniated Disc)

MRI나 CT 같은 영상 검사에서 디스크 탈출이 발견되더라도, 많은 사람들은 통증을 전혀 느끼지 못한다. 디스크 탈출은 매우 흔한 현상이며, 특히 나이가 들면서 발생할 가능성이 높다. 그러나 구조적인 변화가 신경을 자극하지 않으면, 통증이나 불편함 없이 생활하는 경우가 많다. 흔히 신경이 눌려서 아프다라는 말은 맞을 수도 있지만 틀리는 경우가 더 많다, 우리가 흔히 의자에 앉아서 일을 많이 한다, 이때 좌골 신경

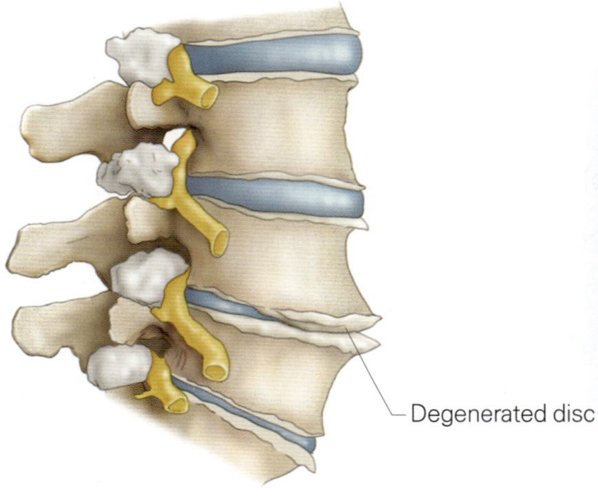

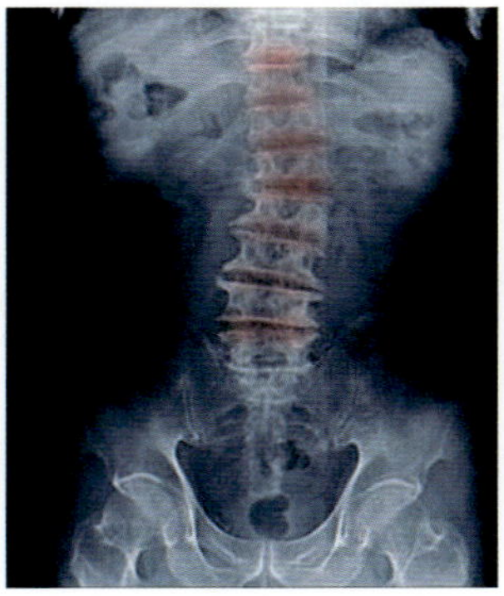

그림 2-23. 퇴행성 척추 뼈와 디스크 변화

이 압박을 받는다. 그러나 대부분 사람들은 통증이나 저림 같은 증상을 호소하지 않는다. 그러나 어떤 경우(좌골신경가지 말단 침해수용체 즉, 근육 안에 존재하는데 이 침해수용체가 과민화 되어 있을 때)는 통증 때문에 앉아 있지 못한다.

예: MRI에서 디스크 탈출 소견이 있지만, 그 사람이 아무런 통증 없이 정상 생활을 하는 경우는 매우 흔하다.

5) 퇴행성 디스크 질환(Degenerative disc disease)

퇴행성 디스크는 나이가 들면서 발생하는 자연스러운 디스크의 변성이다(그림 2-23). 디스크의 두께가 줄어들고, 탄력성이 떨어지지만, 많은 사람들은 통증을 경험하지 않는다. 이처럼 구조적으로 디스크가 변성되었음에도 통증 없이 건강한 삶을 유지하는 경우가 많다. 저자도 요추 L45, L5S1 디스크 팽만이 있다. 그러나 일상에서는 통증이 없다. 그러나 어쩌다 갑자기 통증이 발생되는 경우가 몇 번 있었다. 그때마다 저자가 환자에게 시술하는 방법을 간호사나 집사람한테 가이드하여 치료받고 문제를 해결하여 왔다. 그렇다고 현재 척추 디스크 문제가 없어진 것도 아니고 아플 때나 아프지 않을 때도 영상소견은 같다.

예: 40대 이상의 많은 사람들은 디스크가 퇴행성 변화를 겪지만, 통증 없이 정상적으로 생활한다.

6) 관절염

관절염(arthritis)이 영상 검사에서 관절의 변형이나 연골의 소실을 보여줄 수 있지만, 많은 사람들은 구조적 변화가 있어도 통증을 느끼지 못한다. 특히 초기 관절염이나 경미한 경우에는 관절의 퇴행성 변화가 있어도 큰 통증 없이 일상생활이 가능하다. 일례로 현재 진료 중인 70대 할머니 환자가 슬관절 연골이 양측 어느 정도 마모가 있어서 무릎관절이 완전히 다 신전되지 않는 환자가 있다. 그런데 우측 무릎만 아프다고 한다. 무릎 통증이 연골 마모가 꼭 통증을 유발하지 않는다는 것을 보여 준다.

예: X-ray에서 관절염 소견이 나타나지만, 통증 없이 생활하는 사람들은 많다.

7) 노화로 인한 척추의 변화

나이가 들면 자연스럽게 척추에 변형이 일어나고, 뼈나 디스크가 퇴행성 변화를 겪는다. 그러나 이러한 변화는 노화의 일부분일 뿐, 모든 노인들이 통증을 느끼는 것은 아니다. 많은 사람들이 노화로 인한 구조적 변화를 경험하지만, 통증 없이 생활할 수 있다.

예: 60대 이상의 사람들 중 다수는 척추가 변형되거나 디스크가 줄어 들었지만 통증을 느끼지 않고 생활한다.

결론

구조적 변화와 통증 발생의 관계

인체의 구조적 변화가 **서서히 진행되는 경우**, 조직에 물리적 손상이 발생하지 않기 때문에 **신경 손상이나 자극**이 일어나지 않아 통증을 느끼지 않는 것이 일반적이다. 반면, **급성적이고 갑작스러운 구조적 변화**는 조직의 손상을 유발하게 되며, 이로 인해 염증 반응이 활성화되고 신경이 자극을 받아 통증이 발생하게 된다. 따라서 환자의 통증 발생과 관련하여 통증이 시작된 시점 직전의 사건(event)을 면밀히 확인하는 것이 중요하다. 또한, 과거의 **영상 소견**과 현재의 영상 소견을 비교함으로써 구조적 변화의 시기와 양상을 파악해야 한다. 이러한 비교 분석은 통증의 원인과 병태생리를 이해하고 적절한 치료 계획을 수립하는 데 핵심적인 역할을 한다.

Chapter 2

구조주의적 통증 진단의 함정

구조주의적 통증 진단의 함정은 통증의 원인을 단순히 신체의 구조적 문제로만 보는 접근 방식의 한계를 말한다. 즉, X-ray나 MRI 같은 영상 검사에서 보이는 디스크 탈출이나 척추 변형 같은 구조적인 이상이 항상 통증의 원인이라고 믿는 것이 문제이다. 실제로 구조적 이상과 통증 사이에는 불일치가 자주 발생한다.

1. 구조적 이상과 통증은 일치하지 않는다

많은 연구에 따르면, 구조적 이상(예: 디스크 탈출, 척추 변형)이 있음에도 불구하고 통증을 전혀 느끼지 않는 사람들이 많이 있다. 반면, 영상 검사에서 별다른 이상이 보이지 않는 사람들도 심한 통증을 호소하는 경우가 있다. 이처럼 통증의 원인이 항상 구조적 문제에서 비롯된 것은 아니며, 다른 요인들(예: 신경계, 염좌, 근육 뭉침, 인대/건 미세손상, 염증, 심리적 요인, 등)이 관여할 수 있다.

예: MRI에서 디스크 탈출이 발견된 사람 중 60% 이상이 통증을 느끼지 않는다는 연구 결과가 있다.

2. 과도한 수술과 치료의 위험

구조적 문제에만 초점을 맞추면, 불필요한 수술이나 의료적 개입을 권장받을 수 있다. 그러나 수술로 구조적인 이상을 바로잡았다고 해도, 통증이 해결되지 않는 경우가 많다. 만성통증은 신경 과민화나 심리적 요인에 의해 발생할 수 있기 때문에, 구조적인 해결책만으로는 통증을 완화하기 어렵다.

3. 통증의 복합성

통증은 단순한 구조적 문제가 아닌, 생물학적-심리적-사회적 모델에 의해 설명될 수 있다. 이는 통증이 신체적 손상뿐 아니라 심리적 스트레스, 감정적 상태, 사회적 환경 등 여러 요인에 의해 발생하고 악화될 수 있음을 강조한다. 따라서 통증의 진단과 치료에서 구조적 요소만을 고려하는 것은 한계가 있다.

{ 요약 }

- 구조주의적 진단은 통증의 진짜 원인을 찾지 못하고, 불필요한 수술이나 치료로 이어질 수 있다.
- 통증은 구조적 문제뿐만 아니라 **신경, 염증, 심리적 요인** 등 복합적인 원인에서 발생할 수 있으므로, 이를 종합적으로 고려하는 것이 중요하다.

4. 구조적 문제만을 중시하는 접근법의 문제점(예: 디스크 탈출)

구조적 문제만을 중시하는 접근법의 문제점은 통증의 진단과 치료에서 신체의 구조적 이상(예: 디스크 탈출, 척추 변형)만을 통증의 원인으로 간주하는 것이 한정적이고 잘못된 결과를 초래할 수 있다는 점이다. 이러한 접근 방식에는 몇 가지 주요 문제점이 있다.

1) 통증의 복합적 원인을 무시

통증은 단순히 뼈, 관절, 디스크 등 구조적 문제만으로 발생하지 않는다. 신경계의 과민성, 염증 반응, 심리적 요인(스트레스, 불안) 등 다양한 요인이 복합적으로 작용할 수 있다. 구조적 문제만을 강조하는 접근은 이러한 중요한 요소들을 간과하며, 통증의 실제 원인을 놓칠 수 있다.

예: 만성통증 환자들 중 MRI나 X-ray에서 구조적인 이상이 없는 경우도 많다. 그러나 이들은 심한 통증을 호소하며, 이는 주로 신경계의 과민성이나 중추 감작과 관련이 있다.

2) 불필요한 수술과 치료로 이어질 수 있음

구조적 문제를 강조하는 접근은 종종 불필요한 수술이나 과도한 치료로 이어질 수 있다. 예를 들어, MRI에서 디스크 탈출이 발견되면 이를 바로잡기 위한 수술이 권장될 수 있지만, 수술 후에도 통증이 계속되는 경우가 많다. 이는 통증이 구조적 이상이 아닌 다른 원인(예: 신경 과민성)으로 발생했기 때문이다.

예: 연구에 따르면, 디스크 수술 후에도 통증이 남아 있는 경우가 자주 발생하며, 이는 통증의 원인이 신경계 과민화나 다른 비구조적 요인에 기인할 수 있다는 것을 보여준다.

3) 심리적, 사회적 요인의 영향 간과

심리적 요인(스트레스, 불안)과 사회적 요인(일상 생활, 직업 스트레스)은 통증을 유발하거나 악화시킬 수 있다. 생물학적-심리적-사회적 모델에 따르면, 통증은 단순한 신체적 문제가 아니라 정신적, 사회적 환경까지 고려해야 한다. 그러나 구조적 문제만을 중시하는 접근은 이러한 중요한 요인들을 평가하지 못하여, 통증의 근본적인 문제를 해결하지 못할 수 있다.

4) 통증의 장기적 해결책 제공 부족

구조적 문제만을 해결하려는 방식은 종종 일시적인 해결책을 제공할 뿐이다. 예를 들어, 구조적 이상을 수술로 해결한 후에도 재발할 가능성이 있으며, 장기적인 통증 완화를 위해서는 재활 운동, 심리 치료, 생활 습관 변화 등의 다각적인 접근이 필요하다. 단순히 구조적 문제만을 해결하려고 하면 재발성 통증에 대한 대처가 부족할 수 있다.

결론

구조적 문제만을 중시하는 접근법은 통증의 복합적인 원인(신경, 심리적, 사회적 요소)을 간과하고, 불필요한 수술과 치료로 이어지며, 통증의 근본적인 문제를 해결하지 못하는 한계가 있다. 통증을 보다 **다각적으로 평가하고 치료**하는 것이 중요하다.

5. 명확한 구조적 문제가 없어도 지속되는 통증의 사례

통증은 단순히 구조적 손상이나 영상 소견으로만 설명되지 않고, 다양한 원인에 의해 지속될 수 있다. 다음은 구조적 문제가 없지만 통증이 계속되는 몇 가지 사례이다.

1) 섬유근통을 보는 새로운 시각

섬유근통(fibromyalgia)은 영상 검사나 혈액 검사에서 명확한 이상이 발견되지 않지만, 전신에 지속적인 통증을 유발하는 대표적인 사례이다. 이 질환은 신경계의 과민성과 관련이 있으며, 신경이 작은 자극에도 과도하게 반응하면서 지속적인 통증을 유발한다. 섬유근통 환자들은 피로, 수면 장애, 우울증상, 기억력 문제와 같은 증상도 겪는다.

연구에 따르면, 섬유근통 환자들은 장내 미생물 불균형과 연관이 있을 수 있으며, 신경계의 감작(과민화)이 통증을 지속시키는 중요한 요인으로 작용한다.

섬유근통에 대해서 좀더 자세히 살펴보자

섬유근통 증후군(fibromyalgia syndrome, FMS)은 만성적인 전신 통증과 피로, 수면 장애, 인지 기능 저하, 우울 및 불안 등의 다양한 증상을 특징으로 하는 질환으로, 전 세계적으로 2-8%의 인구에 영향을 미치며, 특히 여성에서 높은 유병률(여성 대 남성의 비율은 약 2:1에서 9:1까지 보고됨)을 보인다. 환자들의 평균 연령은 40-60세로 보고되며, 청소년기에도 발병 가능하다는 점에서 전 연령대를 포괄하는 문제로 인식되고 있다. FMS의 병인은 명확히 밝혀지지 않았으나, 스트레스, 소장 세균 과증식(small intestinal bacterial overgrowth, SIBO), 말초 및 중추 감작(peripheral and central sensitization) 그리고 신경원성 염증(neurogenic inflammation) 과정이 복합적으로 작용하여 발생한다는 가설이 주목받고 있다.

- 우선, 스트레스는 섬유근통의 발병과 악화에 주요한 역할을 한다. 스트레스는 시상하부-뇌하수체-부신축(hypothalamic-pituitary-adrenal axis)의 과도한 활성화 및 자율신경계의 불균형을 유발하여 중추신경계에서 통증 처리의 비정상적인 변화, 즉 중추 감작을 초래할 수 있다. 중추 감작은 통증 자극이 없는 상태에서도 과도한 통증 신호를 생성하거나 약한 자극에 대해 비정상적으로 강한 통증 반응을 유도한다. 이러한 현상은 섬유근통 환자에서 흔히 관찰되는 "통각과민(hyperalgesia)"과 "이질통(allodynia)"으로 나타난다.
- SIBO는 장내 세균총의 불균형을 특징으로 하며, FMS에서 종종 동반 질환으로 나타난다. SIBO는 장내 염증, 장벽 투과성 증가(leaky gut), 그리고 장신경계와 면역계의 상호작용을 통해 염증성 매개체와 통증 신호전달경로를 활성화시킬 수 있다. 이러한 과정은 말초 감작(peripheral sensitization)으로 이어지며, 이는 중추 감작과 상호작용하여 통증 인지의 비정상적인 변화를 강화한다.
- 신경원성 염증은 주로 신경계에서 염증성 매개체(예: substance P, calcitonin gene-related peptide)가 과도하게 방출되어 조직 염증과 통증을 유발하는 과정이다. 섬유근통 환자에서는

이러한 염증성 유발 물질(예: 내독소)이나 매개체(예: TNF-α, IL-6, IL-1β)가 말초 조직과 중추신경계에서 동시에 증가하여 지속적인 통증과 연관 증상을 악화시키는 것으로 보고된다. 이 과정은 자율신경계의 비정상적인 활성화와 연계되며, 섬유근통의 광범위한 임상 양상을 설명하는 데 중요한 기전을 제공한다.

- 기존의 치료법으로는 비약물 요법과 약물 요법이 포함된다. 비약물 요법에는 운동 요법, 인지행동치료(cognitive behavioral therapy, CBT), 명상 및 요가와 같은 스트레스 관리 기법이 포함되며, 이는 증상 경감을 위한 핵심적인 비약물적 접근법으로 간주된다. 약물 요법에는 삼환계 항우울제(예: 아미트립틸린), 세로토닌-노르에피네프린 재흡수 억제제(예: 둘록세틴), 신경병증성 통증 억제제(예: 가바펜틴, 프레가발린) 등이 포함되어 중추 감작을 완화하는 데 초점을 맞춘다. 언급한 치료법들 모두 환자나 의사가 만족스러운 결과를 얻지 못하고 있다.
- 새로운 치료법으로는 신경면역 조절(neuroimmune modulation)을 기반으로 하는 접근이 주목받고 있다. 이는 면역계와 신경계 간의 상호작용을 조절함으로써 통증과 염증을 근본적으로 줄이는 것을 목표로 한다. 예를 들어, 저용량 나트렉손(low-dose naltrexone)은 TLR4를 억제하여 미세아교세포의 과활성을 억제하고, 염증성 매개체의 분비를 감소시켜 중추 감작을 완화하는 것으로 보고되었다. 또한, 장내 세균총을 조절하는 프로바이오틱스 및 프리바이오틱스 요법은 SIBO와 연관된 장내 염증과 통증 신호를 감소시키는 데 유망한 치료법으로 평가된다. 나아가, 미주신경자극과 같은 비침습적 신경 조절 기술은 중추신경계의 과민성을 감소시키고 통증을 조절하는 데 있어서 잠재적 효과를 보여준다.
- 결론적으로, 섬유근통 증후군은 스트레스, SIBO, 말초 및 중추 감작, 신경원성 염증 과정이 복합적으로 작용하는 다면적 질환으로 이해되며, 기존의 치료법 외에도 신경면역 조절을 통한 새로운 치료법의 개발이 환자의 삶의 질 향상에 중요한 기여를 할 수 있다.

2) 과민성 대장 증후군

과민성 대장 증후군(IBS)은 장이 육안이나 영상 소견 및 내시경상에는 명확한 문제가 없지만, 지속적인 복통과 소화 불량을 겪는 질환이다. 영상 검사나 조직 검사에서 구조적인 이상이 발견되지 않음에도 불구하고, 장의 신경계가 과도하게 반응하면서 통증을 유발한다. IBS는 주로 스트레스, 장내 미생물 불균형과 연관이 있으며, 통증이 만성적으로 지속될 수 있다.

- IBS는 장과 뇌의 신경 통로가 과민해져서 통증 신호를 과도하게 보내는 것으로 알려져 있다.
- 과민성 대장 증후군에서 매우 흔히 근골격계 통증을 동반하는데 장-뇌 축과 신경원성 염증과 같은 신경계와 면역계의 상호작용에 대한 개념이 없는 의사들은 두가지 증상이 전혀 다른 실체(disease entity)로 본다. 그래서 그 증상에 다른 대증요법을 하다 보니 환자의 실제로 가장 중요한 문제를 파악하지 못한 상태로 세월을 보내는 경우를 흔히 볼 수 있다. 이에 대한 과학적인 근거를 들어 보자.

연구 근거 요약

- **"Visceral and Somatic Pain in Irritable Bowel Syndrome"** (Molecular Psychiatry vol 28, 2023, World J Gastroenterol. 2007): 이 연구는 IBS 환자들이 **내장 통증**과 함께 **근골격계 통증**을 경험하는 이유를 **중추 감작**과 **신경원성 염증**으로 설명하고 있다. 장에서 시작된 염증성 신호가 **체신경**으로 퍼지면서 통증을 확산시키는 메커니즘을 제시한다.
- **"The overlap of IBS and musculoskeletal pain: A neuroinflammatory connection?"** (Medical hypothesis. 2019 Aug, SpringerLink 2024 Feb): 이 논문에서는 장내 염증이 자율신경계와 교감신경을 통해 근골격계 통증을 유발할 수 있다는 점을 강조하며, **신경원성 염증**이 중요한 역할을 한다고 보고하였다.

3) 만성 요통을 보는 새로운 관점

만성 요통(chronic low back pain) 환자들 중 상당수는 MRI나 X-ray에서 명확한 구조적 이상이 발견되지 않는 경우가 많다. 척추나 디스크의 이상 없이도, 신경계의 과민성이나 근육 긴장, 그리고 심리적 요인(스트레스, 불안)으로 인해 통증이 지속될 수 있다. 이 경우 통증은 신경계가 계속해서 통증 신호를 보내는 중추 감작에 의해 악화될 수 있다.

① 연구에 따르면, 만성 요통 환자들 중 상당수가 구조적 문제가 없어도 심한 통증을 느낀다.

② **만성 요통**이 **하부 복부 내장기관의 염증**이나 **질병**과 관련이 있다는 근거는 최근 연구에서 **장-뇌 축** 및 신경원성 염증을 통해 설명된다. 하부 복부 내장기관의 염증은 **자율신경계**와 **체신경계** 간의 상호작용을 통해 **요통**을 유발할 수 있다. 이러한 기전은 **자율신경계의 감작**, **신경원성 염증** 및 **근육과 신경의 교차 자극**을 포함하며, 이는 복부 내 염증이 근골격계에 영향을 미치는 방식으로 설명된다(그림 2-24).

③ 구체적인 기전으로는

- 자율신경계와 척수 신경의 교차(the role of the gut-brain axis in chronic low back pain),

- 교차 장기 반사 과민화(cross-organ reflex sensitization)와 신경원성 염증의 역할(neurogenic inflammation and its link to chronic low back pain),
- 내장염증과 하부 요통(visceral inflammation and low back pain): Mechanisms and clinical insights의 근거에서 알 수 있다.

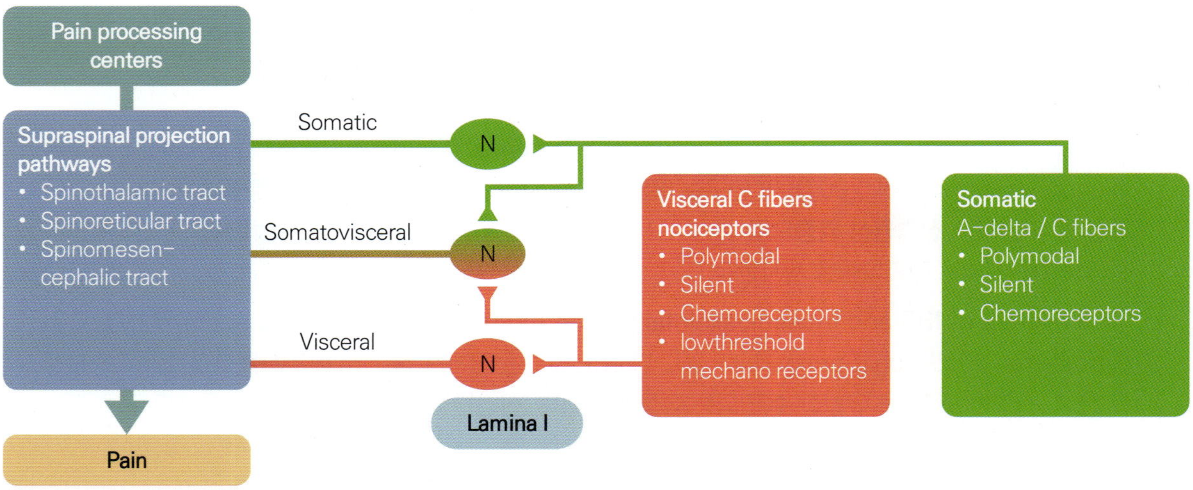

그림 2-24. 내장 연관 통증(visceral referred pain)
내장 신경 분포와 척수 투사는 유해한 자극과 비유해한 자극 모두에 반응하는 뉴런(N, neurons) 집단으로 구성된다. 내장 구심성 신경의 중추 투사는 척수 후각의 lamina I, V, X에 위치한 내장-체성 2차 뉴런(visceral-somatic second-order neurons)에서 시냅스를 형성하며, 동시에 동일한 신경피부절(dermatome)에서 오는 체성 입력을 받는다. 이러한 뉴런의 투사는 시상(thalamus)과 중뇌(midbrain)로 상행하며, 척수 상부 경로(supraspinal pathways)는 주로 척수시상로(spinothalamic tract), 척수망상로(spinoreticular tract) 및 척수중뇌로(spinomesencephalic tract)를 포함한다(Medical Hypotheses Aug 2021).

척수 후각의 lamina에 대해 알아보자

Lamina I 뉴런은 척수 후각(dorsal horn)의 가장 외측에 위치하며, 통증과 온도 자극을 처리하는 데 핵심적인 역할을 수행한다. 이 층은 주로 말초에서 유입되는 감각 신호를 처리하는 다양한 유형의 뉴런들로 구성되어 있다. Lamina I의 뉴런들은 크게 투사 뉴런(projection neurons)과 국소 인터뉴런(local interneurons)으로 나뉜다. 투사 뉴런은 척수에서 상위 중추신경계로 통증 신호를 전달하며, 시상(thalamus), 중뇌 중심회색질(periaqueductal gray, PAG), 연수 등의 구조로 투사된다. 반면, 국소 인터뉴런은 인접 뉴런들과의 상호작용을 통해 감각 신호의 조절과 통합에 관여한다. 이들 뉴런들은 TRPV1, AMPA/NMDA, NK1과 같은 다양한 수용체를 통해 통증 및 온도 자극을 전달받는다. 예를 들어, TRPV1 수용체는 열과 통증 자극에 반응하며, AMPA와 NMDA 수용체는 글루타메이트를 통해 흥분성 신호 전달을 매개한다. 또한, NK1 수용체는 신경펩타이드인 substance P와 상호작용하여 통증 신호를 증폭시키는 역할을 한다.

Lamina I은 주로 nociceptive-specific 신경으로 작용하여 말초에서 유입된 감각 정보를 상위 구조로 전달한다. Aδ 섬유로부터는 빠르고 예리한 통증 정보를, C섬유로부터는 느리고 둔한 통증 정보를 수신하며, 이 정보를 시상, 중뇌, 연수로 전달하여 통증의 위치, 강도, 감정적 요소를 처리한다. 이 층은 또한 TRPV 수용체를 통해 뜨겁거나 차가운 온도 자극을 처리하고 전달하며, 인접한 lamina II와 협력하여 통증 자극을 억제하거나 증폭하는 역할도 한다.

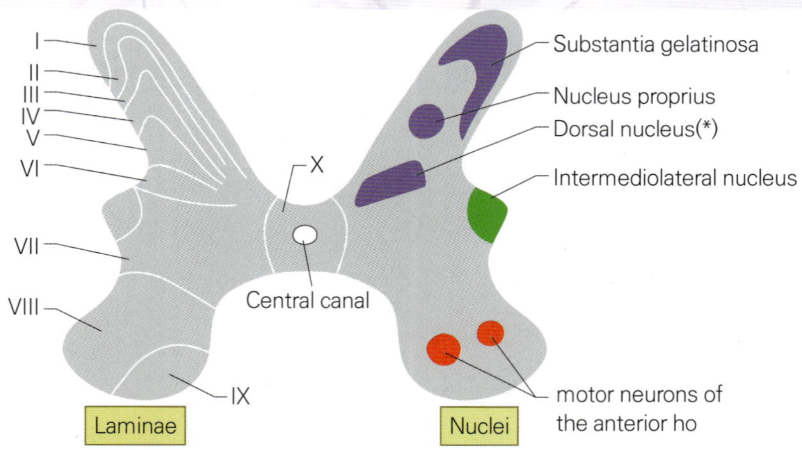

그림 2-25. 브로르 렉세드(Bror Rexed: 스웨덴의 신경과학자)는 1950년대에 척수 내에서 세포를 단순히 위치에 따라 분류하는 대신, 구조와 기능에 따라 층(laminae)으로 그룹화된 영역을 식별하였다.

척수 후각은 Rexed 층(그림 2-25)에 의해 lamina I부터 X까지 총 10개의 층으로 나뉘며, 이 중 lamina I-VI는 감각 신호 처리와 밀접한 관련이 있다. Lamina I (marginal zone)은 통증과 온도 자극을 상위 중추로 전달하는 역할을 하며, 시상, PAG, 연수와 연결되어 있다. Lamina II (Substantia Gelatinosa)는 통증 신호의 억제와 조절에 중점을 두며, GABA와 glycine을 사용하는 억제성 인터뉴런이 밀집되어 있다. Lamina III와 IV (nucleus proprius)는 주로 비통증성 기계적 감각 정보(Aβ 섬유)를 처리하고, 상위 층으로 정보를 통합한다. Lamina V는 고유수용성 정보(proprioceptive input)와 심부 조직 통증의 처리를 담당하며, 다양한 섬유 유형으로부터 신호를 받는다.

Lamina VI는 근육 방추와 관절에서 오는 신호를 처리하며, 운동 계획과 관련된 반사 회로에 기여한다. 한편, lamina VII-X는 자율신경 및 운동 기능과 관련된 층으로, 교감신경 조절(VII), 하위 운동 뉴런 연결(VIII), 운동 뉴런의 위치(IX), 중앙관 주변의 연결 조직(X) 등으로 기능이 나뉘어 있다.

Lamina I 뉴런은 통증과 온도 자극을 처리하고 뇌로 전달하는 중요한 구조일 뿐만 아니라, 중추신경계 내에서 감각 정보의 통합과 조절에도 중요한 역할을 한다. 척수 후각의 다른 층들과 협력하여 감각 정보를 처리하는 이 과정은 감각 신호의 정확성과 세부적인 조절을 가능하게 하며, 만성통증과 같은 병리적 상태에서 lamina I 뉴런의 과활성은 통증의 지속과 악화에 핵심적인 역할을 한다. 이러한 이유로 lamina I 뉴런은 통증 조절과 관련된 연구에서 중요한 타깃으로 주목받고 있다.

4) 복합부위통증증후군 재조명 - 분자생물학적 관점에서의 병인과 병리 및 치료 접근

복합부위통증증후군(complex regional pain syndrome, CRPS)은 심각한 만성통증과 조직 이상을 특징으로 하는 질환으로, 초기 외상이나 외과적 손상 이후 국소적으로 시작되지만 시간이 지남에 따라 말초와 중추신경계 및 면역계의 복합적인 변화로 이어지는 복잡한 병태생리학적 상태이다. CRPS의 병인과 병리 과정을 보다 정밀하게 이해하기 위해서는 기존의 단순한 염증 또는 신경손상 모델에서 벗어나 분자생물학적 관점에서의 새로운 접근이 필요하다.

CRPS는 초기 외상에 의해 유발된 침해수용체의 과도한 활성화와 말초 신경의 과민화에서 시작된다. 외상에 의해 조직 손상이 발생하면 손상된 조직에서는 프로스타글란딘, 브라디키닌, 히스타민과 같은 염증성 매개체가 방출되어 말초 신경 말단의 수용체를 활성화하고 자극 역치를 낮춘다. 이러한 초기 단계에서 손상 부위의 말초 신경 과민화는 통증 신호를 증폭시키며, 손상 부위의 침해수용체는 신경펩타이드(예: substance P, CGRP)를 방출하여 국소 염증 반응을 유도하고 혈관 투과성을 증가시킨다. 이로 인해 혈장 성분이 조직으로 누출되어 부종이 발생하고 국소 혈류의 변동성이 증가한다.

CRPS의 주요 특징 중 하나는 중추 과민화이다. 지속적인 침해수용체 자극은 척수의 후각(dorsal horn) 뉴런에서 시냅스 강화와 소교세포 활성화를 유도한다. 소교세포는 IL-1β, IL-6, TNF-α와 같은 염증성 사이토카인을 분비하여 통증 신호 전달을 증폭시키고, 억제성 신경전달물질의 활성은 감소한다. 이러한 변화는 통증 감각의 과장과 지속을 초래하며, 비손상 부위에서의 통증 확산을 유발할 수 있다. 중추 과민화는 또한 자율신경계의 기능 이상과 연관되며, 이는 CRPS에서 흔히 관찰되는 피부 온도와 혈류 변화와 같은 증상을 설명한다.

또한 CRPS에서는 면역계의 비정상적인 활성화가 중요한 역할을 한다. 외상 이후 조직 손상 부위에서는 대식세포와 비만세포가 활성화되어 염증성 사이토카인을 방출하며, 이는 말초 신경의 과민화를 더욱 촉진한다. 이와 동시에, 장내 미생물 불균형은 CRPS 환자에서 중요한 병리적 요인으로 작용한다. 미생물 불균형은 장 점막의 투과성을 증가시켜 LPS(내독소)가 혈액으로 유입되게 하고, 이는 체내 전신 염증 반응을 유도한다. 이러한 염증은 말초 신경과 중추신경계의 과민화를 악화시키는 주요 기전으로 작용한다.

이와 같은 복잡한 병리 과정(그림 2-26)은 기존의 약물 기반 치료가 CRPS의 증상 완화에는 제한적일지라도 근본적인 병리 기전을 다루지 못하는 이유를 설명한다. 진통제, 항염증제, 항우울제 또는 항경련제는 증상 경감에는 도움을 줄 수 있으나, CRPS의 진행을 억제하거나 병리적 변화를 역전시키는 데는 효과적이지 않다. 따라서 CRPS 치료의 새로운 패러다임이 요구되며, 신경면역 조절(neuroimmune modulation)이 유망한 접근법으로 주목받고 있다.

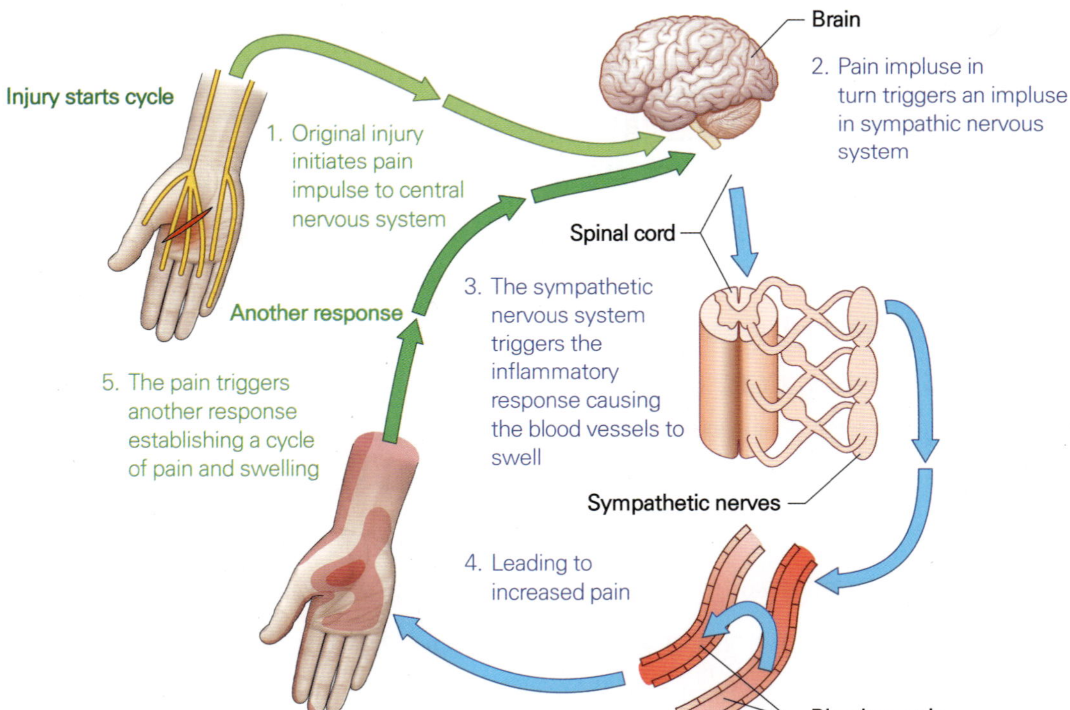

그림 2-26. 복합 국한성 통증증후군 발생의 초기 손상에서 시작된 중추신경계의 반응과 이어지는 교감신경의 활성화로 혈관의 염증반응 과 통증이 증폭되는 회로

신경면역 조절 치료는 말초와 중추신경계 및 면역계의 균형을 회복시켜 CRPS의 근본적인 병리 기전을 조절하는 데 중점을 둔다. 이 치료법의 핵심은 콜린성 항염증 경로(CAP)의 활성화를 통해 염증성 사이토카인의 분비를 억제하고, 부신 축(HPA axis)을 조절하여 체내 항염증 반응을 강화하는 것이다. 미주신경 자

극(vagus nerve stimulation, VNS)은 이러한 경로를 활성화하는 효과적인 방법으로, 체내 면역 세포의 염증 반응을 감소시키고, 통증 신호 전달을 억제하며, 조직 치유를 촉진한다. CRPS 환자에서 적용되는 미주신경 자극은 또한 장내 미생물 균형을 회복시켜 미생물 불균형으로 인해 발생한 전신 염증을 감소시키는 데 기여할 수 있다.

경혈 자극(acupuncture point stimulation)도 신경면역 조절 치료의 중요한 요소로, ST36(족삼리), LI11(곡지) 및 SP6(삼음교)와 같은 경혈 자극은 말초 체 신경을 통해 미주신경의 감각 경로를 활성화하고, 척수 및 중추신경계의 항염증 반응을 유도한다. 이러한 치료법은 비침습적이고 부작용이 거의 없으며, CRPS 환자에게 장기적으로 적용할 수 있는 안전하고 효과적인 방법으로 간주된다.

결론적으로, CRPS는 단순히 국소 손상에 의한 통증 상태가 아니라, 분자적, 신경학적, 면역적 기전이 복합적으로 얽힌 질환이다. 신경면역 조절 치료는 이러한 복잡한 병리 기전을 다루고, 체계적이고 개인화된 치료 접근을 통해 CRPS 환자에게 새로운 희망을 제공할 수 있는 혁신적인 방법으로 자리 잡고 있다.

5) 편두통을 분자생물학적 관점으로 병인을 재조명하고 치료에 대한 재고

편두통은 뇌의 구조적 문제가 없음에도 불구하고 심각한 통증을 유발하는 질환으로, 주로 신경계의 과민 반응과 염증성 신경전달물질의 분비 이상으로 발생한다. MRI나 CT 스캔에서 명확한 구조적 이상이 발견되지 않는 경우가 많아 진단이 복잡하며, 이는 편두통의 병태생리가 분자적 수준에서 작용하고 있음을 시사한다. 편두통의 병리 기전은 주로 삼차신경혈관계(trigeminovascular system)의 과활성과 연관되며, 이 과정에서 신경펩타이드인 CGRP (calcitonin gene-related peptide)가 중요한 역할을 한다. CGRP는 혈관 확장을 유발하고 염증성 매개체를 방출하여 신경 말단을 자극함으로써 통증을 유발한다(그림 2-27). 이러한 반응은 지속적이고 악화되는 경우가 많아 편두통 환자의 삶의 질을 심각하게 저하시킨다.

기존의 편두통 치료법은 주로 급성 통증 완화를 목표로 하는 약물 요법에 초점을 맞추고 있다. 대표적인 약물로는 트립탄 계열의 약물이 있으며, 이는 혈관 수축과 CGRP 분비 억제를 통해 통증을 완화한다. 또한 예방적 치료로 항우울제, 항경련제, 또는 베타 차단제와 같은 약물이 사용된다. 그러나 이러한 치료법은 편두통의 근본적 병리 기전을 해결하지 못하고, 약물의 효과가 일시적이거나 많은 환자에서 효과가 제한적이다. 예를 들어, CGRP 수용체 억제제와 같은 새로운 약물도 일부 환자에게는 효과적이지 않으며, 부작용이 문제가 될 수 있다. 이러한 한계는 편두통의 근본적 원인이 신경계의 기능적 이상과 염증성 신경 전달의 조절 실패에 있다는 점을 반영한다.

편두통 환자에서 관찰되는 신경계 과민 반응은 중추와 말초 신경계의 이상 반응으로 설명될 수 있다. 삼차신경 말단에서 CGRP와 같은 염증성 신경펩타이드의 과도한 분비는 신경 자체의 과민성을 유도하며, 이는 통증 신호 전달의 증폭을 초래한다. 동시에, 뇌의 신경염증은 미세아교세포(microglia)의 활성화와

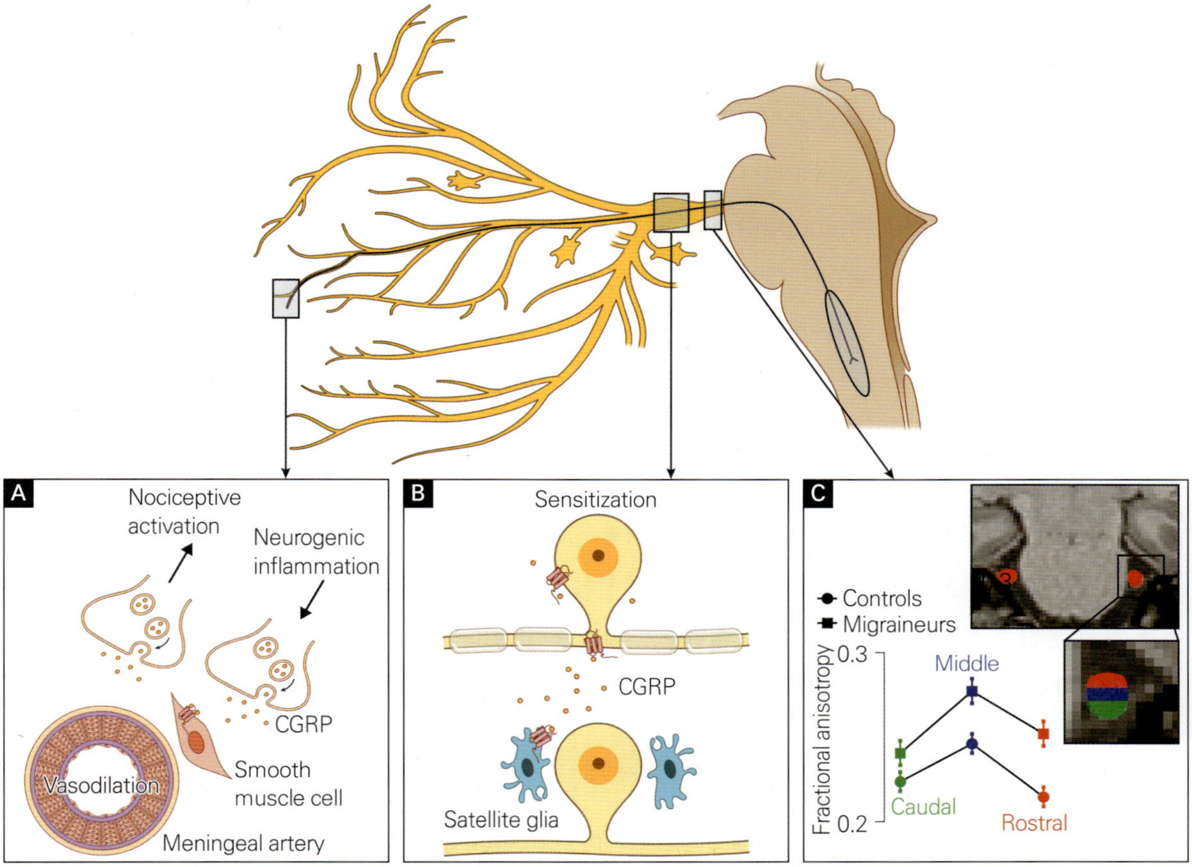

그림 2-27. 편두통과 관련된 말초 변화
(A) CGRP(칼시토닌 유전자 관련 펩타이드)는 말초 말단에서 방출되어 수용체와 상호작용하며, 뇌막 동맥의 평활근 세포에 작용하여 강력한 혈관 확장(vasodilation)을 유발한다. 이로 인해 신경원성 염증, 뇌막 침해수용기(meningeal nociceptors)의 활성화, 그리고 말초 과민화(peripheral sensitization)가 발생한다. (B) 삼차신경절(trigeminal ganglion)에서 분비된 CGRP는 인접한 위성 아교세포(satellite glia)의 CGRP 수용체와 상호작용하여 장기적인 과민화(sensitization)를 초래한다. (C) 간헐적 편두통 환자와 건강한 대조군을 비교한 연구에서, 삼차신경의 부피 변화와 자유수 확산도(free water diffusivity)의 변화가 관찰되었으며, 이는 만성 편두통과도 연관될 수 있다.

관련이 있으며, 이는 염증성 사이토카인(예: IL-1β, TNF-α)의 방출로 이어져 신경계의 과민화를 악화시킨다. 이러한 신경원성 염증은 편두통 발작의 빈도와 강도를 증가시키며, 기존 치료법으로는 이 과정을 충분히 조절할 수 없다. 또한, 자율신경계의 불균형, 특히 교감신경계의 과활성과 부교감신경계의 저활성은 편두통 발작 중 관찰되는 혈관 반응 이상 및 통증 과민도를 설명한다.

이러한 분자생물학적 병리 기전은 편두통 치료의 새로운 접근법을 필요로 하며, 신경면역 조절(neuro-immune modulation)은 이러한 요구를 충족시킬 수 있는 혁신적 대안으로 주목받고 있다. 신경면역 조절은 신경계와 면역계의 상호작용을 조절하여 통증 신호 전달과 염증 반응을 근본적으로 조절하는 것을 목표로 한다. 특히, VNS는 편두통 치료에 매우 유망한 방법으로 평가된다. VNS는 콜린성 항염증 경로(CAP)를 활성화하여 염증성 사이토카인의 분비를 억제하고, CGRP의 과도한 분비를 조절하며, 삼차신경혈관계의 과활성을 억제한다. 또한, VNS는 자율신경계의 균형을 회복하여 교감신경계 과활성을 줄이고 부교감신경계를 활성화함으로써 혈관 반응 이상과 통증 과민도를 완화할 수 있다.

편두통 환자에서 경혈 자극(acupuncture point stimulation)도 신경면역 조절의 한 형태로 사용될 수 있다. 예를 들어, ST36(족삼리)와 LI11(곡지) 같은 경혈 자극은 미주신경 경로를 활성화하여 염증 반응을 억제하고, 신경계 과민화를 조절하며, 뇌의 혈관 조절 기능을 개선한다. 또 삼차신경의 주로 감각신경가지인 상악가지(maxillary branch)나 상안가지(supraopthamic branch)의 출구를 자극하여 신경의 탈감작을 유도하는 것도 좋은 방법이다. 이러한 치료법은 비침습적이며 부작용이 거의 없고, 기존 약물 치료법의 한계를 보완할 수 있는 안전한 방법으로 평가된다.

결론적으로, 편두통은 단순한 혈관 이상이 아니라 신경계와 면역계의 복잡한 상호작용에 의해 발생하는 질환이다. 신경면역 조절은 이러한 복잡한 병리 기전을 다루는 통합적 치료법으로, 기존의 약물 치료로 효과를 보지 못한 환자들에게 특히 유망한 대안으로 자리 잡고 있다. 이는 편두통 치료에서 신경과 면역의 상호작용을 활용한 혁신적 접근법으로, 지속적이고 근본적인 치료를 제공할 수 있는 잠재력을 가지고 있다.

6) 슬관절통에 대한 이견과 새로운 의견

슬관절통(무릎 통증)이 단순히 연골의 손상이나 마모로 인한 것이 아닌 경우가 많다는 점은 매우 타당하다. 특히, 임상의사들이 연골 손상에 지나치게 초점을 맞추고 MRI와 같은 영상 촬영에 의존하는 치료 접근 방식은 근본적인 통증 원인을 간과할 수 있다는 문제를 가지고 있다. 연골은 머리카락, 간실질, 콩팥의 실질, 뇌와 같이 감각신경분포가 없기 때문에 손상이 있어도 통증을 느끼지 못한다는 사실을 유념할 필요가 있다. 슬관절통의 발생 기전을 뒷받침하는 근거는 여러 연구와 신경원성 염증 이론에서 찾을 수 있다. 다음 MRI 소견은 슬관절통 환자에서 이학적 검사, 관절경 검사상 연골소견, 단순 X-ray 검사상 모두 정상 부착부염 소견을 보였다(그림 2-28).

(1) 영상 진단의 한계: 연골 손상과 통증의 불일치

MRI와 같은 영상 촬영은 연골 상태를 평가하는 데 매우 유용하지만, 연구에 따르면 영상에서 확인된 연골 손상과 실제 통증 간의 연관성이 항상 일치하지 않는다는 점이 자주 관찰된다. 즉, 연골이 상당히 마모되었음에도 불구하고 통증을 호소하지 않는 환자들이 있는 반면, 연골 손상이 미미한 환자가 심한 통증을 겪는 경우도 많다 이는 구조적 손상만으로는 통증을 설명할 수 없다는 점을 강조한다. 그러나, 무릎 연골이 한쪽으로 마모가 되어있을 경우 무릎관절의 안정성의 장애가 올 수 있어 관절을 유지하고 있는 특정

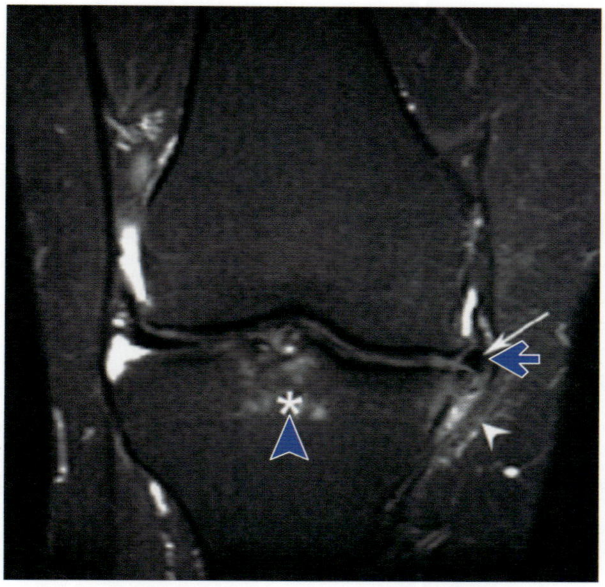

그림 2-28. 무릎관절통을 호소하는 환자에서 이학적 검사와 X-ray, 관절내시경검사상 정상 소견을 보이는 환자의 고해상도 MRI 소견: 인대부착부에 인대의 비후(화살표)와 주변 골수 부종소견(삼각형)을 볼 수 있다.

근육에 스트레스가 누적되어 그 근육에 분포하는 신경이 과민해질 수 있다.

근거 연구

- "The discrepancy between imaging findings and pain in knee osteoarthritis": 이 연구는 **MRI**에서 관찰된 연골 손상과 환자가 경험하는 통증 사이에 일관성이 없다는 것을 보여준다. 이는 단순히 구조적 손상만으로 통증을 설명하는 접근이 불완전함을 지적한다.
- "The relationship between knee pain and imaging abnormalities in osteoarthritis": 이 논문은 슬관절의 영상 이상 소견이 항상 통증과 관련되지 않으며, **기능적 또는 신경적 요인**이 주요 원인이 될 수 있음을 강조한다.

(2) 신경원성 염증과 슬관절통의 발생 기전

슬관절통은 단순한 연골 마모나 손상보다도 대퇴부 근육내 침해수용체의 감작과 관련될 수 있다. 특히 대퇴 신경(femoral nerve)의 가지가 대퇴부 근육에 분포하여, 이 신경 말단의 감작으로 인해 발생하는 통증이 슬관절로 퍼질 수 있다는 점은 타당한 설명이다. 신경원성 염증은 이 통증 확산의 주요 메커니즘으로 작용한다.

① 침해수용체의 감작화와 활동전위 발생

대퇴 신경의 가지에 분포하는 침해수용체가 감작 된 상태에서는 작은 기계적 자극에도 과민하게 반응하며, 활동전위가 발생할 수 있다. 이러한 활동전위는 축삭반사[axon(inflammatory) reflex]를 통해 역방향으로 퍼져, 신경 말단에서 신경펩타이드가 분비되고, 그로 인해 신경원성 염증이 유발된다. Substance P, CGRP와 같은 신경펩타이드가 염증 반응을 증폭시키며, 이는 슬관절 주변의 신경 말단에서 통증과 염증을 일으킬 수 있다.

② 신경원성 염증의 확산

신경원성 염증은 신경 말단에서 발생한 염증 반응이 슬관절 주변으로 퍼져 국소적인 통증을 유발하는 기전이다. 특히, 대퇴부 근육과 슬관절 주변 신경 간의 상호작용이 이러한 염증 확산에 중요한 역할을 할 수 있다.

근거 연구

- "Neurogenic inflammation and joint pain: role of neuropeptides": **Substance P**와 **CGRP**가 관절 주변에서 염증을 유발하는 메커니즘을 설명하며, 이러한 신경펩타이드가 **침해수용체의 감작**을 유지시키고 통증을 지속시킨다고 보고한다.

(3) 근육과 신경의 상호작용: 통증과 염증의 연관성

대퇴 신경의 가지가 분포하는 대퇴부 근육에서 발생한 감작이 슬관절통으로 이어질 수 있다는 점은 근육과 신경의 상호작용을 통해 설명될 수 있다. 대퇴부 근육의 과사용이 해당 부위의 침해수용체를 감작시키면, 그 신경 경로를 따라 슬관절에 신경원성 염증이 확산될 수 있다.

근거 연구

- "Peripheral and central sensitization in chronic musculoskeletal pain": 이 논문은 **말초 신경의 감작**이 근육과 관절의 만성통증에 중요한 역할을 하며, 특히 **근육 내 신경 말단**에서 발생하는 염증 반응이 관절 통증으로 확산될 수 있음을 설명한다.

결론

위에서 제시한 의견은 과학적으로 타당하며, **슬관절통**이 단순히 **연골 손상**이나 **마모**와 같은 구조적 문제에 의한 것이 아니라, **대퇴 신경의 말단 침해수용체 감작화**와 **신경원성 염증**이 중요한 역할을 한다는 설명은 현대 의학 연구와 일치한다. **영상 촬영**에 의존하는 기존의 접근 방식은 이러한 기능적 문제를 간과할 수 있으며, **근육 내 신경 말단**에서 발생하는 감작과 염증이 슬관절통의 주요 원인일 수 있다는 점에서 보다 **신경학적 접근**이 필요하다.

7) 방아쇠 손가락에 대한 신경과학적인 관점으로 이해하기

저자의 방아쇠 손가락(trigger finger)에 대한 의견은 전완의 굴근(forearm flexor muscle), 정중신경(median nerve), 척골신경(ulnar nerve)의 감각신경 말단에서 침해수용체의 과민화가 발생하고, 그로 인해 신경원성 염증이 굴근건막(flexor tendon sheath)으로 파급되어 염증을 유발한다는 주장이다. 특히, 신경원성 염증은 자율신경계와 감각신경계의 상호작용을 통해 조직 염증을 유발할 수 있는 메커니즘을 제시하기 때문에, 방아쇠손가락의 병리학적 설명으로 적절하다 여기에 과학적 근거와 기전 설명을 보충하면 다음과 같다.

(1) 신경원성 염증과 방아쇠손가락의 연결

신경원성 염증은 신경계에서 발생하는 염증 반응으로, 주로 침해수용체의 과민화에 의해 발생한다. Substance P나 CGRP와 같은 신경전달물질들이 신경 말단에서 방출되어 주변 조직에 염증성 반응을 일으킬 수 있다. 전완의 굴근에서 이러한 신경원성 염증이 유발되고, 염증 신호가 굴근건막으로 퍼져 트리거 핑거와 관련된 염증을 악화시킬 수 있다는 주장은 근거가 충분하다.

① 신경원성 염증 기전

신경 말단에서 발생한 활동전위가 축삭반사(axon reflex)를 통해 역방향으로 퍼지면서 substance P, CGRP 등의 염증성 물질이 분비된다. 이로 인해 혈관 투과성이 증가하고, 주변 조직에 염증성 반응이 유발될 수 있다. 정중신경이나 척골신경의 감각신경 말단에서 이러한 염증성 신경 반응이 굴근건막으로 확산될 수 있으며, 이는 트리거 핑거의 증상을 유발할 수 있다.

② 기계적 자극에 의한 감작

전완의 굴근은 손가락을 굽히는 근육으로, 반복적인 움직임이나 과사용이 있을 경우 침해수용체가 감작될 수 있다. 감작된 침해수용체는 작은 기계적 자극에도 과민하게 반응하며, 이를 통해 활동전위가 발생하고 염증 반응이 유발될 수 있다. 이로 인해 굴근건막에 염증성 반응이 발생하며, 이는 트리거 핑거의 병리적 변화로 이어질 수 있다.

(2) 방아쇠 손가락과 굴근건막염의 관계-새로운 관점

방아쇠 손가락은 굴근건막의 염증으로 인해 굴건막이 두꺼워져 힘줄이 건막을 통과할 때 마찰이 생기고, 그 결과 손가락이 굽혀진 상태에서 잠겨 있다가 갑작스럽게 펴지는 증상이 나타난다(그림 2-29). 전완 굴근의 과사용이나 신경원성 염증이 이러한 염증 반응을 악화시키고, 통증과 운동 제한을 유발할 수 있다.

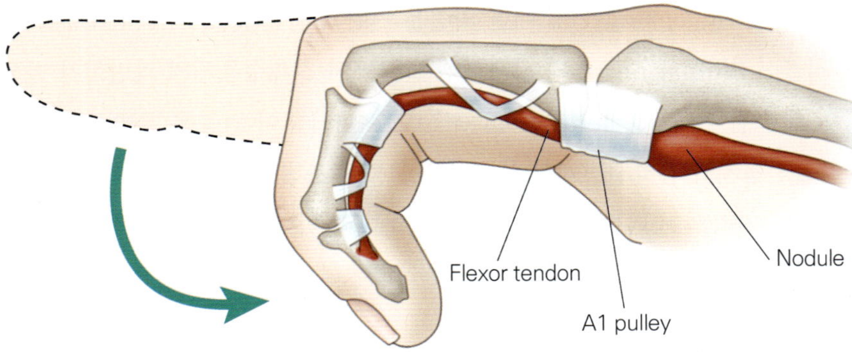

그림 2-29. 굵어진 결절(thickened nodule)이 손가락이나 엄지손가락의 깊은 굴곡(flexion) 시 A1 활차(A1 pulley)를 통과하고, 손가락이나 엄지를 펼치려고 할 때 A1 활차에 부딪히면서 손가락 또는 엄지를 펴는 것이 어렵고 종종 통증을 유발한다.

근거 연구

- "Neurogenic Inflammation and Tendon Disorders: The Role of Nociceptive Fiber": 신경원성 염증이 힘줄 및 건막의 염증성 질환에서 중요한 역할을 할 수 있음을 설명하며, 특히 신경펩타이드가 힘줄 염증을 유도하는 기전을 다루고 있다.
- "Neurogenic inflammation in tendinopathy": 이 논문에서는 신경원성 염증이 **건막염(tendinitis)** 및 **트리거 핑거**와 같은 힘줄 질환에서 중요한 역할을 할 수 있다는 기전을 설명하고 있다. **신경펩타이드**의 분비와 **침해수용체의 과민화**가 염증 반응을 촉발하고 유지시키는 메커니즘이 제시된다(그림 2-30).

{ 결론 }

전완 근육의 신경원성 염증과 **침해수용체 감작**이 **방아쇠 손가락**의 발생과 관련이 있다는 주장은 과학적으로 타당하다. 신경원성 염증의 기전은 전완 근육에서 시작된 신경 자극이 **굴근건막**으로 확산되면서 염증성 반응을 유발할 수 있으며, 이로 인해 **방아쇠 손가락**과 같은 염증성 힘줄 질환이 발생할 수 있다. **신경펩타이드**의 분비와 신경 감작이 염증 반응을 유지하고 악화시키는 역할을 한다는 점에서, 이 접근은 현대 의학 연구와 일치한다.

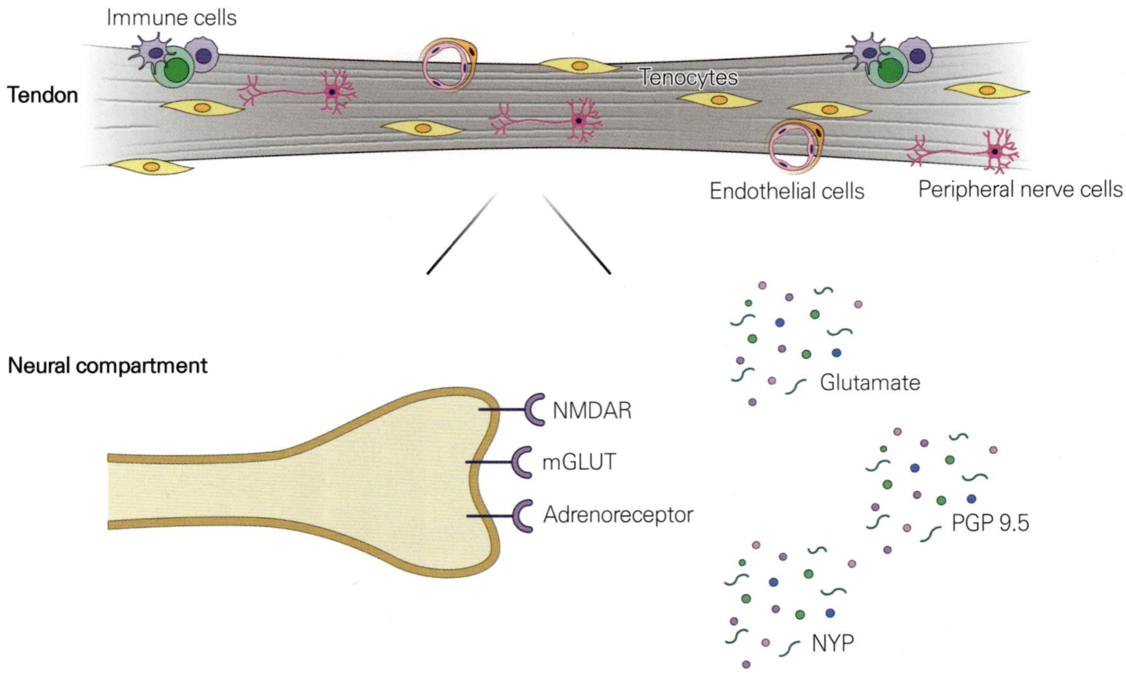

그림 2-30. 건병증에 신경원성 염증이 관련되어 있다.

8) 근막통 증후군을 보는 새로운 시각

근막통 증후군의 핵심적인 키워드는 트리거 포인트(trigger points)이다. 이에 대한 정확한 아직 이론은 정립되어 있지 않다. 트리거 포인트의 어떤 병적과정의 결과로 나타난 현상에 불과하다. 그래서 이에 대한 타당한 과학적 근거를 제시해보겠다.

근막통 증후군(myofascial pain syndrome)에서 트리거 포인트의 발생 기전은, 칼슘 이온의 재흡수 과정에서의 에너지 위기와 근육의 지속적 수축(단축)에 의한 현상으로 설명할 수 있다는 주장은 매우 타당하다. 근육 수축 과정에서 칼슘이온(Ca^{2+})이 근소포체(sarcoplasmic reticulum)에서 방출되어 근육 수축을 유도하고, 이 후 이완을 위해 에너지원(주로 ATP)에 의존하여 다시 재흡수 된다. 그러나, 지속적인 수축과 에너지 공급 부족으로 인해 칼슘이 재흡수 되지 않으면, 근육은 수축 상태에 머물고, 이는 트리거 포인트로 이어질 수 있다. 이 과정은 조직학적으로 고밀도로 응집된 형태로 관찰된다(그림 2-31).

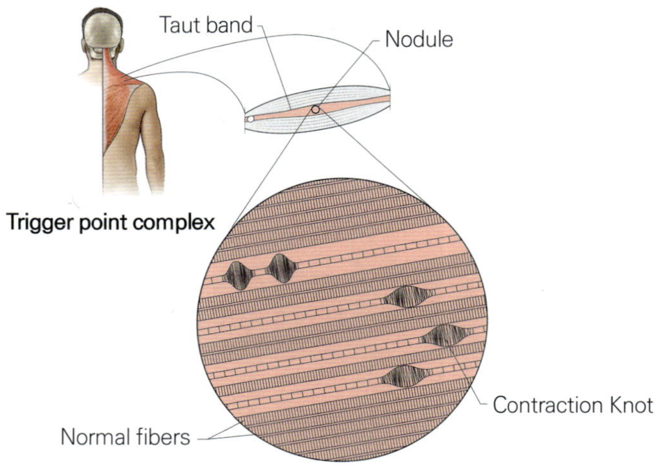

그림 2-31. 방아쇠점의 가상의 조직학적 도식도

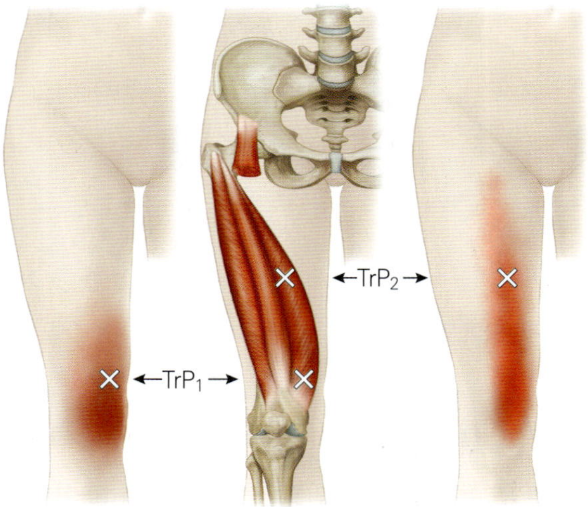

그림 2-32. 대퇴부의 내측광근에 트리거 포인트의 예

(1) 칼슘 이온과 근육 수축 및 이완 과정

근육 수축은 액틴-미오신 교차결합에 의해 일어나며, 이 과정에서 칼슘 이온이 중요한 역할을 한다. 근소포체에서 방출된 칼슘 이온은 트로포닌-트로포미오신 복합체를 변형시켜 액틴 필라멘트와 미오신이 결

합하도록 한다. 이 후, 칼슘 이온이 다시 근소포체로 재흡수되어야 이완이 가능하다. 이 재흡수 과정은 에너지원(ATP)을 필요로 하며, 에너지가 부족할 경우 근육은 이완되지 못하고 계속해서 수축 상태에 머무를 수 있다. 근육이 계속해서 수축된 상태에 머물면, 국소적 허혈이 발생하여 산소 공급 부족과 대사 부산물(예: 락산)의 축적이 일어난다. 이는 통증을 유발하며, 트리거 포인트로 발전하게 된다(그림 2-32). 트리거 포인트는 흔히 단축된 근섬유가 지속적으로 수축된 상태에서 발생하는데, 이는 미세하게 근섬유의 밀집된 결절로 나타난다.

(2) 에너지 위기와 트리거 포인트의 형성 기전

근막통증 증후군에서의 트리거 포인트의 형성은 침해수용체 감작과 감마운동신경 활성화는 복잡한 병태생리학적 과정을 포함한다. 침해수용체 감작은 초기 조직 손상과 미세순환 장애로 시작되며, 에너지 위기 가설에 따르면 ATP 부족으로 인한 Ca^{2+} 펌프 기능 저하, 근섬유 내 Ca^{2+} 축적, 지속적인 근섬유 수축이 발생한다. 이 과정에서 substance P, CGRP, 브래디키닌, 프로스타글란딘 등의 염증성 매개물질이 방출되고 산성 환경이 조성되며, TRPV1 채널 활성화 증가와 나트륨 채널 과발현으로 인해 침해수용체의 역치가 감소하게 된다. 감마운동신경의 선택적 활성화는 근방추의 민감도를 증가시키고 근긴장도를 상승시켜 지속적인 근수축을 유발한다. 이는 근긴장도 증가로 인한 혈류 감소, 대사산물 축적으로 인한 침해수용체 추가 자극이라는 악순환을 형성하게 된다. 통증의 지속과 확산은 척수 후각 신경원의 과민화, 통증 수용 영역의 확대, 이차 통각 과민 발생과 같은 중추 감작을 통해 이루어지며, 교감신경 활성화로 인한 미세순환 장애 악화와 조직 저산소증이 이를 더욱 악화시킨다. 이러한 복합적 기전의 이해는 침해수용체 탈감작, 근방추 감도 조절, 미세순환 개선, 자율신경계 균형 회복과 같은 치료적 접근의 기초가 된다.

근거 연구

- "Energy crisis hypothesis of myofascial trigger points": 이 연구에서는 **근소포체의 칼슘 재흡수**가 ATP에 의존적이며, 에너지 부족으로 인해 **근섬유가 지속적으로 수축** 상태에 머무는 것을 설명한다. 특히, 에너지가 부족한 상태에서 칼슘 재흡수가 이루어지지 않아 **지속적인 수축**과 **통증**을 유발하는 악순환이 형성된다는 이론이 제시되었다.
- "Pathophysiology of myofascial trigger points: 이 논문에서는 트리거 포인트가 **근육 내 에너지 위기**에 의해 발생하며, 이는 국소적으로 **대사 부산물**이 축적되고 **혈류가 감소**하는 기전으로 설명된다. 이러한 상태에서 **산소 부족**과 **대사 물질 축적**이 근섬유의 **과도한 수축**을 유발하여 트리거 포인트를 형성한다.

(3) 근막통에서의 허혈과 악순환

근막통 증후군에서 트리거 포인트가 형성되는 과정은 근육의 지속적인 허혈 상태와 대사성 스트레스에 의한 악순환으로 설명될 수 있다. 근육이 지속적으로 수축된 상태에서 에너지가 고갈되면, ATP 부족으로 인해 칼슘 펌프가 제대로 작동하지 않게 되고, 이는 근섬유가 이완되지 않고 수축된 상태로 머무르게 된다.

- 악순환의 기전

  근섬유가 수축된 상태에서 **국소 혈류 감소 → 산소 공급 부족 → 에너지 부족 → 칼슘 재흡수 실패 → 지속적인 근섬유 수축 → 트리거 포인트 형성**. 이 과정은 근막통의 만성적 통증과 직접적으로 연결된다.

{ 결론 }

트리거 포인트는 근육의 **칼슘 이온 재흡수** 과정이 제대로 이루어지지 않아 발생할 수 있으며, 이는 위에서 설명한 것처럼 **에너지 부족**과 **허혈 상태**로 인한 악순환으로 인해 발생한다. 이론적으로, 근육의 지속적 수축과 대사적 위기가 트리거 포인트 형성의 주요 원인으로 작용한다는 모델은 과학적 근거를 가지고 있으며, 다양한 연구에서 이를 뒷받침하고 있다.

9) 테니스/골프 엘보우의 병인과 병변에 대한 새로운 시각과 치료 재고

테니스/골프 엘보우(tennis/golf elbow), 또는 외측/내측 상과염(lateral/medial epicondylitis)은 임상에서 매우 흔히 접할 수 있는 증상이다(그림 2-33). 이에 대한 치료법으로 스테로이드 주사가 널리 사용되어 왔으며, 이는 염증을 억제하고 단기적으로 증상을 완화하기 위한 목적으로 시행된다.

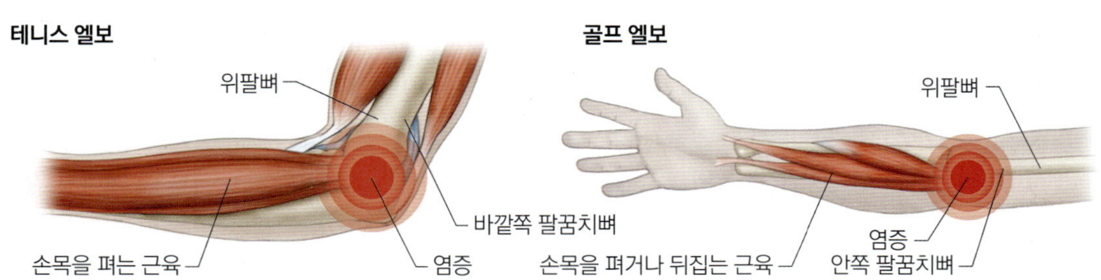

그림 2-33. 테니스 엘보, 골프 엘보우가 생기는 해부학적 부위

그러나 최근 연구들은 스테로이드 주사가 장기적인 관점에서 생각보다 효과적이지 않을 수 있으며, 때

로는 조직 회복을 저해하거나 재발 가능성을 높일 수 있다는 점을 시사하고 있다. 이러한 통찰은 전통적인 치료 접근 방식을 재검토하고, 보다 근본적인 치료 원칙에 대한 필요성을 제기한다.

이 글에서는 스테로이드 주사의 잠재적인 한계를 과학적 근거를 바탕으로 살펴보는 한편, 테니스/골프 엘보우의 이해를 신경원성 염증이라는 새로운 관점에서 접근하는 대안을 제시하고자 한다. 이 대안은 보다 자연스럽고 지속 가능한 방법으로 통증을 관리하고 조직 회복을 촉진하는 데 초점을 맞추고 있다.

(1) 스테로이드 주사 치료의 문제점

스테로이드 주사는 염증을 억제하고 일시적인 통증 완화를 제공하지만, 장기적으로는 여러 가지 문제가 있다. 특히 테니스/골프 엘보우는 단순한 염증 반응이 아니라, 힘줄의 퇴행성 변화와 비염증성 통증이 주요 원인으로 작용하는 경우가 많다. 스테로이드 주사는 이러한 퇴행성 과정을 악화시키고, 일시적으로 통증을 억제하지만 콜라겐 합성을 억제하여 힘줄이나 인대의 재생을 억제하여 오히려 손상된 상태에서 재생되지 못하고 후유증으로 남아 더 초기보다 나쁜 상황으로 남게 되어 근본적인 문제를 해결하지 못하게 된다.

- 힘줄 퇴행 악화
  스테로이드가 힘줄 세포에 미치는 영향으로 인해, 세포의 **재생 능력**이 저하되고 장기적으로는 힘줄이 약해져 **손상**이 악화될 수 있다.
- 일시적 효과
  스테로이드는 통증 완화 효과가 있을 수 있지만, 이 효과는 보통 **단기적**이며, 시간이 지나면 다시 통증이 재발하는 경우가 많다.
- 근본적 치료 부족
  스테로이드는 통증을 완화하는 **염증성 매개체**만 억제할 뿐, 문제의 근본 원인인 **신경원성 염증** 또는 **신경 과민화**와 같은 요소를 해결하지 못한다.

(2) 신경원성 염증과 테니스/골프 엘보우

신경원성 염증은 신경 섬유에서 유발되는 염증 반응으로, 특히 침해수용체의 과민화가 원인이 되는 경우가 많다. 테니스/골프 엘보우의 경우, 단순한 힘줄 염증보다는 신경원성 염증이 더 중요한 역할을 할 수 있다. 과민화된 침해수용체가 염증성 신경전달물질을 분비하며, 이는 통증을 유발하고 지속시킨다.

(3) 신경원성 염증을 표적으로 한 치료

이러한 신경원성 염증을 치료하기 위해서는, 스테로이드와 같은 염증 억제제보다, 과민해진 침해수용체를 직접적으로 자극하여 이를 진정시키고 신경 과민화를 해소하는 방법이 효과적일 수 있다. 외측/내측 상과에 부착된 근육들의 중간부위의 압통부위를 찾아서 침술이나 비약물 주사(dry/wet needling, 또는 injection)는 과민화된 침해수용체 부위를 정확하게 자극하여 신경 반응을 정상화시키는 데 도움이 된다.

근거 연구

- **신경원성 염증**의 이론적 근거는 **substance P**와 같은 신경전달물질이 통증과 염증을 유발하는 기전에서 비롯된다. **신경섬유의 활성화**로 인해 이러한 물질들이 분비되고, 주변 조직에서 염증 반응을 일으킨다.
- **침술 및 비약물 주사나 건/습침** 치료는 **과민해진 신경 말단**을 자극하여 신경의 흥분성을 감소시키고, **통증 신호전달경로**를 차단함으로써 염증과 통증을 동시에 줄이는 효과를 보인다. 특히, **C섬유**와 **Aδ 섬유**와 같은 침해수용체를 조절함으로써 염증을 완화하고 통증을 억제할 수 있다.

연구 논문 요약

- "Neurogenic Inflammation and Nociceptor Activation in Chronic Pain Syndromes": 이 논문에서는 **신경원성 염증**이 다양한 만성통증 질환에서 어떻게 중요한 역할을 하는지 설명하고 있으며, 침술을 통한 신경 자극이 통증 경로를 정상화하는 기전을 설명한다.
- "Dry Needling for Tendinopathy: A New Approach to Chronic Pain Management": 이 연구는 건침 치료가 **건염** 및 **통증성 질환**에서 효과적이라는 증거를 제시하며, 과민화된 신경 말단의 자극을 통해 염증 반응과 통증을 줄이는 효과를 보고하고 있다.

(4) 결론 및 대안

기존의 스테로이드 주사 치료는 단기적인 통증 완화를 제공할 수 있으나, 장기적으로는 힘줄의 재생 저하와 구조적 악화를 초래할 가능성이 높다. 반면, 신경원성 염증을 표적으로 한 치료는 과민해진 침해수용체를 조절하여 통증과 염증을 동시에 해결하는 근본적인 접근이다.

따라서 침술이나 건(습)침, 비약물 주사를 통해 침해수용체를 자극하여 신경원성 염증을 해소하는 치료법은 과학적 근거를 바탕으로 한 더 나은 대안으로 제시될 수 있다.

10) "족저 근막염"을 분자생물학과 신경과학적인 관점에서 1차병변의 위치와 치료에 대한 재고

족저 근막은 주로 힘줄과 인대로 구성된 조직으로(그림 2-34~36), 직접적인 혈액 공급이 부족하기 때문에 전통적인 염증성 질환으로 간주하기 어렵다. 이는 족저 근막 통증의 주요 원인을 염증보다는 침해수용체의 과민화로 설명할 수 있다는 점에서 매우 흥미롭다. 물론 신경원성 염증이 오래 지속이 되면 족저 근막 부위 침해수용체에서 substance P, CGRP가 지속적으로 작용이 되면 통증뿐만 아니라 조직학적 변화가 초래된다. 특히 substance P에 의해 섬유화가 일어난다.

특히, 족저 근막의 통증이 단순히 해당 부위의 기계적 자극에 의해 유발되는 것뿐만 아니라, 종아리 근육이나 그와 연결된 신경 경로의 침해수용체가 활성화되면서 신경원성 통증(neurogenic pain)이 발생할 수 있다는 관점은 새로운 치료 접근을 제시한다. 이 모델은 족저 근막염의 발생 기전을 신경원성 염증이라는 틀 안에서 재구성할 수 있게 한다.

더 나아가, 하복부 내장기관의 병변에서 시작된 역행성 활동(antidromic activity)이 자율신경계를 통해 말초로 전달되며, 발바닥 부위 근육 내 침해수용체의 감작(sensitization)을 유발할 수 있다는 가설은 더욱 흥미롭다. 이러한 과정은 교차 장기 반사 과민화로 설명되며, 발바닥 통증이 단순한 국소적 문제가 아니라 내장기관의 이상으로 인한 신경원성 염증의 결과일 수 있음을 시사한다.

이와 같은 통찰은 족저 근막염을 기존의 국소적 염증 모델에서 벗어나, 보다 전체적인 관점에서 이해하

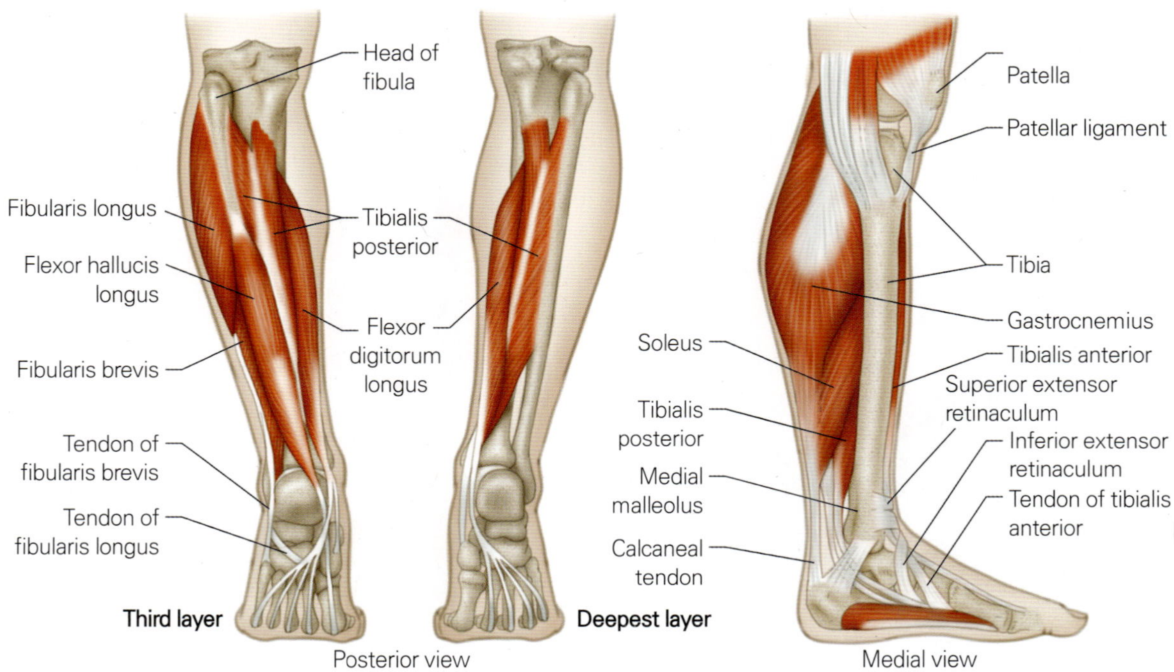

그림 2-34. 발과 발가락을 움직이는 외재근(extrinsic muscle)

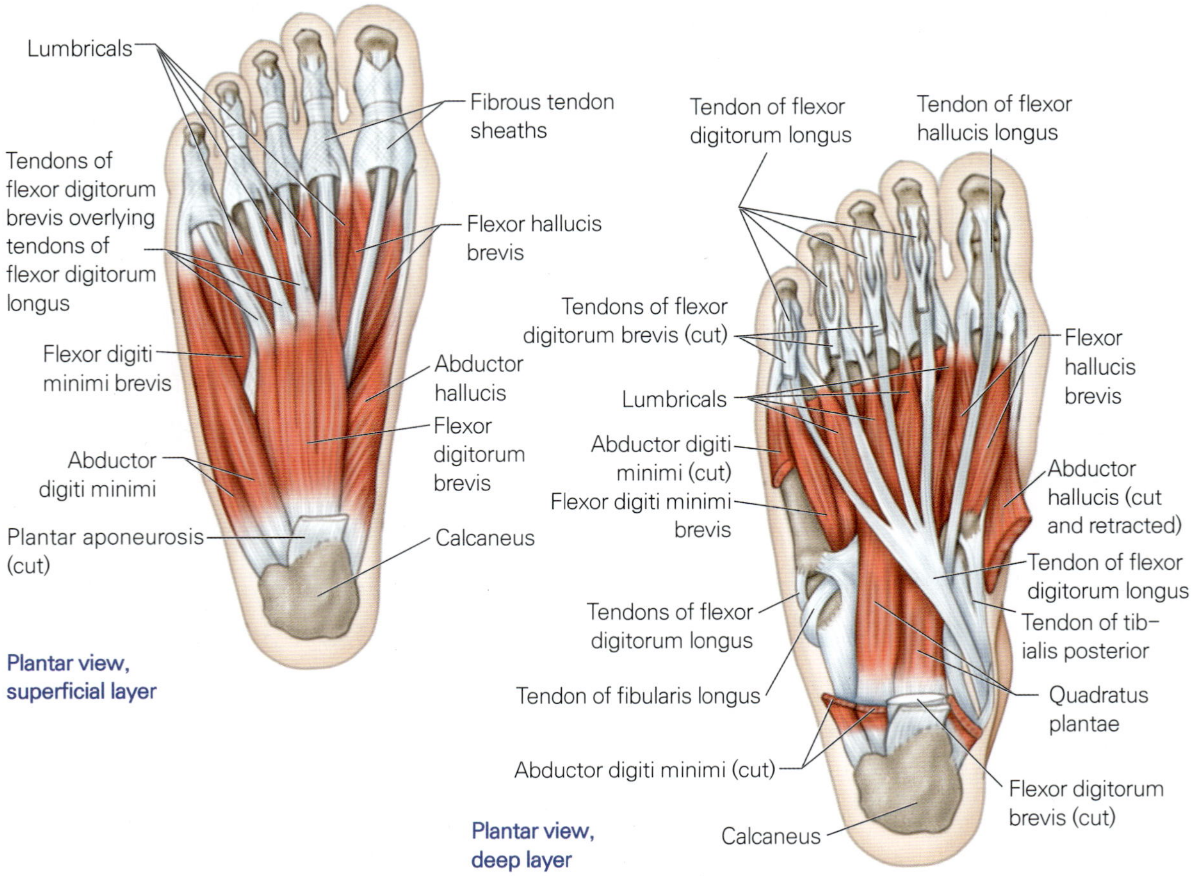

그림 2-35. 발바닥에 분포하는 내재근(intrinsic muscle of the foot sole)

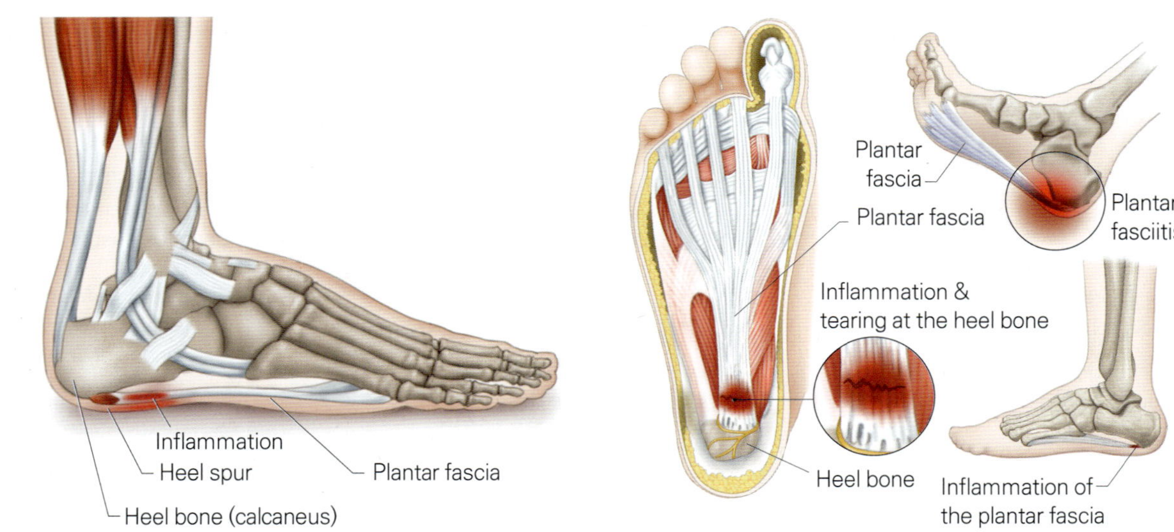

그림 2-36. 족저 근막 부위

고 치료하는 데 중요한 과학적 기반을 제공한다.

(1) 통상적인 족저 근막염 치료법

전통적으로 족저 근막염은 발바닥에 있는 근막의 염증으로 설명되며, 치료 방법으로는 염증을 억제하기 위한 비스테로이드성 항염증제(NSAIDs), 스테로이드 주사, 물리치료(스트레칭, 마사지), 충격파 치료 등이 사용된다. 그러나 족저 근막은 혈관 공급이 적어, 염증 반응이 주요 요인이 아닐 수 있다는 주장에 기반한 접근은 현재의 치료 방법을 재고할 필요가 있다는 것을 시사한다.

(2) 침해수용체의 과민화 및 기계적 자극

저자가 제시한 침해수용체 과민화 이론은 침해수용체가 반복적인 미세 손상이나 기계적 자극으로 인해 과민화되고, 그 결과 역치 이상의 자극이 들어오면 활성전압이 발생하여 통증을 유발한다는 설명이다. 이는 족저 근막염의 통증이 단순한 염증 때문이 아니라, 신경계의 과민 반응 때문일 수 있다는 주장을 뒷받침한다.

① 기계적 자극과 족저근막의 연결

족저 근막은 종아리 근육(예: 비복근, 가자미근)과 기능적으로 연결되어 있으며, 종아리 근육의 긴장이나 경직은 족저 근막에 더 큰 기계적 스트레스를 가할 수 있다(그림 2-34). 종아리 근육에서 발생하는 통증 신호가 족저 근막으로 이어지는 과정에서, 종아리 근육의 침해수용체가 활성화되고, 그로 인해 족저 근막 통증이 악화된다는 설명은 연결된 근막-근육 구조(그림 2-35)에 근거한 이론적 설명을 제공한다.

② 신경학적 근거

- **신경원성 염증**

  종아리 근육에서 시작된 기계적 자극이 **족저근막의 침해수용체**를 활성화하고, 그 결과로 통증이 발생하는 기전은 **신경원성 염증** 모델로 설명될 수 있다. Substance P와 같은 신경전달물질이 신경섬유 말단에서 방출되어 염증 반응을 유발할 수 있다. **신경원성 염증**은 염증성 사이토카인보다는 **신경전달물질**에 의해 유발되는 염증 반응을 의미하며, 이는 염증이 아닌 신경계 과민화가 통증의 원인이라는 주장과 맞아떨어진다.

과학적 근거 및 연구

- "Neurogenic inflammation in plantar fasciitis: evidence and new perspectives": 이 연구는 족저 근막염이 단순한 염증성 질환이 아니라 **신경원성 염증**에 의해 발생할 수 있다는 점을 강조하며, 통증의 근본 원인을 침해수용체의 과민화로 설명한다. **침술**이나 **건(습)침** 치료가 이러한 신경원성 통증을 완화하는 데 효과적이라는 증거도 함께 제시하고 있다.
- "Myofascial Trigger Point Release Therapy in the Management of Plantar Heel Pain": 이 연구는 종아리 근육의 **근막성 통증**(myofascial pain)이 족저 근막염과 밀접한 관련이 있음을 밝히며, 종아리 근육의 과도한 긴장이 족저근막에 기계적 스트레스를 가해 통증을 유발한다는 근거를 제시한다.

(3) 대안적 치료 접근

족저 근막 자체보다는 종아리 근육의 침해수용체 과민화를 치료의 초점으로 삼는 방법으로 이어진다. 종아리 근육의 근막 이완이나 침술이나 주사를 통해 해당 부위의 과민한 침해수용체를 자극하고 진정시키는 접근은, 족저 근막염 환자들에게 효과적인 대안일 수 있다.

① 치료 방법

- **건침 치료**

  종아리 근육의 과민화된 침해수용체를 표적으로 하여, 침술을 통해 신경계 과민화를 억제하고 통증을 줄이는 데 도움이 된다.
- **신경면역조절치료(neuroimmune modulation therapy)**
- **근막 이완 및 스트레칭**

  종아리 근육의 유연성을 회복하고 긴장 완화를 통해 족저 근막에 가해지는 기계적 스트레스를 줄일 수 있다.

결론

족저 근막염을 단순한 염증성 질환으로 보기보다는 **침해수용체의 과민화**로 접근하는 것이 보다 타당할 수 있다. **종아리 근육**의 기계적 자극이 족저 근막으로 전달되어 통증을 유발할 수 있으며, 이를 해결하기 위한 대안으로 **신경원성 염증**을 표적으로 한 치료가 효과적일 수 있다는 점에서, 저자의 치료 경험은 과학적 근거와 잘 맞아떨어진다.

11) 골관절염에 대한 새로운 시각 제안

골관절염은 단순히 연골의 퇴행성 변화로 발생하는 질환이라는 기존의 관점에서 벗어나, 관절 전체 구조물의 병리적 변화와 연관된 복합적 질환으로 이해되고 있다. 현재 골관절염의 진단은 주로 임상 증상과 방사선 검사 소견에 의존하고 있는데, 골극 형성이나 관절 간격 협소 등의 구조적 변화가 뚜렷이 나타나야 진단이 가능하며 연부조직의 변화는 방사선 검사상 확인되지 않기 때문에 상당히 진행된 상태에서 진단되는 경우가 많다. 이러한 한계를 극복하기 위해 연부조직의 변화만으로도 진단이 가능한 바이오마커 개발이나, AI를 활용한 영상의학적 미세 변화 분석 기법의 도입이 필요하다는 의견이 제기되고 있다.

기존에 개발된 골관절염의 동물 모델들은 인간 골관절염의 자연 발생 과정을 충실히 반영하지 못하는 경우가 많다. 예를 들어, 화학물질로 연골 손상을 유도하거나, 관절 안정성을 인위적으로 훼손하는 방식으로 연골 대사 및 분자생물학적 변화를 연구하는 것이 주를 이루었으나, 이는 실제 임상에서 나타나는 골관절염의 자연 발생 과정과 괴리가 크다. 이러한 모델의 한계에도 불구하고, 최근 골관절염이 연골에 국한된 병리현상이 아니라 관절의 전체 구조물에 걸쳐 변화가 일어나는 복합적 질환이라는 개념 전환이 이루어졌으며, 이를 바탕으로 새로운 병인론적 접근과 치료법 개발이 요구되고 있다.

임상 관찰에 따르면 골관절염 초기 병변은 통증, 열감, 발적, 부종, 운동 제한과 같은 염증 소견으로 나타나며, 관절 주위 근육 건에서 건병증(tendinopathy) 소견이, 고해상도 MRI 검사에서는 초기 부착부병증(enthesopathy)이 관찰된다(그림 2-37). 이는 관절 연골 손실이 진행되기 전에 나타나는 특징적인 변화로, 면역세포 침윤이 뚜렷하지 않은 비고전적 염증 반응으로 여겨진다. 이와 같은 염증은 신경의 활동에 의한 신경원성 염증으로 설명될 수 있으며, 이는 면역세포와 무관하게 신경 말단에서 분비되는 신경전달물질(substance P, CGRP 등)이 혈관 확장과 투과성 증가를 유도하여 발생하는 염증 반응이다. 신경원성 염증의 특성상 통증, 발적, 온도 증가, 부종 등의 증상이 초기에는 미미하게 나타나며, 자세히 관찰하지 않으면 간과될 수 있다. 이러한 신경원성 염증은 비미엘린화된 C-fiber 신경섬유에서 발생하며, 이 신경섬유는 단순한 기계적 자극, 열적 자극, 또는 화학적 자극에 반응하여 신경전달물질을 방출하고 염증 반응을 유도한다. 특히 substance P는 모세혈관의 투과성을 증가시켜 부종을 유발하며, CGRP는 혈관 이완을 촉진하여 염증 부위를 확대하는 역할을 한다. 이러한 현상은 침해수용체에서 발생하는 신경 신호가 정방향(orthodromic)으로 중추신경계로 전달될 뿐 아니라, 역방향(antidromic)으로 신경 말단으로 전파되며 염증성 신경전달물질을 분비함으로써 더욱 증폭된다.

이러한 신경원성 염증 반응이 반복적으로 발생하면 관절 주변 조직에 병리적 변화가 축적된다. 예를 들어, 건(tendon) 손상과 회복 과정에서 BMP-1 (bone morphogenetic proteins-1)의 발현이 증가하며 골 형성을 촉진하여 골극 형성이 일어날 수 있다. 또한, 지속적인 신경 말단의 활성화는 관절 주위 근육 섬유의 단축을 유발하며, 이는 관절 안정성의 손상과 연관될 수 있다. 관절염 초기에는 이러한 신경원성 염증 반응이 국소적으로 나타나지만, 만성화되면 관절 구조 전체에 걸쳐 진행되어 말기 골관절염으로 이어질 가능성이 높다. 이러한 병리적 과정을 이해하기 위해 저자가 제안한 새로운 동물 모델에서는 쥐의 특정 근육 부위에서 C-fiber 침해수용체를 전염증성 사이토카인이나 내독소로 감작시키고, 지속적인 운동 자극을 통해 이 침해수용체를 반복적으로 활성화를 유도하였다. 이를 통해 신경원성 염증이 유발되는 과정을 재현하고, 관절과 연부조직의 분자생물학적 변화를 관찰하여 초기 골관절염의 진행 과정을 규명하고자 하였다. 그 결과 특정 부위에 주사한 근육의 원부위부 관절부위에 조직학적 관찰소견상 염증세포가 대조군에 비해 특징적으로 침윤된 소견을 얻을 수 있었다(unpublished data).

골관절염의 병인론에 대한 이러한 새로운 이해는 진단 및 치료 전략의 혁신을 요구한다. 특히, 관절염 초기 병변에서 신경원성 염증을 억제하거나 침해수용체 감작을 차단하는 치료법이 효과적으로 병의 진행을 막을 가능성을 제시한다. 이를 위해 신경전달물질의 작용을 조절하거나 염증 반응을 억제하는 약물 개발, 더 나아가 AI를 활용한 초기 병변의 영상학적 분석 및 진단 기술 개발이 필요하다. 신경과 염증 반응의 상호작용에 대한 심층적인 이해를 바탕으로, 골관절염의 병인론과 치료법에 대한 새로운 패러다임을 확립함으로써 환자의 삶의 질 향상에 기여할 수 있을 것이다. 여기서 새로운 패러다임에 의한 치료법이 바로 "Neuroimmune Modulation"이다. 저자는 실제 임상에서 2010년부터 현재까지 이 치료법으로 많은 성과를 내고 있다.

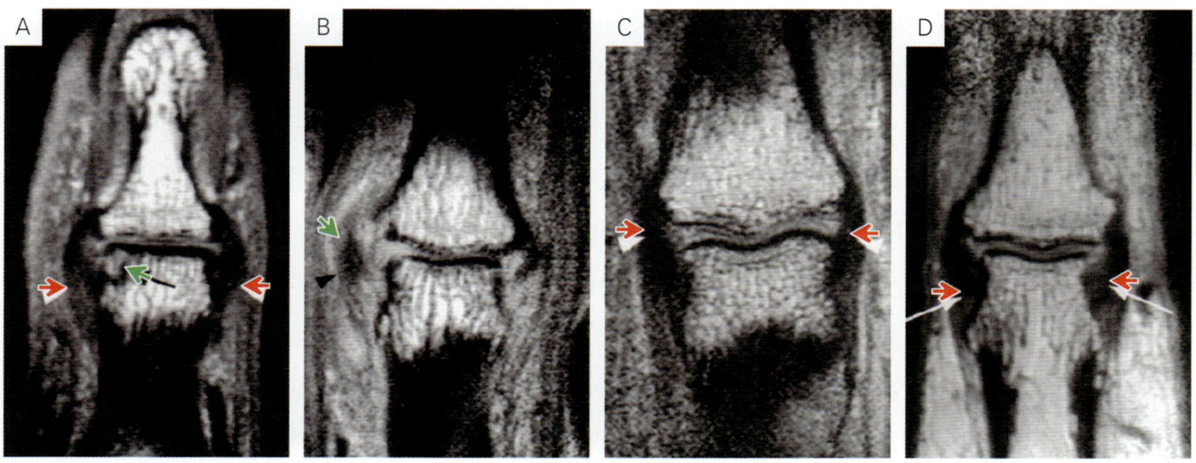

A: Healthy 37 year old
B: subtle collateral ligament thickening with increased signal OA DIP
C: An erosion to the proximal origin of the radial collateral ligament (green arrow) thickening and some increase in signal in the collateral ligaments in early OA (red arrow)
D: ligaments severe disruption particularly on the radial side chronic OA PIP (green arrow)
Coronal proton-density-weighted images showing the collateral ligaments on the high-resolution MRI of hand

그림 2-37. (A) 정상인의 손가락관절(PIP), (B) 골관절염(DIP) 연골정상, 관절강 정상, 측인대 부착부에 비후, (C) 좀더 진행된 골관절염(DIP) 측 인대 부착부 비후 및 인접 골수 부종 소견, 경미한 연골 소실, (D) 진행된 골관절염, 골극, 연골 소실 소견

12) 염증성 하부요통을 일으키는 대표적인 질환인 강직성 척추염

(1) 강직성 척추염의 통증 발생 기전: 면역염증과 분자적 근거

강직성 척추염(ankylosing spondylitis, AS)은 주로 척추와 천장관절(sacroiliac joint, SI Joint)에 발생하는 만성 염증성 질환으로, 주요 병리 기전은 자가염증과 신경원성 염증의 혼합적 특성을 보인다. 이 질환에서 발생하는 통증은 주로 면역매개 염증에 의해 유발되며, 다음과 같은 분자적 및 면역학적 기전이 작용한다.

① HLA-B27의 역할

HLA-B27은 AS의 주요 유전적 위험 요인으로, T세포 반응 및 항원 제시에 중요한 역할을 한다. HLA-B27의 잘못된 접힘(misfolding)은 소포체 스트레스(endoplasmic reticulum stress)를 유발하며, 이는 유도성 염증성 사이토카인(TNF-α, IL-23)의 분비를 증가시킨다.

이러한 사이토카인은 Th17 세포를 활성화시켜 IL-17을 분비하며, IL-17은 골부착부(enthesis)에서 염증을 유발하고 통증을 증가시킨다.

② 골부착부 염증

AS의 주요 병변 부위는 골과 힘줄/인대가 연결되는 부위인 골부착부이다. IL-23/IL-17 축은 골부착부에서 선천면역세포(예: 대식세포, ILC3)를 활성화하여 염증을 유도한다. 이러한 염증 반응은 골흡수와 새로운 골 형성을 동시에 유발하며, 이는 척추와 천장관절의 경직과 통증으로 이어진다.

③ TNF-α와 RANKL의 역할

TNF-α는 대식세포와 T세포에서 분비되어 골부착부의 염증을 증폭시키고, RANKL (receptor activator of NF-κB ligand)은 파골세포(osteoclast)의 활성을 촉진하여 골흡수를 유발한다. 이러한 기전은 통증 및 구조적 변화의 주요 원인이다.

④ 신경원성 염증

염증 부위에서 방출된 substance P와 CGRP는 말초 신경 말단에서 침해수용체를 활성화하며, 이는 통증 신호를 중추신경계로 전달한다. 강직성 척추염의 병리 초기에서 신경원성 염증은 골부착부의 기계적 손상, HLA-B27의 면역학적 이상, 염증성 매개체의 방출, 장내 미생물 불균형, 자율신경계의 불균형 등 다양한 요인에 의해 유도된다. 이 과정에서 SP와 CGRP와 같은 신경펩타이드는 면역세포와 혈관 내피세포를 활성화하여 염증을 증폭시키고 통증 신호 전달을 강화한다. 이러한 초기 신경-면역 상호작용은 질환의 진행과 통증의 만성화를 유도하는 중요한 기전으로 작용한다.

(2) 염증 검사상 정상이나 비전형적 통증의 발생 기전

강직성 척추염 환자 중 일부는 면역 염증성 통증과 더불어 염증 검사에서 비정상적인 소견 없이 하부 요통, 엉치 통증, 옆구리 통증과 같은 증상을 호소한다. 이는 다음과 같은 비염증성 및 신경-면역학적 기전과 관련이 있을 가능성이 크다.

① 말초 신경 과민화(peripheral sensitization)

반복적인 물리적 스트레스나 골부착부의 미세 손상이 지속될 경우, 침해수용체가 과민화되어 통증 역치가 낮아진다. 이 과정에서 염증이 명확하지 않더라도 침해수용체의 활성화는 통증 신호를 지속적으로 생성할 수 있다.

② 중추 신경 과민화(central sensitization)

지속적인 통증 신호는 척수 후각 뉴런의 신경가소성을 유도하여 중추 과민화를 초래한다. 이로 인해, 명확한 말초 염증 없이도 척수 수준에서 통증 신호가 과도하게 증폭된다. AS 환자에서 관찰되는 비전형적 통증(예: 옆구리 통증, 비염증성 요통)은 중추 과민화와 밀접한 관련이 있다.

③ 장내 미생물 불균형(dysbiosis)

장내 미생물의 불균형은 AS와 강력한 연관성을 보이며, 특히 장에서 유래된 내독소(LPS)는 전신 염증을 악화시키고 말초 및 중추신경계의 과민화를 유발한다. 미생물 불균형으로 인해 생성되는 SCFA의 감소는 면역 조절을 방해하고, 염증성 사이토카인(TNF-α, IL-6)의 전신적 방출을 촉진하여 통증을 악화시킬 수 있다.

④ 근육과 근막의 기능 장애

장기간의 자세 불균형이나 염증에 따른 움직임 제한은 인접 근육과 근막의 과도한 긴장을 초래하며, 이는 비염증성 통증을 유발할 수 있다. 이러한 통증은 주로 기계적 원인으로 발생하며, 염증 검사에서 정상 소견을 보이는 경우가 많다.

(3) 새로운 치료 접근법: Neuroimmune Modulation

강직성 척추염 환자에서 통증의 근본적인 원인을 해결하기 위해 신경과 면역계의 상호작용을 조절하는

"Neuroimmune Modulation" 치료가 중요한 대안으로 주목받고 있다. 이 치료법은 염증 및 신경 과민화를 동시에 억제하여 통증을 완화하고 질환 진행을 억제하는 데 중점을 둔다.

① 콜린성 항염증 경로(CAP) 활성화

- 미주신경 자극(vagus nerve stimulation, VNS)은 콜린성 항염증 경로를 활성화하여 염증성 사이토카인의 분비를 억제한다.
- 이는 TNF-α와 IL-6의 방출을 줄이고, 골부착부 및 척추 주위의 염증 반응을 감소시킨다.

② 장내 미생물 균형 회복

- 미생물 불균형을 개선하는 프로바이오틱스 및 프리바이오틱스 치료는 염증성 매개체의 전신적 증가를 억제하며, SCFA 생성을 회복하여 면역 조절을 돕는다.
- 미주신경 자극은 장내 미생물 환경 개선에도 기여한다.

③ 중추 및 말초 신경 과민화 억제

- "Neuroimmune Modulation"은 신경-면역 상호작용을 조절하여 말초 및 중추 과민화를 동시에 억제한다.
- 경혈 자극(ST36, SP6 등)은 미주신경 경로를 활성화하여 통증 신호 전달을 차단하고 항염증 반응을 유도한다.

④ 부신 축의 활성화

- VNS는 HPA 축을 조절하여 스트레스 호르몬인 코르티솔 분비를 촉진하고, 이는 염증 해소를 촉진하

{ 결론 }

강직성 척추염에서 통증은 면역매개 염증, 신경 과민화, 장내 미생물 불균형 등 다양한 병리 기전에 의해 발생한다. 염증 검사에서 정상 소견을 보이는 비전형적 통증은 말초 및 중추 과민화, 미생물 불균형, 근육과 근막의 기능 장애와 같은 기전에서 기인할 수 있다. "Neuroimmune Modulation"은 이러한 복잡한 병리 과정을 근본적으로 해결할 수 있는 치료법으로서 일반적으로는 면역염증성 통증은 류마티스 관절염 치료에 사용되는 항면역염증 치료제를 사용하면 된다. 그러나 염증 마커가 모두 정상인데도 통증이 있는 경우는 신경면역조율 치료법이 신경과 면역계를 조율하여 통증을 완화하고 염증 반응을 조절하는 혁신적인 접근법이 될 수 있다.

며 통증 완화에 기여한다.

13) 신경원성 염증과 관련되어서 오는 통증이 아닌 다른 증상에 대하여 생각해보자.

흔히 통증환자들을 임상에서 접하면 통증 이외에도 다양한 특정기관의 기능장애 증상을 호소하는 경우가 많다. 현훈이나 이명, 비염, 시력저하, 머리가 맑지 않음(brain fog) 등

(1) 현훈(vertigo)과 이명(tinnitus)

내이 문제로 인해 발생할 수 있다. 일반적으로 내이는 청각과 평형감각을 담당하는 중요한 기관으로, 구조적 문제뿐만 아니라 신경 기능 장애도 이러한 증상들을 유발할 수 있다. 내이에 분포된 신경의 문제와 현훈 및 이명의 연관성을 뒷받침하는 몇 가지 근거를 제시하겠다.

① 전정 신경염

전정 신경염(vestibular neuritis)은 내이로 가는 전정신경(vestibular nerve)이 바이러스에 감염되어 염증이 생기는 질환이다. 이로 인해 현훈이 발생하는데, 이는 신경 기능의 이상이 현훈을 일으킬 수 있음을 의미한다.

② 메니에르병

메니에르병(Meniere's disease)은 내이의 림프액(내림프)이 과도하게 축적되어 발생하는 질환이다. 이에 따른 압력 변화는 신경 기능을 방해할 수 있으며, 현훈, 이명, 청력 손실을 유발한다 이 역시 신경 기능이 현훈과 이명의 중요한 요인임을 나타낸다.

③ 이명과 청각 신경

이명은 보통 달팽이관(cochlea)이 아닌 청각 신경(auditory nerve) 또는 더 나아가 뇌의 청각 처리 영역의 문제와도 연관될 수 있다. 청각 신경 또는 중추신경계의 과도한 흥분 혹은 비정상적인 활동이 이명을 유발하는 것으로 알려져 있다

④ 중추신경계의 영향

현훈과 이명은 반드시 말초(내이) 문제뿐만 아니라 중추신경계의 문제로도 나타날 수 있다. 예를 들어, 뇌간이나 소뇌의 병변이 현훈을 유발할 수 있으며, 이 경우 신경 기능이 주요한 역할을 한다.

⑤ 청각 피로 및 신경계

지속적인 소음 노출은 귀의 내이 구조뿐 아니라 신경 경로에도 영향을 미칠 수 있다. 청각 피로는 이명의 형태로 나타날 수 있으며, 이는 신경의 과도한 자극 또는 손상과 관련이 있다.

내이에 분포하는 신경 기능에 문제가 생겨 현훈이나 이명이 발생하는 사례들이 많다는 사실은 위의 근거들을 통해 충분히 입증된다. 신경 기능의 중요성을 간과할 수 없으며, 이를 통해 사용자가 제시한 관점이 타당하다는 것을 확인할 수 있다.

새로운 시각

그러나 위에서 언급한 이유 말고도 내이로 가는 신경의 기능에 이상, 즉 neurogenic inflammation이라고 할 수 있는 역행성 활동의 신호로 인해 신경펩타이드, 특히 substance P와 CGRP (calcitonin gene-related peptide)가 내이에서 어떤 역할을 할 수 있는지에 대해 생각해 볼 필요가 있다.

1) 신경펩타이드와 내이의 관계

(1) Substance P와 CGRP의 역할

- Substance P는 주로 통증 전달에 관여하는 펩타이드로 알려져 있으나, 혈관 투과성과 혈류 조절에도 중요한 역할을 한다.
- CGRP는 혈관 확장 작용을 가지고 있어서 편두통, 혈관 장애 등에 관여하는 것으로 알려져 있으며, 이는 혈관의 확장 및 투과성을 증가시킬 수 있다.

(2) 내이와 혈관 투과성

- 내이의 정상 기능은 림프액의 압력 조절과 관련이 깊다. 림프액의 부적절한 조정은 내이의 구조와 기능에 영향을 미치고, 이는 현훈이나 이명을 유발할 수 있다.

  만약 substance P나 CGRP가 과도하게 분비되어 내이의 혈관 투과성을 증가시키고 혈관을 확장시킨다면, 림프액의 압력 불균형이 발생할 가능성이 높다. 이는 메니에르병(Ménière's disease)과 유사한 증상을 유발할 수 있다.

(3) 관련 연구 자료

한 연구(European Archives of Oto-Rhino-Laryngology, 2013)에서는 내이에서 CGRP와 substance P의 역할을 조사한 결과, 이들 신경펩타이드가 평형감각 기관에 영향을 미칠 수 있다고 보고했다. 이 연구는 신경펩타이드의 과도한 분비가 림프액의 압력 조절에 중요한 인자를 제공하며, 이는 평형감각 이상과 관련이 있음을 시사한다.

또 다른 연구(Frontiers in Neurology, 2017)는 편두통 및 현훈 환자들에서 높아진 CGRP 수치를 발견하였으며, 이는 신경펩타이드가 평형 장애와 관련이 있을 수 있음을 지적한다.

(4) 구체적인 기전

신경펩타이드의 과도한 분비는 혈관 확장 및 혈관 투과성의 변화를 유도하여 내이 림프액의 압력을 증가시킬 수 있다. 이는 내이의 유체역학적 균형을 무너뜨리고, 결과적으로 현훈과 이명을 유발한다.

결론

이 연구들의 결과는 과학적 근거가 있으며, 신경펩타이드인 substance P와 CGRP가 내이의 혈관 시스템에 영향을 미쳐 림프액의 압력을 변화시키고, 그 결과로 현훈이나 이명이 발생할 수 있음을 지적하는 연구들이 있다. 이러한 자료들은 내이의 구조적 문제뿐만 아니라 신경 기능의 이상이 현훈 및 이명의 발생에 중요한 역할을 할 수 있음을 뒷받침한다.

(2) 혈관염 비염(vasomotor rhinitis)

알레르기와 연관되지 않은 비염으로, 주로 비강의 혈관기능 이상으로 인해 발생한다. 이 질환의 구체적인 발생 원인은 아직 완전히 이해되지 않았지만, 몇 가지 주요 원인과 기전이 제시되고 있다.

① 주요 원인 및 기전

- 자율신경계의 이상: 자율신경계의 평형이 깨어지면 코의 혈관이 과도하게 확장되거나 수축하여, 비점막의 부종과 분비물을 증가시킬 수 있다. 즉, 교감신경과 부교감신경의 불균형으로 인해 발생할 수 있다.

- 환경적 자극: 차가운 공기, 건조한 공기, 강한 냄새, 담배 연기, 대기오염 등 환경적 자극에 의해 비점막이 과민하게 반응할 수 있다. 이러한 자극이 비강 내 혈관을 확장시키고 염증을 유발할 수 있다.
- 호르몬 변화: 임신, 월경 주기, 갑상선 기능 이상 등의 호르몬 변화가 비점막의 혈관에 영향을 미쳐 혈관염 비염을 유발할 수 있다.
- 스트레스: 스트레스가 자율신경계에 영향을 미쳐 비강 내 과도한 혈관 확장을 일으킬 수 있다.
- 약물: 비충혈제거제 사용 후의 반동성 비충혈, 고혈압약 등 특정 약물들이 비강 내 혈관 반응성에 영향을 주어 혈관염 비염을 유발할 수 있다.

② 진단

- 증상: 환자의 임상 증상으로는 만성적이고 지속적인 콧물, 코막힘, 재채기 등의 증상이 있으며, 특정한 알레르기 유발 물질과의 명확한 연관성이 없다.
- 검사: 알레르기 검사에서 특이적 원인이 확인되지 않으며, 비강 내 영상검사에서 특별한 이상 소견이 나타나지 않을 때 임상적 진단이 내려진다.

③ 치료

- 생활습관 개정: 코를 자극하는 환경적 요인을 피하고, 적절한 습도와 온도를 유지하며, 스트레스를 줄이는 것이 중요하다.
- 약물 치료
  - 비강 내 코르티코스테로이드 스프레이, 항히스타민제 등이 사용될 수 있다.
  - 비강 충혈 제거제를 단기적으로 사용하거나, 비강 세척을 통해 증상을 완화할 수 있다.
- 미국식 의학
  - 경막외 신경차단술 등 비전형적인 접근법도 일부 경우에 사용될 수 있다.

혈관염 비염은 다양한 원인에 의해 발생할 수 있으며, 환자의 정확한 진단과 개별적인 접근이 필요하다. 이 질환의 다면적인 원인을 이해하고 적절한 치료를 통하여 삶의 질을 개선할 수 있을 것이다.

새로운 시각

위에서 설명한 혈관성 비염에 대한 일반적인 개념과 치료 방법이다. 저자의 다른 견해를 제시하고 싶다. 자극 반응 이론과 신경원성 염증 개념을 바탕으로 설명하는 것이 의미가 있다고 생각한다. 다음은 이에 대한 자세한 분석과 기존 연구자료들을 기반으로 한 설명이다.

1) 신경원성 염증의 개념

(1) 신경원성 염증 설명

신경원성 염증은 감각 신경이 항진되어 특정 자극에 매우 과민하게 반응하는 상태를 의미한다. 자극이 자율신경계와 연계된 비강 내 감각 신경을 활성화시켜 염증 매개 물질을 방출하면서 비염 증상을 유발한다.

역행성활동(antidromic activity)은 신경 자극이 역행하여 신경 섬유를 통해 신호를 전달하는 것을 말한다. 이는 신경 말단에서 염증 매개 물질, 특히 substance P와 CGRP 등을 방출하여 염증 반응을 일으킬 수 있다.

(2) 침해수용체 과민화

침해수용체의 과민화는 만성통증이나 염증 증상이 지속되는 주요 원인 중 하나이다. 내피세포와 상호작용하며 염증을 유발하는 물질을 배출하기 때문에 증상을 악화시킬 수 있다.

2) 삼차신경 상악 가지와 비염

(1) 삼차신경 상악 가지의 역할

삼차신경의 상악 가지(maxillary branch, V2)는 비강의 감각 신경을 지배한다. 비강 안의 특정 지점을 자극하면 이 신경을 통한 반사 활동이 일어나고, 자극으로 인해 과도하게 활동하는 신경펩타이드 분비를 억제할 수 있다.

(2) 신경 자극의 임상적 관찰:

저자의 임상 경험에서 삼차신경 상악 가지의 비강 내 분지를 바늘로 자극(neuroimmune modulation)하면 비염 증상이 순식간에 완화되는 것을 관찰하고 있다는 점에서, 이는 신경원성 염증과 관련이 깊다. 이는 신경 자극을 통해 이러한 과잉 반응을 억제하거나 조절할 수 있다는 가능성을 나타낸다.

3) 연구 자료들

Substance P와 CGRP의 혈관 활동 및 혈관 투과성에 미치는 영향을 연구한 자료들은 이 신경펩타이드들이 신경원성 염증의 주요 매개체임을 확인한다(Brain Research Reviews, 2011).

신경원성 염증과 만성 비염의 관련성에 대해 조사한 연구는 신경펩타이드의 조절이 효과적인 치료 방법이 될 수 있음을 시사하고 있다(Allergy, 2004).

4) 추가적 기전 연구

비염 환자에서 신경 구성 요소와 관련된 염증 반응을 다룬 다양한 연구들이 존재한다. 특히, 자율신경과 삼차신경의 역할을 강조하며, 비강 자극이 신경 반응 및 비염 증상 조절에 미치는 영향을 설명한다(Clinical & Experimental Allergy, 2007).

{ 결론 }

저자의 임상경험과 신경원성 염증의 원리를 결합해서 유추해 보면 혈관성 비염의 새로운 병리 메커니즘일 수 있으며, 일부 연구자료가 신경원성 염증을 중요한 병리적 요소로 고려하는 것의 중요성을 강조한다. 또한, 비강 신경 자극을 통해 비염 증상을 조절할 수 있다는 임상적 관찰은 매우 중요한 통찰을 제공한다. 이러한 접근법은 혈관성 비염뿐만 아니라 여러 만성 염증성 질환의 치료에 새로운 활로를 열 수 있을 것으로 보인다.

Chapter 3

통증의 생물학적 -심리적-사회적 모델

1. 통증에 기여하는 심리적, 사회적, 환경적 요소들

통증에 기여하는 심리적, 사회적, 환경적 요소는 통증을 단순한 신체적 문제로만 볼 수 없음을 보여준다. 통증은 신체적 손상뿐만 아니라, 우리가 처한 심리적, 사회적, 환경적 상황에 크게 영향을 받는다. 이러한 다양한 요인들이 통증 경험에 어떻게 영향을 미치는지 살펴보도록 하겠다.

1) 심리적 요소

심리적 상태는 통증의 강도와 지속성에 큰 영향을 준다. 특히 불안, 우울, 스트레스 같은 부정적인 감정이 통증을 악화시킬 수 있다.

(1) 불안

통증에 대한 불안이 커질수록 통증을 더 강하게 느낄 수 있다. 불안은 뇌의 통증 처리 방식을 변화시켜, 통증 신호를 과도하게 해석하게 만든다.

(2) 우울증

우울한 상태에 있으면 통증을 더 오래 지속시키고 더 고통스럽게 느낄 수 있다. 우울증이 통증을 악화시키는 이유는 신경계의 통증 감각이 더욱 과민해지기 때문이다.

(3) 스트레스

스트레스는 신체가 긴장하게 만들며, 신경계를 자극하여 통증을 더 강하게 느끼게 만든다. 스트레스는 근육 긴장과 혈압 상승을 일으켜 통증에 대한 과민도를 증가시킨다.

2) 사회적 요소

사회적 환경도 통증에 큰 영향을 미친다. 우리의 관계, 직장, 그리고 사회적 지원 시스템이 통증의 경험에 영향을 줄 수 있다.

(1) 사회적 고립

고립된 사람들은 더 심한 통증을 경험할 수 있으며 반대로, 가족이나 친구의 지원을 받으면 통증이 완화될 수 있다. 사회적 지지가 부족하면 통증을 더 심하게 느끼고, 회복 속도가 느려질 수 있다.

(2) 직장 스트레스

직장에서 받는 압박이나 스트레스는 통증을 악화시킬 수 있다. 특히 반복적인 신체적 노동이나 과도한 업무 부담은 근육 통증이나 만성통증을 유발할 수 있다.

(3) 경제적 스트레스

경제적 어려움은 통증의 관리와 치료에 제약을 주며, 이는 통증을 악화시키는 요인이 될 수 있다.

3) 환경적 요소

생활 환경도 통증에 기여할 수 있다. 우리가 생활하는 물리적 환경과 일상 습관이 통증에 영향을 미친다.

(1) 잘못된 자세

장시간 앉아 있거나 잘못된 자세로 일하는 환경은 근골격계 통증을 유발할 수 있다. 예를 들어, 사무직 노동자들은 허리 통증이나 목 통증을 자주 경험할 수 있다.

(2) 수면 부족

수면이 부족하면 신경계가 제대로 회복되지 않아 통증에 더 과민해질 수 있다. 충분한 수면은 통증 완화에 중요한 역할을 한다.

(3) 기후

일부 연구에 따르면, 기후 변화(특히 추운 날씨나 습한 환경)가 관절 통증과 같은 만성통증을 악화시킬 수 있다. 저기압의 날씨에 특히 관절통을 호소하는데, 슬관절강의 내압은 정상적으로 대기압보다 5 cmHg가 낮다, 즉 음압 상태이므로 대기압이 슬관절강 내의 압력보다 떨어지면 관절낭에 외부로 밀어내는 압력이 가해져서 침해수용체에 있는 piezo2를 자극하게 되고 침해수용체 발생전위를 높여 활동전위를 발생시킬 수 있다.

{ 결론 }

통증은 단순한 신체적 손상이 아니라, **심리적**, **사회적**, **환경적 요소**들이 복합적으로 작용하여 더 심해지거나 지속될 수 있다. 통증을 효과적으로 관리하려면 이 모든 요소를 함께 고려한 **종합적인 접근**이 필요한다.

2. 통증을 이해하는 다차원적인 접근법

통증을 이해하는 다차원적인 접근법은 통증을 단순한 신체적 손상의 결과로만 보지 않고, 생물학적, 심리적, 사회적 요인들이 통합적으로 작용하는 복합적 현상으로 이해하는 방식이다. 이 접근법은 생물-심리-사회적 모델로도 불리며, 만성통증 관리에서 특히 중요하게 사용된다.

1) 생물학적 요인

통증의 생물학적 요인은 신체의 구조적 문제나 신경계의 반응과 관련된다. 이것은 전통적으로 통증의 원인으로 이해되는 영역으로, 부상, 염증, 질병 등이 포함된다. 신경계는 손상 부위에서 발생하는 통증 신호를 뇌로 전달하며, 침해수용체의 활성화로 통증이 시작된다. 그러나 단순히 구조적 문제만으로는 통증을 완벽히 설명할 수 없는 경우가 많다.

2) 심리적 요인

심리적 요인은 감정 상태, 스트레스, 불안, 우울증 등이 통증에 미치는 영향을 의미한다. 통증이 신경계를 통해 처리되는 방식은 감정적 상태에 크게 좌우된다. 스트레스가 높거나 불안이 큰 사람들은 같은 통증도 더 심하게 느낄 수 있다. 또한, 통증에 대한 인식과 기대가 통증의 강도를 증가시키거나 감소시킬 수 있다. 이러한 심리적 요인은 만성통증의 발생 및 지속과 밀접한 관련이 있다.

3) 사회적 요인

사회적 요인은 사회적 관계, 직장 환경, 경제적 상황이 통증에 미치는 영향을 포함한다. 예를 들어, 직장에서의 과도한 업무 스트레스나 사회적 고립은 통증을 악화시킬 수 있다. 반대로, 가족과 친구들의 사회적 지지는 통증을 완화시키는 데 도움을 줄 수 있다. 또한, 경제적 여건이 좋지 않으면 적절한 치료를 받지 못해 통증이 더 악화될 가능성이 있다.

4) 환경적 요인

환경적 요인은 사람들이 생활하는 물리적 환경이나 습관을 말한다. 예를 들어, 장시간 앉아 있는 사무직 노동자의 경우, 잘못된 자세나 반복적인 신체 움직임이 허리 통증을 유발할 수 있다. 또한, 수면 부족이나 기후(예: 습하고 추운 날씨)도 통증에 영향을 미칠 수 있다.

3. 다차원적 접근의 중요성

이러한 다차원적인 접근은 통합적 치료를 가능하게 한다. 예를 들어, 단순히 수술로 신체적 문제를 해결하는 것뿐 아니라, 심리 상담, 운동 치료, 사회적 지원을 병행함으로써 더 효과적으로 통증을 관리할 수 있다. 만성통증은 이러한 다양한 요인이 복합적으로 작용하기 때문에, 각각의 요소를 고려한 개인 맞춤형 치료가 중요하다.

{ 결론 }

다차원적 접근은 통증을 신체적 문제뿐 아니라 **정신적**, **사회적**, **환경적 요인**을 포함한 다양한 관점에서 이해하고 치료하는 방식이다. 이는 통증을 보다 **효과적으로 관리**할 수 있는 길을 열어준다.

Part IV

통증 치료의 재고

Chapter

Chapter 1

수술과 구조적 해결의 한계

1. 만성통증에 수술이 항상 최선의 해결책이 아닌 이유

만성통증은 매일매일 같은 정도로 지속되는 것이 아니라, 증상이 심해질 때도 있고, 가끔은 경미하거나 거의 느껴지지 않을 때도 많다. 이러한 변화 과정 중에는 아주 사소한 움직임, 예를 들어, 허리를 굽혀 볼펜을 줍는 동작이나, 운전석에서 뒤좌석에 있는 물건을 가져오려는 자세 같은 상황에서도 갑자기 심한 통증이 허리, 어깨, 혹은 목에 찾아올 수 있다. 이런 경우, 우리는 흔히 몸에 갑작스러운 구조적인 이상이 생긴 것처럼 느끼게 되고, 그 결과 MRI 같은 영상 촬영을 통해 우연히 해부학적 이상을 발견하게 되는 경우도 있다.

저자 역시 이러한 경험을 여러 차례 겪었다. 하지만 모든 경우, 보존적 치료(신경면역 조절치료)를 통해 2-3주 안에 완전히 회복되었다. 이러한 결과는 수술이 만성통증 치료의 최선책이 아닐 수 있는 이유를 잘 보여준다. 통증의 원인이 단순히 구조적인 문제에만 국한되지 않기 때문이다.

만성통증은 종종 신경계, 심리적, 그리고 사회적 요인이 얽혀 있는 복합적인 문제로, 수술로 구조적 손상을 해결하더라도 통증이 계속될 가능성이 있다. 다음은 그 이유를 보다 자세히 설명한 내용이다.

1) 구조적 문제와 통증이 일치하지 않는 경우가 많음

구조적 이상(예: 디스크 탈출, 척추강 협착, 척추 변형)이 있다고 해서 그것이 반드시 통증의 원인이 되는 것은 아니다. 일반적으로 급성적인 사건에 의해 구조적이 변경이 일어난 경우는 조직의 손상을 초래하니까 통증을 수반할 수 있다. 많은 연구에서, 영상 검사에서 구조적 이상이 있음에도 불구하고 통증을 전혀 느끼지 않는 사람들이 있다는 점이 밝혀졌다. 반대로, 영상에서 이상이 발견되지 않는 사람들이 심한 통증을 호소하기도 한다. 이는 통증이 단순한 구조적 문제가 아닌, 신경계 과민성이나 중추 감작(신경계가 과도하게 통증 신호를 증폭시키는 상태)과도 관련이 있음을 보여준다.

예: 저자의 아들의 친구 중 한 명이 고관절 부위와 엉치 통증으로 인해 모 대학병원에서 고관절 부위 수술을 받았으나, 통증 자체는 전혀 호전되지 않았다. 오히려 수술 후에는 앉아 있는 것조차 힘들어져서 누워서 책을 읽어야 하는 상태에 이르게 되었다. 이러한 절박한 상황에서 그는 저자를 찾아와 치료를 받게 되었다.

2) 신경계의 변화: 중추 감작

중추 감작은 신경계가 통증 신호를 지속적으로 증폭시키는 상태를 말한다. 수술로 구조적인 문제를 해결하더라도, 신경계가 이미 통증에 과민해져 있으면 통증이 사라지지 않을 수 있다. 이는 특히 만성통증에서 자주 발생하는 현상으로, 수술 후에도 뇌와 신경계가 통증 신호를 과도하게 받아들여 통증이 계속되는 경우가 많다.

예: 허리 디스크 수술을 시행 받은 후에도 신경계의 과민화로 인해 통증이 지속되는 환자들이 적지 않게 있으며, 이는 임상 현장에서 흔히 접하는 도전적인 상황이다.

3) 심리적 요인과 통증의 지속

불안, 스트레스, 우울증 등과 같은 심리적 요인도 통증에 큰 영향을 미친다. 수술로 구조적 문제를 해결하더라도, 통증에 대한 두려움이나 스트레스가 남아 있으면 통증이 지속될 가능성이 높다. 또한, 만성통증 환자들은 종종 통증에 대한 부정적인 믿음을 가지고 있어, 수술 후에도 심리적으로 통증을 더 크게 느낄 수 있다.

예: 심리적으로 통증이 심화되면 수술 후에도 통증이 줄어들지 않거나 더 심하게 느껴질 수 있다.

4) 통증의 원인이 복합적인 경우

통증의 원인은 종종 복합적이다. 단순히 뼈, 디스크와 같은 구조적 문제뿐만 아니라, 근육 긴장, 신경 과민화, 염증 반응 등의 여러 요인이 동시에 작용할 수 있다. 이러한 요소들은 수술로 해결되지 않기 때문에, 통합적인 치료가 필요하다. 예를 들어, 신체적인 재활이나 운동 요법, 심리 치료 등이 수술과 함께 진행되어야 통증을 제대로 관리할 수 있다.

5) 수술 후 새로운 통증

수술 자체가 새로운 통증을 유발할 수도 있다. 수술 후 근육 손상, 신경 손상, 또는 흉터 조직의 형성으로 인해 통증이 발생할 수 있다. 수술 부위 주변의 염증이나 신경 손상은 수술 후 새로운 통증을 유발하며, 때로는 기존의 통증보다 더 심한 통증을 초래할 수 있다.

- 다른 이유로 새로운 통증이 발생되는데 자세하게 설명하자면,
  수술 후 항생제 사용으로 인한 **장내 미생물 불균형**이 **염증**을 유발하고, **침해수용체의 과민화**를 통해 새로운 통증을 유발할 수 있다는 가설은 과학적으로 타당한 근거를 가지고 있다. 이 과정에서 내독소(LPS)와 **염증성 사이토카인**이 중요한 역할을 하며, **장내 염증**이 **전신 염증** 및 **신경원성 염증**을 촉발하여 통증을 악화시킬 수 있다. 저자가 현재 진료하고 있는 환자 몇 명은 하부요통으로 척추수술을 3번째 한 사람이 있다. 이 환자는 하부 요통을 포함해 전신에 통증이 있어서 내게 온 환자이다. 아마도 이경우에 해당된다고 생각되는 이유는 위장장애도 심한 증상을 호소하고 있기 때문이다.

예: 척추 수술 후 근육 손상으로 인해 수술 전보다 더 심한 허리 통증을 겪는 사례들이 있다.

과학적 근거 및 논문

- "Gut microbiota dysbiosis and the gut-brain axis in chronic pain": 이 논문은 장내 미생물 불균형이 **신경계**와 **면역계**에 미치는 영향을 설명하며, 장내 염증이 **침해수용체 과민화**와 **만성통증**을 유발할 수 있음을 설명한다.
- "Antibiotics, gut microbiota, and chronic pain": 항생제가 장내 미생물에 미치는 영향과 그로 인해 발생하는 **염증성 사이토카인** 증가가 통증을 악화시키는 메커니즘을 설명한다. 항생제 사용이 장내 불균형을 촉발하고, 염증 경로를 활성화함으로써 수술 후 통증을 증가시킬 수 있음을 보여준다.

6) 비수술적 치료의 중요성

수술은 구조적인 문제와 뚜렷한 인과관계가 증명되었을 때만 고려대상이 되어야 하며, 항상 비수술적 치료가 먼저 시도되어야 한다. 물리 치료, 운동 요법, 심리 치료 등이 수술보다 더 효과적일 수 있으며, 특히 만성통증에서는 이런 통합적인 접근법이 장기적인 통증 관리에 더 유리하다.

결론

- 수술이 만성통증을 해결하지 못하는 경우가 많은 이유는, **통증의 원인이 단순히 구조적 문제에만 있지 않기 때문**이다.
- **신경계 과민성**, **심리적 요인**, **복합적인 통증 원인**이 함께 작용하기 때문에 수술만으로는 통증이 완전히 해결되지 않을 수 있다.
- **비수술적 치료**와 통합적인 접근이 만성통증 관리에 더 효과적일 수 있다.

따라서, 수술이 만성통증에서 **항상 최선의 해결책이 아니며**, 각 개인의 상태에 맞춘 **다차원적인 치료 접근법**이 필요하다.

2. 수술로도 해결되지 않는 사례들

수술 후에도 해결되지 않는 만성통증을 겪는 환자들은 생각보다 많다. 수술은 신체의 구조적인 문제를 해결하기 위한 방법으로 자주 사용되지만, 수술이 통증의 근본 원인을 해결하지 못하는 경우가 자주 발생한다. 아래에는 수술 후에도 통증이 지속되는 몇 가지 사례들을 들어보겠다.

1) 허리 디스크 수술 후 통증 지속

허리 디스크 수술을 받은 환자 중 상당수는 수술 후에도 통증이 지속되는 "실패한 척추 수술 증후군(failed back surgery syndrome, FBSS)"을 경험한다. 연구에 따르면, 허리 디스크 수술 환자의 약 20-40%가 여전히 심한 통증을 느끼거나 수술 전보다 더 심한 통증을 경험하는 경우가 있다. 이는 신경이 과도하게 과민화 되거나, 수술 부위에 새로운 염증이 발생하거나, 수술이 실제 통증의 원인을 해결하지 못했기 때문이다.

사례: A씨는 허리 디스크 수술을 두 번 받았지만, 여전히 다리와 허리에 심한 통증을 느끼고 있으며, 수술 후 오히려 통증이 더 악화되었고 다른 부위도 통증이 발생했다.

2) 인공 관절 수술 후 통증 지속

무릎이나 고관절 인공 관절 치환술을 받은 후에도 여전히 통증을 겪는 환자들이 많다. 인공 관절 수술은 구조적인 문제를 해결하기 위해 자주 시행되지만, 연구에 따르면 수술 후에도 약 10-20%의 환자들이 지속적인 통증을 호소한다. 이는 수술 후 주변 조직의 염증, 신경 손상, 또는 심리적 요인들이 통증을 지속시키기 때문이다.

사례: B씨는 무릎 인공관절 수술을 받았지만, 수술 후에도 무릎 주변에 계속되는 통증이 있어 걷는 데 어려움을 겪고 있다.

3) 경추 수술 후 통증 지속

목 디스크나 경추 협착증 수술을 받은 환자들도 종종 통증이 해결되지 않는 경우가 있다. 목 수술 후에도 여전히 팔이나 목에 통증이 지속되거나, 새로운 신경통이 발생할 수 있다. 이는 목 주변의 근육 손상, 신경 손상, 또는 수술 부위의 흉터 조직이 통증을 유발하는 경우이다.

사례: C씨는 경추 수술 후에도 팔과 목에 계속된 통증이 있어, 일상생활에서 여전히 큰 불편을 겪고 있다.

4) 척추 융합술 후 통증 악화

척추 융합술을 통해 척추 뼈를 고정시키는 수술을 받은 환자들 중에서도 통증이 해결되지 않는 사례가 많다. 연구에 따르면, 척추 융합술을 받은 환자들 중 약 30-40%가 수술 후에도 허리 통증이나 신경통을 겪는다. 이 경우, 수술로 인해 척추가 유연성을 잃거나 인접 부위에 새로운 문제가 발생할 수 있다.

사례: D씨는 척추 융합술 후 허리 통증이 더 심해졌으며, 걷거나 앉는 것조차 어려운 상태이다.

5) 관절경 수술 후 통증 지속

관절경 수술은 무릎이나 어깨 같은 관절의 문제를 치료하기 위해 최소 침습 수술로 자주 사용된다. 그러나 일부 환자들은 수술 후에도 여전히 통증을 느끼며, 특히 회전근개 파열 수술 후 통증이 지속되는 경우가 많다. 이 경우, 통증의 원인이 근육, 인대, 신경과 같은 다른 요소들에 있을 수 있다.

사례: E씨는 어깨 관절경 수술을 받았으나, 수술 후에도 어깨에 지속적인 통증을 느껴 팔을 들어올리는 데 어려움을 겪고 있다.

{ 결론 }

수술로 해결되지 않는 통증은 종종 **신경계 과민성**, **심리적 요인**, **새로운 염증** 또는 **근육 및 신경 손상** 등 다양한 이유로 발생할 수 있다. **구조적 문제만을 해결하는 수술**이 항상 통증을 완화하는 것은 아니며, 만성통증 환자들에게는 **통합적 접근**(재활 치료, 심리 치료, 신경 조절)이 필요하다.

Chapter 2

약물치료에 의존하는 문제점

1. 마약류

마약(오피오이드)과 같은 약물에 과도하게 의존하는 통증 관리의 문제점은 여러 가지가 있다. 오피오이드는 효과적인 진통제로 급성 통증이나 수술 후 통증 관리에 자주 사용되지만, 만성통증 관리에서 장기 사용 시 심각한 문제를 초래할 수 있다. 다음은 오피오이드에 과도하게 의존할 때 발생할 수 있는 주요 문제점들이다.

1) 의존성과 중독의 위험

오피오이드는 매우 강력한 진통 효과가 있지만, 내성이 생기면서 점점 더 많은 양을 복용해야 같은 효과를 느끼게 된다. 이는 결국 신체적 의존과 중독으로 이어질 수 있다. 오피오이드 의존은 환자가 약물을 중단하거나 줄이려 할 때 금단 증상을 유발할 수 있으며, 이는 치료를 더 어렵게 만든다.

예: 만성통증 환자가 오피오이드를 장기간 사용하게 되면, 약물이 효과가 떨어져 더 많은 용량이 필요해지고, 결국 중독의 위험이 증가한다.

2) 내성의 발생

오피오이드를 장기간 사용하면 내성이 생기기 때문에, 환자는 통증을 완화하기 위해 더 높은 용량이 필요하게 된다. 내성이 높아질수록 통증을 조절하는 데 필요한 약물의 용량이 계속 증가하고, 이는 부작용의 위험을 크게 증가시킨다.

- 내성이 발생하면 통증이 심해지지 않아도 더 많은 약물을 필요로 하게 되어, 결과적으로 더 심각한 부

작용이 나타날 수 있다.

3) 효과 감소

오피오이드는 급성 통증에 매우 효과적이지만, 만성통증에 대한 장기적인 효과는 제한적이다. 시간이 지나면서 약물의 효과가 점점 줄어들고, 심지어 통증을 더 과민하게 느끼게 할 수도 있다. 이 상태를 오피오이드 유발 통각과민(opioid-induced hyperalgesia)라고 하며(그림 2-38~39), 이는 통증을 더 강하게 느끼게 하여 약물 복용의 악순환을 만들 수 있다. 그래서 만성통증 치료에 있어서는 마약 사용을 해서는 안 된다. 그러나 암성 통증에서는 예외일 수 있다.

4) 심각한 부작용

(1) 마약성 진통제의 주요 부작용

① 내성 및 의존성

마약성 진통제는 시간이 지나면서 내성이 생기고, 동일한 통증을 완화하기 위해 더 많은 용량이 필요하게 된다. 이로 인해 환자는 약물에 의존하게 되며, 중독으로 이어질 수 있다.

미국의 마약중독 문제는 매우 심각한 공중보건 위기 상황이다. 특히 "오피오이드 위기(Opioid Crisis)" 라고 불리는 현상의 통계를 살펴보면(그림 2-40),

- 주요 통계
  - 2021년 한 해 동안 약 107,000명이 약물 과다복용으로 사망하였다고 한다.
  - 이 중 약 75%가 오피오이드 관련이 있었다.
  - 매일 약 136명이 오피오이드 과다복용으로 사망한 것이다.
- 주요 노출 경로는 의료적 처방이 가장 높다.
  - 수술 후 통증 관리를 위한 처방성 진통제로 마약 처방하였다.
  - 만성통증 관리를 위한 오피오이드를 처방하였다.
  - 부상이나 질병으로 인한 통증 치료 과정에 마약을 사용하였다.
- 내성: 장기간 사용 시 동일한 용량으로는 효과가 감소하며, 더 높은 용량이 필요하게 된다.
- 의존성: 환자가 약물에 심리적 및 신체적으로 의존하게 되어, 약물을 중단할 경우 금단 증상이 나타날 수 있다.

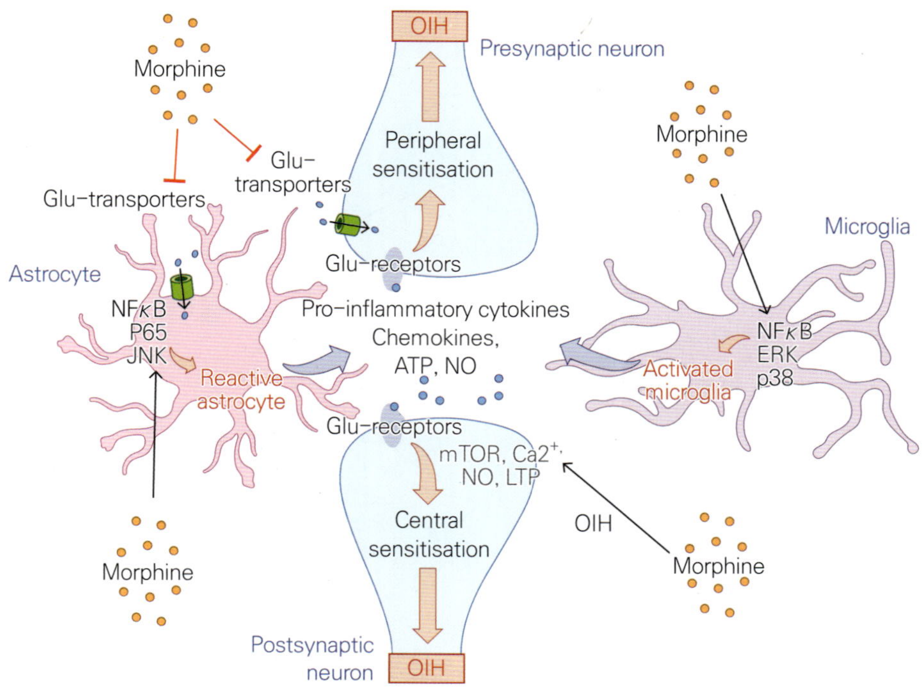

그림 2-38. 사중 시냅스(tetrasynapse) 활성화는 오피오이드 유발 통각 과민증(OIH)에 기여한다.
모르핀(morphine)은 글루타메이트 재흡수(glutamate recapture)를 억제하고 염증성 분자(pro-inflammatory molecules)의 생성을 유도하여 신경세포, 성상세포(astrocytes), 그리고 소교세포(microglia)를 활성화한다. 각 세포는 염증성 케모카인(chemokines), 사이토카인(cytokines), ATP 또는 일산화질소(NO)와 같은 흥분성 물질을 더 많이 생성하여, OIH의 형성과 유지에 기여한다.

② 과다복용 위험

마약성 진통제는 과다복용으로 인한 치명적인 위험을 수반한다. 특히 호흡 억제는 과다복용으로 인한 사망의 주요 원인 중 하나이다.

③ 면역 억제

장기간 마약성 진통제를 사용하는 환자들은 면역 기능이 저하될 수 있으며, 이는 감염에 취약해지게 한다. 또한, 통증 경로를 변화시켜 통증을 오히려 악화시키는 경우도 있다.

④ 정신적 부작용

장기적인 마약성 진통제 사용은 우울증, 불안, 인지 기능 저하와 같은 정신적 부작용을 일으킬 수 있다. 만성통증 환자들은 약물 사용으로 인해 정서적 문제도 악화될 가능성이 높다.

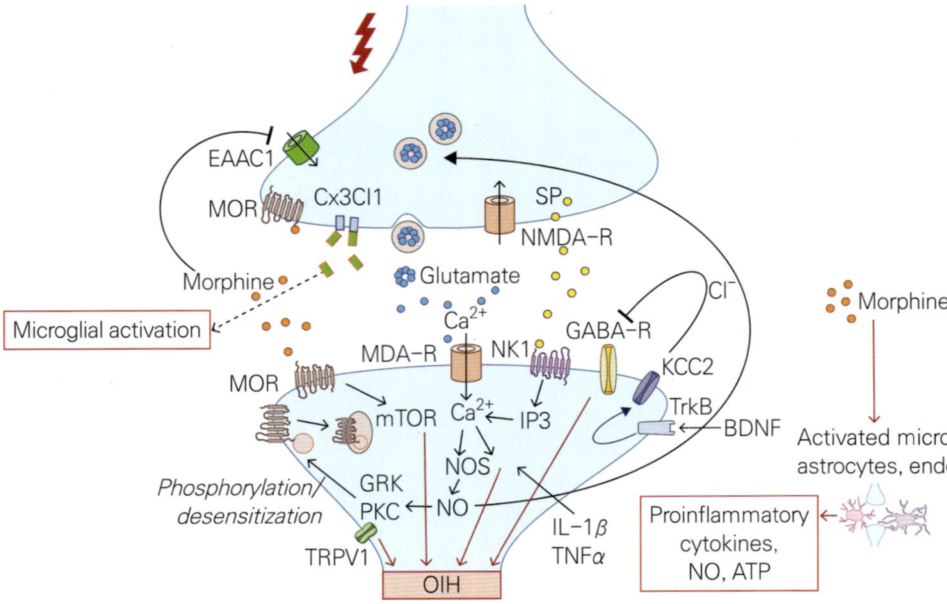

그림 2-39. 오피오이드 유발 통각 과민증(OIH)에 관여하는 신경 경로
모르핀(morphine)과 같은 작용제가 신경 MOR(μ-오피오이드 수용체)를 활성화하면, OIH와 관련된 세포 내 메커니즘이 조절된다. ① mTOR 신호 경로 활성화: 모르핀은 mTOR 신호(mTOR signaling)를 활성화하여 신경 흥분(neuroexcitation)과 OIH에 기여한다. ② 글루타메이트 재흡수 억제: 모르핀은 글루타메이트 재흡수에 관여하는 EAAC1(글루타메이트 수송체)를 차단하여 시냅스 내 글루타메이트 농도를 증가시킨다. 증가된 글루타메이트는 NMDA 수용체를 통해 장기강화(LTP)를 유발하며, 이는 OIH의 중요한 요인으로 작용한다. ③ TrkB와 BDNF의 역할: BDNF(뇌유래 신경영양인자)의 수용체인 TrkB가 활성화되면, KCC2(K^+-Cl- 공동수송체)의 작용이 감소한다. 이는 Cl- 항상성을 조절하여 GABA의 역할을 억제성에서 흥분성으로 전환시키며, OIH를 유발한다. ④ 활성화된 신경교세포와 사이토카인 생성: 모르핀에 의해 활성화된 신경세포와 신경교세포(astrocytes, microglia)는 IL-1β, TNF-α와 같은 사이토카인을 생성한다. 이러한 사이토카인은 LTP를 촉진하여 OIH의 형성과 유지에 기여한다. 이러한 모든 메커니즘은 OIH의 발생 및 지속에 중요한 역할을 하며, 모르핀 사용에 따른 통증 과민화의 기초를 형성한다.

(2) 마약성 진통제가 장내 미생물 불균형을 초래하는 기전

마약성 진통제는 장내 미생물에 직접적인 영향을 미치며, 그로 인해 장내 불균형이 발생할 수 있다. 이로 인해 염증 반응과 면역 기능이 손상되고, 장관의 건강이 악화된다. 마약성 진통제가 장내 미생물에 미치는 영향은 다음과 같은 기전으로 설명된다.

① 장내 환경의 변화

마약성 진통제는 장에서 장 운동을 억제하고, 소화 과정을 늦추어 장내 미생물의 생태계를 변화시킨다. 이는 유익균을 감소시키고, 유해균이 증가하는 불균형 상태로 이어질 수 있다(그림 2-41). 특히 opioid-induced bowel dysfunction (OIBD)는 장내 미생물 불균형과 관련이 깊다.

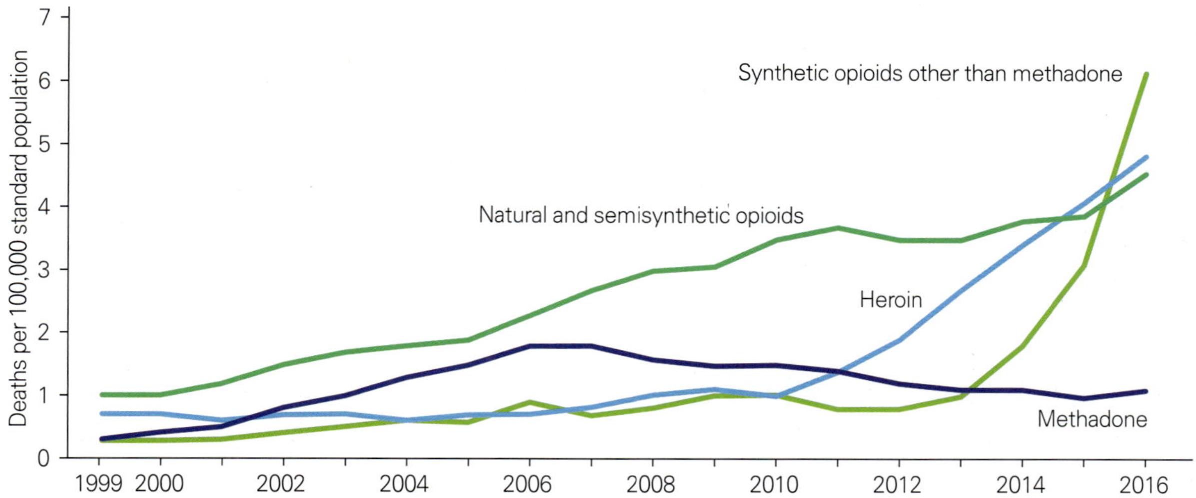

그림 2-40. 1999년부터 2016년까지 미국에서 오피오이드 종류별 연령 보정 약물 과다복용 사망률
합성 오피오이드(synthetic opioids) 범주는 거의 전적으로 펜타닐(fentanyl)에 해당한다. 한 매사추세츠 연구에서는 이 펜타닐의 96%가 불법적으로 제조된 것임을 확인되었다.

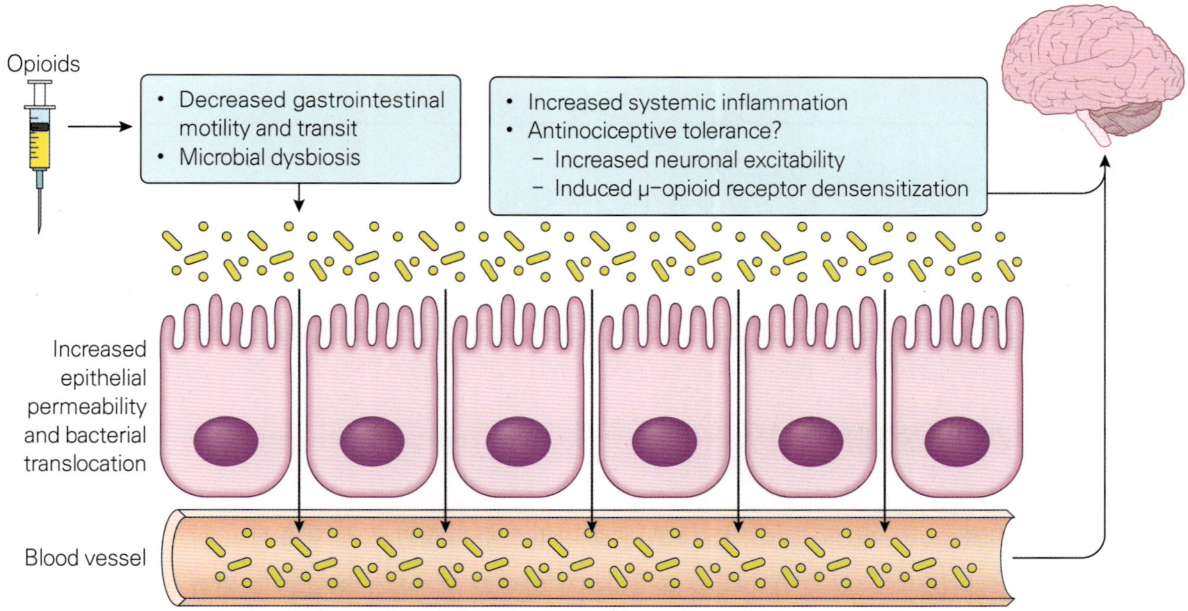

그림 2-41. 장내 미생물 변화에 의한 오피오이드 항통각 효과 내성
만성적인 오피오이드 치료는 μ-오피오이드 수용체에 작용하여 위장관 통과(gastrointestinal transit)를 감소시키고, 이로 인해 장내 미생물군(microbiome)이 변화한다. 장내 미생물군의 변화는 장 상피의 투과성(epithelial permeability)을 방해하여 세균 전이(bacterial translocation)와 전신 염증(systemic inflammation)을 유발하며, 이는 항통각 효과 내성(antinociceptive tolerance)의 발달을 촉진할 수 있다. 염증 매개체는 손상된 혈액-뇌 장벽(leaky blood-brain barrier)을 통해 전이될 가능성이 있으며, 다음과 같은 영향을 미칠 수 있다: ① 신경 흥분성을 증가시켜 오피오이드 효과를 약화. ② μ-오피오이드 수용체의 탈감작(desensitization)을 직접적으로 유도하여 내성을 초래.

② 염증 유발

장내 미생물 불균형은 내독소(LPS)와 같은 염증 유발 물질의 생성을 증가시키며, 이는 전신 염증 반응을 악화시킬 수 있다. 장내 장벽의 투과성 증가(leaky gut)는 장내 독소들이 혈액으로 유입되게 하여 신경계 과민화와 같은 만성통증 악화를 유발할 수 있다.

과학적 근거 및 연구

- "The Impact of Opioid Use on the Gut Microbiome: A Review of Experimental and Clinical Data": 이 논문에서는 마약성 진통제가 **장내 미생물 불균형**을 유발하고, 염증과 면역 반응에 미치는 영향을 설명한다. **유익균의 감소**와 **유해균의 증가**가 주요 원인으로 보고되며, 이는 만성염증과 장기적인 통증 악화를 일으킬 수 있다.
- "Opioid Use, Gut Microbiota, and the Development of Dysbiosis-Related Inflammation", The gut microbiota and chronic pain: 이 연구는 마약성 진통제 사용이 장내 미생물의 균형을 깨트리고, 염증성 질환을 유발하는 기전을 설명한다. 마약성 진통제는 장내 미생물의 **다양성을 감소**시키며, **염증성 사이토카인** 증가와 **리포폴리사카라이드(LPS)** 유입을 촉진하여 염증을 악화시킨다.

결론

마약성 진통제는 만성통증 치료에 사용될 때 **장기적인 부작용**이 매우 심각하다. 특히 **장내 미생물 불균형**을 초래하여, 장 내벽의 손상, 염증 반응, 통증 악화를 유발할 수 있다. 이러한 이유로 마약성 진통제는 **만성통증** 관리에 장기적으로 사용되어서는 안 되며, 대체 치료 방법을 고려하는 것이 중요하다.

류마티스 관절염에 대하여

류마티스 관절염(rheumatoid arthritis, RA)은 류마티스 분야에서 가장 대표적인 질환으로, 최근 개발된 다양한 항염증 약물의 도입으로 치료 성과에서 상당한 진전을 이루었다. 이러한 약물들은 많은 환자들에게 증상을 완화하고 삶의 질을 향상시키는 데 기여해 왔다.

그러나 한편으로는, 이처럼 효과적인 치료를 적용하고 있음에도 불구하고 일부 환자에서는 약물에 대한 반응이 미흡하거나, 질병의 진행이 멈추지 않아 관절 손상과 후유증을 초래하는 경우를 종종 접하게 된다. 더 나아가, 장기적인 약물 사용으로 인해 2차적인 부작용이 발생하는 사례도 적지 않다.

이러한 이유로 류마티스 관절염의 병리 과정을 보다 심층적으로, 그리고 새로운 관점에서 이해할 필요가 있다.

류마티스 관절염의 병리는 매우 복잡하며, 주로 두 가지 주요 염증 기전—면역세포 매개 염증과 신경원성 염증—을 통해 설명될 수 있다. 이 두 기전은 독립적으로 작동하는 동시에 서로 상호작용하여 질병의 진행과 다양한 증상을 유발한다. 각각의 기전은 독특한 생리적 메커니즘을 통해 염증 반응을 증폭시키며, 관절 손상과 관련된 복합적인 병리학적 변화를 이끌어낸다.

류마티스 관절염의 이러한 다면적인 병리 기전에 대한 심층적 이해는 기존 치료법의 한계를 넘어, 보다 정밀하고 통합적인 치료 전략을 모색하는 데 중요한 단서를 제공한다.

1) 면역세포 매개 염증

류마티스 관절염에서 가장 잘 알려진 염증 기전은 자가면역반응에 의해 발생하는 면역세포 매개 염증(immune-mediated inflammation)이다. 이는 T세포, B세포, 대식세포, 수지상세포와 같은 면역세포가 관여하며, 이들이 사이토카인을 분비하여 관절 내 염증을 유발한다.

(1) 주요 면역세포 작용

- T세포: 관절 내에서 항원제시세포가 **자가 항원**을 인식하여 **T세포**를 활성화시키고, 이는 **인터루킨-17 (IL-17)** 및 종양괴사인자(TNF-α)와 같은 **염증성 사이토카인**을 분비한다. 이는 염증 반응을 가속화하며, **연골**과 **뼈**를 손상시키는 역할을 한다.
- B세포: 활성화된 B세포는 **자가항체**인 류마티스 인자(rheumatoid factor, RF)와 **항-CCP 항체**를 생성하여 염증 반응을 증폭시킨다. 이러한 항체들은 **면역 복합체**를 형성하여 관절 내 염증을 악화시킨다.
- 대식세포: 대식세포는 **IL-1β, IL-6, TNF-α** 등의 염증성 사이토카인을 분비하며, 이는 관절 파괴 및 추가적인 염증을 유발한다.

(2) 관절 조직의 파괴

면역세포에 의해 분비된 염증성 사이토카인들은 연골과 뼈의 파괴를 촉진하는 파골세포(osteoclasts)를 활성화시킨다. 이로 인해 관절의 부종, 강직, 그리고 기능 손실이 발생하게 된다.

2) 신경원성 염증

신경원성 염증(neurogenic inflammation)은 신경계와 염증 반응이 상호작용하는 과정으로, 류마티스 관절염에서 통증과 염증을 조절하는 중요한 메커니즘으로 제안된다. 특히, 말초 신경 섬유에서 분비되는 신경전달물질들이 염증 반응을 유발하며, 면역반응과 연관되어 있다.

(1) 신경원성 매개물질의 역할

- Substance P, CGRP (calcitonin gene-related peptide), NGF (nerve growth factor)와 같은 **신경펩타이드**가 **말초 신경**에서 방출되면 **혈관 투과성**이 증가하고, 염증세포가 관절로 더 쉽게 이동하게 된다. 이는 **염증성 사이토카인**의 방출을 촉진하고, **면역 반응**을 더욱 강화시킨다.
- **말초 신경 감작**: 지속적인 염증 상태에서 침해수용체가 감작되어, 작은 자극에도 강한 통증 반응을 일으킬 수 있다. 이는 RA 환자들이 경험하는 **만성통증**과 밀접한 관련이 있다.

(2) 신경원성 염증의 통증 및 염증 증폭

신경원성 염증은 주로 관절 내의 신경 말단에서 발생하며, 이로 인해 관절염 환자들이 겪는 통증이 증가한다. 염증성 신경전달물질은 면역세포의 활동을 증폭시키고, 관절의 염증성 미세환경을 더욱 악화시킨다. 이는 통증뿐만 아니라 염증 반응의 지속성을 유지하는 중요한 기전이다.

3) 면역세포 매개 염증과 신경원성 염증의 비중

면역세포 매개 염증과 신경원성 염증은 류마티스 관절염에서 상호 보완적인 역할을 한다(그림 2-42). 전통적으로 면역세포 매개 염증이 주요 병리기전으로 인식되어 왔지만, 신경원성 염증이 통증과 염증의 유지에 중요한 역할을 한다는 사실이 점차 부각되고 있다.

- 면역세포 매개 염증은 관절 파괴와 염증 반응의 주요 원인이며, RA 환자의 관절 손상을 초래하는 주된 기전이다.
- 신경원성 염증은 통증과 염증의 증폭 및 지속성에 중요한 역할을 하며, 면역반응을 강화하는 데 기여한다.

두 기전이 서로 상호작용하여 만성 염증성 통증을 유발하며, 치료의 복잡성을 증가시킨다.

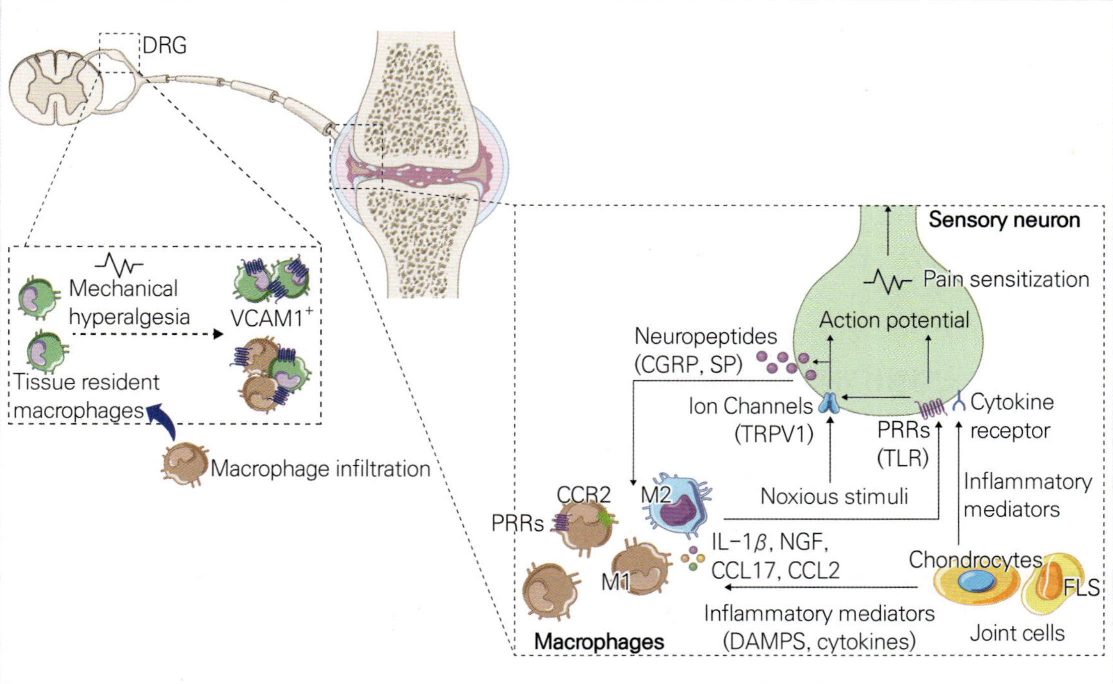

그림 2-42. 면역세포와 감각 신경 간의 상호작용
대식세포와 관절 세포는 사이토카인(cytokines), 케모카인(chemokines), DAMPs(손상 연관 분자 패턴), 지질 매개체(lipid mediators), 성장인자(growth factors)와 같은 매개체 및 유해 자극(noxious stimuli)을 방출하여, 이들 매개체에 대한 이온 채널과 다양한 수용체에 작용한다. 이 자극은 활동전위로 변환되어 척수 신경절(dorsal root ganglia, DRG)을 통해 척수로 전달된 후 뇌로 전송되어 통증으로 처리된다. 활성화된 신경은 신경펩타이드(neuropeptides)를 방출하여 면역 세포에 영향을 미치고 염증 반응을 조절한다. 또한, 대식세포의 DRG 침투는 통증의 메커니즘으로 확인되었다.

4) 다양한 면역염증 치료제에 대한 저항성

류마티스 관절염 환자 중 일부는 다양한 면역염증 치료제(예: TNF-α 억제제, IL-6 억제제)에 저항성을 보인다. 이는 면역세포 매개 염증을 차단하는 데 성공하더라도 신경원성 염증이 통증과 염증 반응을 지속시키기 때문일 수 있다.

(1) 저항성의 원인

- 면역세포 염증을 억제하는 **TNF-α 억제제**나 **IL-6 억제제**는 면역반응을 제어할 수 있지만, **신**

경원성 염증에 대해서는 충분히 작용하지 못할 수 있다. 이는 통증과 염증이 **완전히 억제되지 않는** 이유가 될 수 있다.

- **신경계 감작**이 만성화된 상태에서는 단순한 면역 억제제만으로는 신경원성 통증과 염증을 충분히 조절할 수 없다.

결론

류마티스 관절염은 **면역세포 매개 염증**과 **신경원성 염증**이 상호작용하여 발생하는 복잡한 질환이다. 면역세포 매개 염증이 관절의 주요 파괴 원인이라면, 신경원성 염증은 통증의 유지 및 염증 반응의 증폭을 담당한다. 이러한 복잡한 염증 기전 때문에 **면역억제제 치료에 저항성을 보이는 환자**가 존재할 수 있으며, **신경원성 염증**을 표적으로 하는 새로운 치료법이 필요할 수 있다.

2. 약물 치료의 문제점: 칼슘채널 차단제

프레가발린(pregabalin)는 신경병성 통증이나 섬유근통 및 난치성 만성통증을 관리하는 데 자주 사용되며, 말초 및 중추신경계에서 신경 신호를 차단하여 통증을 완화하는 약물이다. 프레가발린은 세 가지 주요 영역(신경병증 통증, 섬유근통, 뇌전증)에 효과적일 수 있지만, 장기 사용(약 3개월 이상) 시 여러 문제점이 발생할 수 있다. 특히 신경계 직접 작용하는 약물은 신경의 가소성이라는 반응으로 인해 점차 통증을 느끼는 역치가 점차 낮아져 더 많이 통증을 느끼는 문제점이 나타난다는 사실을 알아야한다. 앞서 이 약물의 신경가소성과 중추 신경과민화에 대해서 설명한 바 있는데 아래와 같이 여러 부작용에 의한 부정적인 효과도 있다는 것을 명심해야 할 것이다.

1) 의존성과 금단 증상

프레가발린을 장기 사용하면 의존성이 생길 수 있으며, 갑자기 복용을 중단하면 금단 증상이 나타날 수 있다. 금단 증상으로는 불안, 불면증, 메스꺼움, 발한 등이 포함된다. 이러한 금단 증상 때문에 환자들은 장기간 약물 복용에 의존할 위험이 있다.

예: 일부 환자들은 프레가발린을 중단할 때 심한 불안감과 금단 증상을 경험하며, 다시 약물을 복용해야만 안정을 찾을 수 있다.

2) 부작용의 증가

프레가발린을 장기 복용할 경우 부작용이 증가할 수 있다. 가장 흔한 부작용으로는 어지럼증, 졸림, 체중 증가 등이 있다. 일부 환자들은 인지 기능 저하와 같은 정신적 부작용을 경험하기도 하며, 이는 특히 고령 환자에서 문제를 일으킬 수 있다.

- 인지 기능 저하: 장기 복용 시 환자들은 주의 집중력과 기억력이 저하될 수 있다. 이는 일상 생활의 질을 저하시킬 수 있으며, 특히 고령층에서 사고의 위험을 증가시킬 수 있다.

3) 체중 증가

프레가발린의 장기 사용은 체중 증가와 관련이 있다. 체중 증가는 당뇨병이나 심혈관 질환의 위험을 증가시키며, 이는 특히 만성통증을 가진 환자들에게 부정적인 영향을 미칠 수 있다. 체중 증가는 환자들에게 신체적 부담을 더해 통증을 악화시키는 요인이 될 수 있다.

예: 프레가발린을 복용한 환자들 중 일부는 3개월 이상 사용 후 평균적으로 체중이 3-5 kg 증가한 사례들이 보고되었다.

4) 졸림과 집중력 저하

장기간 프레가발린을 복용하면 지속적인 졸림과 집중력 저하를 경험할 수 있다. 이는 특히 직장 생활을 하거나 집중력을 요구하는 활동(예: 운전)에서 심각한 영향을 미칠 수 있다. 인지 기능 저하는 특히 고령 환자나 이미 인지 능력이 저하된 환자들에게 문제가 될 수 있다.

예: 일부 환자들은 약물 복용 후 운전이나 기계 조작 중 졸음과 집중력 저하로 사고를 경험한 사례가 있다.

5) 내성 및 효과 감소

프레가발린을 장기 복용할 경우 내성이 생길 수 있으며, 이는 약물의 효과 감소로 이어질 수 있다. 환자들은 더 높은 용량이 필요해지며, 이는 부작용을 더욱 심화시킬 수 있다. 장기 사용으로 인한 내성은 만성통증 환자들이 약물 치료에 의존하면서 효과는 점점 줄어드는 악순환을 만들 수 있다.

6) 부정적인 심리적 영향

프레가발린의 장기 사용은 일부 환자들에게 우울증과 같은 정신적 부작용을 유발할 수 있다. 신경계에 미치는 영향이 심리 상태를 변화시킬 수 있으며, 이는 특히 기존에 정신적 문제가 있는 환자들에게 더욱 위험할 수 있다.

예: 프레가발린을 장기 복용한 일부 환자들은 기분 변화, 불안 증가 등을 경험하며, 이는 통증 관리뿐만 아니라 전반적인 심리 건강에도 영향을 미친다.

{ 결론 }

프레가발린을 3개월 이상 장기 사용 시 **의존성**, **부작용 증가**, **체중 증가**, **졸림**, **인지 기능 저하**, **내성** 등 여러 문제가 발생할 수 있다. 만성통증 환자들에게는 약물에만 의존하기보다는 **통합적인 치료 접근**(예: 물리치료, 심리치료)이 필요하다.

3. SNRI 제제

통증 관리에서 특히 신경병성 통증이나 우울증, 섬유근통을 치료하는 데 사용된다. 우울증 환자들의 상당수가 만성통증을 호소하기도 한다. SNRIs (serotonin-norepinephrine reuptake inhibitors)는 세로토닌과 노르에피네프린의 재흡수를 억제하여 신경 신호를 조절하고 통증을 완화하는 역할을 하지만, 장기 사용 시에는 몇 가지 문제점이 발생할 수 있다.

1) 부작용

SNRI 제제는 다양한 부작용을 동반할 수 있으며, 특히 졸림, 어지러움, 입마름, 변비, 두통 등이 자주 나타난다. 이러한 부작용은 통증 관리를 복잡하게 만들고, 특히 고령 환자나 다른 약물을 복용 중인 환자에게서 더 심각한 영향을 미칠 수 있다.

예: 환자가 SNRI 제제(duloxetine, milnacipran, venlafaxine 등)를 복용하는 동안 졸음이나 집중력 저하로 인해 일상 생활에서 어려움을 겪을 수 있다.

2) 고혈압 위험

SNRI 제제는 노르에피네프린의 재흡수를 억제하기 때문에 혈압을 상승시킬 수 있다. 특히 고용량으로 장기 복용할 경우 고혈압이나 심혈관 질환의 위험이 증가할 수 있으며, 이는 고혈압 환자나 심장 질환 병력이 있는 사람들에게 큰 문제를 야기할 수 있다.

예: 벤라팍신(venlafaxine)과 같은 일부 SNRI는 고혈압을 유발할 수 있으며, 혈압 모니터링이 필수적이다.

3) 금단 증상

SNRI 제제를 장기 복용한 후 갑작스럽게 중단할 경우 금단 증상이 발생할 수 있다. 금단 증상으로는 불안, 불면, 어지럼증, 구역질 등이 포함된다. 이는 약물을 끊는 과정에서 환자가 겪는 심리적, 신체적 고통을 증가시킬 수 있다.

예: 환자가 SNRI 제제를 갑자기 중단할 경우 심한 금단 증상으로 인해 다시 약물 복용을 시작하게 되는 악순환에 빠질 수 있다.

4) 체중 증가

SNRI 제제는 일부 환자에게서 체중 증가를 유발할 수 있다. 체중 증가는 환자의 건강 상태를 악화시킬 수 있으며, 당뇨병, 심혈관 질환의 위험을 높일 수 있다. 통증 관리에서 체중 증가는 특히 근골격계 통증을 악화시키는 요소로 작용할 수 있다.

예: SNRI 복용 환자들 중 일부는 3개월 이상 복용 후 체중이 증가했으며, 이는 추가적인 신체적 부담을 유발할 수 있다.

5) 성기능 장애

SNRI 제제는 성기능 장애를 일으킬 수 있다. 이는 남성과 여성 모두에게 영향을 미치며, 성욕 저하, 발기부전, 오르가즘 장애 등이 발생할 수 있다. 이러한 부작용은 특히 젊은 환자나 성생활이 중요한 환자들에게 큰 문제가 될 수 있다.

예: SNRI를 복용한 일부 환자들은 성욕 감소와 같은 성기능 장애를 보고하였으며, 이는 심리적인 부담으로 이어질 수 있다.

6) 인지 기능 저하

SNRI 제제를 장기 사용하면 인지 기능에 부정적인 영향을 미칠 수 있다. 특히 집중력 저하, 기억력 감소와 같은 증상이 발생할 수 있으며, 이는 만성통증 환자의 일상 생활을 더욱 어렵게 만들 수 있다.

예: 환자들이 SNRI 복용 후 주의력과 기억력이 떨어지는 것을 경험할 수 있으며, 이는 직업적 활동에 부정적인 영향을 줄 수 있다.

7) 자살 위험 증가

일부 연구에서는 SNRI 제제가 청소년과 젊은 성인 환자들에게 자살 충동을 증가시킬 수 있다고 경고하고 있다. 특히 우울증을 동반한 환자에게는 주의 깊은 모니터링이 필요하다. 이는 만성통증 환자들 중 심리적 어려움을 겪고 있는 사람들에게 중요한 문제이다.

예: 청소년 환자들 중 일부는 SNRI 복용 후 자살 생각이 증가하는 경향을 보였으며, 이는 심각한 심리적 문제를 초래할 수 있다.

{ 결론 }

SNRI 제제는 신경병성 통증과 같은 특정 통증 유형에서 효과적이지만, 장기 사용 시 **부작용**, **의존성**, **고혈압**, **체중 증가**, **성기능 장애**, **인지 기능 저하**, 그리고 **자살 충동** 증가와 같은 문제가 발생할 수 있다. 이러한 문제를 예방하기 위해서는 **신중한 모니터링**과 함께 **비약물적 치료**를 병행하는 것이 중요하다.

4. 소염진통제에 대하여

1) 위장관(Gastrointestinal) 문제

(1) 위장관 점막 손상

① 기전

NSAIDs는 COX-1 효소를 억제하여 프로스타글란딘(prostaglandin) 합성을 감소시킨다. 프로스타글란딘은 위 점막 보호와 산 분비 억제에 중요한 역할을 하며, 이 억제로 인해 점막 손상이 유발된다.

② 결과

위염, 위궤양, 소장 손상, 출혈성 위장관 질환(예: 위장관 출혈)이 발생될 수 있어 주의를 요한다.

③ 임상적 근거

장기적인 NSAID 사용은 위장관 합병증 발생 위험을 2-4배 증가시킨다.

(2) 장내 미생물 변화(dysbiosis)

① 기전

NSAIDs는 장 점막 손상과 함께 장 투과성 증가(leaky gut)를 유발한다. 이로 인해 장내 미생물군의 불균형이 발생하고, 내독소(LPS)가 림프 순환계를 통해 전신 순환으로 유입된다.

② 결과

전신 염증 반응(systemic inflammation)이 증가하여 류마티스 관절염 또는 골관절염의 염증이 악화될 수 있다.

2) 신장(Kidney) 문제

(1) 기전

NSAIDs는 COX-2 억제로 인해 신장에서 프로스타글란딘 생성이 억제되며, 이로 인해 신혈류 감소와 사구체 여과율(GFR) 저하가 발생한다.

(2) 결과

급성 신장 손상(acute kidney injury, AKI). 만성 신장질환(chronic kidney disease, CKD)이 종종 발생한다.

(3) 임상적 근거

장기적인 NSAID 사용은 신장 기능 악화와 직접적으로 연관된다. 소염 진통제 중 sulindac, talniflumate가 신혈류량 감소에 영향이 가장 적은 것으로 알려져 있다.

3) 심혈관(Cardiovascular) 문제

(1) 기전

선택적 COX-2 억제제(NSAID 계열)는 프로스타글란딘 I2 (PGI2, 혈관확장제) 생성 억제를 통해 혈전증 위험을 증가시킨다.

(2) 결과

고혈압, 심근경색, 뇌졸중 위험 증가되는 것은 널리 알려져 있다.

(3) 임상적 근거

COX-2 억제제는 심혈관 사건의 위험을 1.4-1.7배 증가시킨다.

4) 질병 악화 및 2차 문제

(1) 면역 반응 조절 실패

① 기전

NSAIDs는 염증 매개체를 억제하지만, 면역 반응의 균형을 방해하여 자가면역 반응을 조절하지 못할 수 있다. 프로스타글란딘은 면역 조절에 중요한 역할을 하며, 특히 PGE2는 Th1/Th17과 Treg 세포의 균형을 조절한다.

② 결과

류마티스 관절염에서 질병 활동성이 증가한다.

③ 임상적 근거

NSAIDs는 질병 경과를 수정(modify)하지 못하며, 장기적으로 질병 악화를 유도할 수 있다.

(2) 골 대사 방해

① 기전

NSAIDs는 뼈 대사를 방해하고, 골밀도 감소를 촉진할 수 있다. PGE2 감소는 조골세포 기능 저하, RANKL 발현을 증가시킬 수 있다. 이는 파골세포 활성화 증가로 이어져 골흡수를 촉진한다.

② 결과

골다공증 위험 증가 및 골절 가능성이 상승한다.

③ 임상적 근거

NSAID 사용은 골밀도 감소와 골질 저하와 연관된다.

5. 현재 개발 중인 새로운 계열의 진통제

미국 FDA는 중등도에서 중증의 급성 통증 치료를 위한 Vertex의 소분자 약물 수제트리진(suzetrigine)의 승인 여부를 검토 중이며, 결정은 2025년 1월 30일까지 예정되어 있다. 승인될 경우, 이 경구용 약물은 수십 년 만에 처음으로 새로운 계열의 진통제로 시장에 출시되며, 새로운 진통제 옵션에 대한 필요를 해결하는 중요한 단계가 될 것이다.

Nav 억제제 개발은 2000년대 초에 NaV1.7을 표적으로 시작되었다 Nav1.7은 통증 자극에 대한 활동전위 발화의 임계치를 설정하는 역할을 하며, 인간 유전자 데이터가 이를 뒷받침했다. 그러나 Nav 아형 선택적 억제제를 발견하는 어려움으로 인해, Nav1.7 억제제는 임상 중기 단계에서 연속적인 실패를 겪었다.

반면, Nav1.8은 활동전위 신호의 많은 부분을 전달하지만, 유전적 검증은 약했다. 그러나 Vertex의 Nav1.8에 대한 도전은 성공 가능성이 높아 보인다.

임상 시험 결과, 수제트리진은 수술 후 중등도에서 중증 통증 환자를 대상으로 한 시험에서 오피오이드-아세트아미노펜 조합 약물과 비슷한 효과를 보였으며, 부작용은 상대적으로 적은 것으로 나타났다. 기존 오피오이드는 메스꺼움, 변비, 호흡 억제 등의 부작용과 중독 가능성으로 인해 사용이 제한되어 왔다.

통증 치료제 개발은 여전히 어려운 과제로, 복잡한 생물학적 메커니즘과 실험실 동물 모델의 한계, 높은 플라시보 반응률, 주관적인 평가 기준 등의 문제로 인해 임상 시험이 어려움을 겪고 있다. 그러나 수제트리진의 성공은 진통제 개발 전반에 긍정적인 영향을 미칠 것으로 기대된다.

표 2-1. 임상 개발 중인 선택적 진통제(Nature Reviews Drug Discovery 2024 Dec).

Drug	Company	Target	Lead indication	Status
Na_v1.8				
Suzetrigine	Vertex	Na_v1.8 inhibitor	Acute pain	NDA submitted
VX-993	Vertex	Na_v1.8 inhibitor	Pain	Phase I/II
JMKX-000623	Shanghai Jemincare	Na_v1.8 inhibitor	DPN	Phase II
ATX01	AlgoTherapeutix	Na_v1.7, 1.8 and 1.9 inhibitor, topical	CIPN and ery	Phase II
LTG-305	Latigo Bio	Na_v1.8 inhibitor	Pain	Phase I
HBW-004285	Hyperway	Na_v1.8 inhibitor	Pain	Phase I
Other targets				
Resiniferatoxin	Grunenthal	TRPV1 agonist	OA pain	Phase III
Cemdomespib	Biogen	HSP90 modulator	DPN	Phase II
Mazisotine	Lilly	SSTR4 agonist	Pain	Phase II
LY3857210	Lilly	P2X7 inhibitor	Chronic pain	Phase II
LY3848575	Lilly	Anti-epiregulin mAb	Chronic pain	Phase II
NA	Lilly	AT2R antagonist	Pain	Phase I
EC5026	EicOsis	sEH inhibitor	Pain	Phase I

Chapter 3

통증을 줄이기 위한 신체 강화

1. 근력 강화, 코어 운동, 자세 교정이 만성통증을 완화하는 데 어떻게 도움이 되는가?

근력 강화, 코어 운동, 그리고 자세 교정은 만성통증을 완화하는 데 중요한 역할을 한다. 이 세 가지 요소는 신체의 안정성과 기능을 향상시키며, 통증의 근본적인 원인을 해결하는 데 기여한다. 각 방법이 어떻게 만성통증을 완화하는지 살펴보자.

1) 근력 강화

근력 강화는 근육을 강화하여 몸을 더 잘 지지하고, 신체의 불균형을 교정하는 데 도움을 준다. 약한 근육이나 불균형한 근육은 통증을 유발할 수 있으며, 이를 개선하면 통증을 줄일 수 있다.

(1) 근육이 지지하는 관절 안정화

근력이 부족하면 관절에 가해지는 부담이 커져 통증이 발생할 수 있다. 근력을 강화하면 관절과 척추가 더 잘 지지되어 과도한 스트레스를 줄이고 통증을 예방할 수 있다.

(2) 근육 경직 완화

규칙적인 근력 운동은 근육 긴장과 경직을 완화하는 데 도움이 된다. 특히 허리와 무릎 통증을 예방하고 완화하는 데 중요한 역할을 한다.

2) 코어 운동

코어 근육(복근, 등 근육, 골반 근육)은 몸의 중심을 지지하며, 척추와 골반을 안정시키는 역할을 한다.

코어 근육을 강화하면 신체의 움직임이 더 안정적이고 효율적으로 이루어져 통증을 줄일 수 있다.

(1) 척추의 안정성 강화

코어 근육이 약하면 척추가 제대로 지지되지 않아 허리 통증이 발생할 수 있다. 코어 운동을 통해 척추를 안정시키면 허리 통증과 골반 통증을 줄이는 데 효과적이다.

(2) 자세 유지 개선

강력한 코어 근육은 올바른 자세를 유지하는 데 중요하다. 나쁜 자세는 목 통증, 어깨 통증, 그리고 허리 통증의 원인이 될 수 있는데, 코어 근육이 강화되면 자세가 개선되어 통증을 완화할 수 있다.

3) 자세 교정

나쁜 자세는 통증의 주요 원인 중 하나이다. 자세 교정은 척추 정렬을 개선하고, 특정 근육이나 관절에 가해지는 과도한 압력을 줄임으로써 통증을 완화하는 데 도움이 된다.

(1) 자세 불균형 교정

잘못된 자세는 특정 부위의 근육과 관절에 과부하를 가해 통증을 유발할 수 있다. 특히 목, 어깨, 허리 통증은 나쁜 자세에서 비롯된 경우가 많다. 자세를 올바르게 교정하면 이러한 통증을 예방하고, 이미 발생한 통증을 완화할 수 있다.

(2) 근육 불균형 해결

나쁜 자세는 특정 근육이 약해지거나 긴장하게 만든다. 자세 교정 운동을 통해 신체의 불균형을 해결하

결론

- **근력 강화**는 관절과 척추를 지지하고 **근육 긴장**을 완화하여 통증을 줄인다.
- **코어 운동**은 척추와 골반의 안정성을 강화해 **허리 통증**과 **자세 불균형**으로 인한 통증을 예방한다.
- **자세 교정**은 잘못된 자세로 인한 **근육과 관절의 과부하**를 해결하여 통증을 완화한다.

이러한 운동과 교정 방법은 **장기적인 통증 완화**를 위해 필수적이며, 약물 사용을 줄이고 통증의 근본적인 원인을 해결하는 데 중요한 역할을 한다.

면 통증이 감소하고, 신체의 전반적인 기능이 향상된다.

2. 주요 근육군(특히 허벅지와 코어 근육)을 강화하는 실제적인 조언

허벅지와 코어 근육을 강화하는 것은 신체의 안정성과 전반적인 운동 능력을 향상시키는 데 매우 중요하다. 아래에 실제적으로 따라할 수 있는 강화 운동과 조언을 정리했다.

1) 허벅지 근육(대퇴사두근, 햄스트링) 강화 운동

허벅지 근육은 일상생활과 운동에서 중요한 역할을 하며, 하체 통증 예방에도 도움이 된다.

(1) 스쿼트

스쿼트(squat)는 허벅지 앞쪽(대퇴사두근)과 뒤쪽(햄스트링)을 강화하는 대표적인 운동이다. 엉덩이, 코어까지 함께 강화된다.

- 방법
  - 발을 어깨 너비로 벌리고 서서 무릎을 구부리며 엉덩이를 뒤로 내리면서 앉는 동작을 한다.
  - 무릎이 발끝을 넘지 않도록 하고, 허리를 곧게 유지한다.
  - 천천히 일어선다.
  - 3세트, 12-15회 반복한다.

(2) 런지

런지(lunge)는 허벅지 앞쪽과 뒤쪽 근육을 고루 발달시킬 수 있으며, 균형감각도 개선한다.

- 방법
  - 한쪽 다리를 앞으로 내밀고, 무릎을 90도로 구부린다. 뒷다리의 무릎이 바닥에 가깝게 내려가도록 한다.
  - 허리를 곧게 펴고, 상체를 안정되게 유지하며 올라온다.
  - 양쪽 다리로 번갈아가며 3세트, 10-12회 반복한다.

(3) 레그 프레스

레그 프레스(leg press)는 대퇴사두근과 햄스트링을 고립시켜 집중적으로 강화할 수 있는 기구 운동이다.

- 방법
  - 다리를 기구에 올려 무릎을 구부린 상태에서 발바닥으로 기구를 밀어 올린다.
  - 무릎을 완전히 펴지 않도록 주의하며 천천히 내려온다.
  - 3세트, 10-12회 반복한다.

2) 코어 근육(복근, 허리, 골반) 강화 운동

코어 근육은 신체의 중심을 지지하며, 허리 통증 예방 및 자세 개선에 중요한 역할을 한다.

(1) 플랭크

플랭크(plank)는 복근과 등, 허리 근육을 동시에 강화하는 전신 운동이다.

- 방법
  - 팔꿈치를 바닥에 대고, 발가락을 지지하여 몸을 일직선으로 유지한다.
  - 엉덩이를 내리거나 올리지 않도록 주의하며, 몸이 수평을 유지하게 한다.
  - 처음에는 20-30초 유지하고, 점차 시간을 늘린다.

(2) 데드 버그

데드 버그(dead bug) 운동은 복근과 허리 안정성을 강화하는 데 효과적이다.

- 방법
  - 바닥에 누워 무릎을 90도로 구부리고, 두 팔을 천장 쪽으로 뻗다.
  - 한쪽 다리와 반대쪽 팔을 천천히 내리며 코어에 힘을 준다.
  - 양쪽을 번갈아 가며 3세트, 12회씩 반복한다.

(3) 사이드 플랭크

사이드 플랭크(side plank)는 옆구리 근육(복사근)을 강화하는 데 효과적이다.

• 방법
  - 한쪽 팔꿈치를 바닥에 대고, 몸을 옆으로 누워 일직선으로 유지한다.
  - 옆구리 근육에 힘을 주며 몸을 들어 올리고, 20-30초 유지한 후 반대쪽도 반복한다.

3) 자세 교정 및 올바른 운동 습관

(1) 정확한 자세

운동할 때 허리와 엉덩이를 과도하게 굽히거나 반대로 지나치게 펴지 않도록 주의해야 한다. 코어 근육을 항상 활성화하여 자세를 안정시키는 것이 중요하다.

(2) 유연성 유지

스트레칭을 통해 햄스트링과 대퇴사두근의 유연성을 유지하는 것도 중요하다. 유연성이 부족하면 근육이 더 쉽게 피로해지고, 통증이 발생할 수 있다.

(3) 점진적 증가

운동 강도를 점차적으로 늘려 근력을 안전하게 강화한다. 갑작스러운 무리한 운동은 부상으로 이어질 수 있다.

{ 결론 }

- **허벅지와 코어 근육**을 강화하는 운동은 통증 예방과 자세 개선에 중요한 역할을 하며, 일상 생활의 신체 기능 향상에 도움이 된다.
- **근력 운동**은 정확한 자세와 꾸준함이 핵심이다.

Part V

통증에 대한 전체론적 접근

Chapter

Chapter 1

통증 과민화 이해하기

1. 만성통증이 신경계를 재구성하는 방식

통증의 과민화는 만성통증이 신경계를 재구성하는 방식으로 인해 발생하는 현상이다. 만성통증이 신경계를 변화시키면서 통각 과민(hyperalgesia)과 이질통(allodynia) 같은 증상을 유발하게 되며, 이는 신경계가 통증 자극에 대한 과민도를 높이고, 비정상적으로 통증 신호를 강화하는 결과를 가져온다. 이를 신경계의 재구성(neural plasticity)이라고 부르며, 통증 경로와 관련된 신경세포들 간의 변화가 통증 과민화의 핵심 원리이다.

1) 만성통증이 신경계를 재구성하는 방식

(1) 중추 감작

중추 감작(central sensitization)은 척수나 뇌의 통증 경로가 과도하게 활성화되면서, 통증 자극에 대한 과민도가 높아지고, 작은 자극에도 심한 통증을 느끼게 되는 현상이다. 중추 감작은 만성통증 환자에서 자주 발생하며, 신경계의 기능적 변화뿐만 아니라 구조적 변화도 포함된다.

① NMDA 수용체 활성화

만성통증이 있는 동안, 신경계에서 NMDA 수용체가 지속적으로 활성화되며, 이는 칼슘 이온의 유입을 촉진하고 신경세포의 흥분성을 증가시킨다. 이로 인해 통증 신호가 더 쉽게 전달되고, 통증 자극에 대해 과민해진다.

② 글루타메이트 증가

만성통증은 또한 신경계에서 글루타메이트와 같은 흥분성 신경전달물질의 분비를 증가시킨다. 글루타메이트는 통증 신호를 전달하는 데 중요한 역할을 하며, 이 물질의 과도한 분비는 통증 경로의 감작을 촉진한다.

(2) 말초 감작

말초 감작(peripheral sensitization)은 말초 신경에서 침해수용체가 과민화되는 현상이다. 손상된 조직이나 염증이 있는 부위에서 염증성 매개물질(예: 프로스타글란딘, 브래디키닌)이 분비되면, 이 물질들이 침해수용체를 자극하여 통증 신호를 더 쉽게 발생시키게 된다.

- 통증 역치 감소: 말초 감작에서는 침해수용체가 과민해져 작은 자극에도 통증을 느끼게 된다. 이는 **염증성 질환**이나 **손상** 부위에서 주로 발생한다. 예를 들어, **화상** 부위에서 가벼운 접촉에도 심한 통증을 느끼는 것이 말초 감작의 대표적인 예이다.

2) 신경 재구성의 기전

신경가소성(neuroplasticity)은 신경계가 자극에 적응하여 구조적으로 변하는 현상이다. 만성통증이 지속되면 신경계는 통증 신호를 전달하는 경로를 강화하여 신경망이 재구성된다. 이는 신경 회로가 통증 신호를 더 쉽게 전달할 수 있는 상태로 변하고, 통증에 대한 감수성이 증가하는 원인이 된다.

(1) 상위 통증 신경 경로의 활성화

만성통증이 있으면 통증 신호가 척수를 넘어 뇌의 통증 처리 센터(예: 시상, 대뇌 피질)로 더 강하게 전달된다. 시간이 지나면서 이 경로가 강화되어 통증 자극이 없을 때도 통증 신호가 계속해서 발생할 수 있다.

(2) 억제 신호의 감소

정상적으로 통증 신호는 억제 신경전달물질(예: GABA, 세로토닌)에 의해 조절된다. 그러나 만성통증이 지속되면 억제 신호의 기능이 약화되어 통증 신호를 효과적으로 억제하지 못하게 된다. 이로 인해 통증 신호가 과도하게 전달된다.

3) 예시: 만성 요통

만성 요통(chronic low back pain)은 신경계의 재구성에 의해 통증이 지속되는 대표적인 예이다. 만성 요통 환자들은 초기에 외상이나 염증으로 인해 통증을 경험하지만, 시간이 지나면서 통증이 신경계에서 고착화된다. 중추 감작이 발생하여 작은 자극에도 극심한 통증을 느끼게 되고, 신경계의 통증 억제 시스템이 손상되어 통증이 더욱 악화된다.

- 만성 요통 환자들은 통증 경로가 재구성되면서 통증을 유발하는 자극이 없더라도 지속적인 통증을 느끼게 된다. 이는 신경계가 통증을 기억하는 현상으로 설명할 수 있다.

{ 결론 }

통증 과민화는 만성통증이 신경계를 재구성하는 방식으로 인해 발생한다. **중추 감작**과 **말초 감작**을 통해 통증 경로가 강화되고, 신경계의 **통증 억제 기능**이 약화되면서 통증 신호가 과도하게 전달된다. 이러한 변화는 **신경가소성**에 기반한 신경계의 구조적 변화를 수반하며, 통증이 없는 상태에서도 통증을 느끼게 만드는 원인이 된다. **만성 요통**과 같은 예시에서 이 과정을 볼 수 있으며, 통증의 과민화는 만성통증 환자들의 삶의 질을 크게 저하시킬 수 있다.

2. NMDA 수용체

중추신경계의 시냅스 후막에 분포하는 만성통증의 발생과 유지에 중요한 역할을 하는 이온 채널형 글루타메이트 수용체이다. 이를 통해 NMDA 수용체의 구조, 작용 메커니즘, 만성통증에서의 역할을 자세히 살펴보겠다

NMDA 수용체(N-methyl-D-aspartate receptor)는 뇌와 신경계에서 중요한 역할을 하는 글루탐산 수용체의 한 종류이다. NMDA 수용체는 신경세포 간의 신호 전달을 조절하는 데 관여하며, 특히 흥분성 신경전달을 매개하는 역할을 한다. 이 수용체는 학습, 기억 형성, 그리고 신경 가소성(신경계의 변화와 적응)에 중요한 역할을 한다.

1) NMDA 수용체의 작용 원리

NMDA 수용체는 글루탐산이라는 신경전달물질에 의해 활성화된다. 글루탐산이 NMDA 수용체에 결합하면, 칼슘 이온(Ca^{2+}), 나트륨 이온(Na^{+}), 칼륨 이온(K^{+})이 세포막을 통해 이동할 수 있는 통로가 열리게 된다. 특히, NMDA 수용체는 칼슘 이온의 유입을 조절하며, 이는 신경 신호 전달과 세포 내 신호에 매우 중요

한 역할을 한다.

글루탐산이 NMDA 수용체에 결합하면, 수용체는 양이온(주로 칼슘)이 신경세포 내부로 들어오게 하여 세포의 흥분을 증가시킨다.

그러나 NMDA 수용체는 평상시 마그네슘 이온(Mg^{2+})에 의해 막혀 있다. 이 마그네슘이 제거되기 위해서는 신경세포의 막 전위(전압 차이)가 충분히 변화해야 한다. 즉, 세포가 일정 수준 이상으로 활성화되어야 수용체가 열리게 된다.

2) NMDA 수용체의 역할

NMDA 수용체는 주로 다음과 같은 중요한 신경 신호전달과정에 관여한다.

(1) 학습과 기억

NMDA 수용체는 장기 강화(LTP)라는 과정에 관여한다. 이는 두 신경세포 간의 연결이 강화되는 과정을 말하며, 학습과 기억의 형성에 필수적이다.

(2) 신경 가소성

NMDA 수용체는 뇌의 신경 연결망이 변화하고 적응하는 과정인 신경 가소성에 중요한 역할을 하며, 이는 뇌가 새로운 정보를 학습하고 기억을 형성하는 데 기여한다.

3) NMDA 수용체와 통증

만성통증의 경우, NMDA 수용체의 과도한 활성화가 통증 신호를 더 강하게 전달하도록 만들 수 있다. 이로 인해 중추 감작이 발생하여, 통증에 대한 과민도가 높아지고, 작은 자극에도 과도한 통증을 느끼게 될 수 있다.

NMDA 수용체가 활성화되면, 통증 경로가 과민해지면서 통증 신호가 더 쉽게 전달될 수 있다. 이는 만성통증 환자에서 흔히 나타나는 현상이다.

4) NMDA 수용체의 임상적 의미

NMDA 수용체가 과도하게 활성화될 경우 신경독성을 유발할 수 있으며, 이는 신경 손상이나 퇴행성 뇌 질환과 연관될 수 있다. 이러한 이유로, NMDA 수용체 길항제(수용체 차단제)가 통증 조절, 알츠하이머병, 파킨슨 병, 그리고 간질 치료에 연구되고 있다.

예: 케타민은 NMDA 수용체 길항제로 작용하여 통증 경로에서 과도한 신경 흥분을 억제하는 약물로, 만성통증

환자들에게 사용되기도 한다.

결론

NMDA 수용체는 **중추신경계**에서 중요한 역할을 하며, **학습과 기억**, **통증 신호 전달**과 같은 여러 신경 기능에 관여한다. 수용체의 과도한 활성화는 통증 및 신경질환을 유발할 수 있어, 이를 조절하는 약물들이 임상적으로 활용되고 있다.
이 주제에 대한 추가적인 과학적 논문으로는 "NMDA Receptor Function and Regulation"이 있으며, 이는 NMDA 수용체의 작용 기전과 신경과학적 중요성을 설명한다.

3. 시간이 지남에 따라 통증이 증폭되고 과민화되는 이유

만성통증에서 시간이 지남에 따라 통증이 증폭되고 과민화되는 이유는 신경계의 변화와 염증 반응, 심리적 스트레스, 그리고 환경적 요인 등이 복합적으로 작용하기 때문이다. 이러한 요인들이 통증 경로에 장기적으로 영향을 미치면서, 통증이 점차 심해지고, 통증에 대한 과민도가 높아지게 된다. 만성통증 환자들은 시간이 지날수록 통증을 더 강하게 느끼며, 이는 신경계의 통증 신호 처리 방식이 변화하는 결과이다. 다음은 이러한 통증 증폭과 과민화의 이유 및 악화시키는 요인들에 대한 설명이다.

1) 신경계의 재구성(neural plasticity)

신경가소성(neuroplasticity)은 신경계가 자극에 적응하면서 구조적으로 변하는 능력이다. 만성통증은 신경가소성에 의해 신경 경로가 재구성되며, 통증 신호를 더 강하게 전달하도록 변화시킨다. 이 과정에서 통증 과민화(sensitization)가 발생하며, 작은 자극에도 통증이 과도하게 전달되게 된다.

(1) 중추 감작

중추 감작은 척수와 뇌의 통증 경로가 과도하게 활성화되어, 작은 자극에도 큰 통증을 느끼게 되는 현상이다. 만성통증 환자에서 흔히 발생하는 중추 감작은 시간이 지남에 따라 통증이 더욱 심해지는 원인 중 하나이다.

① NMDA 수용체 과활성화

NMDA 수용체가 활성화되면 신경세포가 과도하게 흥분하여, 통증 신호가 더 강하게 전달된다. 이로 인해, 통증이 더욱 과민해지고, 통증 신호가 시간 경과와 함께 축적되어 증폭된다.

② 억제성 신경전달물질 감소

정상적으로는 GABA와 세로토닌 같은 억제성 신경전달물질들이 통증 신호를 억제해야 하지만, 만성통증에서는 이러한 억제 시스템이 제대로 작동하지 않아 통증 신호가 효과적으로 억제되지 못한다.

(2) 말초 감작

말초 감작은 염증이나 조직 손상에 의해 침해수용체가 과민해지는 현상이다. 염증성 매개체들이 침해수용체를 자극해 작은 자극에도 과도한 통증을 유발하게 된다.

① 통증 역치 감소

염증이나 손상된 부위에서 침해수용체의 역치가 낮아져, 약한 자극에도 심한 통증이 발생한다. 예를 들어, 관절염에서 관절 부위가 과민해져 가벼운 움직임에도 통증이 유발된다.

2) 염증 반응과 통증 과민화

염증 반응은 만성통증에서 중요한 역할을 한다. 염증성 사이토카인(예: TNF-α, IL-1β, IL-6)이 지속적으로 분비되면, 이들이 침해수용체를 자극하여 통증 과민화를 일으킨다. 염증성 질환에서 통증이 시간이 지남에 따라 더 악화되는 이유는 이와 관련이 있다.

① 염증성 매개물질 증가

만성염증 상태에서는 프로스타글란딘과 브래디키닌 같은 염증 매개체들이 지속적으로 분비되어, 통증 신호를 강화하고 신경계의 과민도를 높인다.

예: 류마티스 관절염에서는 관절의 염증이 시간이 지남에 따라 통증을 지속적으로 유발하며, 염증성 사이토카인들이 통증 과민화를 악화시킨다.

3) 심리적 요인과 스트레스

심리적 스트레스와 정서적 요인도 만성통증을 악화시키는 중요한 요인이다. 만성통증 환자들은 종종 우울증, 불안, 스트레스 등의 심리적 문제를 경험하며, 이는 통증을 증폭시키는 역할을 한다.

① 스트레스 호르몬과 통증

만성 스트레스는 코르티솔과 같은 스트레스 호르몬의 분비를 유도하며, 이 호르몬은 염증을 증가시키고 통증 신호를 더 쉽게 전달하게 만든다. 또한, 스트레스는 통증 억제 신경 경로를 약화시켜 통증 과민도를 높인다.

예: 섬유근통(fibromyalgia) 환자들은 신경계의 과민화와 스트레스 반응이 결합하여, 작은 자극에도 심한 통증을 경험한다. 심리적 스트레스가 이러한 통증을 더욱 악화시키는 요인으로 작용한다.

4) 환경적 요인

생활 습관과 환경적 요인도 통증을 악화시키는 중요한 요소이다. 비만, 운동 부족, 흡연, 불균형한 식습관은 만성통증과 염증을 악화시킬 수 있다.

① 체중 증가

과체중이나 비만은 관절에 과도한 부담을 주어 염증과 통증을 악화시킨다. 예를 들어, 무릎 관절염 환자들이 체중 증가로 인해 통증이 심해지는 경우가 많다.

② 운동 부족

규칙적인 운동은 염증을 줄이고 통증을 완화하는 데 도움이 된다. 운동 부족은 근력 약화를 유발해 관절과 근육에 더 큰 부담을 주어 통증을 악화시킬 수 있다.

결론

만성통증에서 시간이 지남에 따라 통증이 **증폭**되고 **과민화**되는 이유는 **신경계의 재구성**, **염증 반응의 지속**, **심리적 스트레스**, 그리고 **환경적 요인** 등이 복합적으로 작용하기 때문이다. 이러한 요인들이 통증 경로를 변화시키고, 신경계의 감각을 과도하게 과민하게 만들어 작은 자극에도 심한 통증을 느끼게 만든다. **류마티스 관절염**이나 **섬유근통**과 같은 질환에서는 이러한 변화가 뚜렷하게 나타난다.

Chapter 2

교감신경의 만성통증에서의 역할

1. 교감신경과 통각신경의 기본적인 생리적 상호작용

교감신경은 통증을 직접적으로 감지하지 않지만, 통각신경(nociceptive neurons)과의 밀접한 상호작용을 통해 만성통증의 발생과 악화에 중요한 역할을 한다.

1) 교감신경의 구조적 및 기능적 역할

- 교감신경은 혈관, 피부, 내부 장기, 땀샘 등을 지배하며, 노르에피네프린(norepinephrine) 및 에피네프린(epinephrine)을 방출하여 말초와 중추신경계의 활동성을 조절한다.
- 통각신경과 교감신경은 신경 말단에서 물리적으로 근접하거나, 신경절 수준에서 교차로 연결된다.

2) 통각신경에 대한 교감신경의 기능적 영향

- 교감신경에서 방출된 노르에피네프린은 통각신경 말단의 α-아드레날린 수용체(특히 $\alpha1$)를 통해 통각 과민성을 조절한다.
- 손상이나 염증 상태에서는 교감신경 흥분성이 증가하면서 통각신경이 과도하게 활성화된다.
- 이는 말초 감작과 중추 감작을 유발하여 통증을 만성화하는 데 기여한다.

2. 교감신경 활성화와 통증 악화의 기전

1) 말초 감작

교감신경 활성화는 통각신경의 과민도를 증가시키며, 이는 다음과 같은 기전으로 작용한다:

- 노르에피네프린이 통각신경의 α1아드레날린 수용체에 결합하여 이온 채널을 활성화(예: TRPV1의 과민화)하고, 작은 자극에도 통증을 느끼는 과민 통증(hyperalgesia)을 유발한다.
- 손상 부위에서 염증 매개물질(예: 프로스타글란딘, 브라디키닌)의 분비를 촉진하여 염증성 통증을 악화시킨다.

2) 중추 감작

- 교감신경의 과활성화는 중추신경계(척수, 뇌)에서 통증 신호의 과도한 처리와 통증 신경회로의 재배선을 유발한다.
- 이는 신경염증(neuroinflammation)과 미세아교세포(microglia) 활성화로 이어져 통증의 만성화를 촉진한다.

3) 병리적 연결(Sympathetic-sensory coupling)

- 외상 후 또는 신경 손상 후, 교감신경과 통각신경 사이에 비정상적인 연결이 형성될 수 있다.
- 이는 특히 복합부위통증증후군(CRPS)에서 관찰되며, 교감신경 활성화가 통증 유발과 유지에 중심적인 역할을 한다.

3. 교감신경 과활성화로 인해 악화되거나 만성화되는 통증의 예시

1) 복합부위통증증후군(CRPS)

- 외상 후 교감신경과 통각신경의 병리적 상호작용으로 인해 발생한다.
- 노르에피네프린이 통각신경을 과도하게 자극하여 지속적인 통증과 과민 반응을 유발한다.

2) 신경병증성 통증(Neuropathic pain)

신경 손상 후 교감신경의 과활성화가 말초 및 중추 감작을 통해 통증을 만성화한다.

3) 수술 후 만성통증(Chronic post-surgical pain)

수술 후 교감신경의 과활성화가 통증 신경회로를 과민화한다.

4) 섬유근통(Fibromyalgia)

교감신경의 과도한 긴장 상태가 중추 감작과 신경계 불균형을 유발하여 전신 통증을 지속한다.

4. 치료 전략

1) 교감신경 차단술(Sympathetic nerve block)

교감신경 차단은 CRPS에서 통증 완화와 혈류 개선을 목표로 하는 유용한 치료법이다. 치료 원리는 교감신경 활성 억제, 혈관 확장, 염증 반응 감소 및 통각 과민화 억제에 기반하며, 효과의 지속 시간은 보통 단기적이지만 반복적인 차단으로 일부 환자에서 장기적인 개선을 기대할 수 있다. 그러나 CRPS의 복합적인 병리학적 기전을 고려할 때, 교감신경 차단은 다각적인 치료 접근의 한 부분으로 사용되어야 한다.

2) α-아드레날린 수용체 길항제

예: 프라조신(prazosin). α_1또는 α_2-아드레날린 수용체 길항제는 CRPS에서 교감 신경 과활성화를 억제하고 혈관 확장 및 통증 완화를 유도하는 효과적인 치료 전략이다. 단기적으로 혈류 개선 및 통증 완화 효과가 있지만, 만성 환자에서는 지속적인 치료와 병행 요법이 필요하다. 약물 사용 시 부작용 모니터링과 개별화된 접근이 중요하다.

3) 중추 감작 억제제

- 중추신경계에서 과도한 통증 신호 전달을 억제하기 위해 사용한다.

  예: 항경련제(가바펜틴) 또는 항우울제(TCA, SNRI)
- 신경면역조절(neuroimmune modulation): 저자의 1st 선택치료법이다.

교감신경 포착점 주사요법(SNEPI)

교감신경이 근막이나 인대 등에 의해 압박되거나 포착되는 지점을 찾아 국소마취제를 주입하는 치료법으로, 한국에서 개발되어 일부 의사들이 주로 통증 치료에 적용되고 있다. 이 치료법의 이론적 기전은 교감신경의 포착으로 인한 미세순환장애가 통증을 유발한다는 가설에 기반하며, 포착된 교감신경 주변에 국소마취제를 주입하여 교감신경 차단 효과, 미세순환 개선, 근막 이완 효과를 기대한다. 현재까지의 과학적 근거를 살펴보면, 교감신경 차단의 통증 감소 효과는 여러 연구에서 입증되어 있으며 국소마취제의 미세순환 개선 효과도 실험적으로 확인되었다. 그러나 교감신경 포착점의 해부학적 근거가 명확하지 않고, 대규모 무작위 대조군 연구(RCT)가 부족하며, 장기 효과에 대한 연구가 제한적이라는 제한점이 있다.

4) 신경면역조절의 예[미주신경자극(vagus nerve stimulation, VNS)과 통합 신경근 자극점 시스템(INMAS)](뒷 부분에 좀더 자세하게 다룰 예정)

(1) 기전

- 미주신경(vagus nerve)은 교감신경의 과활성을 억제하고, 통증 신호를 감소시키며, 염증 반응을 조절하는 데 중요한 역할을 한다.
- **항염증 콜린성 경로**를 활성화하여 대식세포에서 TNF-α, IL-1β와 같은 염증성 사이토카인의 분비를 억제한다.
- 뇌와 척수의 미세아교세포 활동을 조절하여 중추 감작을 완화한다.

(2) VNS의 만성통증 치료 효과

- 만성통증 질환(예: CRPS, 섬유근통, 신경병증성 통증)에서 VNS는 교감신경 과활성을 억제하여 통증을 경감시킬 수 있다.
- 또한 심리적 스트레스와 통증 간의 상호작용을 완화하는 효과도 있다.

(3) 실제 적용

- 전기적 미주신경 자극: 전기 장치를 이용하여 미주신경을 직접 자극한다.
- 비침습적 방법: 경피적 미주신경 자극(tVNS)을 통해 보다 간단하게 적용 가능하다.
- VNS는 약물치료와 병행하거나 약물치료에 반응하지 않는 통증 상태에서 보조 치료로 활용될 수 있다.

(4) 장점

- 약물 부작용 없이 통증 및 염증을 조절할 수 있다.
- 교감신경과 부교감신경 간 균형을 회복하여 신경계의 항상성을 증진한다.

{ 결론 }

교감신경은 통증을 직접 감지하지 않지만, 통각신경과의 병리적 상호작용을 통해 만성통증의 발생과 악화에 중요한 기전을 제공한다. 이러한 상호작용은 교감신경 과활성화가 통각신경의 과민화를 촉진하고, 염증 반응 및 중추 감작을 유발하는 데 기여한다. 치료 전략으로는 교감신경 차단술, α-아드레날린 수용체 길항제, 신경조절법이 있으며, 특히 **신경면역조절**의 일환으로 미주신경 자극(VNS)은 통증 완화와 염증 조절에 효과적인 최신 치료법으로 주목받고 있다.

Chapter 3

통증 완화를 위한 마음 - 신체 접근법

1. 명상, 마음챙김, 스트레스 감소가 통증 관리에 미치는 역할

명상, 마음챙김(mindfulness), 그리고 스트레스 감소는 만성통증 관리에 있어서 중요한 보조적 치료법으로, 통증을 심리적 및 신경생리학적 측면에서 조절하는 데 중요한 역할을 한다. 이러한 기법들은 만성통증이 단순히 신체적 고통에 그치지 않고, 심리적 스트레스와 정서적 반응이 통증을 악화시키는 악순환을 깨기 위해 사용된다. 다양한 연구에서 이 방법들이 통증을 줄이고 삶의 질을 향상시키는 데 효과적이라는 결과가 보고되고 있다.

1) 명상과 마음챙김의 역할

명상과 마음챙김은 통증에 대한 인지적 반응을 재구성하는 데 도움을 준다. 만성통증을 경험할 때, 통증 신호는 단순히 신경을 통해 전달되는 것만이 아니라 정신적, 정서적 반응과 밀접하게 연결되어 있다. 마음챙김은 현재 순간에 주의를 기울이고, 통증에 대해 비판단적인 태도로 인식하며 통증에 대한 과도한 반응을 줄이는 데 목적이 있다.

(1) 통증에 대한 인식 변화

마음챙김 명상은 통증을 객관적으로 관찰하게 하여, 통증에 대한 불안이나 과도한 집중을 줄이고, 통증을 경험하는 방식 자체를 변화시킨다. 이는 신경계의 과도한 통증 과민화 과정을 억제하고, 통증 신호를 더 잘 관리할 수 있게 한다.

- 연구에 따르면, **마음챙김 기반 스트레스 감소 프로그램**(MBSR)을 받은 만성통증 환자들이 통증 자체

를 느끼는 정도는 여전히 있지만, 통증에 대한 **감정적 반응**이 감소하고, 이에 따라 **삶의 질**이 향상되었다는 결과가 있다.

- **기능적** MRI (fMRI) 연구에서는 마음챙김 명상을 시행하는 동안, 통증을 느끼는 부위는 여전히 활성화되지만, **전두엽**과 **변연계**의 통증 관련 정서적 반응이 줄어든 것으로 나타났다.

(2) 통증 경로의 재구성

명상과 마음챙김은 신경가소성에 영향을 미쳐 통증 신호경로를 재구성할 수 있다. 반복적인 명상 수행은 뇌의 통증 처리 방식을 변화시키고, 만성통증의 악순환을 끊는 데 도움을 준다. 이를 통해 통각 과민이나 이질통과 같은 만성통증 증상들이 완화될 수 있다.

- 연구에 따르면, 장기간 명상을 수행한 사람들은 **뇌의 두꺼워진 회백질**을 가지고 있으며, 이는 **통증 처리 능력**이 강화된 결과로 보고되고 있다.

2) 스트레스 감소와 통증 관리

스트레스는 만성통증을 악화시키는 주요 요인 중 하나이다. 만성통증 환자들은 신체적 고통뿐만 아니라 통증으로 인한 심리적 스트레스를 경험하며, 이로 인해 통증이 더 심각해질 수 있다. 스트레스가 지속되면, 코르티솔과 같은 스트레스 호르몬이 염증 반응을 악화시키고, 신경계가 더 과민해지면서 통증이 증폭될 수 있다.

(1) 스트레스와 염증 반응

만성 스트레스는 면역계와 염증 반응을 과도하게 활성화하여, 통증을 악화시키는 염증성 사이토카인(예: TNF-α, IL-6)의 분비를 증가시킨다. 이는 침해수용체를 감작시켜, 작은 자극에도 과도한 통증을 느끼게 하는 원인이 된다.

- **스트레스 관리 프로그램**을 통해 코르티솔 수치를 낮추면 염증이 줄어들고, 이에 따라 통증 과민화가 완화될 수 있다는 연구 결과가 있다.

(2) 교감신경계의 진정

스트레스를 관리하는 방법은 교감신경계의 과도한 활성화를 억제하고, 부교감신경계의 활동을 증진시켜 통증 신호가 신경계에서 과도하게 전달되는 것을 막는 데 도움이 된다. 호흡 명상이나 이완 훈련 같은 스트레스 관리 기법은 신체의 긴장을 줄여 통증 경로를 안정화시키는 효과가 있다.

- 스트레스 감소 훈련을 통해 교감신경계가 억제되면, 통증 억제 경로가 활성화되어 통증 신호의 전달을 차단하거나 줄일 수 있다.

3) 통증-정서 연결 끊기

만성통증은 정서적 반응과 매우 밀접하게 연결되어 있다. 통증으로 인해 발생하는 불안, 우울, 무력감 등의 정서적 반응이 통증을 악화시킬 수 있으며, 이는 다시 정서적 악순환으로 이어질 수 있다. 명상과 마음챙김은 이러한 정서적 통증 악순환을 차단하는 데 매우 효과적이다.

- 예를 들어, 만성 요통 환자들은 통증을 비판단적으로 바라보는 훈련을 통해 통증에 대한 두려움을 줄이고, 이에 따라 실제 통증 경험 자체도 완화될 수 있다는 연구가 있다.

4) 사례: 만성통증 환자들의 마음챙김 효과

만성 요통, 섬유근통, 편두통 환자들을 대상으로 한 연구에서, 명상과 마음챙김 기반 치료가 통증을 주관적으로 줄이는 데 도움을 준 사례가 많이 보고되고 있다

- 섬유근통 환자들의 경우, 명상 프로그램을 통해 통증에 대한 인지적 반응이 개선되고, 통증의 강도와 빈도가 감소한 사례가 있다. 이러한 환자들은 명상을 통해 통증을 다르게 경험하고 통증에 대한 불안과 집착이 줄어든 것으로 보고되었다.

{ 결론 }

명상, **마음챙김**, 그리고 **스트레스 관리**는 만성통증 관리에서 중요한 역할을 한다. 이들은 통증에 대한 인식을 변화시키고, **신경계의 과민화**를 억제하며, 통증 신호전달경로를 안정화시키는 데 효과적이다. 또한, 스트레스 감소를 통해 염증 반응을 완화하고 통증을 증폭시키는 악순환을 끊는 데 기여한다.

2. 정신적 상태와 신체적 통증의 상관관계

만성통증 환자에서 정신적 상태와 신체적 통증은 밀접한 상관관계를 가지고 있으며, 심리적 스트레스, 우울증, 불안과 같은 정신적 상태가 통증을 악화시키고, 그 반대로 신체적 통증이 정신적 문제를 유발하는 악순환이 발생할 수 있다. 이는 신경계가 신체적 통증과 심리적 상태를 상호작용하며 처리하는 방식 때문이다. 다음은 만성통증과 정신적 상태의 상관관계를 자세히 설명한 내용이다.

1) 정신적 상태와 통증의 상관관계

(1) 통증과 정서적 반응

통증은 단순히 신체적인 감각이 아니라, 정서적 및 인지적 반응과 밀접하게 연결되어 있다. 만성통증은 신경계를 통해 전달될 때, 뇌의 통증 처리 영역뿐만 아니라 감정과 관련된 뇌 영역(예: 변연계, 편도체)도 활성화된다. 이로 인해 통증은 고통스러운 신체적 경험일 뿐만 아니라 정서적 고통을 동반하게 된다.

- 정서와 통증의 상호작용: 만성통증은 불안, 우울, 좌절감 등을 유발하며, 이러한 정서적 반응은 다시 통증을 더 심하게 느끼게 만든다. 연구에 따르면, 우울증이나 불안 장애를 가진 환자들은 통증에 대한 과민도가 더 높아져, 통증을 더 심각하게 경험하는 경향이 있다.

(2) 중추 감작과 정서적 스트레스

만성통증 환자에서는 신경계의 중추 감작이 발생해, 작은 자극에도 과도한 통증을 느끼게 된다. 이 과정에서 스트레스, 불안, 우울과 같은 정신적 상태는 교감신경계를 과도하게 활성화시켜 중추 감작을 더 악화시킨다. 스트레스 호르몬인 코르티솔이 과다 분비되면서 염증 반응을 강화하고, 신경계의 통증 처리 경로가 더 과민해진다.

- 교감신경계와 통증: 만성 스트레스는 교감신경계를 과활성화시켜 신체가 긴장 상태에 머물게 하고, 이는 통증 신호를 더욱 강화시키는 요인이 된다.

2) 정신적 문제와 만성통증의 악순환

(1) 우울증과 만성통증

우울증과 만성통증은 서로 밀접하게 연결되어 있다. 만성통증이 지속되면 환자는 통증으로 인해 일상생활에서 기능 제한을 경험하게 되고, 이로 인해 무력감, 자존감 저하, 우울 등의 정서적 문제가 나타난다.

우울증이 심해지면 환자는 활동량 감소와 함께 통증을 더 크게 느끼게 된다.

연구에 따르면, 만성 요통 환자들의 약 30-50%는 우울증을 동반하며, 우울증이 심할수록 통증의 강도가 더 높아진다는 결과가 있다. 이는 만성통증이 단순히 신체적 고통을 넘어서 정신적 고통을 유발하고, 그로 인해 다시 통증이 더 심해지는 악순환을 일으킨다는 것을 보여준다.

(2) 불안과 통증

불안도 만성통증 환자에게서 자주 동반되는 심리적 문제이다. 불안이 심해지면, 환자는 통증에 대해 더 과도하게 집중하게 되고, 작은 통증 자극에도 과민한 반응을 보이게 된다. 이로 인해 통증이 실제보다 더 심하게 느껴지며, 이 과정에서 심리적 스트레스가 통증을 증폭시키는 악순환이 발생한다.

섬유근통(fibromyalgia) 환자들에서는 불안과 통증이 상호작용하여 통증 과민도가 더 높아지고, 신경계에서 통증 신호를 더 강하게 전달하게 된다. 이로 인해 통증과 불안이 함께 악화되는 경향이 나타난다.

3) 사례: 만성통증과 정신적 상태의 악순환

(1) 만성 요통 환자

만성 요통 환자들은 신체적 고통뿐만 아니라, 통증이 장기화되면서 우울증과 불안 같은 정신적 문제를 동반하는 경우가 많다. 통증으로 인한 기능 제한과 일상생활의 제약은 환자의 정서적 안정을 해치고, 이로 인해 통증을 더 강하게 느끼는 악순환이 발생한다.

사례 연구에서는 만성 요통 환자들이 통증으로 인해 불안과 우울이 심해지면서, 통증 관리가 어려워지고 통증에 대한 과민도가 더 높아진다는 결과가 보고되었다.

(2) 섬유근통 환자

섬유근통 환자들은 신경계 과민화로 인해 통증을 지속적으로 경험하며, 이로 인해 불안과 우울이 악화

{ 결론 }

정신적 상태와 **만성통증**은 서로 강력한 상관관계를 가지고 있으며, **우울증**, **불안**, **스트레스** 같은 심리적 요인들은 통증을 **악화**시키고, 통증은 다시 이러한 심리적 문제를 **더 심화**시키는 악순환을 일으킨다. 이러한 관계는 만성통증을 치료하는 데 있어 **심리적 요인**을 관리하는 것이 매우 중요함을 보여준다. 인지 행동 치료(CBT)나 **마음챙김 명상** 같은 심리치료 기법을 통해 통증과 정서적 반응을 조절하면, 통증 관리에 큰 도움이 될 수 있다.

되는 경향이 있다. 환자들은 통증에 대한 과도한 두려움과 불안감으로 인해 통증 자극에 더 과민하게 반응하며, 통증 자체가 신경계에 더 큰 자극을 주는 악순환이 일어난다.

3. 만성통증과 정서적, 인지적인 문제를 야기하는 이유와 근거

만성통증이 정신적 문제를 야기하는 것은 통증 신호가 단순히 신체적 감각으로 끝나는 것이 아니라, 정서적 처리와 관련된 신경 경로를 통해 뇌에 전달되기 때문이다. 통증 신호는 신경학적 경로를 따라 대뇌로 전달될 때 전두엽뿐만 아니라 변연계와 같은 정서적 처리와 관련된 영역에도 영향을 미친다. 이는 만성통증이 우울증, 불안 등 정서적 문제를 일으키는 중요한 신경학적 기전 중 하나이다. 여기서는 통증 전달 경로와 그에 따른 정서적 문제의 발생 기전을 해부학적으로 설명하겠다.

1) 통증의 신경학적 경로

통증 신호는 주로 말초 신경에서 시작하여 척수를 통해 뇌로 전달된다. 통증을 전달하는 신경 경로는 주로 상행성 경로(ascending pathway)를 따르며, 이 경로는 신체의 말초에서 시작해 뇌의 여러 영역으로 통증 신호를 전달한다.

(1) 외측 척수시상로

이 경로는 급성 통증과 같은 신체적 감각을 전달하는 주된 경로이다. 외측 척수시상로(lateral spinothalamic tract)는 척수에서 시작해 시상(thalamus)으로 이어지며, 시상에서 일차 체성감각 피질(primary somatosensory cortex)로 통증 신호를 전달한다. 이 경로는 주로 통증의 강도, 위치 등 물리적인 측면을 처리하는 데 중요한 역할을 한다.

(2) 전측 척수시상로

이 경로는 통증의 정서적 측면을 처리하는 데 중요한 역할을 한다. 전측 척수시상로(anterior spinothalamic tract)는 시상뿐만 아니라 변연계(limbic system), 특히 편도체와 전두엽으로 연결되며, 이는 통증이 정서적 고통을 유발하는 이유를 설명한다.

변연계는 통증의 정서적 반응을 처리하는 주요 신경 네트워크로, 감정, 동기 부여, 기억 등을 담당하는 뇌 구조들로 이루어져 있다 특히, 편도체(amygdala)는 공포, 불안, 분노와 같은 감정 반응을 조절하며, 만성통증 환자에서 자주 나타나는 불안이나 우울증은 이 경로의 과도한 활성화와 연관이 있다.

(3) 내측 척수시상로

내측 척수시상로(medial spinothalamic tract)는 통증의 정서적 및 인지적 처리에 매우 중요한 역할을 한다 이 경로는 시상을 거쳐 전두엽, 대뇌 변연계, 그리고 섬엽(insula)으로 이어지며, 통증의 정서적 고통, 동기 부여, 기억과 관련된 처리를 담당한다. 특히 이 경로는 전방 대상피질(anterior cingulate cortex)과 섬엽으로 통증 신호를 전달하여, 통증이 주관적인 경험으로 처리되게 한다.

전방 대상피질(anterior cingulate cortex, ACC)은 통증의 정서적 반응을 조절하며, 통증이 불쾌한 감정과 연관될 때 활성화된다. 만성통증 환자에서 ACC가 과도하게 활성화될 경우, 통증에 대한 정서적 반응이 더욱 강해지고, 이는 만성 스트레스, 우울증과 같은 심리적 문제를 유발할 수 있다.

2) 변연계와 만성통증의 정서적 처리

변연계(limbic system)는 감정과 기억을 처리하는 뇌의 주요 영역으로, 만성통증에서 정서적 문제가 발생하는 데 중요한 역할을 한다. 통증 신호가 변연계를 통해 전달되면, 통증에 대한 부정적인 감정이 형성되며, 통증이 지속될수록 정서적 문제도 악화된다.

(1) 편도체

편도체(amygdala)는 통증에 대한 정서적 반응을 조절하며, 특히 불안, 공포, 분노와 같은 감정을 처리한다. 만성통증 환자에서 편도체의 과활성화는 통증에 대한 과도한 불안과 긴장을 유발하며, 이는 통증 경험을 더욱 악화시킨다.

해부학적 구조와 기능의 측면에서 편도체의 외측핵(LA)은 통증 관련 감각 정보의 일차 수용, 조건화된 통증 반응의 형성, 시상과 대뇌피질로부터의 통증 정보 통합을 담당하며, 기저핵(BA)은 통증 관련 맥락 정보의 처리, 해마와의 연결을 통한 통증 기억 형성, 통증 관련 행동 반응의 조절을 수행하고, 중심핵(CeA)은 통증 관련 자율신경계 반응의 조절, 통증 조절 하행성 경로의 활성화, 스트레스 반응을 매개한다.

신경회로 메커니즘에서 구심성 경로는 척수-시상 경로를 통한 통증 정보 수용, 대뇌피질로부터의 하향성 입력, 뇌간으로부터의 자율신경계 정보를 처리하며, 원심성 경로는 중추회백질로의 투사, 시상하부로의 연결, 뇌간 통증 조절 중추로의 투사를 담당한다.

만성통증에서의 편도체 변화는 구조적 변화로 신경세포의 형태학적 변화, 시냅스 밀도의 증가, 신경가소성 관련 단백질 발현의 변화가 나타나며, 기능적 변화로는 자발적 신경 활성의 증가, 통증 역치의 저하, 정서적 반응성의 증가가 발생한다.

(2) 전두엽

전두엽(prefrontal cortex)은 통증에 대한 인지적 처리를 담당하며, 통증을 인지하고 평가하는 역할을 한다. 만성통증이 지속되면 전두엽이 통증 신호를 지속적으로 처리하게 되며, 이로 인해 집중력 저하, 결정 장애, 정서적 불안정 등이 나타날 수 있다. 우울증과 같은 정신적 문제는 전두엽의 기능을 더 저하시킬 수 있으며, 이는 통증 관리 능력을 약화시키고, 통증이 더 악화되는 결과를 초래할 수 있다.

대상피질, 특히 전방대상피질(ACC)은 통증의 정서-동기적 측면을 처리한다. 기능적 뇌영상 연구들은 만성통증 환자에서 ACC의 활성도가 증가되어 있음을 보여준다. ACC는 통증의 불쾌감을 평가하고, 통증 회피 행동을 조절하는데 중요한 역할을 한다.

신경외과에서는 ACC는 통증의 정서적-인지적 처리의 핵심 구조물이며, 통증의 불쾌감(unpleasantness) 평가에 중요한 역할을 하며, 만성통증 환자에서 ACC 과활성화가 일관되게 관찰되는 이유로, 전방대상피질의 백질 섬유연결을 선택적으로 차단(anterior cingulotomy)해서 난치성 통증 환자의 ACC 절제술 후 통증 감소 보고, 특히 정서적 고통의 현저한 감소, 통증 관련 불안과 우울의 개선이 있다는 주장과 보고가 있다.

(3) 섬엽

섬엽(insula)은 측두엽과 전두-두정 피질 사이에 위치한 대뇌피질 영역으로, 통증의 다차원적 처리에서 핵심적인 역할을 담당한다. 섬엽은 통증의 주관적인 경험과 내부 상태를 처리하는 뇌의 중요한 영역이다. 섬엽은 통증의 강도뿐만 아니라 통증에 대한 정서적 반응도 처리하며, 통증의 불쾌함과 관련된 신호를 처리한다. 전방 섬엽은 통증의 정서-인지적 처리를 담당한다. 이 영역은 통증의 주관적 강도와 불쾌감을 평가하고, 내부수용감각(interoception)을 통합하여 통증에 대한 정서적 맥락을 형성한다. 기능적 뇌영상 연구들은 만성통증 환자에서 전방 섬엽의 활성도 증가와 회백질 밀도의 변화를 보고하고 있다. 후방 섬엽은 주로 통증의 감각-판별적 측면을 처리한다. 체성감각피질과의 밀접한 연결을 통해 통증 자극의 강도, 위치, 성질 등을 분석한다. 만성통증 상태에서는 후방 섬엽의 반응성이 변화되어, 통증 역치가 낮아지고 통증 민감도가 증가할 수 있다. 섬엽의 기능 이상은 만성통증의 여러 임상적 특징과 관련된다: ① 통증 강도 지각의 변화, ② 내부 신체 상태에 대한 과도한 주의, ③ 정서적 고통의 증가, ④ 자율신경계 반응의 변조, ⑤ 통증 관련 학습과 기억의 변화.

뇌영상 연구들은 만성통증 환자에서 섬엽의 구조적, 기능적 변화를 일관되게 보고하고 있다: ① 회백질 부피의 감소, ② 기능적 연결성의 변화, ③ 신경활성 패턴의 변조, ④ 신경전달물질 시스템의 변화

(4) 해마

해마(hippocampus)는 변연계의 주요 구조물로서 만성통증의 정서적 처리에서 특히 기억과 학습 측면에서 중추적인 역할을 담당한다. 해마는 치아이랑(dentate gyrus), CA1, CA2, CA3 영역으로 구성되며, 각 하위 영역은 통증 관련 정보 처리에서 고유한 기능을 수행한다.

해마의 통증 처리 기전은 다음과 같은 특징을 보인다:

① 통증 관련 맥락 기억의 형성과 저장

- 에피소드 기억의 형성을 통한 통증 경험을 시공간적으로 맥락화한다.
- 통증 관련 환경적, 정서적 단서들을 통합한다.
- 장기 강화(long-term potentiation, LTP)를 통한 통증 기억의 공고화한다.

② 신경회로망 상호작용

- 편도체와의 연결을 통한 정서-기억을 통합한다.
- 전전두피질과의 상호작용을 통해서 통증을 조절한다.
- 시상하부와의 연결을 통한 스트레스 반응을 조절한다.

3) 사례: 만성통증 환자에서 신경 경로와 정서적 문제

(1) 만성 요통

만성 요통 환자들은 신체적 고통뿐만 아니라 불안과 우울증 같은 정서적 문제를 동반하는 경우가 많다. 통증 신호가 척수시상로를 통해 변연계로 전달되면, 통증에 대한 부정적인 감정이 강화되고, 이는 통증을 더 강하게 경험하게 만든다. 연구에 따르면, 만성 요통 환자들에서 편도체와 전두엽의 활동이 증가하며, 이는 통증을 더 극심하게 느끼게 하고 정서적 문제를 악화시킨다.

(2) 섬유근통

섬유근통 환자들은 신경계의 통증 과민화로 인해 통증을 지속적으로 경험하며, 동시에 정서적 불안과 우울증이 동반되는 경우가 많다. 섬유근통 환자에서 섬엽과 전두엽의 과활성화는 통증을 더 주관적이고 고통스럽게 경험하게 만들며, 이는 정신적 문제를 악화시킨다.

{ 결론 }

만성통증은 단순한 신체적 고통을 넘어서, **신경학적 경로**를 통해 **정서적 문제**와 밀접하게 연결된다. **전측 및 내측 척수시상로**가 **변연계**로 통증 신호를 전달하면서, 통증은 **정서적 고통**으로 인식되고, 이는 **우울증**, **불안**, **스트레스** 등 정신적 문제를 유발한다. **편도체**, **전두엽**, **섬엽**과 같은 뇌 구조들이 통증과 정서적 반응을 함께 처리하며, 이로 인해 만성통증 환자들은 정서적 문제와 통증 사이의 악순환이 이어진다.

Chapter 4

만성통증 재활

1. 활동적 재활 기법

활동적 재활 기법(active rehabilitation)은 만성통증 환자의 기능을 회복시키고, 근력, 유연성, 지구력을 개선하여 삶의 질을 향상시키는 데 중점을 두는 치료 방식이다. 이는 환자가 능동적으로 운동과 신체 활동에 참여하여 통증을 관리하는 방법으로, 주로 수동적 재활 기법(예: 마사지, 전기치료, 초음파 치료 등)과는 반대되는 접근법이다. 활동적 재활 기법은 환자가 자신의 몸을 적극적으로 움직이는 훈련을 통해 통증에 대한 의존적 반응을 줄이고, 근육과 관절을 강화하여 신체 기능을 회복하는 것을 목표로 한다.

1) 활동적 재활 기법의 구성 요소

(1) 근력 강화 운동

근력 강화 운동은 만성통증으로 인해 약해진 근육과 관절을 강화하는 데 중점을 둔다. 이 과정에서 적절한 근력 운동을 통해 근육의 지지 능력을 회복시키고, 통증 부위의 부하 분산을 도모하여 통증을 줄일 수 있다. 예를 들어, 허리 통증 환자에게는 코어 근육 강화 운동을 포함한 프로그램이 주로 처방된다.

예시 운동: 스쿼트, 플랭크, 브릿지 같은 운동이 포함되며, 이는 허리 근육과 복근을 강화하여 통증을 줄이는 데 도움이 된다.

(2) 유연성 및 스트레칭 운동

만성통증 환자들은 통증으로 인해 근육이 경직되고 움직임 범위가 제한될 수 있다. 유연성 훈련을 통해 관절 가동 범위를 회복시키고, 신체의 긴장을 완화시킬 수 있다. 스트레칭은 근육의 탄력성을 증가시키고, 관절의 유연성을 향상시키는 중요한 요소이다.

예시 운동: 허리 통증 환자를 위한 햄스트링 스트레칭이나 골반 스트레칭 등이 자주 시행되며, 이는 신체의 불균형을 줄이는 데 도움을 준다.

(3) 심폐 지구력 운동

심폐 기능을 개선하기 위한 운동은 만성통증 환자에게 중요한 요소이다. 통증으로 인해 신체 활동을 줄이면 심폐 지구력이 떨어져 신체 전반의 기능이 저하될 수 있다. 유산소 운동을 통해 신체의 지구력을 개선함으로써, 체력을 회복하고 에너지를 효율적으로 사용할 수 있다.

예시 운동: 걷기, 수영, 자전거 타기와 같은 저강도 유산소 운동은 만성통증 환자들에게 권장되며, 이는 통증의 완화와 전신 건강에 긍정적인 영향을 미친다.

(4) 균형 및 자세 교정

만성통증은 종종 비정상적인 자세나 불균형으로 인해 악화될 수 있다. 활동적 재활 기법에서는 환자의 자세를 교정하고, 신체의 균형을 맞추기 위한 운동을 포함한다 코어 근육과 몸의 정렬을 바로잡는 훈련을 통해 통증 부위를 보호하고, 통증을 예방하는 데 도움을 준다.

예시 운동: 균형 운동(예: 한 발로 서기, 보수볼 운동)과 자세 교정 운동(예: 척추 중립 위치 유지 훈련)이 포함된다.

2) 활동적 재활 기법의 효과 및 원리

(1) 자율성 강화

활동적 재활은 환자가 스스로 운동을 통해 통증을 관리하게 하며, 이는 자율성과 자기 효능감을 높인다. 이는 환자가 더 이상 수동적으로 치료를 받는 것이 아니라, 능동적으로 자신의 건강을 관리함으로써 통증에 대한 통제력을 회복하는 데 중요한 역할을 한다

(2) 통증 과민화 감소

반복적인 운동을 통해 신체를 사용하게 되면, 통증 신호에 대한 신경계의 과민화를 줄이고, 통증 역치를 높이는 효과가 있다. 활동적 재활 기법은 신경계에서 발생하는 과민화 된 통증 경로를 재조정하는 데 도움을 줄 수 있다.

(3) 근육 및 관절 보호

근력 강화와 유연성 운동을 통해 근육과 관절이 통증을 유발하는 스트레스에 더 잘 대처할 수 있도록 도

와준다. 근육과 관절의 기능을 최적화함으로써 반복적인 손상을 예방하고, 신체의 회복 능력을 향상시킨다.

3) 예시: 만성 요통 환자를 위한 활동적 재활 기법

만성 요통 환자를 위한 활동적 재활은 주로 코어 근육 강화와 유연성 향상을 목표로 한다. 요통 환자들은 오랜 기간 통증으로 인해 허리 근육이 약해지거나 척추 정렬에 문제가 발생할 수 있으므로, 이를 바로잡기 위한 운동이 필요하다.

(1) 근력 강화 운동

플랭크, 데드버그, 버드독 같은 운동은 코어 근육을 강화하여 척추를 지지하는 데 도움을 준다.

(2) 유연성 운동

골반 스트레칭이나 햄스트링 스트레칭은 허리 통증을 줄이는 데 효과적이다.

(3) 균형 및 자세 교정 운동

허리 정렬을 바로잡는 척추 중립 유지 훈련이 포함된다.

{ 결론 }

활동적 재활 기법은 만성통증 환자에게 **근력**, **유연성**, **지구력**을 회복시켜 **통증을 감소**시키고, 환자가 **자기 효능감**을 회복할 수 있도록 돕는 중요한 재활 방법이다. 통증의 물리적 측면뿐만 아니라 **정신적 회복**과 **자율성** 향상에 기여하며, 장기적으로 **신체 기능**을 최적화하는 데 중요한 역할을 한다.

2. 인지 행동 치료와 비침습적 치료법

만성통증 환자의 재활 및 치료에서 인지 행동 치료(cognitive behavioral therapy, CBT)와 비침습적 치료법은 매우 중요한 역할을 한다. 만성통증은 신체적 고통뿐만 아니라, 심리적, 정서적 요인과 밀접하게 연결되어 있어, 이를 포괄적으로 관리할 수 있는 치료 접근이 필요하다. CBT는 통증에 대한 심리적 측면을 다루고, 비침습적 치료법은 신체적으로 통증을 줄이는 데 도움을 준다.

1) CBT

인지 행동 치료는 통증과 관련된 부정적인 생각과 행동 패턴을 인식하고, 이를 긍정적인 방식으로 변화시키는 치료법이다. 만성통증 환자들은 종종 부정적인 생각과 감정적 반응이 통증을 악화시키는 악순환에 빠지기 쉬운데, CBT는 이러한 악순환을 차단하는 데 중점을 둔다.

(1) CBT의 주요 목표

① 통증에 대한 인식 변화

만성통증 환자는 통증에 대해 과도하게 집착하거나, 통증이 회복되지 않을 것이라는 부정적인 사고를 가질 수 있다. CBT는 환자가 이러한 생각을 인식하고, 보다 현실적이고 긍정적인 시각으로 바꾸는 것을 목표로 한다.

② 행동 패턴 수정

환자가 통증을 두려워하여 활동을 회피하는 행동 패턴이 형성될 수 있는데, 이는 오히려 근육 약화와 기능 저하를 초래하여 통증을 악화시킨다. CBT는 환자가 점진적으로 활동을 재개하고, 신체를 능동적으로 사용하는 방식으로 기능을 회복할 수 있도록 돕는다.

(2) CBT의 효과

① 통증 관리 능력 향상

연구에 따르면, CBT를 시행한 만성통증 환자들은 통증에 대한 대처 능력이 향상되었으며, 삶의 질이 개선되었다. 이는 통증을 주관적으로 덜 고통스럽게 느끼도록 돕기 때문이다.

② 정신적 문제 완화

만성통증 환자들은 자주 우울증과 불안 같은 정신적 문제를 겪으며, 이러한 심리적 상태가 통증을 더 악화시킨다. CBT는 환자가 부정적인 감정과 스트레스를 조절하는 방법을 학습하도록 하여, 정신적 문제를 완화하는 데 도움을 준다.

(3) 사례 연구

만성 요통 환자들을 대상으로 한 연구에서, CBT를 받은 환자들이 신체적 기능과 정신적 안녕에서 유의미한 개선을 보였다. 특히, 통증에 대한 두려움과 활동 회피 행동이 줄어들면서, 일상생활에서의 기능 회복이 이루어졌다.

2) 비침습적 치료법

비침습적 치료법(non-invasive therapies)은 신체에 직접적으로 수술이나 주사 등의 침습적 절차를 시행하지 않고 통증을 완화시키는 방법이다. 이러한 치료법은 물리적으로 통증을 줄이고 기능 회복을 촉진하는 데 사용되며, 만성통증 환자에서 중요한 치료 옵션으로 자리 잡고 있다.

(1) 물리치료

① 근력 강화 및 유연성 개선

물리치료(physical therapy)는 환자의 근육과 관절을 강화하고, 유연성을 개선하여 근골격계 통증을 줄인다. 이는 특히 만성 요통이나 관절염 환자들에게 효과적이다.

② 운동 요법

맞춤형 운동 프로그램을 통해 신체 기능을 회복시키고, 통증 부위를 지지하는 근육을 강화하여 통증을 완화한다.

(2) 전기 자극 치료

경피적 전기 신경 자극 치료(TENS)는 전기 자극을 통해 통증 신호를 차단하고, 신경계에서 엔돌핀을 분비시켜 통증을 완화한다. 이는 신경병증성 통증이나 근골격계 통증에 자주 사용되는 비침습적 방법이다.

연구에 따르면, TENS는 통증 완화와 함께 근육 이완을 촉진하고, 통증으로 인한 긴장을 줄이는 데 효과적이다.

(3) 심부 열 치료

심부 열 치료(deep heat therapy)는 근육 긴장을 완화하고, 혈액 순환을 증가시켜 통증 완화와 염증 감소에 도움을 준다. 이는 특히 근육 경직과 관련된 통증에 효과적이며, 관절염 환자들에게 자주 사용된다.

- 심부 열 치료의 근거

연구에 따르면, 열 치료는 염증 매개체를 감소시키고, 근육 이완을 통해 통증을 경감시키는 효과가 있다.

(4) 저강도 레이저 치료

저강도 레이저 치료(LLLT)는 레이저를 사용해 염증을 줄이고, 손상된 조직의 세포 재생을 촉진하는 비침습적 방법이다. 이는 근골격계 질환에서 통증을 줄이는 데 유효한 것으로 입증되었다.

연구 결과, 저강도 레이저 치료는 조직 치유를 촉진하며, 특히 근육 경련과 관절 통증을 완화하는 데 효과적이다.

3) CBT와 비침습적 치료법의 통합 효과

(1) 심리적 요인과 신체적 요인의 동시 관리

CBT와 비침습적 치료법은 통증을 심리적 및 신체적으로 동시에 관리할 수 있다. 심리적 요인(우울증, 불안 등)은 통증을 악화시키고, 신체적 요인은 기능 회복을 방해할 수 있으므로, 두 가지 치료법을 통합하는 것이 중요하다.

(2) 증상 개선과 삶의 질 향상

두 가지 치료법을 함께 적용하면, 통증에 대한 심리적 대처 능력이 향상되고, 신체적 기능이 회복됨으로써 삶의 질이 크게 향상된다. 통증에 대한 부정적인 인식을 바꾸고, 동시에 신체 활동을 촉진하면 기능 회복과 통증 감소가 동시에 이루어질 수 있다.

{ 결론 }

인지 행동 치료(CBT)와 **비침습적 치료법**은 만성통증 환자의 재활과 치료에서 중요한 두 가지 접근법이다. CBT는 통증과 관련된 **부정적인 인지와 감정**을 개선하여 통증 관리 능력을 향상시키고, 비침습적 치료법은 **신체적 기능**을 회복하고 통증을 줄이는 데 기여한다. 이 두 가지 치료법을 함께 사용하면, 신체적, 정신적 측면에서 만성통증을 **포괄적으로 관리**할 수 있다.

Part VI

통증을 이해하는 새로운 방식

Chapter

미래 의학의 관점에서 약물 없이 통증을 포함한 다양한 만성 질환에 원리적으로 적용 가능한 전략으로 자리 잡을 수 있는 치료접근법을 소개한다.

Chapter 1

통증에 대한 새로운, 전체론적 접근의 필요성

만성통증 환자에서 고식적인 치료(예: 약물, 물리치료, 수술)가 효과를 보지 못하는 경우가 많으며, 이러한 환자들에게는 새로운 전체론적(holistic) 접근이 필요하다. 통증은 단순한 신체적 문제만이 아니라, 신경계, 면역계, 심리적 요인, 위장소화기계(장내 생태계) 등 복합적인 요인에 의해 영향을 받기 때문에, 다양한 요소를 통합적으로 관리하는 치료가 중요하다. 특히, 자연치유능력을 강화하고, 신경계와 면역계의 조화를 맞추는 접근은 최근 많은 연구에서 그 중요성이 강조되고 있다. 여기에 기반한 통합적 접근법을 자세히 설명하겠다. 우선 포유류 감각 정보의 중추 처리에 대한 기능적인 뇌 해부학을 이해해야 한다. 말초에서 유입된 감각 신호가 연수의 NTS를 중심으로 처리되며, 부교감신경계(parasympathetic), 교감신경계(sympathetic), 그리고 시상하부-뇌하수체-부신축(HPA axis)의 상호작용을 통해 생리적 항상성(homeostasis)을 조절하는 과정을 이해해야 한다(그림 2-43).

1. 부교감신경 활성화 및 항염증 경로 활성화

부교감신경을 자극하여 항염증 경로를 활성화하는 방법은 만성통증 관리에서 중요한 전략이다. 부교감신경의 활성화는 신체의 자연 치유 능력을 강화시키고, 특히 콜린성 항염증 경로(cholinergic anti-inflammatory pathway)를 통해 염증 반응을 조절할 수 있다. 미주신경 자극(vagus nerve stimulation, VNS)은 부교감신경을 자극하는 대표적인 방법으로, 최근 염증 억제와 관련된 치료에서 주목받고 있다.

1) 콜린성 경로

콜린성 경로는 미주신경을 통해 아세틸콜린을 분비하여 염증성 사이토카인(예: TNF-α, IL-1β)을 억제하고, 이를 통해 항염증 작용을 촉진한다. 이는 특히 자가면역 질환이나 염증성 질환에서 매우 효과적인 방

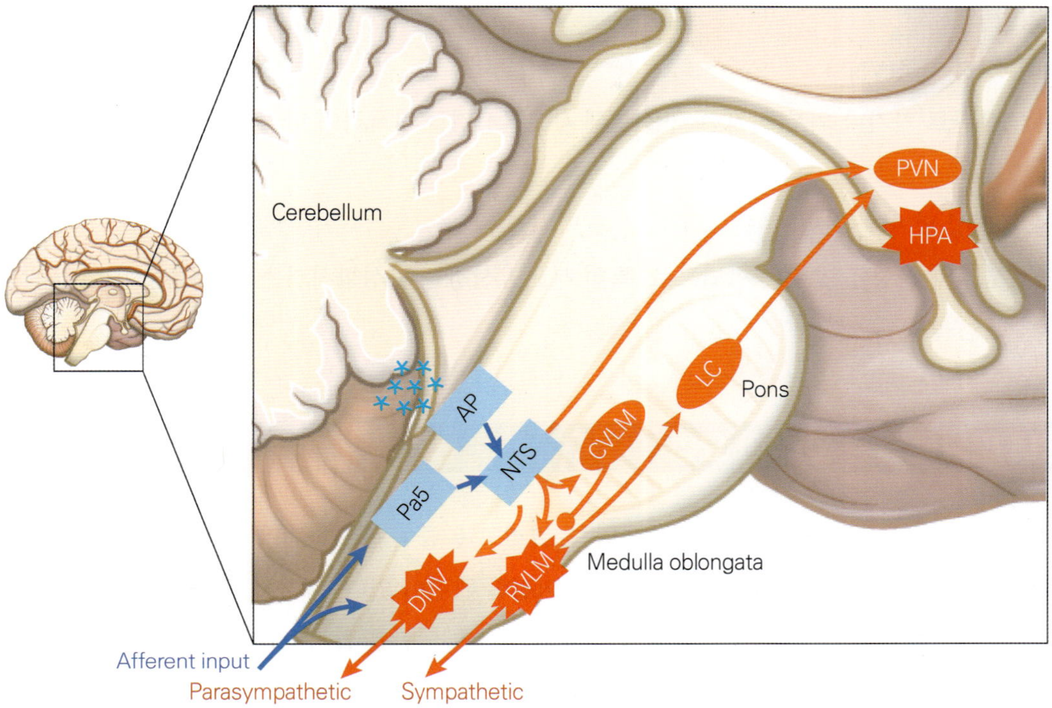

그림 2-43. 감각 네트워크 및 중추 신경 처리
신경 자극은 연수(medulla oblongata)의 삼차신경부핵(paratrigeminal nucleus, Pa5)을 통해 고립핵(nucleus tractus solitarius, NTS)을 활성화시킨다. NTS는 또한 혈액-뇌 장벽이 없는 최후야(area postrema, AP)를 통해 내분비 신호(*)도 통합한다. NTS에서 시상하부방실핵(paraventricular nucleus, PVN)과 미주신경배측운동핵(vagal dorsal motor nucleus, DMN)으로의 직접적인 신경지배는 각각 시상하부-뇌하수체-부신(HPA) 축과 부교감신경계의 특이적 활성화를 가능하게 한다. 하지만, 심장에 대한 부교감신경 지배는 주로 모호핵(nucleus ambiguus)에서 시작된다. 간접적인 신경지배를 통해 NTS는 HPA 축과 교감신경계 모두를 조율할 수 있다. 또한 연수의 복외측부(RVLM)는 시상하부방실핵(PVN)의 주요 노르에피네프린 신경지배 공급원인 청반(locus coeruleus, LC)으로 신경을 보낸다. NTS는 미부복외측연수(caudal ventrolateral medulla, CVLM)를 신경지배하며, 이는 차례로 RVLM을 조절할 수 있다. 이러한 복잡한 신경회로는 자율신경계의 조절과 스트레스 반응의 통합에 핵심적인 역할을 한다.

식으로, 류마티스 관절염 환자들을 대상으로 한 연구에서 미주신경 자극이 염증 반응을 줄이고 통증을 완화시키는 것으로 나타났다.

2) 부교감신경의 활성화

부교감신경의 활성화는 또한 교감신경의 과활성화를 억제하여 스트레스와 정신적 불안을 줄이고, 통증에 대한 과민화를 낮추는 데도 효과적이다. 만성통증 환자들에서 심리적 스트레스가 통증을 악화시키는 중요한 요인으로 작용하므로, 이를 통제하는 것은 매우 중요하다.

(1) 방법

① 미주신경 자극(VNS)

이는 임플란트 기기나 외부 전기 자극을 통해 부교감신경을 자극하여 항염증 효과를 일으킨다.

② 호흡 명상 및 이완 기법

자율신경계의 균형을 맞추는 방법으로, 특히 부교감신경을 활성화시키는 호흡 운동이 염증 반응을 완화하는 데 도움을 준다.

2. 장내 미생물 균형 및 식이 요법

장내 미생물(gut microbiota)은 면역 반응, 염증, 그리고 통증에 중요한 영향을 미친다. 미생물의 불균형은 만성염증을 유발하고, 이는 만성통증의 악화와 밀접한 관련이 있다. 따라서, 장내 미생물의 균형을 회복시키고 장-뇌 축을 조절하는 것은 만성통증 관리에서 중요한 역할을 할 수 있다.

1) 프로바이오틱스와 프리바이오틱스

장내 미생물의 균형을 회복하는 데 효과적이다. 연구에 따르면, 프로바이오틱 보충제(Lactobacillus sps. Bifidobacterium sps, Akkermansia sps가 포함된)가 염증성 장 질환(inflammatory bowel disease, IBD) 및 류마티스성 질환에서 염증을 줄이고, 통증을 완화하는 데 기여할 수 있다고 보고되었다.

2) 항염증 식이요법

지중해식 식단이나 항산화 식단은 염증을 줄이고, 장내 미생물의 균형을 유지하는 데 도움을 준다. 특히, 오메가-3 지방산, 섬유질이 풍부한 식단은 항염증 효과를 통해 만성통증을 완화하는 데 기여할 수 있다. 여기서 오메가-3 지방산 제품을 선별할 때 주의를 요한다 오메가-3 지방산은 외부의 압력이나 습도 온도, 외부의 화학 물질에 대해 매우 예민해서 쉽게 변질될 우려가 있는 점을 고려해야 한다.

(1) 방법

① 프로바이오틱스 보충제

장내 미생물 구성을 건강한 상태로 회복시키기 위해, 특정 균주의 프로바이오틱스를 꾸준히 복용한다.

② 지중해식 식단

주로 오메가-3 지방산이 풍부한 생선, 식물성 섬유질이 많은 채소와 과일을 포함하는 식단을 통해 염증을 억제한다.

3. 부신 기능 활성화 및 호르몬 조절

부신은 코르티솔을 포함한 스트레스 호르몬을 분비하며, 이는 염증을 억제하고 면역 반응을 조절하는 데 중요한 역할을 한다. 만성 스트레스나 피로는 부신 기능을 저하시켜 부신 피로(adrenal fatigue)를 유발할 수 있으며, 이는 통증 및 염증 반응을 악화시키는 원인이 된다. 부신 기능을 활성화하여 호르몬 분비를 정상화하면, 통증을 억제하고 염증을 줄일 수 있다.

1) 부신 기능 회복 치료

부신 기능을 활성화하는 치료법으로, 적절한 영양소 보충(예: 비타민 C, 비타민 B5)과 스트레스 관리가 포함된다. 이는 부신의 코르티솔 분비를 촉진하여 염증 억제 및 면역 조절을 돕는다. 콜레스테롤를 낮추는 약물 스타틴은 부신기능의 호르몬 분비를 억제할 수 있다. 또한 페루의 마카나 홍삼 같은 제품은 부신호르몬 생성에 결정적인 콜레스테롤을 미토콘드리아 안으로 이동시키는데 중요한 STAR 단백질의 재료가 된다.

1) 방법

(1) 비타민 보충제

부신 기능을 회복하기 위한 영양소를 포함한 보충제는 부신 피로를 개선하는 데 도움이 된다.

(2) 호르몬 요법

필요한 경우, 부신 기능 부전이 있는 환자들에게 호르몬 대체 요법을 통해 코르티솔 분비를 촉진할 수 있다.

4. 통합 신경근육 자극 시스템 및 신경면역조율

통합 신경근육 자극 시스템(integrative neuromuscular acupoint system, INMAS)과 같은 신경-근육 자극 치료는 신경계와 면역계의 상호작용을 조절하는 새로운 방식의 치료법으로, 특히 신경면역조율(neuroimmune modulation)의 개념이 여기에 포함된다. 이 치료법은 침술과 주사에 의한 신경 자극을 결합하여, 염증 억제와 통증 경감을 촉진한다.

1) 신경-면역 상호작용

침술 지점(해부학적으로 신경 주행경로와 80% 이상 대부분 일치)을 자극하여 신경계와 면역계의 조절 회로를 활성화시킴으로써, 염증 매개체의 분비를 줄이고 통증 신호 전달을 차단하는 효과를 기대할 수 있다. 이 치료법은 특히 신경병증성 통증과 같은 난치성 만성통증에 효과적이다. 이 신경면역 치료의 원리와 적용에 대해서는 더 추가적인 설명을 뒤에 추가하겠다.

2) 방법

- 침술 및 전기 자극 치료

  신경과 근육을 자극하는 치료법을 통해, **신경계의 과도한 흥분**을 줄이고 면역계를 조절한다.

결론

만성통증 환자에서 고식적인 치료가 효과적이지 않을 경우, **전체론적 접근**이 필요하다. **부교감신경 활성화**, **장내 미생물 균형 조절**, **부신 기능 회복**, 그리고 **신경-면역 조절**을 포함하는 통합적 접근은 **자연 치유 능력**을 강화하여 통증과 염증을 줄이는 데 매우 효과적이다.

Chapter 2

개인이 통증 경험을 어떻게 통제할 수 있는가?

만성통증 환자는 다양한 방법을 통해 통증 경험을 통제하고 통증에 대한 대처 능력을 향상시킬 수 있다. 이러한 방법은 신체적, 정신적, 감정적인 접근을 통합하는 것에 중점을 두며, 환자가 통증을 보다 능동적으로 관리할 수 있도록 돕는다. 여기서는 개인이 만성통증을 효과적으로 통제할 수 있는 주요 방법들을 설명하겠다.

1. 인지 행동 치료

인지 행동 치료(cognitive behavioral therapy, CBT)는 환자가 통증을 어떻게 인식하고 반응하는지를 변화시키는 데 중점을 둔 심리치료이다. 통증에 대한 부정적인 사고와 감정이 통증을 악화시킬 수 있는데, 이를 긍정적이고 현실적인 방식으로 전환하는 것이 중요하다.

1) 방법

(1) 통증 인식 재구성

통증을 피할 수 없는 불가피한 고통으로 인식하는 대신, 이를 관리하고 대처할 수 있는 부분으로 인식하는 훈련을 한다. 환자는 부정적인 생각을 인식하고 이를 현실적인 사고로 전환하는 연습을 하게 된다.

(2) 행동 수정

환자가 통증을 두려워해 활동을 회피하는 패턴이 형성되면, 이는 오히려 신체 기능을 약화시킬 수 있다. CBT는 환자가 점진적으로 활동을 늘리고 적극적인 생활 방식을 유지할 수 있도록 돕는다.

2) 효과

연구에 따르면, CBT는 만성통증 환자들의 삶의 질을 향상시키고, 통증 자체에 대한 과민도를 줄이는 데 도움이 된다.

2. 마음챙김 명상(Mindfulness meditation)

마음챙김은 현재 순간에 주의를 집중하고, 통증에 대한 비판단적 인식을 유지하는 것을 목표로 하는 명상 기법이다. 이는 통증에 대한 불안과 집착을 줄이고, 통증 자체에 대한 감정적 반응을 완화하는 데 효과적이다.

1) 방법

(1) 호흡 명상

호흡에 집중하면서 통증에 대한 주의가 산만해지지 않도록 하는 훈련을 통해 통증에 대한 감정적 반응을 조절한다.

(2) 현재 순간에 집중

통증이 발생하더라도 그 고통에 과도하게 몰입하거나 미래의 고통에 대한 불안에 빠지지 않고, 그 순간의 감각에만 집중한다.

2) 효과

연구에 따르면, 마음챙김 명상은 통증 역치를 높이고, 통증에 대한 감정적 반응을 줄여, 통증 관리를 돕는다 또한 정신적 스트레스를 줄이는 데도 효과가 크다.

3. 신체적 활동과 운동 요법

신체 활동은 통증 관리에서 중요한 요소이다. 운동은 근육과 관절을 강화하고, 유연성과 지구력을 개선하여 통증을 줄이는 데 도움을 준다.

1) 방법

(1) 유산소 운동

걷기, 수영, 자전거 타기 등의 운동은 심폐 기능을 강화하고, 통증 완화에 효과적이다.

(2) 근력 강화 운동

약해진 근육을 강화해 신체가 통증에 더 잘 대처할 수 있게 한다. 특히 코어 근육 강화는 요통을 완화하는 데 효과적이다.

2) 효과

운동은 신경계에서 엔돌핀을 분비시켜 자연적인 진통 효과를 주며, 신체의 기능 회복을 촉진한다. 또한, 통증에 대한 자신감과 통제감을 키우는 데 도움을 준다.

4. 부교감신경 활성화와 미주신경 자극

부교감신경 활성화는 자율신경계의 균형을 맞추어 스트레스와 염증을 줄이는 데 도움을 준다. 특히 미주신경 자극(vagus nerve stimulation, VNS)은 통증 관리에서 효과적인 방법이다.

1) 방법

(1) 호흡법

느리고 깊은 호흡을 통해 부교감신경을 활성화시켜 심리적 스트레스를 줄이다.

(2) 미주신경 자극

미주신경을 자극하는 치료 기기를 사용하거나, 외부 전기 자극을 통해 항염증 효과를 유도할 수 있다.

2) 효과

부교감신경의 활성화는 염증 반응을 억제하고, 신체의 긴장을 풀어 통증 관리를 돕는다.

5. 스트레스 관리와 감정 조절

심리적 스트레스는 만성통증을 악화시키는 주요 요인 중 하나이다. 스트레스가 통증을 악화시키는 과정을 차단하기 위해 스트레스 관리 기법을 사용하는 것이 중요하다.

1) 방법

(1) 심호흡과 이완 훈련

이완 기법을 통해 신경계를 진정시키고, 스트레스가 통증에 미치는 영향을 줄인다.

(2) 인지 재구성

스트레스를 인식하고 이를 긍정적으로 재해석하는 훈련을 통해 통증에 대한 심리적 반응을 조절한다.

2) 효과

스트레스 관리 기법은 정신적 스트레스와 통증 과민화를 줄이고, 통증을 보다 효과적으로 관리하는 데 도움을 준다.

결론

만성통증 환자는 다양한 방법을 통해 통증 경험을 통제할 수 있다. **인지 행동 치료(CBT)**, **마음챙김 명상**, **운동 요법**, 신경면역조율(예: **부교감신경 활성화**), 그리고 **스트레스 관리**는 모두 환자가 **자신의 통증에 대한 통제감**을 회복하고, 통증을 보다 효과적으로 관리하는 데 기여한다. 각 방법은 **신체적**, **정신적** 측면을 모두 고려해 통증을 관리할 수 있도록 설계되었다. 환자를 바쁘게 진료하는 의사입장에서는 가장 효율적이고 효과적인 방법은 신경면역조율이다.

신경면역 조절 치료법

신경면역 조절 치료법(neuroimmune modulation therapy)은 신경계를 자극하여 면역 반응을 조절하고 항염증 효과를 얻는 접근법으로, 직접적 및 간접적 방법으로 시행될 수 있다.

1) 직접적 방법: 미주신경 자극

(1) 경피적 미주신경 자극

피부를 통해 미주신경을 직접 자극하는 방법으로, 경부에 자극기를 이식하여 미주신경을 활성화한다.

(2) 이개 미주신경 자극

외이의 미주신경 분포 부위를 자극하는 방법으로, 귀의 특정 부위에 전기 자극을 가하여 미주신경을 활성화한다.

(3) 체내에 장치를 이식하여 미주신경을 전기적으로 자극

이 접근법은 염증성 질환(예: 류마티스 관절염, 염증성 장질환), 자가면역 질환(예: 전신성 홍반성 루푸스, 다발성 경화증) 등의 치료에 적용되고 있으며, 현재 여러 임상시험을 통해 그 효과와 안전성이 검증되고 있다. 최근에는 식약청 승인을 받은 이식형 미주신경 자극장치를 이용한 임상시험이 진행되고 있으며, 이는 기존의 약물치료를 대체하거나 보완할 수 있는 새로운 치료 옵션으로 주목받고 있다.

2) 침술 및 비약물 주사 요법

LI11, ST36, GB30 등의 체신경 부위를 반복적으로 자극하여 신경 신호를 전달한다.

실제적으로 임상에서 쉽게 접근할 수 있는 방법은 Integrative Neuro Muscular Acupoint System (INMAS)이라고하는 기술적인 방법을 이용할 수 있다. 이방법은 부작용이 전혀 없는 안전한 방법이며 기술적인 면도 비교적 쉽다.

3) 작용 기전

(1) 미주신경 경로 활성화(그림 2-45)

- 체신경 자극은 연수의 고립로핵(tractus solitarius)에 신호를 전달하여, 미주신경의 구심성 경로를 활성화한다.
- 이 신호는 미주신경의 원심성 경로인 등쪽 미주신경핵(dorsal motor nucleus)을 활성화하여, 부신을 자극하고 글루코코티코이드의 분비를 촉진하여 항염증 경로를 활성화한다.
- 또한, 비장의 대식세포에 발현된 $\alpha 7$ 니코틴 수용체의 신호를 통해 염증성 사이토카인의 분비를 억제하여 항염증 효과를 나타낸다(그림 2-46).

(2) 교감신경 경로 활성화(그림 2-44)

- 고립로핵의 신호는 청반(locus coeruleus)을 활성화하여 교감신경의 활성을 증가시킨다.

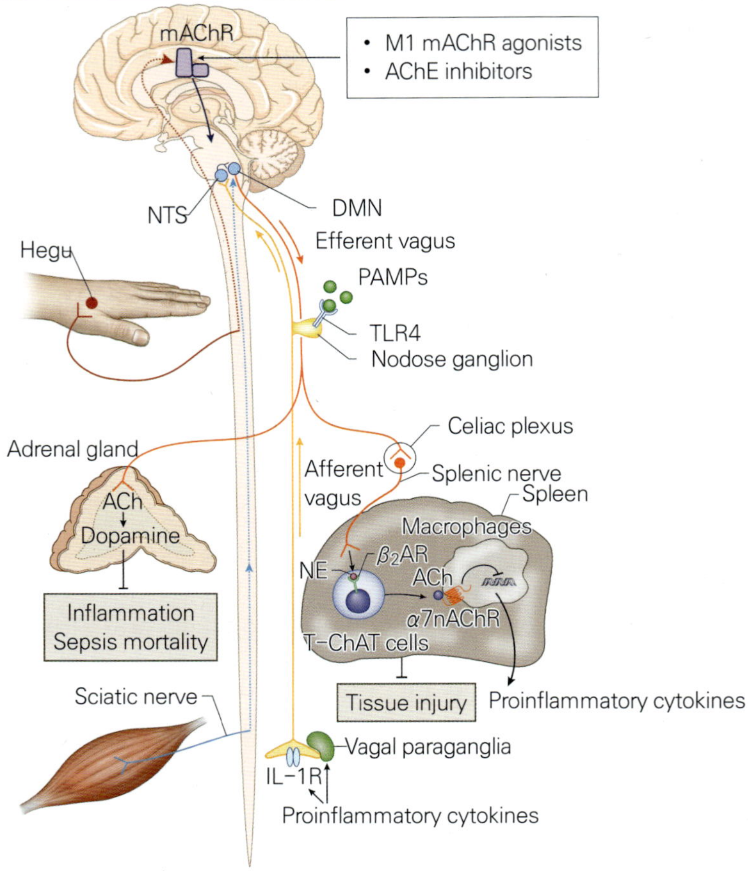

그림 2-44. 염증 반사(Inflammatory Reflex)

염증 반사에서 결절 신경절(nodose ganglion)에 위치한 미주신경 구심성 섬유의 활동은 사이토카인(cytokines) 및 병원성 연관 분자 패턴(PAMPs)에 의해 자극된다. 이 신호는 고립로핵(nucleus tractus solitarius, NTS)으로 전달된다. NTS와 미주신경 등쪽 운동핵(dorsal motor nucleus, DMN) 간의 상호 연결을 통해 DMN에서 나오는 미주신경 원심성 섬유의 활성화와 통신이 매개된다. 이 신호는 복강 신경절(celiac ganglia)과 위장간 신경절(superior mesenteric ganglion)로 전달되며, 여기에서 비장 신경(splenic nerve)이 시작된다. 비장신경 섬유에는 체성과, 교감신경섬유만으로 구성되어 있다. 비장 신경에서 방출된 노르에피네프린(NE)은 β2-아드레날린 수용체(β2-ARs)와 상호작용하여 콜린 아세틸전이효소(choline acetyltransferase, ChAT)를 포함한 T세포(T-ChAT)에서 아세틸콜린(ACh)을 방출하게 한다. ACh는 α7 니코틴성 아세틸콜린 수용체(α7nAChRs)를 포함하는 대식세포와 상호작용하여 염증성 사이토카인 방출을 억제하고 염증을 감소시킨다. 염증 반사는 뇌의 무스카린 아세틸콜린 수용체(mAChR) 매개 메커니즘을 통해 활성화될 수 있다. 이는 M1 mAChR 작용제와 아세틸콜린에스터레이스 억제제(AChE inhibitors)와 같은 중추 작용제를 통해 이루어진다. 합곡점(Hegu point)에서의 전기침 치료(electroacupuncture)는 뇌의 mAChR 신호를 활성화시켜, 이후 미주신경 및 비장 항염증 신호를 활성화한다. 다른 혈 자리에서의 전침 치료는 좌골신경 신호를 활성화하며, 이는 알려지지 않은 메커니즘을 통해 미주신경의 원심성 신호로 변환되어 부신 수질에서 도파민(dopamine) 방출을 유도한다. 도파민은 염증을 억제하고 패혈증 모델에서 생존율을 개선한다.

- 이로 인해 부신 수질에서 노르에피네프린과 도파민이 분비되며, 이는 비장의 T세포의 $\beta 2$ 아드레날린 수용체를 자극한다.
- 자극된 T세포는 아세틸콜린을 분비하여 대식세포의 $\alpha 7$ 니코틴 수용체에 작용, 염증성 사이토카인의 분비를 차단하여 항염증 효과를 발휘한다(그림 2-45).

이러한 신경면역 조절 치료법은 신경계와 면역계의 상호작용을 활용하여 염증 반응을 조절하는 혁신적인 접근법으로 주목받고 있다.

미주신경 및 비장 신경 신호는 비장세포의 α7nAChR를 통해 염증을 조절하며, 급성 신장 손상 모델에서 염증을 완화하고 상태를 개선한다.

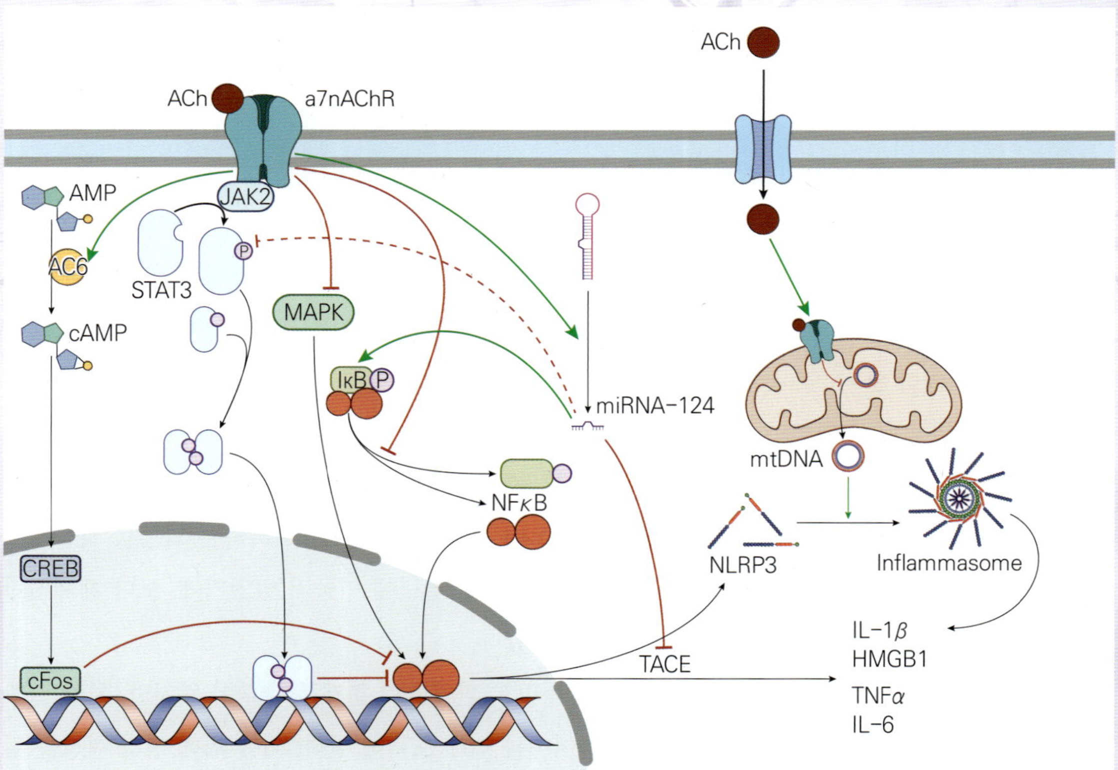

그림 2-45. 니코틴아세틸콜린수용체(a7nAChR)의 세포내 기전

4) 결론

신경면역조율은 만성통증의 근본적인 기전을 해결할 수 있는 혁신적인 접근법으로, 약물 치료나 수술과는 달리 부작용이 없는 치료법이다. 이 방법은 인체의 자연 생리적 현상을 촉진하는 원리를 기반으로 하며, 이를 통해 다양한 만성 질환에 적용할 수 있다는 점에서 큰 장점을 가지고 있다.

예를 들어, 급·만성통증, 우울증, 뇌졸중, 폐혈증, 수술 후 회복, 골관절염, 편두통, 관절통, 외상 후 스트레스 증후군, 약물 중독, 당뇨, 비만 등과 같은 다양한 질환에서 활용될 수 있다.

현재 Feinstein Institute, 하버드, 듀크, 스탠포드와 같은 주요 연구기관에서는 이러한 치료법의 가능성을 적극적으로 탐구하고 있으며, 이는 만성통증 관리와 만성 질환 치료의 새로운 지평을 열고 있다.

본질을 향한 진료 철학

저자의 경험과 통합(융합)의학적 관점에서 본 임상 문제 해결의 여정

만성통증 환자의 치료는 단순히 증상을 관리하는 것을 넘어, 근본적인 원인을 찾아내고 이를 이해하는 통합적 접근이 필요한다. 이러한 관점에서, 환자의 문제를 진단할 때 복잡하게 얽힌 원인과 상호작용을 파악하고, 치료에서도 다양한 요인들이 서로 어떤 영향을 미치는지 이해하는 융합적 접근법이 가장 이상적이라 할 수 있다.

이 과정은 우리 몸이 외부와 내부의 자극에 어떻게 반응하고, 이러한 반응이 어떤 경로로 진행되어 결과적으로 어떤 현상을 나타내는지 이해하는 데서 시작된다. 이를 위해 항상성(homeostasis)과 적응적 항상성(allostasis)의 개념을 바탕으로, 몸이 균형을 유지하고 회복하는 과정을 과학적으로 이해해야 한다. 하지만 기존의 통증 치료는 대개 단편적 접근에 머물러 있었기에, 보다 체계적이고 근본적인 이해와 개선이 필요하다는 점을 절감해 왔다.

필자는 25년간 기존의 표준 치료법을 활용하며 많은 환자들의 문제를 다루어 왔지만, 치료 결과에서 아쉬움을 느낄 때마다 더 근본적인 병리적 이해를 위해 노력해 왔다. 이를 위해 생명 현상을 깊이 탐구하고, 저명한 학자들의 연구자료를 바탕으로 통찰을 얻었다. 흥미롭게도, 이러한 정보들은 기존 교과서나 임상 논문에서는 찾아보기 어려운 것들이었으며, 이는 제 진료 철학에 큰 영향을 미쳤다.

기초과학에서 얻은 통찰과 실천

필자는 류마티스 질환을 전문으로 31년간 임상 경험을 쌓아온 류마티스 전문의로, 과거 미국 예일 대학교에서 2년간 기초면역학을 공부하며 새로운 관점을 배우게 되었다. 당시 지도 교수님은 필자의 의학을 바라보는 방식을 바꿔 놓았다. 그는 언제나 Cell, Nature, Science 같은 기초과학 논문을 읽으며 질병을 이해했고, 그의 방식을 흉내 내며 점차 그 중요성을 깨닫게 되었다. 초기에는 너무 어렵고 난해해 낙심하기도 했지만, 끊임없이 노력한 끝에 기초과학이 환자의 질병을 이해하는 데 얼마나 중요한지 알게 되었다.

그때 배운 습관은 지금까지 이어져, 환자들의 문제를 단편적으로 접근하기보다, 더 깊은 생명과학적 이해를 바탕으로 다각도로 분석하려 노력한다. 이 노력은 단순히 진단과 치료에서 머무는 것이 아니라, 환자들의 삶의 질을 실질적으로 개선하고자 하는 열망에서 비롯되었다.

임상과 개인적 경험에서 깨달은 통합적 관점

대학에서 부교수로 재직하다 개원 후, 더 다양한 환자군과 만나며 기존의 의학 지식으로 이해하기 어려운 복잡한 문제들을 접하게 되었다. 한편, 필자 자신도 당뇨, 지방간, 요통, 목, 어깨 통증 등 여러 건강 문제를 겪으면서 기존 치료법의 한계를 몸소 경험했다. 당시 혈당 조절만이 당뇨 치료의 전부라 생각하며 칼로리 의존 식이요법과 약물 치료에 의존했지만, 3년이 지나면서 몸 상태는 점점 나빠졌고, 체중도 크게 줄어들어 주변으로부터 건강을 염려하는 말을 듣게 되었다.

이러한 상황에서 "생명체란 무엇인가?", "왜 병이 생기는가?"라는 근본적인 질문을 스스로에게 던지기 시작했다. 그 과정에서 쉬레딩거의 "What is Life?"라는 책과 양자물리학, 에너지 의학, 장내 미생물학, 파동 의학 등 다양한 학문에 관심을 가지며 공부를 이어갔다. 특히, 장내 미생물의 역할에 주목하며, 이것이 질병의 발생과 회복에 핵심적인 역할을 한다는 점을 깨닫게 되었다.

장내 미생물과 항상성: 자연 치유의 새로운 길

2009년 당시, 장내 미생물에 대한 연구는 아직 초기 단계였고, 학회에서 이 주제를 논의하면 뜬구름 잡는 이야기로 여겨지곤 했다. 그러나 현재는 장내 미생물이 의학의 주요 연구 분야로 자리 잡았다. 저는 이 분야를 선구적으로 탐구하며, 많은 환자들에게 장내 미생물의 균형이 건강 회복에 얼마나 중요한지 강조해왔다. 이를 통해 특히, 염증성 질환, 자가면역질환, 대사질환, 근골격계 통증 환자들에게 놀라운 치료 효과를 경험했다.

항상성과 적응적 항상성의 개념은 저의 진료 철학에 중요한 축을 이루고 있다. 저는 환자를 생태학적 관점에서 바라보며, 장내 미생물 균형, 대사 이상, 식이요법, 치료 보조제를 적극 활용하고 있다. 또한, 중추신경계와 말초신경계의 조절 메커니즘을 기반으로, 대증요법이 아닌 근본 원인을 개선하는 방식을 적용하고 있다.

자연 치유의 철학: Innate Healing Dynamics

필자가 추구하는 의료 철학은 단순한 증상 치료를 넘어, 우리 몸이 본래 가진 자연 치유 능력을 극대화하는 데 있다. 이를 저는 선천 치유 역학(Innate Healing Dynamics)이라 부른다. 이 개념은 생명 현상의 본질을 이해하고, 질병을 단편적으로 바라보지 않으며, 복잡한 상호작용 속에서 근본적인 문제를 해결하는 데 중점을 둔다.

이 책을 통해 이러한 경험과 통찰을 독자들과 나누고자 한다. 환자를 이해하고 치료하는 방식에 있어, 보다 깊은 생명과학적 기반과 통합적 접근이 필요함을 강조하며, 이를 통해 독자들이 새로운 가능성을 탐구하고, 환자들에게 더 나은 치료를 제공할 수 있기를 기대한다.

복잡한 증상과 질병을 가지고 있는 환자 진료 시 저자가 접근하는 방식

일반적으로 임상에서의 진단과 치료 과정은 Top-down 방식을 따르는 것이 일반적이다. 그러나 저자가 복잡한 환자를 평가하고 치료하는 방식은 Bottom-up 접근법을 기반으로 하고 있다.

임상 진료실에서 복잡하고 다양한 증상과 문제를 가지고 있는 환자를 진료할 때 각각의 문제를 분리해서 생각하는 것보다 시간이 경과함에 따라 서로 상호 역학적인 작용과 영향으로 나타나는 것이라는 것을 염두에 두는 것은 매우 중요하다. 즉 현재의 증상을 단면적인 현상적인 것으로만 보게 되면 오류를 범하게 된다는 것이다. 이런 분들의 증상과 과거력, 그리고 기본적인 검사소견들을 종합해서 왜 그런 결과들이 나타나는지에 대한 원리적인 판단이 필요한다. 그러기 위해서는 우선적으로 다양한 환경적인 요소를 대표할 수 있는 우리 몸의 생태학적 관점으로 보고 우리 인체의 미생물 환경의 변화에 의해 우리 인체의 생리학적 변화가 어떻게 오는지에 대한 사전 지식을 가지고 있어야 한다. 먼저, 장내 미생물의 불균형으로 인해서 초래되는 우리 인체의 각각 장기와 기능에 미치는 영향으로 인체에 나타나는 현상들을 크게 5가지 분야로 나누어서 생각해보면, 다양한 증상을 가진 환자를 이해하는 데 매우 이롭다.

미생물 불균형은 장내 미생물의 불균형 상태로, 여러 가지 면역 반응, 말초 신경계, 대사작용, 호르몬 조절 및 중추신경계에 영향을 미쳐 다양한 병적 상태를 초래할 수 있다. 그래서 저자의 제안으로 dysbiosis를 한국어 한 단어로는 번역이 안되기 때문에 "장이상증후군"으로 명명하면 어떨까 제안하고 싶다. 아래는 각 항목에 대한 자세한 설명과 관련 논문을 포함한 내용이다.

1) 면역반응의 영향에 의한 병적 상태

(1) 병적 상태

자가면역 질환, 알레르기, 염증성 장질환(IBD), 암발생, 면역기능저하에 의한 잦은 감염 등이 나타난다.

(2) 원리

Dysbiosis는 유익균의 감소와 유해균의 증가를 초래하여 면역계의 균형을 깨뜨린다. 이는 염증성 사이토카인의 과도한 생산을 유도하고, 면역세포의 활성화를 증가시킨다. 이로 인한 과도한 염증과 반면에 숙주 방어에 필요한 면역반응은 약화되어 기회 감염이나 면역감시의 결핍으로 암 발생 가능성이 높아진다.

(3) 근거 논문

"The Gut Microbiota in Health and Disease"에서는 dysbiosis가 자가면역 질환 및 염증성 장질환과 관련이 있음을 보여준다.

2) 신경계

신경계, 특히 말초신경계(peripheral nervous system, PNS)와 자율신경계(autonomic nervous system, ANS)에 상당한 영향을 미칠 수 있다. 아래는 이들 신경계에 미치는 영향과 그 기전에 대한 설명이다.

(1) 말초신경계(PNS)에서의 영향

① 신경 손상 및 통증

- Dysbiosis는 염증 반응을 유도하고, 이는 말초신경 손상으로 이어질 수 있다. 예를 들어, 장내 미생물의 불균형은 신경원성 염증을 증가시켜 만성통증을 유발할 수 있다.
- 염증성 사이토카인은 신경세포의 기능을 저하시켜 신경 전달의 효율성을 감소시킨다. 말초 감각신경의 침해수용체를 과민화 시켜 쉽게 통증을 유발하며, 말초 신경의 소음 신호(noisy signal)가 근육에 신호를 보내 근육의 단축현상이 일어나서 유연성이 떨어지고 자세가 나빠진다. 신경과학적으로 말하면 신경의 역행성활동(antidromic activity)성이 발생되어 원위부에 신경원성 염증(neurogenic inflammation)을 유발한다.

② 신경재생

Dysbiosis는 말초신경의 재생 능력에도 영향을 미칠 수 있다. 유익균의 감소는 신경세포의 재생을 촉진하는 성장 인자와 신경전달물질의 생성에 부정적인 영향을 미칠 수 있다.

③ 감각 기능

장내 미생물 불균형은 감각신경의 기능에 영향을 미쳐 통각 및 촉각의 과민성을 변화시킬 수 있다. 이는 신경계 질환이나 만성통증과 연관될 수 있다.

(2) 자율신경계(ANS)에서의 영향

① 교감신경과 부교감신경의 균형

Dysbiosis는 자율신경계의 균형을 깨뜨릴 수 있다. 예를 들어, 스트레스나 염증 반응이 증가하면 교감신경의 활성이 높아져 "투쟁-도피" 반응이 촉진된다.

이러한 교감신경의 과활성화는 심박수 증가, 혈압 상승 등 다양한 생리적 변화를 초래할 수 있다.

② 내장 기관의 기능 조절

자율신경계는 장의 운동성, 소화 및 기타 내장 기관의 기능을 조절한다. Dysbiosis는 자율신경계의 기능에 영향을 미쳐 소화 불량, 변비 또는 설사와 같은 소화기 문제를 유발할 수 있다.

③ 정신적 웰빙

장-뇌 축의 역할을 통해 자율신경계의 변화는 스트레스, 불안 및 우울증과 관련된 증상을 악화시킬 수 있다. 이는 부교감신경의 억제를 초래하여 이완과 회복을 방해한다.

Dysbiosis는 말초신경계와 자율신경계에 여러 가지 영향을 미치며, 이로 인해 신경 손상, 통증, 자율신경계의 불균형 및 소화기 문제와 같은 병리적 상태가 발생할 수 있다. 이러한 관계를 이해하는 것은 신경계 질환의 예방 및 치료에 중요한 통찰을 제공할 수 있다. Dysbiosis가 신경계에 미치는 영향에 대한 연구는 여전히 진행 중이며, 이 분야에서의 발견은 향후 신경계 건강 관리에 중요한 기여를 할 것이다.

(3) 근거 논문

"Gut Microbiota's Effect on Mental Health: The Gut-Brain Axis"에서는 장내 미생물이 정신 건강에 미치는 영향을 설명하고 있다.

3) 대사에 영향을 미쳐 생기는 병적 상태

(1) 병적 상태

비만, 고지혈증, 고혈압, 동맥경화, 지방간, 통풍, 제2형 당뇨병, 대사 증후군 등이 있다.

(2) 원리

Dysbiosis는 독소와 대사산물의 변화를 초래하여 인슐린 저항성을 증가시키고, 에너지 대사 조절에 영향을 미친다. 유익균의 감소는 SCFA(단쇄지방산) 생산 감소와 관련이 있으며, 이는 대사 기능에 부정적인 영향을 미친다. 대사증후군의 가장 핵심적인 소견은 초기에 인슐린 내성으로 고인슐린혈증을 유발하여 지질 합성증가로 인해 고지혈증, 혈관 내피세포의 손상과 혈압상승, 시간이 지나면서 당내성장애와 내장 비만, 당뇨를 유발하게 된다.

(3) 근거 논문

"The Role of the Gut Microbiota in the Development of Obesity"에서는 장내 미생물이 비만 및 대사 질환에 미치는 영향을 다룬다.

4) 호르몬의 분비와 조절에 이상을 초래하는 병적 상태

(1) 병적 상태

내분비 질환(예: 갑상선 기능 이상, 부신피질 기능 저하), 여성호르몬 조절이상으로 생리불순, 자궁내막증, 난소다낭종, 자궁 근종, 및 불임 등의 예를 들 수 있다.

(2) 원리

Dysbiosis는 장내 미생물의 대사산물이 호르몬 분비에 영향을 미쳐 내분비계의 균형을 깨뜨릴 수 있다. 특히 여성호르몬인 에스트로겐은 간에서 glucuronidation과 sulfation으로 대사되어 배출되게 되는데 장내 미생물 이상이 있을 시 β-glucocuronidase와 desulfatase에 의해 에스트로겐이 재사용되어 에스트로겐 초과 상태로 호르몬 균형이 깨어지게 된다. 그 결과 여러 가지 여성질환 즉, 유방암, 자궁내막증, 생리불순, 불임, 자궁근종이 발생하기 쉬운 상태가 된다. 또한 유익한 균이 만들어내는 단쇄지방산(SCFA)이 부족하게 되면 인슐린 및 다른 호르몬의 분비를 조절하지 못하게 된다.

장내 미생물은 단쇄지방산, 신경전달물질, 사이토카인 등의 생리활성 물질을 생성하여 장벽의 투과성과 면역세포 활성화에 영향을 미치며, dysbiosis 상태에서는 이러한 균형이 깨져 장벽 투과성이 증가하고 전신성 염증반응이 유발된다. 이때 증가된 염증성 사이토카인들은 혈액-뇌 장벽을 통과하여 시상하부에 직접적인 영향을 미치거나, 미주신경을 통한 신경전달 경로를 통해 HPA 축을 자극하게 된다. 결과적으로 코티솔 분비가 증가하고 일중리듬이 교란되며, 이는 다시 장내 미생물 균형에 영향을 미치는 악순환을 형성한다. 또한 dysbiosis로 인한 트립토판 대사 이상은 세로토닌 합성에 영향을 미쳐 HPA 축의 조절 장애를 더욱 악화시키며, 특히 스트레스 반응의 과민화와 회복 지연을 초래한다. 이러한 상호작용은 불안, 우울, 만성통증 등 다양한 신경정신계 질환의 발병 기전과도 밀접하게 연관되어 있다.

(3) 근거 논문

"Gut Microbiota: A New Frontier in Hormonal Regulation"에서는 장내 미생물이 호르몬 조절에 미치는 영향을 논의한다.

5) 직접 중추신경계에 영향을 미쳐 생길 수 있는 병적 상태

(1) 병적 상태

불면증, 우울증, 불안장애, 인지 기능 저하, 기억력장애, 브레인 포그, 두통, 어지러움증, 알츠하이머병, 신경퇴행성 질환 등의 예를 들 수 있다.

(2) 원리

장내 미생물 불균형 상태에서는 장벽 투과성이 증가하여 내독소(LPS)와 외독소와 같은 미생물 유래 물질들이 혈액 내로 유입되며, 이는 전신성 염증반응을 유발하고 혈액-뇌 장벽의 투과성을 증가시킨다. 증가된 염증성 사이토카인들(IL-1β, IL-6, TNF-α 등)은 중추신경계의 신경염증을 유발하며, 이는 신경가소성 변화, 신경전달물질 대사 이상, 신경발생 저하를 초래한다. 또한 장내 미생물에 의한 단쇄지방산, 신경전달물질(GABA, 세로토닌 등) 생성의 변화는 신경세포의 기능과 생존에 직접적인 영향을 미치며, 특히 해마, 편도체, 전전두피질과 같은 감정과 인지기능을 담당하는 뇌 영역의 구조적, 기능적 변화를 유발한다. 미주신경을 통한 장-뇌 신경 신호전달의 변화는 중추신경계의 자율신경 조절과 신경면역 반응에 영향을 미치며, 이러한 복합적 작용은 우울, 불안, 인지기능 저하, 신경퇴행성 질환의 발병 위험 증가와 연관된다.

(3) 근거 논문

"The Gut-Brain Axis: The Role of the Gut Microbiota in Neurodegenerative Diseases"에서는 장내 미생물의 변화가 신경퇴행성 질환과 어떻게 연관되어 있는지를 다룬다.

6) 결론

Dysbiosis는 면역 반응, 신경계, 대사, 호르몬 조절 및 중추신경계에 다양한 영향을 미치며, 이는 여러 병적 상태로 이어질 수 있다. 이러한 관계를 이해하는 것은 질병 예방 및 관리에 중요한 통찰을 제공할 수 있다. 각 항목의 설명에 포함된 논문들은 해당 주제를 연구하는 데 기초적인 참고 자료로 활용될 수 있다.

참고문헌(Reference)

1. Paley, E.G., M.I. Johnson, and C.A. Paley, Understanding pain in modern society: insights from attitudes to pain in the Medieval Period. Front Pain Res (Lausanne), 2023. 4: p. 1162569.
2. Moayedi, M. and K.D. Davis, Theories of pain: from specificity to gate control. J Neurophysiol, 2013. 109(1): p. 5-12.
3. Meldrum, M.L., A capsule history of pain management. JAMA, 2003. 290(18): p. 2470-5.
4. Abumadini, M.S., An integrated approach to a psychiatric perspective: a bio-psycho-social model. J Family Community Med, 2008. 15(1): p. 1.
5. Woolf, C.J. and Q. Ma, Nociceptors--noxious stimulus detectors. Neuron, 2007. 55(3): p. 353-64.
6. Gold, M.S. and G.F. Gebhart, Nociceptor sensitization in pain pathogenesis. Nat Med, 2010. 16(11): p. 1248-57.
7. Dubin, A.E. and A. Patapoutian, Nociceptors: the sensors of the pain pathway. J Clin Invest, 2010. 120(11): p. 3760-72.
8. Todd, A.J., Neuronal circuitry for pain processing in the dorsal horn. Nat Rev Neurosci, 2010. 11(12): p. 823-36.
9. Petitjean, H., et al., Dorsal Horn Parvalbumin Neurons Are Gate-Keepers of Touch-Evoked Pain after Nerve Injury. Cell Rep, 2015. 13(6): p. 1246-1257.
10. Boyle, K.A., et al., A quantitative study of neurochemically defined populations of inhibitory interneurons in the superficial dorsal horn of the mouse spinal cord. Neuroscience, 2017. 363: p. 120-133.
11. Duan, B., et al., Identification of spinal circuits transmitting and gating mechanical pain. Cell, 2014. 159(6): p. 1417-1432.
12. Smith, K.M., et al., Functional heterogeneity of calretinin-expressing neurons in the mouse superficial dorsal horn: implications for spinal pain processing. J Physiol, 2015. 593(19): p. 4319-39.
13. Lu, Y., et al., A feed-forward spinal cord glycinergic neural circuit gates mechanical allodynia. J Clin Invest, 2013. 123(9): p. 4050-62.
14. Coull, J.A., et al., Trans-synaptic shift in anion gradient in spinal lamina I neurons as a mechanism of neuropathic pain. Nature, 2003. 424(6951): p. 938-42.
15. Price, T.J., et al., Chloride regulation in the pain pathway. Brain Res Rev, 2009. 60(1): p. 149-70.
16. Tsuda, M., et al., P2X4 receptors induced in spinal microglia gate tactile allodynia after nerve injury. Nature, 2003. 424(6950): p. 778-83.
17. Moore, K.A., et al., Partial peripheral nerve injury promotes a selective loss of GABAergic inhibition in the superficial dorsal horn of the spinal cord. J Neurosci, 2002. 22(15): p. 6724-31.
18. Malmberg, A.B., et al., Preserved acute pain and reduced neuropathic pain in mice lacking PKCgamma. Science, 1997. 278(5336): p. 279-83.
19. Kuner, R. and H. Flor, Structural plasticity and reorganisation in chronic pain. Nat Rev Neurosci, 2016. 18(1): p. 20-30.
20. Alvarez, F.J. and R.E. Fyffe, The continuing case for the Renshaw cell. J Physiol, 2007. 584(Pt 1): p. 31-45.
21. Fetz, E.E., et al., Autogenetic inhibition of motoneurones by impulses in group Ia muscle spindle afferents. J Physiol, 1979. 293: p. 173-95.
22. Jankowska, E., Interneuronal relay in spinal pathways from proprioceptors. Prog Neurobiol, 1992. 38(4): p. 335-78.

23. Mazzocchio, R. and A. Rossi, Involvement of spinal recurrent inhibition in spasticity. Further insight into the regulation of Renshaw cell activity. Brain, 1997. 120 (Pt 6): p. 991-1003.
24. Fields, H.L., M.M. Heinricher, and P. Mason, Neurotransmitters in nociceptive modulatory circuits. Annu Rev Neurosci, 1991. 14: p. 219-45.
25. Millan, M.J., Descending control of pain. Prog Neurobiol, 2002. 66(6): p. 355-474.
26. De Felice, M., et al., Engagement of descending inhibition from the rostral ventromedial medulla protects against chronic neuropathic pain. Pain, 2011. 152(12): p. 2701-2709.
27. Wang, R., et al., Descending facilitation maintains long-term spontaneous neuropathic pain. J Pain, 2013. 14(8): p. 845-53.
28. Craig, A.D., A new view of pain as a homeostatic emotion. Trends Neurosci, 2003. 26(6): p. 303-7.
29. Craig, A.D., How do you feel? Interoception- the sense of the physiological condition of the body. NATURE REVIEWS NEUROSCIENCE, 2002. 3.
30. Vincent, A.M., et al., Receptor for advanced glycation end products activation injures primary sensory neurons via oxidative stress. Endocrinology, 2007. 148(2): p. 548-58.
31. Bierhaus, A., et al., Loss of pain perception in diabetes is dependent on a receptor of the immunoglobulin superfamily. J Clin Invest, 2004. 114(12): p. 1741-51.
32. Tomlinson, D.R. and N.J. Gardiner, Glucose neurotoxicity. Nat Rev Neurosci, 2008. 9(1): p. 36-45.
33. Edwards, J.L., et al., Diabetic neuropathy: mechanisms to management. Pharmacol Ther, 2008. 120(1): p. 1-34.
34. Colsoul, B., B. Nilius, and R. Vennekens, Transient receptor potential (TRP) cation channels in diabetes. Curr Top Med Chem, 2013. 13(3): p. 258-69.
35. Kim, B. and E.L. Feldman, Insulin resistance in the nervous system. Trends Endocrinol Metab, 2012. 23(3): p. 133-41.
36. Hong, S. and J.W. Wiley, Early painful diabetic neuropathy is associated with differential changes in the expression and function of vanilloid receptor 1. J Biol Chem, 2005. 280(1): p. 618-27.
37. Malik, R.A., et al., Small fibre neuropathy: role in the diagnosis of diabetic sensorimotor polyneuropathy. Diabetes Metab Res Rev, 2011. 27(7): p. 678-84.
38. Zenker, J., et al., Altered distribution of juxtaparanodal kv1.2 subunits mediates peripheral nerve hyperexcitability in type 2 diabetes mellitus. J Neurosci, 2012. 32(22): p. 7493-8.
39. Donath, M.Y. and S.E. Shoelson, Type 2 diabetes as an inflammatory disease. Nat Rev Immunol, 2011. 11(2): p. 98-107.
40. Pradhan, A.D., et al., C-reactive protein, interleukin 6, and risk of developing type 2 diabetes mellitus. JAMA, 2001. 286(3): p. 327-34.
41. V Gallai1, P.S., A Floridi1, M Franceschini2, M Codini2, G Glioti, A Trequattrini1, R Palumbo3, Vasoactive Peptide Levels in The Plasma of Young Migraine Patients With and Without Aura Assessed Both Interictally and Ictally. Cephalalgia, 1995.
42. Richardson, J.D. and M.R. Vasko, Cellular mechanisms of neurogenic inflammation. J Pharmacol Exp Ther, 2002. 302(3): p. 839-45.
43. Goldin, A., et al., Advanced glycation end products: sparking the development of diabetic vascular injury. Circulation, 2006. 114(6): p. 597-605.
44. Abate, M., et al., Limited joint mobility in diabetes and ageing: recent advances in pathogenesis and therapy.

Int J Immunopathol Pharmacol, 2010. 23(4): p. 997-1003.

45. Cameron, N.E. and M.A. Cotter, Metabolic and vascular factors in the pathogenesis of diabetic neuropathy. Diabetes, 1997. 46 Suppl 2: p. S31-7.

46. Thrainsdottir, S., et al., Endoneurial capillary abnormalities presage deterioration of glucose tolerance and accompany peripheral neuropathy in man. Diabetes, 2003. 52(10): p. 2615-22.

47. Nees, T.A., et al., The molecular mechanism and physiological role of silent nociceptor 2 activation. bioRxiv, 2022.

48. Prato, V., et al., Functional and Molecular Characterization of Mechanoinsensitive "Silent" Nociceptors. Cell Rep, 2017. 21(11): p. 3102-3115.

49. Watson, C., The gut microbiome and chronic pain. Nature, 2024. 633(8031): p. S34-S36.

50. Roversi, K., et al., Neuro-Immunity and Gut Dysbiosis Drive Parkinson's Disease-Induced Pain. Front Immunol, 2021. 12: p. 759679.

51. Goudman, L., et al., Gut dysbiosis in patients with chronic pain: a systematic review and meta-analysis. Front Immunol, 2024. 15: p. 1342833.

52. Cryan, J.F., et al., The Microbiota-Gut-Brain Axis. Physiol Rev, 2019. 99(4): p. 1877-2013.

53. Dicks, L.M.T., Gut Bacteria and Neurotransmitters. Microorganisms, 2022. 10(9).

54. Ross, F.C., et al., The interplay between diet and the gut microbiome: implications for health and disease. Nat Rev Microbiol, 2024. 22(11): p. 671-686.

55. Wallace, D.J. and D.S. Hallegua, Fibromyalgia: the gastrointestinal link. Curr Pain Headache Rep, 2004. 8(5): p. 364-8.

56. Minerbi, A., et al., Altered microbiome composition in individuals with fibromyalgia. Pain, 2019. 160(11): p. 2589-2602.

57. Xiao, Q.A., et al., The causality between gut microbiome and chronic regional pain: a Mendelian randomization analysis. Front Microbiol, 2024. 15: p. 1329521.

58. Guo, R., et al., Pain regulation by gut microbiota: molecular mechanisms and therapeutic potential. Br J Anaesth, 2019. 123(5): p. 637-654.

59. McGuckin, D.K.a.D., The Role of Autonomic Nervous System in Pain Chronicity. intechopen.

60. Pak, R., et al., The Gut Microbiota and Chronic Pain. Curr Pain Headache Rep, 2024. 28(4): p. 259-269.

61. Seidel, M.F., et al., Neurogenic inflammation as a novel treatment target for chronic pain syndromes. Exp Neurol, 2022. 356: p. 114108.

62. Vitetta, L., et al., The gastrointestinal microbiome and musculoskeletal diseases: a beneficial role for probiotics and prebiotics. Pathogens, 2013. 2(4): p. 606-26.

63. Sorkin, L.S., et al., Origins of antidromic activity in sensory afferent fibers and neurogenic inflammation. Semin Immunopathol, 2018. 40(3): p. 237-247.

64. Sorkin, L., Molecular Mechanism of Cross-organ Reflex Sensitization- Should I Pay Attention to It? Anesthesiology, , 2011.

65. Hall, C.L. and R.S. Munford, Enzymatic deacylation of the lipid A moiety of Salmonella typhimurium lipopolysaccharides by human neutrophils. Proc Natl Acad Sci U S A, 1983. 80(21): p. 6671-5.

66. Munford, R.S., J.P. Weiss, and M. Lu, Biochemical transformation of bacterial lipopolysaccharides by acyloxyacyl hydrolase reduces host injury and promotes recovery. J Biol Chem, 2020. 295(51): p. 17842-17851.

67. Sun, M., et al., Microbiota-derived short-chain fatty acids promote Th1 cell IL-10 production to maintain intestinal homeostasis. Nat Commun, 2018. 9(1): p. 3555.

68. Canfora, E.E., J.W. Jocken, and E.E. Blaak, Short-chain fatty acids in control of body weight and insulin sensitivity. Nat Rev Endocrinol, 2015. 11(10): p. 577-91.

69. Abdelli, L.S., A. Samsam, and S.A. Naser, Propionic Acid Induces Gliosis and Neuro-inflammation through Modulation of PTEN/AKT Pathway in Autism Spectrum Disorder. Sci Rep, 2019. 9(1): p. 8824.

70. Litvak, Y., M.X. Byndloss, and A.J. Baumler, Colonocyte metabolism shapes the gut microbiota. Science, 2018. 362(6418).

71. Maslowski, K.M., et al., Regulation of inflammatory responses by gut microbiota and chemoattractant receptor GPR43. Nature, 2009. 461(7268): p. 1282-6.

72. Canyelles, M., et al., Gut Microbiota-Derived TMAO: A Causal Factor Promoting Atherosclerotic Cardiovascular Disease? Int J Mol Sci, 2023. 24(3).

73. Roncal, C., et al., Trimethylamine-N-Oxide (TMAO) Predicts Cardiovascular Mortality in Peripheral Artery Disease. Sci Rep, 2019. 9(1): p. 15580.

74. Song, X., et al., Microbial bile acid metabolites modulate gut RORgamma(+) regulatory T cell homeostasis. Nature, 2020. 577(7790): p. 410-415.

75. Conte, C., M. Sichetti, and G. Traina, Gut-Brain Axis: Focus on Neurodegeneration and Mast Cells. Applied Sciences, 2020. 10(5).

76. Buret, A.G., et al., Effects of Hydrogen Sulfide on the Microbiome: From Toxicity to Therapy. Antioxid Redox Signal, 2022. 36(4-6): p. 211-219.

77. Blachier, F., M. Beaumont, and E. Kim, Cysteine-derived hydrogen sulfide and gut health: a matter of endogenous or bacterial origin. Curr Opin Clin Nutr Metab Care, 2019. 22(1): p. 68-75.

78. Mayer, E.A., K. Tillisch, and A. Gupta, Gut/brain axis and the microbiota. J Clin Invest, 2015. 125(3): p. 926-38.

79. Andersson, U. and K.J. Tracey, Neural reflexes in inflammation and immunity. J Exp Med, 2012. 209(6): p. 1057-68.

80. Randy Jinkins, J., The anatomic and physiologic basis of local, referred and radiating lumbosacral pain syndromes related to disease of the spine. J Neuroradiol, 2004. 31(3): p. 163-80.

81. Brumovsky, P.R. and G.F. Gebhart, Visceral organ cross-sensitization - an integrated perspective. Auton Neurosci, 2010. 153(1-2): p. 106-15.

82. Zhou, Q., et al., Visceral and somatic hypersensitivity in TNBS-induced colitis in rats. Dig Dis Sci, 2008. 53(2): p. 429-35.

83. Cervero, F., Visceral pain-central sensitisation. Gut, 2000. 47 Suppl 4(Suppl 4): p. iv56-7; discussion iv58.

84. Yang, J.X., et al., Potential Neuroimmune Interaction in Chronic Pain: A Review on Immune Cells in Peripheral and Central Sensitization. Front Pain Res (Lausanne), 2022. 3: p. 946846.

85. Li, C., et al., Common and discrete mechanisms underlying chronic pain and itch: peripheral and central sensitization. Pflugers Arch, 2021. 473(10): p. 1603-1615.

86. Matsuda, M., Y. Huh, and R.R. Ji, Roles of inflammation, neurogenic inflammation, and neuroinflammation in pain. J Anesth, 2019. 33(1): p. 131-139.

87. Intestinal Permeability In Subjects With Rheumatoid Arthritis- A Critical Therapeutic Priority.

88. Peters, M.L., Emotional and Cognitive Influences on Pain Experience. Mod Trends Pharmacopsychiatry, 2015. 30: p. 138-52.

89. Tortorici, V., et al., Cognitive modulation of pain: Interaction between attention, inhibitory control, and pain perception. Revista Chilena de Anestesia, 2024. 53(2): p. 177-183.
90. Kolodziejczyk, A.A.번., 식이와 미생물사이의 상호작용과 이를 활용한 개인맞춤형 영양. Nat Rev Microbiol, 2019.
91. Yu, L.W., G. Agirman, and E.Y. Hsiao, The Gut Microbiome as a Regulator of the Neuroimmune Landscape. Annu Rev Immunol, 2022. 40: p. 143-167.
92. Jarvik, J.G. and R.A. Deyo, Diagnostic evaluation of low back pain with emphasis on imaging. Ann Intern Med, 2002. 137(7): p. 586-97.
93. Deyo, R.A. and J.N. Weinstein, Low back pain. N Engl J Med, 2001. 344(5): p. 363-70.
94. Borenstein, D.G., et al., The value of magnetic resonance imaging of the lumbar spine to predict low-back pain in asymptomatic subjects : a seven-year follow-up study. J Bone Joint Surg Am, 2001. 83(9): p. 1306-11.
95. Kohat, A.K., et al., Clinical significance of magnetic resonance imaging findings in chronic low backache. Indian J Med Res, 2017. 145(6): p. 796-803.
96. Brinjikji, W., et al., Systematic literature review of imaging features of spinal degeneration in asymptomatic populations. AJNR Am J Neuroradiol, 2015. 36(4): p. 811-6.
97. Guermazi, A., et al., Prevalence of abnormalities in knees detected by MRI in adults without knee osteoarthritis: population based observational study (Framingham Osteoarthritis Study). BMJ, 2012. 345: p. e5339.
98. Steenkamp, W., et al., The correlation between clinical and radiological severity of osteoarthritis of the knee. SICOT J, 2022. 8: p. 14.
99. Maureen, C., Jensen, Magnetic Resonance Imaging of the Lumbar Spine in People without Back Pain. NEJM, 1994. 331.
100. Boden, S.D., et al., Abnormal magnetic-resonance scans of the lumbar spine in asymptomatic subjects. A prospective investigation. J Bone Joint Surg Am, 1990. 72(3): p. 403-8.
101. Wang, Z., et al., Causal association between gut microbiota and fibromyalgia: a Mendelian randomization study. Front Microbiol, 2023. 14: p. 1305361.
102. Goebel, A., et al., Altered intestinal permeability in patients with primary fibromyalgia and in patients with complex regional pain syndrome. Rheumatology (Oxford), 2008. 47(8): p. 1223-7.
103. Pimentel, M., et al., A link between irritable bowel syndrome and fibromyalgia may be related to findings on lactulose breath testing. Ann Rheum Dis, 2004. 63(4): p. 450-2.
104. Littlejohn, G. and E. Guymer, Neurogenic inflammation in fibromyalgia. Semin Immunopathol, 2018. 40(3): p. 291-300.
105. Yang, J., et al., The Safety and Efficacy of Low-Dose Naltrexone in Patients with Fibromyalgia: A Systematic Review. J Pain Res, 2023. 16: p. 1017-1023.
106. Garofalo, C., et al., Fibromyalgia and Irritable Bowel Syndrome Interaction: A Possible Role for Gut Microbiota and Gut-Brain Axis. Biomedicines, 2023. 11(6).
107. Slade, G.D., et al., Overlap of Five Chronic Pain Conditions: Temporomandibular Disorders, Headache, Back Pain, Irritable Bowel Syndrome, and Fibromyalgia. J Oral Facial Pain Headache, 2020. 34(Suppl): p. s15-s28.
108. Pacheco-Carroza, E.A., Visceral pain, mechanisms, and implications in musculoskeletal clinical practice. Med Hypotheses, 2021. 153: p. 110624.
109. Birklein, F. and T. Schlereth, Complex regional pain syndrome-significant progress in understanding. Pain, 2015. 156 Suppl 1: p. S94-S103.
110. Marinus, J., et al., Clinical features and pathophysiology of complex regional pain syndrome. Lancet Neurol,

2011. 10(7): p. 637-48.

111. Carabotti, M., et al., The gut-brain axis: interactions between enteric microbiota, central and enteric nervous systems. Ann Gastroenterol, 2015. 28(2): p. 203-209.

112. Tracey, K.J., Reflex control of immunity. Nat Rev Immunol, 2009. 9(6): p. 418-28.

113. Torres-Rosas, R., et al., Dopamine mediates vagal modulation of the immune system by electroacupuncture. Nat Med, 2014. 20(3): p. 291-5.

114. Edvinsson, L., et al., CGRP as the target of new migraine therapies - successful translation from bench to clinic. Nat Rev Neurol, 2018. 14(6): p. 338-350.

115. Latremoliere, A. and C.J. Woolf, Central sensitization: a generator of pain hypersensitivity by central neural plasticity. J Pain, 2009. 10(9): p. 895-926.

116. Yuan, H. and S.D. Silberstein, Vagus Nerve and Vagus Nerve Stimulation, a Comprehensive Review: Part II. Headache, 2016. 56(2): p. 259-66.

117. Yuan, H. and S.D. Silberstein, Vagus Nerve and Vagus Nerve Stimulation, a Comprehensive Review: Part III. Headache, 2016. 56(3): p. 479-90.

118. Yuan, H. and S.D. Silberstein, Vagus Nerve and Vagus Nerve Stimulation, a Comprehensive Review: Part I. Headache, 2016. 56(1): p. 71-8.

119. Linde, K., et al., Acupuncture for the prevention of episodic migraine. Cochrane Database Syst Rev, 2016. 2016(6): p. CD001218.

120. Jones, G., Pain in OA: is cartilage loss a major contributor? Nat Rev Rheumatol, 2020. 16(10): p. 541-542.

121. Karachalios, T., et al., MR imaging findings in early osteoarthritis of the knee. Eur J Radiol, 2004. 50(3): p. 225-30.

122. Finan, P.H., et al., Discordance between pain and radiographic severity in knee osteoarthritis: findings from quantitative sensory testing of central sensitization. Arthritis Rheum, 2013. 65(2): p. 363-72.

123. Ota, S., et al., Relationship between abnormalities detected by magnetic resonance imaging and knee symptoms in early knee osteoarthritis. Sci Rep, 2021. 11(1): p. 15179.

124. Saito, T., Neurogenic inflammation in osteoarthritis of the knee. Modern Rheumatology, 2003. 13(4): p. 301-304.

125. Graven-Nielsen, T. and L. Arendt-Nielsen, Peripheral and central sensitization in musculoskeletal pain disorders: an experimental approach. Curr Rheumatol Rep, 2002. 4(4): p. 313-21.

126. Ackermann, P.W., et al., Neuronal pathways in tendon healing and tendinopathy--update. Front Biosci (Landmark Ed), 2014. 19(8): p. 1251-78.

127. Wasker, S.V.Z., et al., Is neurogenic inflammation involved in tendinopathy? A systematic review. BMJ Open Sport Exerc Med, 2023. 9(1): p. e001494.

128. Ge, H.Y. and L. Arendt-Nielsen, Latent myofascial trigger points. Curr Pain Headache Rep, 2011. 15(5): p. 386-92.

129. Coletti, R.H., The ischemic model of chronic muscle spasm and pain. Eur J Transl Myol, 2022. 32(1).

130. Gerwin, R.D., J. Dommerholt, and J.P. Shah, An expansion of Simons' integrated hypothesis of trigger point formation. Curr Pain Headache Rep, 2004. 8(6): p. 468-75.

131. Money, S., Pathophysiology of Trigger Points in Myofascial Pain Syndrome. J Pain Palliat Care Pharmacother, 2017. 31(2): p. 158-159.

132. Millar, N.L., G.A. Murrell, and I.B. McInnes, Inflammatory mechanisms in tendinopathy - towards translation.

Nat Rev Rheumatol, 2017. 13(2): p. 110-122.

133. Nagraba, L., et al., Dry needling as a method of tendinopathy treatment. Ortop Traumatol Rehabil, 2013. 15(2): p. 109-16.

134. Stoychev, V., A.S. Finestone, and L. Kalichman, Dry Needling as a Treatment Modality for Tendinopathy: a Narrative Review. Curr Rev Musculoskelet Med, 2020. 13(1): p. 133-140.

135. Nuhmani, S., et al., Dry needling in the management of tendinopathy: A systematic review of randomized control trials. J Bodyw Mov Ther, 2023. 33: p. 128-135.

136. Eftekharsadat1, B., et al., Dry needling in patients with chronic heel pain due to plantar fasciitis- A single-blinded randomized clinical trial. 2016.

137. Alshami, A.M., T. Souvlis, and M.W. Coppieters, A review of plantar heel pain of neural origin: differential diagnosis and management. Man Ther, 2008. 13(2): p. 103-11.

138. Lilly Shiny Preethi J 1, R.G., Angeline R2*, Venkatesh N 3 and S.K. , Myofascial Trigger Point Release Therapy in the Management of Plantar Heel Pain. Indian Journal of Public Health Research & Development,, 2020.

139. Buchheit, T., et al., Neuroimmune modulation of pain and regenerative pain medicine. J Clin Invest, 2020. 130(5): p. 2164-2176.

140. Knotkova, H., et al., Neuromodulation for chronic pain. Lancet, 2021. 397(10289): p. 2111-2124.

141. Tan, A.L., et al., High-resolution magnetic resonance imaging for the assessment of hand osteoarthritis. Arthritis Rheum, 2005. 52(8): p. 2355-65.

142. Tan, A.L., et al., A high-resolution magnetic resonance imaging study of distal interphalangeal joint arthropathy in psoriatic arthritis and osteoarthritis: are they the same? Arthritis Rheum, 2006. 54(4): p. 1328-33.

143. Tan, A.L. and D. McGonagle, Hand enthesophytes and knee enthesopathy: is osteoarthritis related to a systemic enthesopathy? J Rheumatol, 2012. 39(7): p. 1481; author reply 1481.

144. Marshall, K.W., B. Chiu, and R.D. Inman, Substance P and arthritis: analysis of plasma and synovial fluid levels. Arthritis Rheum, 1990. 33(1): p. 87-90.

145. Fortier, L.A. and A.J. Nixon, Distributional changes in substance P nociceptive fiber patterns in naturally osteoarthritic articulations. J Rheumatol, 1997. 24(3): p. 524-30.

146. Grassel, S. and D. Muschter, Peripheral Nerve Fibers and Their Neurotransmitters in Osteoarthritis Pathology. Int J Mol Sci, 2017. 18(5).

147. Shirakawa, Y., et al., Therapeutic effect of targeting Substance P on the progression of osteoarthritis. Mod Rheumatol, 2021.

148. Stockl, S., et al., Substance P and Alpha-Calcitonin Gene-Related Peptide Differentially Affect Human Osteoarthritic and Healthy Chondrocytes. Front Immunol, 2021. 12: p. 722884.

149. Crombez, G., et al., The effect of psychological factors on pain outcomes: lessons learned for the next generation of research. Pain Rep, 2023. 8(6): p. e1112.

150. Duenas, M., et al., A review of chronic pain impact on patients, their social environment and the health care system. J Pain Res, 2016. 9: p. 457-67.

151. Sant'Anna, M.B., et al., Environmental factors and their impact on chronic pain development and maintenance. Phys Life Rev, 2024. 48: p. 176-197.

152. Domenico, L.H., et al., Environmental and sociocultural factors are associated with pain-related brain structure among diverse individuals with chronic musculoskeletal pain: intersectional considerations. Sci Rep, 2024. 14(1): p. 7796.

153. Li, W., et al., Peripheral and Central Pathological Mechanisms of Chronic Low Back Pain: A Narrative Review. J Pain Res, 2021. 14: p. 1483-1494.

154. Manchikanti, L. and V. Singh, Failed back surgery: etiology and diagnostic evaluation. Spine J, 2004. 4(4): p. 486-8; author reply 488-9.

155. Schofferman, J., et al., Failed back surgery: etiology and diagnostic evaluation. Spine J, 2003. 3(5): p. 400-3.

156. Elvers, K.T., et al., Antibiotic-induced changes in the human gut microbiota for the most commonly prescribed antibiotics in primary care in the UK: a systematic review. BMJ Open, 2020. 10(9): p. e035677.

157. Penumutchu, S., et al., Fiber supplementation protects from antibiotic-induced gut microbiome dysbiosis by modulating gut redox potential. Nat Commun, 2023. 14(1): p. 5161.

158. Liu, L., et al., Gut microbiota in chronic pain: Novel insights into mechanisms and promising therapeutic strategies. Int Immunopharmacol, 2023. 115: p. 109685.

159. Ramirez, J., et al., Antibiotics as Major Disruptors of Gut Microbiota. Front Cell Infect Microbiol, 2020. 10: p. 572912.

160. Lee, M., et al., A comprehensive review of opioid-induced hyperalgesia. Pain Physician, 2011. 14(2): p. 145-61.

161. Thomas, K.R., et al., Pain and Opioid-Induced Gut Microbial Dysbiosis. Biomedicines, 2022. 10(8).

162. Gong, Z., et al., The interplay between the microbiota and opioid in the treatment of neuropathic pain. Front Microbiol, 2024. 15: p. 1390046.

163. Tonelli Enrico, V., et al., An unexpected connection: A narrative review of the associations between Gut Microbiome and Musculoskeletal Pain. Eur Spine J, 2022. 31(12): p. 3603-3615.

164. Seidel, M., Neurogenic_Inflammation_in_Rheumatolgy. 2017.

165. Althobaiti, Y.S., et al., Pregabalin: Potential for Addiction and a Possible Glutamatergic Mechanism. Sci Rep, 2019. 9(1): p. 15136.

166. Thorlund, K., et al., Comparative efficacy and safety of selective serotonin reuptake inhibitors and serotonin-norepinephrine reuptake inhibitors in older adults: a network meta-analysis. J Am Geriatr Soc, 2015. 63(5): p. 1002-9.

167. Boniface, K., et al., Prostaglandin E2 regulates Th17 cell differentiation and function through cyclic AMP and EP2/EP4 receptor signaling. J Exp Med, 2009. 206(3): p. 535-48.

168. De la Corte-Rodriguez, H., et al., The Role of Physical Exercise in Chronic Musculoskeletal Pain: Best Medicine-A Narrative Review. Healthcare (Basel), 2024. 12(2).

169. Lucas V. Lima , T.S.S.A.a.K.A.S., Does exercise increase or decrease pain? Central mechanisms underlying these two phenomena. j physiol, 2017. 595(13).

170. Petersen-Felix, S. and M. Curatolo, Neuroplasticity--an important factor in acute and chronic pain. Swiss Med Wkly, 2002. 132(21-22): p. 273-8.

171. Petrenko, A.B., et al., The role of N-methyl-D-aspartate (NMDA) receptors in pain: a review. Anesth Analg, 2003. 97(4): p. 1108-1116.

172. Salter, M.W., Cellular neuroplasticity mechanisms mediating pain persistence. J Orofac Pain, 2004. 18(4): p. 318-24.

173. Staud, R. and M.L. Smitherman, Peripheral and central sensitization in fibromyalgia: pathogenetic role. Curr Pain Headache Rep, 2002. 6(4): p. 259-66.

174. Nielsen, L.A. and K.G. Henriksson, Pathophysiological mechanisms in chronic musculoskeletal pain (fibromy-

algia): the role of central and peripheral sensitization and pain disinhibition. Best Pract Res Clin Rheumatol, 2007. 21(3): p. 465–80.

175. Zeidan, F. and D.R. Vago, Mindfulness meditation-based pain relief: a mechanistic account. Ann N Y Acad Sci, 2016. 1373(1): p. 114–27.

176. Brandel, M.G., et al., Mindfulness Meditation in the Treatment of Chronic Pain. Neurosurg Clin N Am, 2022. 33(3): p. 275–279.

177. Lardone, A., et al., Mindfulness Meditation Is Related to Long-Lasting Changes in Hippocampal Functional Topology during Resting State: A Magnetoencephalography Study. Neural Plast, 2018. 2018: p. 5340717.

178. Kober, H., et al., Let it be: mindful acceptance down-regulates pain and negative emotion. Soc Cogn Affect Neurosci, 2019. 14(11): p. 1147–1158.

179. Senba, E. and K. Kami, Exercise therapy for chronic pain: How does exercise change the limbic brain function? Neurobiol Pain, 2023. 14: p. 100143.

180. Yang, J., et al., Evaluation of Cognitive Behavioral Therapy on Improving Pain, Fear Avoidance, and Self-Efficacy in Patients with Chronic Low Back Pain: A Systematic Review and Meta-Analysis. Pain Res Manag, 2022. 2022: p. 4276175.

181. Vance, C.G.T., et al., Using TENS for Pain Control: Update on the State of the Evidence. Medicina (Kaunas), 2022. 58(10).

182. Kim, G.W., et al., Effects of a Newly Developed Therapeutic Deep Heating Device Using High Frequency in Patients with Shoulder Pain and Disability: A Pilot Study. Pain Res Manag, 2019. 2019: p. 8215371.

183. Cotler, H.B., et al., The Use of Low Level Laser Therapy (LLLT) For Musculoskeletal Pain. MOJ Orthop Rheumatol, 2015. 2(5).

184. Hamblin, M.R., et al., Mechanisms of low level light therapy, in Mechanisms for Low-Light Therapy. 2006.

185. Borovikova, L.V., et al., Vagus nerve stimulation attenuates the systemic inflammatory response to endotoxin. Nature, 2000. 405(6785): p. 458–62.

186. Mirakaj, V., et al., Vagus nerve controls resolution and pro-resolving mediators of inflammation. J Exp Med, 2014. 211(6): p. 1037–48.

187. Bonaz, B., V. Sinniger, and S. Pellissier, Anti-inflammatory properties of the vagus nerve: potential therapeutic implications of vagus nerve stimulation. J Physiol, 2016. 594(20): p. 5781–5790.

188. Marsal, S., et al., Non-invasive vagus nerve stimulation for rheumatoid arthritis: a proof-of-concept study. The Lancet Rheumatology, 2021. 3(4): p. e262–e269.

189. van Maanen, M.A., M.J. Vervoordeldonk, and P.P. Tak, The cholinergic anti-inflammatory pathway: towards innovative treatment of rheumatoid arthritis. Nat Rev Rheumatol, 2009. 5(4): p. 229–32.

190. Genovese, M.C., et al., Safety and efficacy of neurostimulation with a miniaturised vagus nerve stimulation device in patients with multidrug-refractory rheumatoid arthritis: a two-stage multicentre, randomised pilot study. The Lancet Rheumatology, 2020. 2(9): p. e527–e538.

191. Aranow, C., et al., Transcutaneous auricular vagus nerve stimulation reduces pain and fatigue in patients with systemic lupus erythematosus: a randomised, double-blind, sham-controlled pilot trial. Ann Rheum Dis, 2021. 80(2): p. 203–208.

192. Ganguly, A., et al., Effect of meditation on autonomic function in healthy individuals: A longitudinal study. J Family Med Prim Care, 2020. 9(8): p. 3944–3948.

193. Ulloa, L., S. Quiroz-Gonzalez, and R. Torres-Rosas, Nerve Stimulation: Immunomodulation and Control of In-

flammation. Trends Mol Med, 2017. 23(12): p. 1103-1120.

194. Bungau, S.G., et al., Targeting Probiotics in Rheumatoid Arthritis. Nutrients, 2021. 13(10).

195. Bagheri, S., S. Zolghadri, and A. Stanek, Beneficial Effects of Anti-Inflammatory Diet in Modulating Gut Microbiota and Controlling Obesity. Nutrients, 2022. 14(19).

196. Tetel, M.J., et al., Steroids, stress and the gut microbiome-brain axis. J Neuroendocrinol, 2018. 30(2).

197. Stocco, D.M., StAR protein and the regulation of steroid hormone biosynthesis. Annu Rev Physiol, 2001. 63: p. 193-213.

198. Tracey, K.J., The inflammatory reflex. Nature, 2002. 420(6917): p. 853-9.

199. Pavlov, V.A., et al., The cholinergic anti-inflammatory pathway: a missing link in neuroimmunomodulation. Mol Med, 2003. 9(5-8): p. 125-34.

200. Qureshi, I.S., et al., Auricular neural stimulation as a new non-invasive treatment for opioid detoxification. Bioelectron Med, 2020. 6: p. 7.

201. Drewes, A.M., et al., Short-term transcutaneous non-invasive vagus nerve stimulation may reduce disease activity and pro-inflammatory cytokines in rheumatoid arthritis: results of a pilot study. Scand J Rheumatol, 2021. 50(1): p. 20-27.

202. Ulloa, L., Bioelectronic neuro-immunology: Neuronal networks for sympathetic-splenic and vagal-adrenal control. Neuron, 2023. 111(1): p. 10-14.

203. Liu, S., et al., A neuroanatomical basis for electroacupuncture to drive the vagal-adrenal axis. Nature, 2021. 598(7882): p. 641-645.

204. de Jonge, W.J., et al., Stimulation of the vagus nerve attenuates macrophage activation by activating the Jak2-STAT3 signaling pathway. Nat Immunol, 2005. 6(8): p. 844-51.

205. Ulloa, L., The vagus nerve and the nicotinic anti-inflammatory pathway. Nat Rev Drug Discov, 2005. 4(8): p. 673-84.

206. Ulloa, L., The cholinergic anti-inflammatory pathway meets microRNA. Cell Res, 2013. 23(11): p. 1249-50.

207. Pavlov, V.A. and K.J. Tracey, Neural regulation of immunity: molecular mechanisms and clinical translation. Nat Neurosci, 2017. 20(2): p. 156-166.

208. Huston, J.M., et al., Splenectomy inactivates the cholinergic antiinflammatory pathway during lethal endotoxemia and polymicrobial sepsis. J Exp Med, 2006. 203(7): p. 1623-8.

209. Wang, H., et al., Cholinergic agonists inhibit HMGB1 release and improve survival in experimental sepsis. Nat Med, 2004. 10(11): p. 1216-21.

210. Yeboah, M.M., et al., Cholinergic agonists attenuate renal ischemia-reperfusion injury in rats. Kidney Int, 2008. 74(1): p. 62-9.

211. Inoue, T., et al., Vagus nerve stimulation mediates protection from kidney ischemia-reperfusion injury through alpha7nAChR+ splenocytes. J Clin Invest, 2016. 126(5): p. 1939-52.

212. Shreiner, A.B., J.Y. Kao, and V.B. Young, The gut microbiome in health and in disease. Curr Opin Gastroenterol, 2015. 31(1): p. 69-75.

213. Clapp, M., et al., Gut microbiota's effect on mental health: The gut-brain axis. Clin Pract, 2017. 7(4): p. 987.

214. Cryan, J.F. and T.G. Dinan, Mind-altering microorganisms: the impact of the gut microbiota on brain and behaviour. Nat Rev Neurosci, 2012. 13(10): p. 701-12.

215. Baothman, O.A., et al., The role of Gut Microbiota in the development of obesity and Diabetes. Lipids Health Dis, 2016. 15: p. 108.

216. Cani, P.D. and M. Van Hul, Gut microbiota in overweight and obesity: crosstalk with adipose tissue. Nat Rev Gastroenterol Hepatol, 2023.

217. Baker, J.M., L. Al-Nakkash, and M.M. Herbst-Kralovetz, Estrogen-gut microbiome axis: Physiological and clinical implications. Maturitas, 2017. 103: p. 45-53.

218. Ning, L. and J. Hong, Gut microbial β-Glucuronidase: A key regulator of endobiotic homeostasis. Cell Host & Microbe, 2024. 32(6): p. 783-785.

219. Spielman, L.J., D.L. Gibson, and A. Klegeris, Unhealthy gut, unhealthy brain: The role of the intestinal microbiota in neurodegenerative diseases. Neurochem Int, 2018. 120: p. 149-163.

220. Obrenovich, M., et al., The Role of the Microbiota-Gut-Brain Axis and Antibiotics in ALS and Neurodegenerative Diseases. Microorganisms, 2020. 8(5).

221. Jain, A., S. Madkan, and P. Patil, The Role of Gut Microbiota in Neurodegenerative Diseases: Current Insights and Therapeutic Implications. Cureus, 2023. 15(10): p. e47861.

222. Fu, Y., et al., The role of the gut microbiota in neurodegenerative diseases targeting metabolism. Front Neurosci, 2024. 18: p. 1432659.

223. Prato V, Taberner FJ, Hockley JRF, Callejo G, Arcourt A, Tazir B, et al. Functional and molecular characterization of mechanoinsensitive "silent" nociceptors. Cell Rep. 2017;21(11):3102-15.

224. Guo R, Chen L-H, Xing C, Liu T. Pain regulation by gut microbiota: molecular mechanisms and therapeutic potential. Br J Anaesth. 2019;123(5):637-54.

225. Sorkin LS, Eddinger KA, Woller SA, Yaksh TL. Origins of antidromic activity in sensory afferent fibers and neurogenic inflammation. Semin Immunopathol. 2018;40(3):237-47

226. Tan AL, Grainger AJ, Tanner SF, Shelley DM, Pease C, Emery P, et al. High-resolution magnetic resonance imaging for the assessment of hand osteoarthritis. Arthritis Rheum. 2005;52(8):2355-65.

227. Roeckel L-A, Le Coz G-M, Gavériaux-Ruff C, Simonin F. Opioid-induced hyperalgesia: Cellular and molecular mechanisms. Neuroscience. 2016;338:160-82.

228. National Center for Health Statistics. Drug Overdose Deaths in the United States, 1999-2016. 2017.

통증의 베일을 벗기다

PAIN UNVEILED:

The Hidden Science of Inflammation and Sensation

염 증 과 감 각 의 숨 겨 진 과 학

제3부

신경면역조절을 통한 만성 질환 치료의 통합의학적 접근

현대 의학은 만성 질환의 증가라는 도전에 직면해 있습니다. 기존의 대증적 치료(symptomatic treatment) 방식을 넘어, 인체의 근본적인 치유 메커니즘을 활용하는 새로운 패러다임이 필요한 시점입니다. 그 중심에 신경면역조절(neuroimmune modulation, NIM)이 있습니다.

신경계와 면역계는 더 이상 독립적인 시스템으로 이해될 수 없습니다. 최신 연구들은 이 두 시스템이 긴밀하게 상호작용하며, 이들의 통합적 조절이 건강 회복과 유지의 핵심임을 보여주고 있습니다. 특히 만성 염증성 질환들에서 신경면역 축(neuroimmune axis)의 조절 장애가 주요 병리기전으로 작용한다는 사실이 밝혀지고 있습니다. 그러나 현재 임상의학에서는 이러한 자연치유(natural healing potential) 기전에 대한 연구가 충분하지 않습니다.

자연치유 기전에 대한 연구 부족 원인

자연치유 기전을 촉진하는 치료 전략에 대한 연구가 부족한 이유는 현대 의료 시스템의 대증요법 중심 접근법, 제약 산업의 경제적 동기 부족, 연구의 복잡성과 장기적인 연구 비용 문제 때문입니다.

① 현대 의학의 대증요법 중심 구조

- 대부분의 현대 임상의학은 급성 증상 완화 및 질병 억제에 초점을 맞추고 있어, 신체의 자연치유 기전을 활용하는 연구가 우선순위에서 밀려나고 있습니다.
- 자연치유 기전을 촉진하는 치료법은 시간이 오래 걸리며, 즉각적인 효과를 보이는 약물 치료에 비해 단기적인 의료 성과를 평가하기 어렵습니다.

② 제약 산업의 경제적 동기 부족

- 자연치유를 촉진하는 치료법(예: 신경면역 조절, 장내 미생물 조절, 식이요법 등)은 특허화가 어렵고, 경제적 수익성이 낮은 경향이 있습니다.
- 기존 약물 치료처럼 고가의 치료법으로 개발하기 어려운 경우가 많아, 연구 지원이 부족한 실정입니다.

③ 연구의 복잡성과 기전 해석의 어려움

- 자연치유 기전은 신체의 복합적인 조절 메커니즘을 포함하고 있어, 단일한 생화학적 기전으로 설명되기 어렵습니다.
- 예를 들어, 장내 미생물-신경계-면역계의 상호작용, 자율신경계 조절을 통한 면역 항상성 유지 등의 개념은 다층적인 연구 접근이 필요하지만, 이를 체계적으로 연구하는 임상시험이 많지 않습니다.

제3부는 이러한 신경면역조절의 이론적 기반부터 실제 임상 적용까지, 통합적이고 체계적인 접근법을 제시하고자 합니다. 특히 주목할 만한 것은, 전통의학의 경험적 지혜와 현대 분자생물학적 연구 결과들이 만나는 지점에서 새로운 치료적 가능성이 열리고 있다는 점입니다. 필자는 세 가지 주요 영역에 초점을 맞추었습니다.

① 신경면역조절의 분자생물학적 기전

- 자연치유를 촉진하는 신경면역 조절 경로를 심층 분석하고, 이를 최신 연구와 연계하여 소개합니다.
- 특히, 콜린성 항염증 경로(cholinergic anti-inflammatory pathway), 간-부신 축(liver-adrenal connection), 장내 미생물 및 담즙산(microbiome & bile acids)의 역할을 집중 조명합니다.

② 다양한 만성 질환에서 신경면역 조절 기전의 적용

- 자가면역질환, 염증성 장질환, 대사질환 등에서 신경면역 조절의 역할을 분석하고, 이를 어떻게 임상에서 활용할 수 있는지 연구합니다.
- 최신 연구들은 자율신경계를 통한 면역 조절이 vagus-adrenal과 sympathetic-spleen axis를 활성화하여 항염증 신호를 조절하는 중요한 기전임을 밝혀내고 있으며, 이를 효과적으로 자극하는 임상적 방법들이 개발되고 있습니다.

③ 임상 적용을 위한 구체적인 치료 프로토콜

- Somatic-brain stem-vagus nerve & sympathetic nerve system을 통한 adrenal-spleen axis 조절이라는 핵심 전략을 중심으로, 이를 실현하는 구체적인 수기(手技) 방법들을 체계적으로 정리합니다.
- INMARS (integrative neuromuscular acu-reflex point system)과 체성-뇌간-미주신경 및 교감신경계를 통한 접근법을 소개하며, 부신과 비장 축의 조절을 통해 항염증 신호를 활성화하는 방법을 제시합니다.

미래 의학에서 자연치유 기전의 중요성

미래의학은 인체를 하나의 통합된 조절 시스템으로 이해하는 방향으로 나아가고 있습니다. 특히 신경계와 면역계의 상호작용을 활용하여 질병을 치료하는 신경면역조절 개념은 만성 질환 치료의 새로운 패러다임을 제시하고 있습니다.

그러나 현재까지도 자연치유 기전을 촉진하는 연구는 충분히 이루어지지 않고 있으며, 이를 해결하기 위해서는 다음과 같은 변화가 필요합니다.

- 정밀의학(precision medicine)과 신경면역 조절 기전의 결합
- 디지털 헬스 및 웨어러블 기기를 활용한 자연치유 기전 연구
- 대체의학과 현대 생명과학의 융합
- 장기적인 자연치유 연구에 대한 투자 및 정책적 지원 확대

본서는 이러한 신경면역조절 기전을 기반으로 하여 "자연치유 촉진을 위한 실용적인 치료 가이드"를 제공하고자 합니다. 이를 통해 단순한 증상 완화를 넘어, 인체의 자연적 치유력을 극대화하는 방향으로 의학의 패러다임을 전환하는 데 기여할 것입니다. 이는 진정한 의미의 통합(융합)의학(integrative medicine)을 실현하는 중요한 한 걸음이 될 것입니다.

이 교과서가 임상 현장에서 실제적인 도움이 되기를 바라며, 더 나아가 의학의 미래를 향한 새로운 통찰을 제공하는 자료가 되기를 기대합니다.

다시 정리하면

자연치유 기전을 촉진하는 치료 전략에 대한 연구가 부족한 이유는 현대 의료 시스템의 대증요법 중심 접근법, 제약 산업의 경제적 동기 부족, 연구의 복잡성 및 장기적인 연구 비용 문제 때문입니다. 그러나 정밀의학, 디지털 헬스, 신경면역 조절 기술이 발전함에 따라 자연치유 기전을 활용한 치료법이 점차 주목받고 있으며, 앞으로 연구가 활성화될 가능성이 높습니다.

향후 자연치유 기전을 기반으로 한 신경면역 치료, 미주신경 자극, 마이크로바이옴 조절 치료 등이 임상적으로 적용될 가능성이 있으며, 이를 위한 연구가 보다 체계적으로 이루어질 필요가 있습니다.

본서는 신경면역조절의 이론적 기초를 바탕으로, 이를 실질적으로 적용할 수 있는 INMAS와 전기침을 이용한 치료법을 중점적으로 다루며, 이를 통해 somatic-brain stem (vagus nerve and sympathetic nerve system)을 통한 adrenal and spleen axis 조절이라는 치료 목표를 달성하는 방법을 제시합니다.

이를 통해 신경학, 면역학, 통합의학의 융합적 접근을 확립하고, 임상가들이 보다 정밀하고 효과적인 치료를 시행할 수 있도록 돕는 것이 본서의 목표입니다. 앞으로 다가올 미래 의학은 신경계, 면역계, 내분비계, 우리 인체 내부의 생태계(마이크로바이옴)를 하나의 통합된 시스템으로 이해하고 이를 조율하는 방향으로 나아갈 것이며, 이 책이 그러한 변화의 중심에서 새로운 치료 패러다임을 제시하는 데 기여하기를 바랍니다.

Part I

이론적 배경

Chapter

PAIN UNVEILED:

The Hidden Science of Inflammation and Sensation

Chapter 1

신경면역 상호작용의 생리적 역할

신경계와 면역계는 다양한 생리적 스트레스와 환경 변화에 대응하여 항상성을 유지하는 필수적인 역할을 한다. 신경면역 상호작용은 다음과 같은 방식으로 이루어진다.

1. 국소적 상호작용

중추신경계(CNS)는 단순한 '비면역 기관'이 아니라, 자체적으로 다양한 면역 조절인자(사이토카인 등)를 생산하며, 반대로 면역세포는 신경활성 물질(뉴로트랜스미터 등)을 분비한다. 신경내분비 매개체를 통해 면역반응을 정밀하게 조절한다.

2. 장거리 신호 전달

면역세포가 생성하는 사이토카인은 혈뇌장벽(BBB)을 통과하거나 미주신경(afferent vagus nerve)을 통해 뇌에 신호를 전달한다. 반대로 중추신경계는 HPA 축(시상하부-뇌하수체-부신 축)과 자율신경계(autonomic nervous system, ANS)를 통해 면역계를 조절한다.

3. 신경발달 및 가소성 조절

면역세포는 시냅스 가소성(synaptic plasticity)과 신경 생존에 중요한 역할을 하며, 신경 발달과 성인기에도 뉴런의 성장 및 회복을 조절한다.

4. 질병 조절 기전

신경면역 경로가 교란되면 우울증, 조현병과 같은 정신질환뿐만 아니라 자가면역질환 및 만성 염증성 질환을 유발할 수 있다.

Chapter 2

스트레스가 신경면역 상호작용에 미치는 영향

스트레스는 유기체가 외부 변화에 적응하고 항상성을 유지하도록 돕는 필수적인 반응이지만, 과도한 스트레스는 신경면역 축(neuroimmune axis)에 부정적인 영향을 미칠 수 있다. 스트레스의 영향을 이해하려면 신경면역 상호작용(neuroimmune interaction)이 어떻게 조절되고 변화하는지를 살펴볼 필요가 있다.

1. 스트레스의 주요 전달 경로

스트레스 반응은 신경계와 면역계를 연결하는 다양한 매개체를 통해 전달된다.

1) 시상하부-뇌하수체-부신(HPA) 축

스트레스가 시상하부의 부신피질자극호르몬 방출호르몬(CRH)을 활성화하면, 이는 뇌하수체에서 부신피질자극호르몬(ACTH) 방출을 유도하며, 결국 부신에서 당질스테로이드(코르티솔)가 분비된다. 코르티솔은 면역억제 효과를 갖고 있으며, 장기적으로 면역 반응을 약화시킨다.

(1) 자율신경계(ANS) 조절

스트레스는 교감신경(sympathetic nervous system, SNS)과 부교감신경(parasympathetic nervous system, PNS)의 균형을 깨뜨릴 수 있다. 교감신경 활성화는 노르에피네프린(norepinephrine, NE)과 아드레날린을 방출하여 면역 반응을 조절하지만, 장기적으로 면역 기능을 억제할 수 있다.

(2) 신경펩타이드 및 호르몬 조절

스트레스는 옥시토신, 프로락틴, 아르기닌 바소프레신(AVP) 등의 신경호르몬 방출을 유도하며, 이는 면역 세포 활성에 영향을 미칠 수 있다.

2) 스트레스가 신경면역 항상성을 해치는 주요 기전

(1) 급성 스트레스(acute stress)

단기적인 스트레스는 면역세포의 활성 증가와 염증 반응 촉진을 유도할 수 있다. 이는 빠른 회복을 돕지만, 과도할 경우 면역 과민반응을 유발할 수 있다.

(2) 만성 스트레스(chronic stress)

지속적인 스트레스는 면역 억제 효과를 유발하며, 이는 자가면역질환, 감염 질환 및 암의 발병 위험을 높일 수 있다.

(3) 소화기 및 장내 미생물 변화

만성 스트레스는 장내 투과성을 증가시키고 미생물 생태계를 변화시켜 염증 반응을 유발할 수 있다. 이는 염증성 장질환(inflammatory bowel disease, IBD) 및 장누수 증후군과 관련이 있다.

(4) 신경계 염증 유발

스트레스에 의해 유도된 염증성 사이토카인(IL-1β, IL-6, TNF-α 등)은 뇌 혈관장벽(BBB)을 통과하여 신경염증을 유도하고 우울증 및 신경퇴행성 질환(알츠하이머병, 파킨슨병 등)을 악화시킬 수 있다.

특히, 면역세포는 신경전달물질(neurotransmitters) 수용체를 가지고 있으며, 이는 SNS 및 PNS의 신호를 감지하여 면역 반응을 조절하는 데 중요한 역할을 한다.

Chapter 3

중추신경계에 의한 장기 기능 조절 및 항상성 유지 기전

1. 서론: 중추신경계와 장기 기능 조절의 개념

중추신경계(CNS)는 신체의 모든 생리적 기능을 통합적으로 조절하며, 이를 통해 다양한 환경 변화에 적응하고 항상성을 유지한다. 신경계는 말초 감각 정보를 받아 이를 처리한 후, 최종 명령 뉴런(command neuron)을 통해 특정 말초 장기를 조절하는 방식으로 작동한다. 이를 통해 심혈관계, 소화기계, 면역계, 호흡기계, 내분비계 등 다양한 시스템을 조율하며, 질병 상태에서는 항상성을 회복하도록 신호를 보낸다.

특히 HPA 축(시상하부-뇌하수체-부신 축), 교감신경계, 부교감신경계는 CNS가 장기 기능을 조절하는 세 가지 주요 경로이다. 본 장에서는 CNS가 감각 정보를 어떻게 받아들이고, 이를 처리한 후 신체 각 기관에 대한 조절 명령을 내리는지에 대한 구체적인 기전을 다룬다.

2. 감각 네트워크와 중추신경계의 정보 처리 과정

CNS는 다양한 감각 정보를 수집하여 이를 통합적으로 처리한 후, 적절한 반응을 결정한다. 이 과정에서 특정한 신경핵(nuclei)들이 중요한 역할을 수행한다.

1) 감각 입력과 중추 신경 처리

CNS는 말초 감각 신경(afferent sensory neurons)을 통해 다음과 같은 주요 신호를 받는다.

(1) 혈압 조절 신호(baroreceptor reflex)

대동맥궁과 경동맥동(baroreceptor)에서 수집된 혈압 정보를 CNS로 전달한다.

(2) 통증 및 감각 정보(nociceptive & sensory information)

신경계는 체성감각(somatic sensation)과 내장감각(visceral sensation)을 통합하여 항상성을 조절한다.

(3) 화학적 신호(chemical messengers)

혈중 호르몬, 전해질 농도, 염증 매개물질(사이토카인) 등이 CNS로 전달된다.

2) 중추 신경계에서 감각 정보를 처리하는 핵심 영역

감각 정보가 들어오면, CNS의 특정 부위에서 이를 해석하고 적절한 반응을 결정한다. 주요 처리 영역

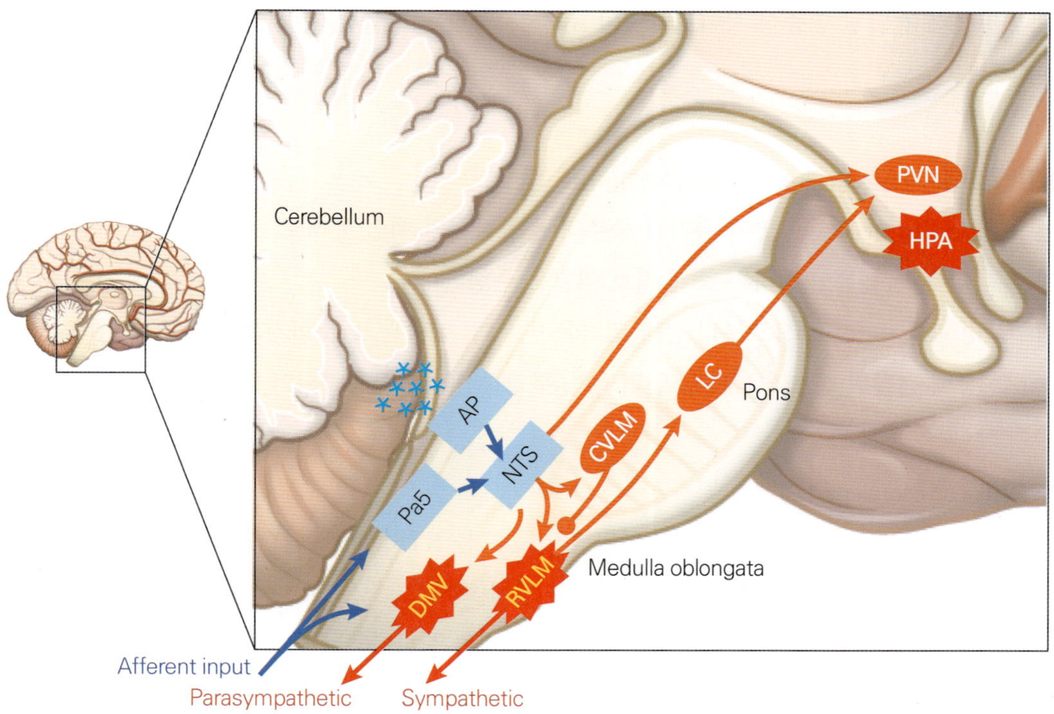

그림 2-43. 감각 네트워크 및 중추 신경 처리

신경 자극은 연수(medulla oblongata)의 삼차신경부핵(paratrigeminal nucleus, Pa5)을 통해 고립핵(nucleus tractus solitarius, NTS)을 활성화시킨다. NTS는 또한 혈액-뇌 장벽이 없는 최후야(area postrema, AP)를 통해 내분비 신호(*)도 통합한다. NTS에서 시상하부방실핵(paraventricular nucleus, PVN)과 미주신경배측운동핵(vagal dorsal motor nucleus, DMN)으로의 직접적인 신경지배는 각각 시상하부-뇌하수체-부신(HPA) 축과 부교감신경계의 특이적 활성화를 가능하게 한다. 하지만, 심장에 대한 부교감신경 지배는 주로 모호핵(nucleus ambiguus)에서 시작된다. 간접적인 신경지배를 통해 NTS는 HPA 축과 교감신경계 모두를 조율할 수 있다. 또한 연수의 복외측부(RVLM)는 시상하부방실핵(PVN)의 주요 노르에피네프린 신경지배 공급원인 청반(locus coeruleus, LC)으로 신경을 보낸다. NTS는 미부복외측연수(caudal ventrolateral medulla, CVLM)를 신경지배하며, 이는 차례로 RVLM을 조절할 수 있다. 이러한 복잡한 신경회로는 자율신경계의 조절과 스트레스 반응의 통합에 핵심적인 역할을 한다.

은 다음과 같다(그림 3-1).

(1) 삼차신경 주위핵(paratrigeminal nucleus, Pa5)

- 통증 및 심혈관 반사를 조절하는 핵심 중계핵이다.
- 하지의 ST36(족삼리) 경혈을 자극하면, 좌골신경(sciatic nerve)이 활성화되어 Pa5 영역을 통해 고립로핵(nucleus tractus solitarius, NTS)으로 신호가 전달된다.

(2) 구역후핵(area postrema, AP)

- 혈중 독소 감지 및 구토 반사를 조절하는 뇌간(brainstem) 영역이다.
- 혈류를 통해 전달된 염증성 사이토카인이 AP를 자극하면 자율신경 반사(autoimmune reflex)가 유도된다.

(3) 고립로핵(nucleus tractus solitarius, NTS)

- 연수(medulla oblongata)에 위치한 중추 자율신경계의 핵심 센터로, 감각 정보를 수용하고 자율신경 및 내분비 반응을 조절하는 중계 허브 역할을 수행한다.
- 미주신경(vagus nerve)으로부터 감각 입력을 받으며, 심혈관 및 소화기 반응을 조절한다.
- Pa5를 통해 전달된 신호가 NTS로 입력되면, 부교감신경이 활성화되어 항염증 효과를 유발한다.

(4) 청반(locus coeruleus, LC)

- Pa5를 통해 전달된 신호가 NTS로 입력되면 이 신호를 NTS로부터 신호를 받는다.
- 중추신경계에서 가장 중요한 노르에피네프린 생성 핵으로, 스트레스 반응, 각성, 주의력, 감정, 통증 조절, 면역 조절 등 다양한 생리 기능의 중심 허브 역할을 한다.
- 스트레스 반응 조절, 각성 및 자율신경계 조절에 관여한다.

(5) 로스트랄 복측 수질(rostral ventrolateral medulla, RVLM)

- NTS로부터 받은 신호를 받는다.
- 혈압과 교감신경 활성 조절의 핵심 중추이다.
- 뇌간 내 위치한 이 작은 영역은 심혈관계 항상성 유지에 절대적으로 중요하며, 교감신경 outflow의 토닉 활성 유지와 급성 스트레스 반응 조정 그리고 부신 기능조절을 담당한다.

3. 중추신경계의 최종 명령 뉴런과 말초 장기 조절 기전

CNS에서 처리된 신호는 최종 명령 뉴런을 통해 말초 장기에 전달된다. 이 과정에서 HPA 축, 교감신경계, 부교감신경계가 협력하여 신체의 항상성을 유지한다.

1) 시상하부-뇌하수체-부신 축(그림 3-2)

- PA5를 통해 들어온 신호가 NTS로 전달, 다시 이 신호를 받은 시상하부(paraventricular nucleus, PVN)는 부신피질자극호르몬 방출호르몬(CRH)을 분비하여 뇌하수체를 자극한다.
- 뇌하수체에서 ACTH(부신피질자극호르몬)를 방출하여 부신을 자극한다.
- 부신에서 코르티솔(cortisol)이 분비되어 면역 반응을 억제하고 스트레스 대응을 조절한다.

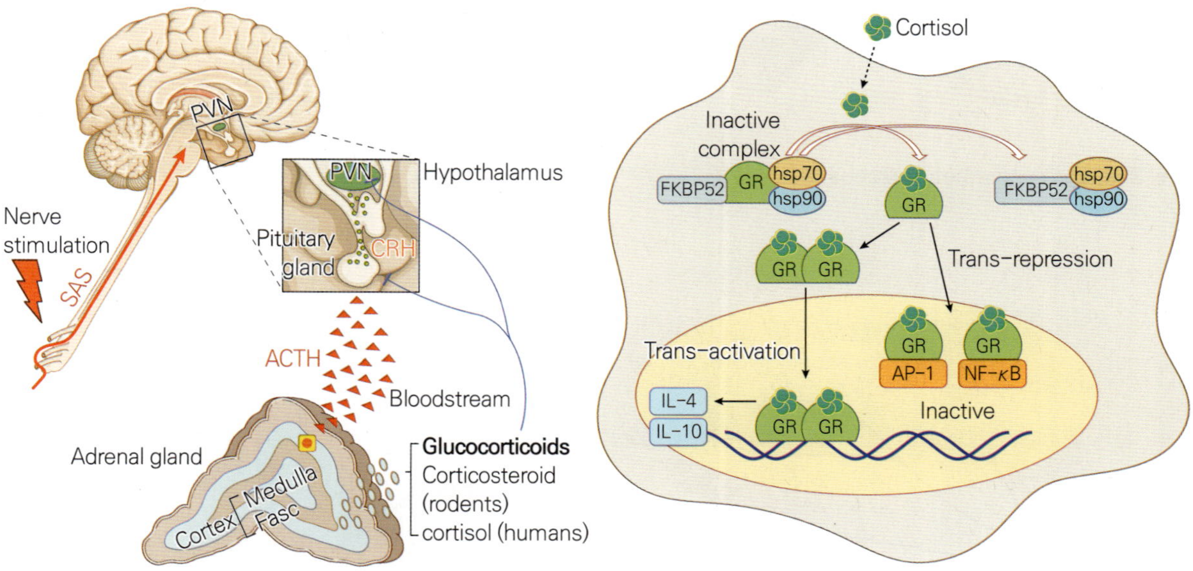

그림 3-2. Hypothalamic-pituitary-adrenal (HPA) axis

2) 교감신경계(그림 3-3)

- Pre-ganglionic 신경은 아세틸콜린(ACh)을 방출하고, post-ganglionic 신경은 노르에피네프린(NE)과 에피네프린을 분비한다.
- 심장, 혈관, 폐, 소화기관, 간 등의 기능을 조절하며, 교감신경이 활성화되면 심박수 증가, 혈관 수축, 혈압 상승, 포도당 방출 증가가 발생한다.
- 부신 수질(adrenal medulla)에서 카테콜아민(catecholamines: 에피네프린, 노르에피네프린, 도파

민)이 분비되어 전신적인 신경조절 효과를 유발한다.

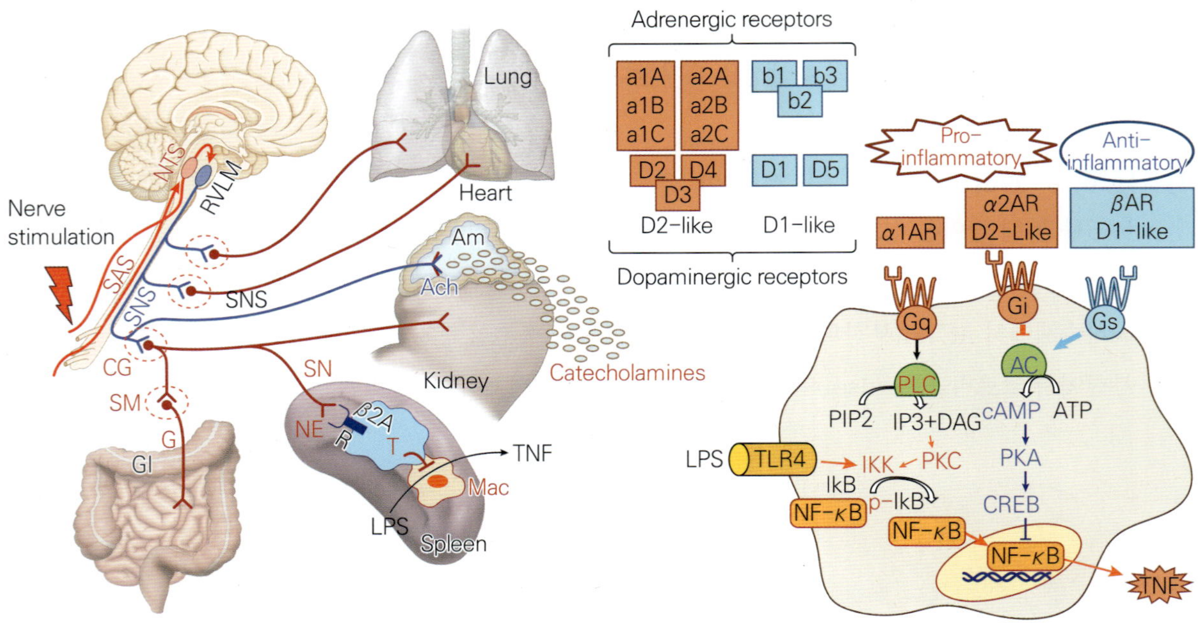

그림 3-3. The sympathetic nervous system

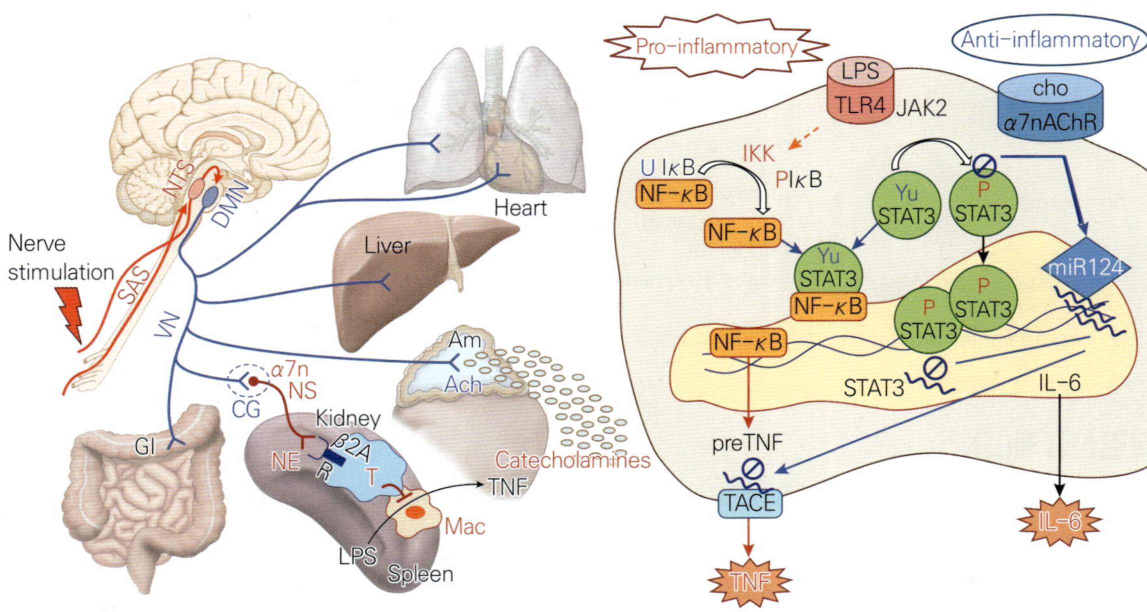

그림 3-4. The parasympathetic nervous system

3) 부교감신경계(그림 3-4)

- NTS로 들어온 신호가 미주신경의 DMV를 활성화하면 항염증 신호를 증가시켜 면역 반응을 조절한다.
- 부교감신경은 국소적이고 일시적인(transient and local) 작용을 하며, 주로 장, 폐, 심장 등의 기능을 안정화한다.
- 소화기계에서 위장 운동을 증가시키고, 심박수를 낮추며, 면역 조절 기능을 수행한다.

4. 말초신경 자극과 신경면역 조절

신경면역 조절(neuroimmune modulation)은 말초신경을 자극하여 자율신경계 및 면역계를 조절하는 기법이다. 여러 가지 신경 자극 기술이 사용되며, 각각의 방법은 신체의 항상성을 회복하는 데 기여한다.

1) 침술(Acupuncture) 및 전기침(Electroacupuncture)

말초신경을 자극하여 CNS의 감각 처리 시스템을 활성화하고 자율신경계를 조절한다.

2) 압력 요법(Acupressure), 마사지(Tui na), 온열 치료(Moxibustion, fire cupping)

피부 및 결합 조직을 통한 신경 조절 효과를 유발한다.

3) 신경 차단 및 자극 주사(Bio-puncture, prolotherapy, trigger point block)

국소 신경 자극 및 항염증 반응 촉진한다.

이러한 방법들은 HPA 축, 교감신경계, 부교감신경계를 조절하여 질병 상태에서 항상성을 회복하는 핵심 기전으로 작용한다.

5. 결론: CNS를 통한 장기 기능 조절의 의의

중추신경계는 감각 정보를 통합적으로 처리하고, 최종 명령 뉴런을 통해 말초 장기의 기능을 조절함으로써 신체의 항상성을 유지한다. 신경 자극(neuronal stimulation) 기법은 이러한 CNS의 조절 기능을 강화하여 질병 상태에서 생리적 항상성을 회복하는 중요한 치료 전략으로 자리 잡고 있다. 향후 연구는 이러한 신경 자극 기술을 임상적으로 더욱 정밀하게 적용할 수 있는 방향으로 진행될 것으로 기대된다.

Chapter 4

교감신경과 부교감신경을 통한 면역 조절 메커니즘

1. 교감신경계와 면역 조절

교감신경계는 신경전달물질인 노르에피네프린을 분비하여 면역세포의 활동을 조절한다. 특히, β2-아드레날린 수용체(β2-adrenergic receptor)가 면역세포에 발현되어 있으며, 이를 통해 염증 반응을 억제하는 신호가 전달된다.

2. 부교감신경계와 면역 조절

부교감신경계의 대표적인 신경전달물질인 아세틸콜린(acetylcholine)은 콜린성 항염증 경로(cholinergic anti-inflammatory pathway)를 활성화하여 면역 반응을 조절한다. 특히, 미주신경이 사이토카인(cytokine) 신호를 감지하여 항염증 반응을 촉진하는 것이 밝혀졌다.

또한, 대장의 미생물 대사물질과 미주신경의 기능은 면역 조절에 중요한 역할을 한다. 장내 미생물(microbiota)은 단쇄 지방산(short-chain fatty acids, SCFAs)과 같은 대사산물을 생성하여 조절 T세포(Treg)의 분화를 유도하고, 이는 염증 반응을 억제하는데 기여한다. 특히, 미주신경이 이 과정에 관여하여 대장의 신경-면역 조절 기전을 강화하는 것이 밝혀졌다.

Chapter 5

신경계-면역계-내분비계의 삼중 조절 시스템

신경계, 면역계, 내분비계는 삼중 조절 시스템을 형성하며, 스트레스 반응, 감염, 염증 및 자가면역질환에 대한 조절 기전을 포함한다. 이러한 조절 과정은 다음과 같은 주요 경로를 통해 이루어진다.

1. 신경전달물질과 면역 조절

교감신경과 부교감신경을 통해 면역세포의 활동이 조절된다.

1) 교감신경과 면역 조절

교감신경은 노르에피네프린(norepinephrine, NE)과 에피네프린(epinephrine, EPI)을 분비하여 면역세포의 활동을 조절한다. 교감신경 활성화는 다음과 같은 방식으로 면역 반응에 영향을 미친다.

(1) 염증 억제

NE는 주로 β2-아드레날린 수용체(β2-adrenergic receptor)를 통해 사이토카인(IL-6, TNF-α) 분비를 억제하여 면역 반응을 조절한다.

(2) T세포 조절

NE는 T세포의 활성화 및 분화를 조절하며, 자가면역질환을 억제하는 역할을 한다.

(3) 감염 방어

SNS 활성화는 림프구의 이동을 조절하고, 감염 시 신속한 면역 반응을 유도한다.

2) 부교감신경과 면역 조절

부교감신경은 주로 미주신경을 통해 면역계를 조절하며, 아세틸콜린(acetylcholine, ACh)이 주요 신경 전달물질로 작용한다.

(1) 콜린성 항염증 경로

미주신경이 활성화되면 ACh가 분비되며, 대식세포(macrophages)의 α7 니코틴성 아세틸콜린 수용체(α7nAChR)를 통해 염증성 사이토카인(TNF-α, IL-1β, IL-6)의 분비를 억제한다.

(2) 항바이러스 반응

미주신경 활성화는 인터페론(interferon) 반응을 증가시켜 바이러스 감염을 억제한다.

(3) 장 면역 조절

미주신경은 장내 면역세포와 상호작용하여 염증성 장질환(inflammatory bowel disease, IBD)과 같은 질환을 조절하는 역할을 한다

3) 신경전달물질과 종양 미세환경(Tumor microenvironment, TME)

최근 연구에 따르면, 교감신경과 부교감신경은 종양의 성장과 전이에 영향을 미칠 수 있다.

- 교감신경 활성화는 특정 암(전립선암, 유방암)에서 암세포 증식을 촉진할 수 있으며,
- 미주신경 활성화는 일부 암(췌장암, 유방암)에서 항암 효과를 나타낼 수 있음이 보고되었다.

2. 호르몬과 면역 반응

부신(adrenal gland)에서 분비되는 코르티솔은 면역 억제 작용을 하며, 만성 스트레스에 의해 과도하게 활성화될 경우 면역 기능이 저하된다.

1) 코르티솔의 면역 억제 작용

연구에 따르면, 만성 스트레스에 의해 코르티솔이 과도하게 분비되면 면역억제 유전자인 SOCS-1(suppressors of cytokine signaling-1) 및 SOCS-2가 활성화되며, 이는 JAK/STAT 신호 경로를 억제하여 면역 반응 및 성장 호르몬 신호전달을 저해한다.

2) 코르티솔과 스트레스 지속 시간에 따른 면역 조절

연구에 따르면, 코르티솔의 면역 억제 효과는 스트레스의 지속 시간과 강도에 따라 달라진다. 단기적인 급성 스트레스에서는 면역세포 증식이 증가할 수도 있지만, 만성 스트레스에서는 IL-6 (interleukin-6), IL-1β (interleukin-1β) 등의 염증성 사이토카인 발현이 감소하면서 면역 기능이 저하된다.

3) HPA 축과 면역 조절

연구 결과, 만성 스트레스 상황에서는 시상하부-뇌하수체-부신 축(hypothalamic-pituitary-adrenal axis, HPA 축)의 조절 이상(dysregulation)이 발생하며, 코르티솔이 과도하게 분비될 경우 염증 반응을 조절하는 유전자의 후성유전학적(epigenetic) 변화가 일어난다. 이는 면역 조절을 담당하는 TNF (tumor necrosis factor) 및 IL-6의 DNA 메틸화 패턴을 변화시켜 면역 반응을 조절하는 중요한 기전을 제공한다.

4) 코르티솔의 면역억제 및 신경퇴행성 질환

만성 스트레스는 코르티솔의 분비를 지속적으로 증가시키며, 이는 알츠하이머병(Alzheimer's disease), 파킨슨병(Parkinson's disease) 등 신경퇴행성 질환과도 연관이 있다. 연구에 따르면, 코르티솔은 신경염증을 유도하고 HPA 축의 기능 이상을 초래하여 신경 퇴행 과정에 기여할 수 있다.

5) 코르티솔과 면역억제의 임상적 영향

연구에서는 만성 스트레스 환자에서 HPA 축의 과활성화로 인해 림프구 감소(lymphocyte reduction) 및 T세포 기능 저하(T-cell dysfunction)가 관찰되었으며, 이는 감염 및 자가면역질환의 발병 위험을 높일 수 있음이 보고되었다.

3. 이차 담즙산의 역할

대장에서 형성되는 이차 담즙산은 면역조절세포(Treg)의 활성화를 유도하여 염증을 억제하는 역할을 한다. 이는 장내 미생물의 대사산물과 협력하여 면역 항상성을 유지하는 중요한 기전이다.

① TGR5가 담즙산-면역 조절 경로에서 핵심적인 역할을 한다는 것을 밝혔으며, 이는 자가면역 질환 및 만성염증 치료 전략의 새로운 표적이 될 수 있음을 시사한다.

② 이차 담즙산(secondary bile acid)이 장내 미생물과 상호작용하며 면역 항상성을 유지하는 기전을 설명했으며, 이를 활용한 장 건강 및 면역 조절 전략의 가능성을 제시하였다.

Chapter 6

Brain stem (vagus & sympathetic neuron)-adrenal and spleen axis의 역할과 항염증 신호 활성화 기전

부신-비장 축(adrenal-spleen axis)은 스트레스 반응과 면역 조절에 중요한 역할을 한다. 부신에서 분비되는 글루코코르티코이드(glucocorticoid)는 비장(spleen)의 면역세포에 작용하여 항염증 반응을 유도한다.

임상적으로, 대장 절제 환자나 비장 절제 환자는 염증 질환이 있을 때 항염증 약물에 대한 반응이 현저히 저하되는 경향이 있다. 이는 장내 미생물과 비장이 면역 조절을 담당하는 중요한 기관으로 작용하기 때문이다. 대장이 제거된 경우, 장내 미생물에 의해 생성되는 면역조절물질이 부족해지며, 비장이 없는 경우 교감신경 및 부신 조절을 통한 항염증 반응이 감소하기 때문이다.

1. 교감신경 및 부교감신경이 부신에 작용하여 항염증 반응을 조절하는 기전

1) 개요: 자율신경계와 부신 조절

부신은 자율신경계의 신호에 의해 내분비 기능이 조절되며, 항염증 작용을 수행하는 중요한 기관이다.

(1) 교감신경

부신 수질에 작용하여 에피네프린과 노르에피네프린을 분비, 면역 반응을 조절한다.

(2) 부교감신경

부신과 직접 연결되지는 않지만 미주신경을 통한 신호가 중추신경계(CNS)를 거쳐 부신에 영향을 주어 항염증 반응을 조절한다.

① 연구 결과

- 교감신경은 IL-10과 같은 항염증성 사이토카인을 증가시키고, TNF-α 같은 염증성 사이토카인을 억제하는 기전을 가진다.
- 부교감신경은 미주신경 자극을 통해 HPA 축을 활성화하여 코르티솔 분비를 촉진하며, 이는 염증 반응을 억제하는 역할을 한다.

2) 교감신경과 부신의 항염증 기전

(1) 교감신경 → 부신 수질 → 카테콜아민 분비

- 교감신경이 활성화되면 부신 수질에서 에피네프린과 노르에피네프린이 분비된다.
- 노르에피네프린(NE)과 에피네프린(E) 작용
  β2 아드레날린 수용체(β2-AR) 활성화 → 대식세포에서 IL-10(항염증 사이토카인) 생성이 증가한다.
- TNF-α, IL-6(염증성 사이토카인) 생성 억제 → 염증 반응을 감소시킨다.

과학적 근거

- 연구에 따르면, **교감신경 절단 시(부신 제거 포함) TNF-α 수치가 급격히 증가**하고, IL-10 수치가 감소한다.
- **카테콜아민이 면역세포의 아드레날린 수용체에 결합하여 염증 반응을 억제하는 효과**가 있음이 밝혀졌다.

(2) 부교감신경 → HPA 축 → 부신 피질 → 코르티솔 분비

- 미주신경 활성화 → 시상하부-뇌하수체-부신(HPA) 축 자극 → 부신 피질에서 코르티솔 분비를 촉진하게 된다.
- 코르티솔 작용
  - NF-κB 신호 차단 → 염증성 사이토카인(TNF-α, IL-1β, IL-6) 생성을 억제한다.
  - 면역세포(대식세포, 림프구)에서 항염증성 유전자 발현 증가 → 면역 균형을 유지한다.

과학적 근거

- **HPA 축이 차단되었을 때 코르티솔 감소와 함께 TNF-α가 증가하는 현상**이 연구에서 확인되었다.
- **미주신경이 부신을 직접 조절하지 않지만, 중추신경계를 통해 부신 피질 기능을 조절하여 항염증 반응을 유도할 수 있음**이 연구에서 확인되었다.

3) 교감신경과 부교감신경의 상호작용

(1) 신경-면역 반응의 균형 조절

- 교감신경과 부교감신경은 서로 조화를 이루며 면역 균형을 조절한다.
- 교감신경 활성화(acute phase)
  - 즉각적인 항염증 반응을 유도하여 급성 염증을 억제한다.
  - 에피네프린과 노르에피네프린을 통해 면역세포의 아드레날린 수용체를 활성화한다.
- 부교감신경 활성화(chronic phase)
  - 장기적인 면역 균형을 유지한다.
  - 코르티솔을 통한 염증 반응을 조절한다.

과학적 근거

연구에 따르면, **교감신경이 TNF-α 억제 효과를 발휘하는 반면, 부교감신경은 IL-10 분비를 증가시켜 면역 조절에 기여**한다.

4) 결론: 부신을 통한 항염증 신경 조절 기전

자율신경계(교감신경 및 부교감신경)는 부신을 조절하여 항염증 반응을 조절하는 강력한 기전을 가진다.

- 교감신경 → 부신 수질 → 카테콜아민 분비 → TNF-α 억제, IL-10 증가 → 항염증 작용
- 부교감신경 → HPA 축 → 부신 피질(adrenal cortex) → 코르티솔 분비 → 염증성 사이토카인 감소
- 교감신경과 부교감신경의 균형이 깨지면 면역 과활성 또는 면역 억제와 같은 면역 불균형이 발생

향후 연구 및 임상 적용

- **미주신경 자극(VNS) 및 신경 조절 치료를 통한 면역 질환 조절 가능성 연구가 필요하다.**
- **자율신경 조절을 통한 항염증 치료 전략 개발이 기대된다.**

2. 교감신경 및 부교감신경을 통한 비장 신경 조절과 항염증 기전

1) 개요: 자율신경계와 면역 조절

자율신경계는 교감신경과 부교감신경의 상호 작용을 통해 면역 기능을 조절한다.

(1) 교감신경

교감신경은 노르에피네프린을 분비하여 면역세포의 β2 아드레날린 수용체(β2-adrenergic receptor, β2AR)를 활성화한다.

(2) 부교감신경

부교감신경은 미주신경을 통해 신경전달물질인 아세틸콜린을 분비하여 염증을 억제하는 역할을 한다.

비장은 면역 조절의 핵심 기관이며, 교감신경과 부교감신경이 상호작용하여 염증 반응을 조절하는 주요 역할을 수행한다.

2) 교감신경을 통한 비장 조절 기전

(1) 비장신경과 교감신경 신호전달

- 교감신경은 비장신경(splenic nerve: somatic and sympathetic components)을 통해 비장 내 면역세포(T세포 및 대식세포)에 영향을 미친다.
- 노르에피네프린(NE)이 분비되면 비장의 T세포가 β2 아드레날린 수용체(β2AR)를 통해 자극을 받는다.
- 자극을 받은 T세포는 아세틸콜린(ACh)을 합성하여 염증 조절 신호를 활성화한다.

과학적 근거

- 연구에 따르면, **교감신경의 활성화가 β2AR을 통해 T세포를 조절하고, T세포에서 ACh가 분비되어 면역 반응을 억제하는 효과**가 확인되었다.
- **비장신경이 절단되면 이 기전이 작동하지 않으며, 염증성 사이토카인의 생성이 증가**한다.

(2) β2 아드레날린 수용체(β2AR)와 T세포 활성화

- 교감신경의 신호전달은 비장의 T세포에 존재하는 β2 아드레날린 수용체(β2AR)를 활성화한다.
- β2AR이 활성화되면 T세포에서 아세틸콜린(ACh)이 생성되며, 이는 면역 억제 신호로 작용한다.

- 연구에 따르면, β2AR이 없는 경우(β2-Knockout) 미주신경 자극(VNS)의 항염증 효과가 사라지며, 염증성 사이토카인(TNF-α, IL-6 등)의 생성이 증가하였다.

과학적 근거

- **β2AR이 활성화되면 비장의 T세포가 아세틸콜린을 분비하며, 이는 항염증 작용을 유도한다.**
- **미주신경을 통한 자율신경 조절이 β2AR을 활성화하여 TNF-α 생성을 억제하는 것이 확인**되었다.

3) 부교감신경을 통한 항염증 기전

(1) α7 니코틴 수용체(α7nAChR)와 항염증 신호

- 부교감신경의 미주신경은 비장의 대식세포 및 수지상세포(DCs)의 α7 니코틴 수용체(α7nAChR)에 작용하여 TNF-α, IL-6 등의 염증성 사이토카인 생성을 억제한다.
- VNS를 적용하면 α7nAChR이 활성화되어 항염증 반응이 증가하며, 염증 반응이 감소한다.

과학적 근거

- **α7nAChR이 없는 경우(α7-knockout) VNS의 항염증 효과가 사라졌으며, 염증 반응이 증가**함이 확인되었다.
- **비장신경을 절단하면 미주신경의 항염증 효과가 감소**하는 것으로 나타났다.

4) 결론: 자율신경계와 비장의 신경-면역 조절 기전

교감신경과 부교감신경이 비장의 면역 조절에 미치는 영향은 다음과 같다.

(1) 교감신경

- 비장신경을 통해 노르에피네프린(NE)을 분비한다.
- 비장의 T세포의 β2 아드레날린 수용체(β2AR)를 활성화한다.
- T세포에서 아세틸콜린(ACh)이 생성되어 대식세포 및 DC의 α7nAChR을 자극한다.
- TNF-α, IL-6 등의 염증성 사이토카인 억제하여 항염증 반응 유도한다.

(2) 부교감신경

- 미주신경에서 아세틸콜린(ACh)을 분비한다.
- 비장의 대식세포 및 DC의 α7 니코틴 수용체(α7nAChR)를 활성화한다.
- 염증성 사이토카인의 분비를 억제하여 항염증 반응이 증가한다.

자율신경계는 면역 반응을 조절하는 강력한 기전이며, 미주신경 자극(VNS) 및 교감신경 조절이 염증성 질환 치료의 중요한 전략이 될 수 있다.

Chapter 7

자연 치유의 기전으로서의 항염증 경로

우리 인체는 자연적인 항염증 기전(natural anti-inflammatory mechanisms)을 통해 질병으로부터 회복하는 능력을 가지고 있다. 그 중에서도 다음 세 가지 경로가 항상성 유지 및 회복에 중요한 역할을 한다.

1. 콜린성 항염증 경로(cholinergic anti-inflammatory pathway, 부교감 신경 경로)

1) 기능

자율신경계의 부교감신경(미주신경)이 염증을 억제하는 핵심 역할을 수행하며, 특히 니코틴성 아세틸콜린 수용체(α7nAChR)를 통해 항염증 신호를 전달한다.

2) 항염증 효과

미주신경의 신호는 대식세포에서 TNF-α, IL-1β, IL-6 등의 염증성 사이토카인의 분비를 억제하여 전신 염증을 줄인다.

연구 근거

- 이 경로는 자율신경계가 면역계를 조절하는 대표적인 메커니즘으로, 패혈증(sepsis) 및 자가면역질환에서 강력한 항염증 효과를 보인다.
- 신경-면역 상호작용을 조절하는 이 경로를 활성화하면 신체의 회복력을 높이는 중요한 치료법이 될 수 있다.

3) 영향력

약 90%의 감각(afferent) 신호와 10%의 운동(efferent) 신호가 관여한다고 알려져 있으며, 면역계를 강력하게 조절하는 주요 경로로 평가된다.

2. 간-부신 축 및 스테로이드 호르몬 조절(Liver-adrenal connection & steroid hormones)

1) 기능

콜레스테롤에서 유래한 부신 호르몬(코르티솔, 알도스테론, DHEA 등)은 면역 반응을 조절하는 중요한 항염증 역할을 한다.

2) 항염증 효과

① 코르티솔은 면역 반응을 억제하며, 과도한 염증 반응을 방지한다.

② DHEA는 IL-6 억제 및 급성 염증 반응을 완화하는 역할을 한다.

연구 근거

- Liver X receptor (LXR)는 부신 호르몬 합성을 조절하고, 부신-간 축을 통해 염증을 조절하는 중요한 인자로 작용한다.
- **시상하부-뇌하수체-부신 축(hypothalamic-pituitary-adrenal axis, HPA 축)**은 면역 반응과 스트레스 반응을 조절하며, 부신 호르몬을 통해 전신적인 항염증 효과를 유도한다.

3) 영향력

이 경로는 신체 내 스테로이드 호르몬 수준을 직접 조절하며, 면역 반응의 약 60-70%를 조절한다고 평가된다.

3. 마이크로바이옴 및 담즙산

장내 미생물(microbiome)은 단쇄지방산(SCFAs)과 담즙산(bile acids) 등을 생성하여 면역계 조절 및 염증 억제 역할을 수행한다.

1) 항염증 효과

(1) SCFAs (부티르산, 프로피온산, 아세트산)

Treg 세포를 유도하고 염증을 억제하는 역할을 한다.

(2) 담즙산

장내 미생물에 의해 대사되어 면역계 신호 전달 및 염증 조절에 기여한다.

연구 근거

- SCFAs는 면역 조절 기능이 뛰어나며, 장내 항상성을 유지하는 중요한 인자로 작용한다.
- 담즙산과 장내 미생물의 상호작용은 면역 항상성을 조절하며, 염증성 장질환(IBD) 등의 질병을 예방하는 효과를 가진다.

2) 영향력

면역 반응의 약 50-60%를 조절하며, 장-뇌 축(gut-brain axis) 및 전신 면역 반응에도 영향을 미친다.

Chapter 8

신경면역조절과 장내 미생물의 상호작용: 만성 질환 치료의 새로운 접근

1. 서론: 장내 미생물과 신경면역 조절의 중요성

인체의 신경계, 면역계, 내분비계는 서로 긴밀하게 연결되어 있으며, 최근 연구들은 장내 미생물(gut microbiome)이 이러한 신경면역조절에 중요한 역할을 한다는 사실을 밝히고 있다. 장내 미생물은 대사산물, 면역 신호 전달, 신경전달물질 생성 등을 통해 중추신경계(CNS)와 말초 면역계를 조절하며, 이는 만성통증, 대사질환, 심혈관질환, 신경퇴행성질환, 암, 자가면역질환, 정신과적 질환 등 다양한 만성 질환의 발생 및 진행과 밀접하게 연결되어 있다.

신경면역조절이 이러한 질환 치료에 적용될 경우, 신경-면역-미생물 축(gut-brain-immune axis)이 변화하여 장내 미생물 생태계에도 영향을 미칠 가능성이 크다. 본 장에서는 신경면역조절이 장내 미생물과 상호작용하는 기전과 이를 통한 만성 질환 치료 가능성에 대해 심도 있게 다룬다.

2. 장내 미생물과 신경면역 조절의 기전

1) 장내 미생물과 신경면역 축

장내 미생물은 다음과 같은 기전을 통해 신경 및 면역계를 조절한다.

(1) 장-미주신경 축(gut-vagus nerve axis) 활성화

- 장내 미생물은 미주신경(afferent vagal fibers)을 통해 뇌로 신호를 전달하며, 이는 면역 조절 및 염증 반응을 억제하는 역할을 한다.
- 특정 프로바이오틱스(Lactobacillus, Bifidobacterium)는 GABA, 세로토닌 등의 신경전달물질을

생성하여 신경 활성과 면역 반응을 조절한다.

(2) 장내 미생물이 생성하는 대사산물(metabolites)의 면역 조절 효과

- 단쇄지방산(short-chain fatty acids, SCFAs): 장내 미생물이 발효 과정을 통해 생성하는 부티르산(butyrate), 프로피온산(propionate), 아세트산(acetate)은 Treg 세포 활성화, 항염증 효과, 장 점막 보호 작용을 한다.
- 트립토판 대사산물(kynurenine pathway): 장내 미생물이 트립토판을 대사하여 생성하는 대사산물은 신경염증 조절 및 세로토닌 조절에 중요한 역할을 한다.

(3) 장내 미생물과 면역세포의 상호작용

- 장내 미생물은 Th17 세포, Treg 세포, 대식세포 활성에 영향을 미치며, 면역 항상성을 유지하는 데 기여한다.
- 염증성 사이토카인(TNF-α, IL-6, IL-1β)의 조절을 통해 신경퇴행성 및 자가면역 질환과 관련된 면역 반응을 조절한다.

3. 신경면역조절이 장내 미생물 생태계에 미치는 영향

신경면역조절을 적용할 경우, 신경 및 면역계가 변화하면서 장내 미생물에도 영향을 미칠 가능성이 높다.

1) 미주신경 자극과 장내 미생물 변화

- 미주신경 활성화는 장내 미생물 다양성을 증가시키고, 장 내벽의 투과성을 감소시켜 염증을 줄인다.
- 전기침(electroacupuncture, EA)을 통한 미주신경 자극은 특정 유익균(프로바이오틱스) 증식과 관련될 수 있다.

2) 항염증 신호 조절과 장내 미생물의 균형 회복

- 신경면역조절이 TNF-α, IL-6 등의 염증성 사이토카인을 억제하면, 장내 미생물의 불균형(dysbiosis)이 개선될 수 있다.
- 자가면역질환(예: 다발성 경화증, 류마티스 관절염) 환자에서 면역 항상성을 회복시키면 장내 미생물군의 다양성이 증가하는 것으로 보고되었다.

3) 장내 미생물의 신경전달물질 조절 효과

- 신경면역조절을 통해 세로토닌, 도파민, GABA와 같은 신경전달물질의 균형이 조절되면, 장내 미생물의 생태계도 변화할 수 있다.
- 이는 신경정신과적 질환(우울증, 불안, 자폐 스펙트럼 장애) 치료에서 중요한 역할을 할 가능성이 있다.

4. 결론: 신경면역조절과 장내 미생물의 상호작용을 기반으로 한 만성 질환 치료의 미래

신경면역조절은 신경계와 면역계를 조절하는 강력한 치료법이며, 이를 통해 장내 미생물의 생태계 또한 변화할 가능성이 높다.

- 미주신경 자극 및 전기침 치료가 장내 미생물 균형을 개선할 수 있다.
- 면역 항상성 회복을 통해 장내 염증을 조절하고, 유익균의 증식을 촉진할 가능성이 있다.
- 장내 미생물이 생성하는 대사산물과 신경전달물질을 조절하여 만성통증, 자가면역질환, 신경퇴행성 질환 치료에 적용 가능하다.

향후 신경면역조절과 마이크로바이옴 치료(프로바이오틱스, 프리바이오틱스, FMT)가 결합될 경우, 더욱 효과적인 개인 맞춤형 치료법이 개발될 가능성이 크다.

Part II

부신-비장 축을 통한 뇌간 미주신경 및 교감신경 조절 전략

Chapter

PAIN UNVEILED:

The Hidden Science of Inflammation and Sensation

Chapter 1

부신-비장 축의 신경해부학적 기전

부신과 비장은 각각 교감신경과 미주신경의 조절을 받으며, 면역 항상성 유지 및 항염증 반응에 중요한 역할을 한다.

1. 부신 조절 기전

1) 교감신경 조절

부신수질은 교감신경의 지배를 받아 에피네프린과 노르에피네프린을 분비하며, 이는 면역세포 활동을 조절하고 항염증 반응을 유도한다.

2) 부신피질 조절

시상하부-뇌하수체-부신 축(hypothalamic-pituitary-adrenal axis, HPA 축)을 통해 부신피질에서 코르티솔이 분비되며, 이는 염증 반응을 억제하는 주요 메커니즘 중 하나이다.

2. 비장 조절 기전

1) 교감신경-비장 경로

교감신경을 통해 분비된 노르에피네프린이 비장의 면역세포(T세포)에 작용하여 면역 반응을 조절한다.

3. 부신-비장 축의 항염증 기전

부신과 비장은 면역 반응의 억제 또는 촉진에 관여하는 주요 기관으로, 두 기관의 조절을 통해 전신 염증 반응이 조절될 수 있다.

1) 항염증 신경회로

(1) 미주신경/교감신경-부신 경로(vagal/sympathetic-adrenal axis)

미주신경이 부신을 조절하여 도파민과 노르에피네프린의 분비를 유도하고, 이 신경전달물질들이 대식세포의 α7-니코틴성 아세틸콜린 수용체(α7-nAChR)를 활성화하여 TNF-α, IL-6 등의 염증성 사이토카인의 분비를 억제한다.

(2) 교감신경-비장 경로(sympathetic-spleen axis)

교감신경이 비장의 림프구(특히 CD4+ T세포)를 자극하여 아세틸콜린을 분비하게 하고, 이 아세틸콜린은 비장의 대식세포의 α7-nAChR활성화하여 TNF-α, IL-6 등의 염증성 사이토카인의 분비를 억제한다.

Chapter 2

근신경계 및 면역 조절을 위한 통합 침-반사 치료법

신경근 경혈 시스템(integrative neuromuscular acu-reflex point system, INMARS)은 근신경계와 면역계를 동시에 조절하는 전략으로, 신경-면역 조절을 위한 새로운 접근법이다. INMARS는 신경 근육 자극을 통해 면역세포의 활성도를 조절하고, 항염증 반응을 촉진하는 기전이 있다. 연구에 따르면, 특정 경혈(acupoints)을 자극하면 미주신경의 활동이 증가하고, 장내 미생물 대사 산물이 면역세포를 조절하는 역할을 한다.

1. 서론: INMARS과 전기침의 생물의학적 의미

전기침(electroacupuncture, EA)은 INMARS의 핵심 치료 기법으로, 신체의 항상성(homeostasis)을 회복하고, 항염증 반응을 촉진하며, 조직 재생 및 통증 조절을 가능하게 한다. 토론토 대학교의 Bruce Pomeranz M.D. 교수는 "우리는 침술의 진통 기전에 대해 많은 화학 약물보다 더 많이 알고 있다."고 강조하며, 전기침이 신경계, 내분비계, 면역계를 포함한 다양한 생리적 시스템에 영향을 미친다는 점을 지적하였다.

전기침의 독특한 점은 미세한 침 자극을 통해 신체 내부의 생존 메커니즘(survival mechanism)을 활성화하는 것이다. 이는 다음과 같은 네 가지 주요 생리학적 시스템을 통해 이루어진다.

① 신경계(nervous system): 외부 및 내부 자극에 대한 반응을 조율한다.

② 심혈관계(cardiovascular system): 에너지를 공급하고, 내분비 분자를 순환하며, 세포 정화 작용을 수행한다.

③ 내분비계(endocrine system): 호르몬을 분비하여 항상성을 유지한다.

④ 면역계(immune system): 외부 침입자로부터 신체 보호 및 염증을 조절한다.

이러한 생리학적 기전은 전기침이 단순한 통증 완화 치료를 넘어 자연 치유력을 극대화하는 근본적인 치료법임을 시사한다.

2. 전기침을 통한 생존 메커니즘 활성화

1) 항염증 및 면역 조절 기전

전기침은 항염증 반응(anti-inflammatory response)을 촉진하고, 면역계(immune system)를 조절하는 강력한 작용을 한다. 이는 여러 기전을 통해 이루어진다.

(1) 엔도르핀(endorphin) 분비

전기침 자극은 중추신경계(CNS)에서 엔도르핀 분비를 촉진하여 통증을 억제하고 스트레스를 줄인다.

(2) 미주신경-부신 축(vagal-adrenal axis) 활성화

전기침 자극은 미주신경을 통해 부신 속질을 자극하여 도파민과 노르에피네프린 분비를 증가시키고, 이를 통해 TNF-α, IL-6 등의 염증성 사이토카인의 생성을 억제한다.

(3) T세포 및 면역세포 활성화

전기침은 Treg 세포(T-regulatory cells)의 활성화를 증가시켜 면역 항상성을 유지하는데 기여한다.

2) 조직 치유 및 재생 촉진

전기침은 미세한 침 자극을 통해 조직 회복과 재생을 촉진하는 데 중요한 역할을 한다.

(1) 국소 면역 반응(local immune response) 유도

전기침 자극은 대식세포와 비만세포(mast cells)를 활성화하여 조직 치유를 촉진한다.

(2) DNA 합성 증가

손상된 조직의 복구를 위해 세포의 증식 및 재생을 촉진한다.

(3) 혈액 응고 및 림프 순환 촉진

손상된 조직에서 혈액 응고 인자(factor XII)와 면역 보체(complement system)를 활성화하여 면역세포의 동원을 증가시킨다.

3. 전기침의 국소 반응과 말초 기전(peripheral mechanism)

1) 국소 피부 반응(local skin reaction) 및 미세전류 기전

① NIH 연구에 따르면, 침술은 기계적 변형을 통해 결합 조직(interstitial connective tissue)에 영향을 미쳐 생체 역학적, 혈관운동적, 신경조절 효과를 유발한다.

② 세포 수준에서는 세포 골격 재구성(cytoskeletal reorganization), 세포 수축 및 이동, 성장 인자 방출, 유전자 전사 활성화 등의 생리학적 반응이 유도된다.

2) 신경조절을 통한 통증 완화 및 혈류 개선

① 전기침 자극이 신경 말단에서 물질 P (substance P, SP), 칼시토닌 유전자 관련 펩타이드(CGRP), 소마토스타틴(somatostatin) 등의 신경펩타이드 분비를 유도함으로써 혈관 확장과 미세혈관 투과성 증가가 발생한다.

② 이 과정에서 조직 주변의 히스타민(histamine) 및 프로스타글란딘(prostaglandin) 등의 염증 매개물질이 방출되며, 국소적인 혈류 개선을 유도한다.

4. 전기침의 중추 기전(Central mechanism)과 신경내분비 면역 조절

1) 통증 조절 및 중추신경계 반응

① 전기침의 진통 기전은 척수(spinal cord), 뇌간(brainstem), 시상(thalamus), 시상하부(hypothalamus), 뇌하수체(pituitary gland), 대뇌피질(cortex) 등 여러 뇌 영역에서 협력적으로 작용한다.

② 중추신경계에서 전기침의 자극은 내인성 오피오이드(endogenous opioids) 방출을 유도하며, 이를 통해 통증을 효과적으로 조절할 수 있다.

2) 시상하부-뇌하수체-부신 축(HPA axis) 조절

① 전기침은 스트레스 반응을 조절하는 HPA 축의 균형을 조절하여 면역 조절을 수행한다.

② 특히, 부신피질에서 분비되는 코르티솔 조절을 통해 염증 반응을 억제하고, 장기적인 면역 항상성을 유지한다.

5. 전기침의 면역 조절과 질병 치료 적용

전기침의 신경면역 조절 기전은 다양한 질병 치료에 적용될 수 있다.

1) 급성 염증성 질환 치료

(1) 패혈증

미주신경-부신 축 활성화를 통한 면역 조절을 통해 패혈증의 주요 요인인 사이토카인 분비를 억제한다.

(2) 염증성 장질환

장내 미생물과의 상호작용을 통한 면역 항상성 회복을 돕는다. 이는 미주 신경과 장내 미생물의 상호작용의 결과다.

2) 만성 자가면역 질환 치료

- 류마티스 관절염, 다발성 경화증: 전기침을 통한 항염증 조절은 원심성 미주 신경의 활성화로 염증성 사이토카인 생성을 억제하여 치료 효과를 낼 수 있다.

3) 신경퇴행성 질환 치료

- 파킨슨병, 알츠하이머병: 전기침을 통한 신경보호 효과도 미주 신경 활성화로 BDNF 및 신경 전달물질의 균형을 유지하여 효과를 나타낸다.

전기침은 신경면역조절을 기반으로 항염증 반응 촉진, 조직 치유, 면역 조절, 통증 완화 등의 효과를 가지며, 이를 통해 다양한 질환에서 자연치유력을 극대화하는 치료법으로 자리 잡고 있다. 특히, 미주신경-부신 축 활성화, HPA 축 조절, 도파민-면역 경로의 활성화 등을 통해 면역 항상성을 유지하고, 염증 반응을 조절하는 데 중요한 역할을 한다.

향후 연구를 통해 전기침의 분자생물학적 기전을 더욱 명확히 규명하고, 이를 활용한 맞춤형 치료법 개발이 필요할 것으로 보인다.

Chapter 3

비타민 B 및 마그네슘 주사를 이용한 INMAS의 신경면역 조절 기전: 과학적 타당성 평가

1. 개요: 기존 INMAS 치료와 대체 주사 요법

신경근 경혈 시스템(integrative neuromuscular acu-reflex point system, INMARS)은 침술(acupuncture)과 신경조절 기법을 결합하여 신경계 및 면역계를 조절하는 치료법이다. 일반적으로 전통적인 침술에서 사용되는 건침(dry needle)을 통해 신경을 직접 자극하는 방식이 사용되지만, 비타민 B군과 마그네슘을 혼합한 주사액을 경혈 부위에 주사하여 건침을 대신하는 방법이 임상적으로 더 효과적일 가능성이 제기되었다.

이러한 주사 요법이 기존 INMAS의 신경자극 효과를 강화하는지, 그리고 임상적으로 더 나은 효과를 보일 가능성이 있는지를 과학적으로 검토할 필요가 있다.

2. 주사 요법의 과학적 근거 분석

1) 신경자극 효과와 볼륨 효과

- 건침의 주요 효과는 신경자극(nerve stimulation)과 조직 반응(tissue response) 유발이다.
- 반면, 주사액을 사용하면 볼륨 효과(volume effect)가 추가되어 조직 확장이 발생하며, 이는 신경 말단(nociceptor)에 대한 기계적 자극(mechanical stimulation)과 함께 침해수용체를 둘러싼 화학적 환경을 변화시킬 수 있다.
- 신경 주변 조직의 팽창은 일시적인 혈류 증가, 국소 산소 공급 개선 및 신경염증 완화 효과를 가져올 수 있다.

과학적 근거

볼륨 효과(volume effect)는 조직 내 기계적 자극과 체액 흐름을 증가시키며, 이는 통증 감각을 조절하는 중요한 기전으로 작용할 가능성이 있다.

2) 비타민 B군의 말초신경 보호 및 기능 향상 효과

비타민 B군(B1, B6, B12)은 말초신경 기능을 보조하고, 신경 손상을 복구하며, 통증 경로를 조절하는 중요한 역할을 한다.

(1) 비타민 B1(thiamine)

말초신경 신호 전달을 원활하게 하며, ATP 생성 및 신경 세포막 안정화에 필수적이다.

(2) 비타민 B6(pyridoxine)

신경전달물질 합성에 중요한 역할을 하며, 감각 신경(nociceptor)의 민감도를 조절하는 효과가 있다.

(3) 비타민 B12(Cobalamin)

신경 수초(myelin sheath)를 보호하고 신경 재생을 촉진하며, 말초신경병증(peripheral neuropathy) 치료에 사용된다.

과학적 근거

비타민 B군이 신경 보호(neuroprotection) 및 신경염증 감소 효과가 있으며, 이는 신경병증성 통증 치료에서 효과적이라는 연구 결과가 존재한다.

3) 마그네슘의 신경 안정화 및 통증 조절 효과

마그네슘(magnesium, Mg)은 NMDA 수용체(N-methyl-D-aspartate receptor)를 차단하여 신경의 과흥분을 억제하는 작용을 한다.

① 칼슘 이온과 경쟁적으로 작용하여 신경세포 흥분성을 낮추며, 신경 보호 효과를 가진다.

② 근육 이완 효과를 유도하여 신경근 접합부에서 과긴장 상태를 완화한다.

③ 항염증 효과를 가지고 있어 말초 신경염증을 감소한다.

과학적 근거

마그네슘이 NMDA 길항제로 작용하여 통증을 감소시키고, 신경세포의 흥분성을 조절한다는 연구가 있다.

3. 건침과 비타민 B+마그네슘 주사의 비교 분석

치료법	신경자극 효과	볼륨 효과	항염증 효과	신경 보호 효과	조직 회복 촉진
건침	강함	없음	부분적	없음	국소적
비타민 B+Mg 주사	중간	강함	강함	강함	강함

1) 주사 요법의 장점

- 볼륨 효과로 인해 건침보다 더 강력한 신경 조절이 가능하다는 장점이 있다.
- 비타민 B군 및 마그네슘의 신경 보호 효과로 장기적인 신경 재생 및 기능 향상이 가능하다는 이점이 있다.
- 항염증 효과를 통한 조직 회복 촉진 및 통증 완화 효과가 있다.

2) 건침의 장점

- 직접적인 신경 자극 효과가 강하며, 빠른 통증 조절 효과를 보일 수 있다.
- 단순한 기계적 자극만으로 신경전달 및 조직 반응을 유발할 수 있어 추가적인 물질이 필요 없다.

4. 주사 요법의 효과를 뒷받침하는 기전적 가설

1) 말초 신경 감각 조절 효과

- 주사액이 침해수용체 주변 환경을 변화시켜 과민한 신경 수용체를 억제할 가능성이 있다.
- 특히, 볼륨 효과와 함께 신경 말단에서 통증 신호전달을 억제하는 역할을 할 수 있다.

2) 신경염증 감소 및 조직 재생 촉진

비타민 B군과 마그네슘이 면역세포 활성 및 신경 보호 작용을 수행하며, 이를 통해 손상된 조직의 회복을 돕는다.

3) NMDA 수용체 조절을 통한 신경 안정화

마그네슘의 NMDA 수용체 차단 효과로 인해 신경의 과흥분을 억제하고, 만성통증 상태를 개선하는 데 도움을 줄 가능성이 있다.

5. 결론: 임상적 적용 가능성

근거를 종합하면, 비타민 B+Mg 주사 요법은 건침을 대체할 수 있는 과학적 타당성이 충분히 존재한다. 볼륨 효과, 항염증 효과, 신경 보호 효과를 추가적으로 제공할 수 있어 건침보다 더 효과적일 가능성이 높다. 다만, 특정 환자군에서는 건침이 더 효과적일 수도 있으므로, 개별 환자의 상태에 따라 치료법을 선택하는 것이 중요하다. 즉, 건침과 비타민 B+Mg 주사 요법은 각각의 장점이 존재하며, 특정 환자군에서는 주사 요법이 더 효과적일 가능성이 크므로, INMAS 치료법에서 이를 적극적으로 고려할 필요가 있다.

Chapter 4

INMAS 치료에서 주사 저항성 차이의 기전 분석

신경근 경혈 시스템(integrative neuromuscular acu-reflex point system, INMARS) 치료에서 비타민 B 용액과 Mg sulfate를 혼합하여 30 Guage 주사바늘로 주입할 때, 일부 환자에서는 주사가 부드럽게 들어가고, 일부 환자에서는 저항이 높아 주입이 어렵다는 현상이 관찰된다. 특히 만성통증을 가진 환자일수록 조직 저항이 높은 경향이 있다. 이는 피부, 결합조직(matrix tissue), 근육의 조직 특성이 달라지기 때문이며, 다음과 같은 생리학적, 병리학적 기전이 작용할 가능성이 크다.

1. 만성통증 환자의 조직 변화: 기질(matrix) 및 결합조직의 변화

1) 피부 및 결합조직의 섬유화(fibrosis of the skin and connective tissue)

① 만성통증이 있는 환자에서는 염증성 사이토카인(IL-6, TNF-α)이 증가하면서 섬유아세포(fibroblast)가 과활성화된다.

② 그 결과 콜라겐(collagen)과 섬유소(fibrotic tissue)가 과도하게 형성되어 조직의 탄성이 떨어지고, 바늘이 쉽게 들어가지 않는다.

③ 피부 및 근막(fascia)의 탄성(essential elasticity)이 감소하여 주사 저항이 높아지는 현상이 발생한다.

2) 만성염증과 기질 변화(Chronic inflammation and matrix remodeling)

① 만성염증이 지속되면, 히알루론산(hyaluronic acid), 프로테오글리칸(proteoglycan), 콜라겐의 침착이 비정상적으로 증가하며, 조직 경직(tissue stiffness)이 유발된다.

② 특히 염증성 조직(inflamed tissue)은 조직 내 수분을 감소시키고, 점탄성(viscoelasticity)을 변화

시켜 물리적인 바늘 삽입 저항을 증가시킨다.

과학적 근거

- 만성통증이 있는 조직에서는 **결합조직의 섬유화(fibrosis), 교원질 과증식(collagen overproduction), 그리고 세포외기질(extracellular matrix, ECM) 변성이 증가**한다.
- 이러한 조직 변화는 바늘 삽입 저항성을 증가시키는 주요 원인이다.

2. 염증 조직과 주사 저항성 증가의 연관성

1) 염증 반응과 히알루론산의 변화

① 정상 조직에서는 히알루론산이 적절한 점탄성을 유지하여 피부와 근막이 부드러운 상태를 유지한다.

② 하지만 만성염증 조직에서는 히알루론산이 변성되어 점도가 증가하며, 바늘이 삽입될 때 높은 저항을 보인다.

과학적 근거

- **히알루론산은 점탄성을 조절하는 핵심 요소이며, 만성염증 조직에서는 점탄성이 높아져 물리적인 저항이 증가**한다.

2) 근막과 근육의 점탄성 변화

① 근막이 두꺼워지거나 염증이 지속되면 교원질 밀도가 증가(collagen density increase)하여 조직의 물리적 저항성이 높아진다.

② 특히, 근육층에서 근육 섬유의 경직(muscle stiffness)과 만성적 섬유화(chronic fibrosis)가 진행되면 바늘 삽입이 어려워질 가능성이 높다.

과학적 근거

- 만성통증이 있는 조직에서는 **근막의 섬유화(fascial fibrosis)와 근육의 탄성 저하**가 관찰되며, 이는 주사 저항을 증가시키는 중요한 요인이다.

3. 조직 내 혈류 감소와 산소 공급 부족(Hypoxia and ischemia)

① 만성통증 환자의 조직에서는 미세혈관 감소(microvascular rarefaction), 국소적 저산소증(hypoxia), 혈류 정체(blood flow stagnation)가 관찰된다.

② 이는 조직의 유연성을 감소시키고, 경직을 증가시켜 주사 저항을 높이는 원인이 된다.

과학적 근거

염증 조직에서는 혈관 신생(angiogenesis)이 저해되고, 저산소 환경이 유지되면서 조직 경직이 증가한다.

4. 주사 바늘이 통과하는 조직별 저항 차이

주사 바늘이 피부, 근막, 근육을 통과할 때 각 조직의 밀도와 탄성에 따라 저항성이 달라진다.

조직	정상 조직	만성통증 조직
피부(Skin)	탄력성 유지, 균일한 밀도	섬유화 증가, 콜라겐 침착
근막(Fascia)	유연한 상태	점탄성 증가, 경직화
근육(Muscle)	혈류가 원활, 탄력 유지	미세혈관 손상, 저산소증, 강직

만성통증 환자는 주사 바늘이 근막을 통과할 때 가장 큰 저항을 경험할 가능성이 높다.

결론

왜 만성통증 환자는 주사 저항이 높은가?

- **결합조직(connective tissue)의 섬유화와 교원질 과증식(collagen overproduction)으로 인해 조직이 단단해진다.**
- **염증으로 인해 세포외기질(ECM)의 히알루론산과 프로테오글리칸의 점성이 증가하면서 바늘이 삽입될 때 저항이 높아진다.**
- **근육의 만성적 경직(muscle stiffness)과 저산소증(hypoxia)으로 인해 탄력이 감소하고 조직이 단단해진다.**
- **혈류 감소 및 미세혈관 손상으로 인해 조직 내 수분 함량이 낮아지고, 조직의 유연성이 감소한다.**

임상적 시사점

- 만성통증 환자에서 **주사 저항이 높다면, 이는 조직이 만성염증 상태에 있음을 시사하는 바이오마커**로 활용될 수 있다.
- **조직의 섬유화와 점탄성 변화를 고려하여, 주사 압력을 조절하거나, 미세전류 치료 및 온열요법 등을 병행하면 치료 효과를 높일 수 있다.**
- **Mg sulfate와 비타민 B 용액을 사용하여 조직의 신경염증을 조절하고, 근막 이완 기법을 병행하면 치료 효과를 극대화할 수 있다.**

결론적으로, 만성통증 환자의 조직은 정상 조직과 확연히 다르며, 이는 주사 저항 증가의 주요 원인으로 작용한다. 이러한 생리학적 기전을 이해하고, 치료법을 최적화하면 INMAS 치료의 효과를 극대화할 수 있다.

Chapter 5

전기침: 특정 경혈 자극을 통한 항염증 반응 유도

전기침(electric acupuncture)은 경혈을 전기적으로 자극하여 항염증 반응을 유도하는 치료법이다. 연구에 따르면, 전기침 자극은 미주신경의 활성을 증가시키고, 사이토카인 네트워크를 조절하여 염증성 반응을 억제한다. 특히, 전기침 치료는 염증 반응을 억제하는 IL-10과 같은 항염증성 사이토카인의 분비를 촉진하며, 신경면역 조절을 통해 다양한 염증성 질환에 효과를 보인다.

전기침 자극을 통한 신경면역 조절 및 자연치유 기전

1. 서론: 전기침과 신경면역 조절의 개념

전기침은 전통적인 침술(acupuncture)과 전기 자극을 결합한 치료 기법으로, 신체 특정 부위(경혈점, acupoint)를 전기적으로 자극하여 생리적 반응을 조절하는 방법이다. 최근 연구들은 전기침이 신경계를 통해 면역 반응을 조절하며, 이를 통해 자연치유력을 증진시키는 강력한 기전이 존재함을 밝혀냈다. 특히 신경면역조절을 기반으로 한 연구들은 전기침이 미주신경-부신 축(vagal-adrenal axis) 및 도파민-면역 경로(dopaminergic immune pathway)를 활성화하여 항염증 작용을 강화하는 중요한 역할을 한다는 사실을 규명하였다. 이러한 연구들은 전기침이 단순한 통증 조절 수단을 넘어 신체의 면역 항상성을 유지하고, 전신 염증을 조절하는 강력한 치료 도구로 활용될 수 있음을 시사한다.

2. 전기침과 미주신경-부신 축의 활성화

전기침이 신경면역 조절을 수행하는 핵심 경로 중 하나는 미주신경-부신 축이다. Liu와 Ma(2021)의 연구에 따르면, 하지의 ST36(족삼리) 경혈점에 저강도 전기침을 적용하면 미주신경이 활성화되며, 이 신호가 부신으로 전달되어 카테콜아민(catecholamine) 분비를 유도하는 것이 확인되었다. 연구 결과, ST36 자극을 받은 동물 모델에서는 부신에서 도파민과 노르에피네프린이 방출되었으며, 이는 면역세포에서 항염증 신호를 유도하는 중요한 기전으로 작용하였다. 특히, 이 과정에서 미주신경을 통해 부신 수질이 활성화되면서 강력한 면역 조절 효과가 나타남을 확인할 수 있었다.

특히, 연구진은 PROKR2Cre(조건부 유전자 발현)로 표지된 감각 뉴런(sensory neurons)이 ST36 경혈점과 부신 사이의 신호 전달에 필수적인 역할을 한다는 사실을 밝혔다. 이 신경을 선택적으로 제거한 생쥐에서는 전기침이 부신 활성화를 유도하지 못했으며, 이는 특정한 신경망이 전기침을 통한 면역 조절에 필수적임을 의미한다. 또한, 미주신경이 차단된 생쥐에서는 전기침의 항염증 효과가 소실되었으며, 이는 미주신경이 전기침의 효과를 매개하는 필수적인 경로임을 증명하는 중요한 근거가 되었다.

3. 전기침과 도파민-면역 조절 경로

Torres-Rosas et al. (2014)의 연구는 전기침이 도파민을 매개로 하여 면역 조절을 수행할 수 있음을 보여주었다. 이 연구에서는 ST36 경혈점에 전기침을 적용하면 비장에서 도파민(dopamine)이 방출되며, 여기서 도파민은 catecholaminergic sympathetic fibers에서 분비된다. 이는 D1 도파민 수용체(D1 dopamine receptor)를 통해 면역세포를 조절하여 TNF-α, IL-6 등 염증성 사이토카인의 생성을 억제하는 것으로 나타났다. 이는 cholinergic anti-inflammatory pathway와는 별개의 경로로, dopaminergic anti-inflammatory reflex라고 불리기도 한다. 이 과정은 미주신경을 통한 신경전달을 필요로 하며, 미주신경이 차단되었을 경우 전기침의 항염증 효과가 소실되었다.

도파민-면역 조절 경로(dopaminergic immune pathway)의 발견은 전기침이 신경계를 통한 신경전달물질 기반으로 면역 반응을 조절할 수 있음을 시사한다. 즉, 도파민은 단순한 신경전달물질이 아니라 면역계의 중요한 조절자로 작용하며, 전기침을 통해 이를 선택적으로 조절할 수 있는 가능성이 열린 것이다. 이를 통해 전기침은 급성 염증성 질환(예: 패혈증)뿐만 아니라 만성 염증성 질환(예: 류마티스 관절염, 크론병, 다발성 경화증 등)에서도 면역 균형을 회복하는 치료법으로 활용될 가능성을 보여준다.

4. 전기침의 면역 조절 기전과 항염증 효과

전기침을 통한 신경면역 조절 기전은 크게 세 가지 경로로 요약될 수 있다.

1) 미주신경-부신 축(vagal-adrenal axis) 활성화

ST36, LI11과 같은 특정 경혈점에 대한 전기 자극이 미주신경을 활성화하며, 활성화된 미주신경은 부신에서 도파민과 노르에피네프린 분비를 촉진하여 면역세포의 기능을 조절한다. 결과적으로 TNF-α, IL-1β, IL-6 등의 염증성 사이토카인 생성이 억제되면서 항염증 효과가 나타난다.

2) 도파민-면역 조절 경로 작용

전기침이 비장에서 도파민을 방출하게 하며, 이 도파민이 면역세포 표면의 D1 도파민 수용체를 활성화한다. 이 경로는 대식세포, T세포(T cells), NK세포(natural killer cells)의 기능을 조절하여 항염증 작용을 강화한다.

3) 자율신경계 조절을 통한 면역 항상성 유지

전기침은 부교감신경과 교감신경의 균형을 조절하여 면역계를 안정화한다.

특히, 콜린성 항염증 경로를 활성화하여 염증 반응을 억제하는 효과를 보인다.

5. 임상적 의의 및 응용 가능성

전기침을 통한 신경면역 조절은 기존의 면역억제제나 항염증제와는 다른 기전을 가지며, 자연치유 기전을 극대화할 수 있는 치료법으로서의 가능성을 보여준다. 이러한 연구 결과를 바탕으로 다음과 같은 임상적 응용이 가능하다.

1) 급성 염증성 질환 치료

전기침을 이용한 신경면역 조절은 패혈증(sepsis)과 같은 치명적인 염증성 질환에서 생존율을 향상시킬 수 있다. 기존의 면역억제제와 달리 신체의 항상성을 유지하면서 염증을 조절하는 치료 전략으로 활용 가능하다.

2) 만성 염증성 질환 및 자가면역질환 조절

류마티스 관절염, 염증성 장질환, 다발성 경화증 등의 만성 질환에서 전기침을 통한 신경면역 조절이 유의미한 치료 효과를 보일 수 있다.

3) 비침습적 치료법으로의 확장 가능성

① 전기침은 비침습적이고 부작용이 적으며, 자율신경계를 활용하여 면역을 조절할 수 있는 새로운 치료 옵션이 될 수 있다.

② 웨어러블 전자침술기기(wearable electroacupuncture device)와 같은 기술과 접목될 경우, 맞춤형 치료가 가능해질 것으로 전망된다.

{ 결론 }

Torres-Rosas et al.(2014)와 Liu & Ma(2021)의 연구는 전기침이 **미주신경-부신 축과 도파민 경로를 통해 신경면역 조절을 수행하고, 이를 통해 강력한 항염증 효과를 발휘하여 자연치유력을 증진할 수 있음을 입증**하였다. 이러한 연구들은 전기침이 단순한 대체의학이 아니라 **과학적 근거를 갖춘 신경면역 치료법으로 자리매김할 수 있는 중요한 기초**를 마련하였으며, 향후 다양한 임상적 적용이 가능할 것으로 예상된다.

6. 전기침과 자율신경 조절: 미주신경 및 교감신경 자극 경혈 분류

1) 서론: 전기침을 통한 자율신경 조절 기전

전기침은 특정 경혈을 전기적으로 자극하여 신경계와 면역계를 조절하는 치료 방법이다. 특히, 미주신경 및 교감신경을 자극하는 경혈을 선택적으로 활용하면, 자율신경계 균형을 조절하고 항염증 반응을 유도하는 효과를 기대할 수 있다.

본 장에서는 전기침을 활용하여 미주신경과 교감신경을 자극할 수 있는 주요 경혈을 강도(자극 세기)에 따라 분류한다.

2) 전기침 자극 경혈 분류: 미주신경 및 교감신경 조절

(1) 미주신경 자극 경혈

① 체성-미주신경 반사 경로(somatic-vagal pathway) 활성화 경혈

미주신경이 뇌간(brainstem)의 고립로핵(nucleus tractus solitarius, NTS)을 통해 조절되므로, 경혈 자극이 체성신경과 미주신경을 동시에 활성화하도록 선택해야 한다.

② 미주신경 자극 강도에 따른 경혈 분류

자극 강도	경혈(Acupoints)	기능(Function)
강한 자극 (High-intensity EA, 10-20 Hz, 3-5 mA)	Shenmen (HT7, 신문), Baihui (DU20, 백회), Neiguan (PC6, 내관), Yintang (EX-HN3, 인당)	미주신경 직접 활성화, 심박수 조절, 항염증 반응 유도
중등도 자극 (Moderate EA, 5-10 Hz, 2-3 mA)	Zusanli (ST36, 족삼리), Hegu (LI4, 합곡), Sanyinjiao (SP6, 삼음교)	체성-미주 경로 자극, 위장관 운동 조절, 면역 조절
약한 자극 (Low-intensity EA, <5 Hz, <2 mA)	Auricular vagus points (이주 미주신경점), Shenmen (HT7, 신문)	자율신경 균형 유지, 신경이완, 수면 조절

임상적 의미

- **강한 자극**: 심박수 조절 및 강력한 항염증 효과 유도
- **중등도 자극**: 체성-미주 경로 활성화로 소화기 기능 개선 및 면역 조절
- **약한 자극**: 스트레스 조절 및 신경 안정 효과

(2) 교감신경 자극 경혈

① 교감신경 자극을 통한 면역 조절 및 항염증 기전

교감신경은 T1-L2 신경절(sympathetic chain)을 따라 분포하며, 교감신경을 조절하는 경혈 자극은 척수 및 신경절을 따라 국소적으로 적용 가능하다.

② 교감신경 자극 강도에 따른 경혈 분류

자극 강도	경혈(Acupoints)	기능(Function)
강한 자극 (High-intensity EA, 20-50 Hz, 5-8 mA)	Jiaji points (Ex-B2, 척추 양측 기혈), Fengchi (GB20, 풍지), Dazhui (DU14, 대추)	교감신경 활성화, 항염증 효과 유도, 부신 조절

자극 강도	경혈(Acupoints)	기능(Function)
중등도 자극 (Moderate EA, 10-20 Hz, 3-5 mA)	Tianshu (ST25, 천추), Zhongwan (RN12, 중완), Quchi (LI11, 곡지)	교감-부교감 균형 조절, 위장관 운동 조절, 면역 조절
약한 자극 (Low-intensity EA, <10 Hz, <3 mA)	Taichong (LR3, 태충), Baihui (DU20, 백회)	혈압 조절, 스트레스 감소, 심혈관 조절

임상적 의미

- 강한 자극: **부신-교감신경 축(adrenal-sympathetic axis) 조절을 통해 면역 반응을 조절**하고, 강력한 교감신경 자극 효과를 유도한다.
- 중등도 자극: 교감신경과 부교감신경 균형 조절, 위장관 운동 및 면역 반응을 조절한다.
- 약한 자극: 혈압 조절 및 스트레스 감소 효과가 있다.

결론

미주신경 및 교감신경 자극 경혈의 선택적 활용
전기침을 통한 자율신경 조절 전략은 다음과 같다.

- 미주신경 자극(vagal stimulation)
  - 강한 자극: 심장 및 면역 조절(HT7, PC6, DU20).
  - 중등도 자극: 체성-미주 경로 활성화, 면역 및 소화기 조절(ST36, LI4, SP6).
  - 약한 자극: 스트레스 완화 및 자율신경 균형 유지(auricular vagus points, HT7).
- 교감신경 자극(sympathetic stimulation)
  - 강한 자극: 교감-부신 축 조절, 면역 조절(Ex-B2, GB20, DU14).
  - 중등도 자극: 위장관 조절, 교감-부교감 균형 조절(ST25, RN12, LI11).
  - 약한 자극: 심혈관 기능 조절, 스트레스 감소(LR3, DU20).

결론적으로, 전기침은 특정 자극 강도 및 경혈 선택에 따라 미주신경 또는 교감신경을 조절할 수 있으며, 이를 활용하면 항염증 반응을 유도하고 자율신경 균형을 최적화할 수 있다.

Part III

임상적 적용 및 치료 방법

Chapter

Chapter 1

질환별 침술 및 신경 자극의 임상 적용

만성 염증성 질환(류마티스 관절염, 크론병, 강직성 척추염 등), 신경퇴행성 질환(파킨슨병, 알츠하이머병 등), 자가면역질환 및 대사성 질환(당뇨병, 비만 등), 정신신경면역학적 질환(우울증, PTSD, ASD, anxiety, schizophrenia 등), 감염 질환과 패혈증 등에 다양하게 적용될 수 있다.

임상 연구와 근거 논문 정리

침술(acupuncture)과 신경 자극(nerve stimulation)은 **통증 관리에서 면역 조절까지 다양한 의학적 상태를 치료하는 효과적인 접근법**으로 인정받고 있다. 본 장에서는 **질병별로 침술과 신경 자극이 어떻게 적용되는지, 그리고 이를 뒷받침하는 연구 근거**를 정리한다.

1. 수술 후 회복 및 통증 관리

침술은 수술 후 회복을 돕고, 통증과 염증을 줄이며, 진통제 사용을 감소시키는 효과가 있다. 특히, 전기침(electroacupuncture)은 만성통증 치료에도 효과적인 것으로 나타났다.

연구 근거

- 수술 후 회복 및 통증 완화: 침술이 **수술 후 회복, 골관절염, 편두통, 관절통, 뇌졸중 재활**을 개선하는 데 효과적이라는 연구 결과가 있다(WHO, 2002).

- 요통 치료: 전기침이 미국 통증학회(American Pain Society), 국립 보완대체의학센터(NCCAM), 미국 국립보건원(NIH), 세계보건기구(WHO)에서 공식적으로 인정받았다.
- 플라세보 효과와 침술: 침술과 플라세보 효과의 차이에 대한 연구가 진행되었다.

2. 신경 및 정신과적 질환

침술은 뇌졸중 재활, 외상 후 스트레스 장애(PTSD), 약물 중독 치료 등 신경 및 정신과적 질환에 효과적이다.

연구 근거

- 뇌졸중 재활: 침술이 신경가소성(neuroplasticity)과 운동 기능 회복을 촉진한다(WHO, 2002).
- 외상 후 스트레스 장애(PTSD): 침술이 PTSD 증상과 스트레스 반응을 완화한다.
- 약물 중독 치료: 침술이 **아편류(opioids) 및 기타 약물 중독에서 회복을 돕는 효과**가 있다(WHO, 2002)
- 불안장애 및 우울증: **비침습적 방법으로 SVTg (subventricular tegmental nucleus) 자극 및 LHb (lateral habenula) 억제 가능성**이 있다.

3. 자가면역 및 염증성 질환

신경 자극은 자가면역 질환과 염증 조절에 중요한 역할을 하며, 침술 및 미주신경 자극(vagus nerve stimulation, VNS)이 면역계를 조절할 수 있음이 밝혀졌다.

연구 근거

- 류마티스 관절염 및 염증성 질환
  - **미주신경 자극(VNS)이 관절염, 대장염, 췌장염, 당뇨병 등의 염증을 감소**시킨다.
  - **비장 절제술(splenectomy)이 패혈증(sepsis)에서 콜린성 항염증 경로를 비활성화**한다.
  - **미주신경 자극이 α7 니코틴 아세틸콜린 수용체(α7nAChR)를 통해 신장 허혈-재관류 손상을 보호**한다.

- **콜린성 작용제가 HMGB1 방출을 억제하고 패혈증 생존율을 개선**한다.

4. 심혈관 및 대사 질환

신경 조절은 심혈관 기능과 대사 항상성을 유지하는 데 필수적이며, 침술과 신경 자극이 이를 조절할 수 있음이 연구에서 밝혀졌다.

연구 근거

- 비만 및 당뇨병
  - 신경 회로가 **에너지 균형과 대사를 조절**하며, 이를 치료적으로 활용할 가능성이 있다.
  - **교감신경 조절, ILC2 활성화 또는 차단, type 2 사이토카인 조절**이 혈당 조절 및 대사질환 치료 전략으로 활용될 수 있다.
- 출혈성 쇼크 및 회복(resuscitation)
  - 미주신경 자극이 **출혈성 쇼크에서 생리적 반응을 안정화**한다.

5. 신경퇴행성 질환

침술과 신경 자극은 신경퇴행성 질환에서 신경 보호 효과를 가지며, 뇌 기능을 개선하는 것으로 나타났다.

연구 근거

- 알츠하이머병 및 파킨슨병
  - **신경면역 상호작용(neuroimmune communication)이 신경퇴행성 질환 이해에 중요한 역할**을 한다.
  - **신경 면역 조절이 신경퇴행성 질환에서 중요한 조절 기전으로 작용**한다.

6. 감염성 질환 및 패혈증

신경 자극이 중증 감염 및 패혈증 치료에서 효과적임이 연구를 통해 입증되었다.

연구 근거

- 중증 패혈증 및 내독소 혈증(endotoxemia)
  - **콜린성 작용제가 HMGB1 방출을 억제하고 패혈증 생존율을 개선**한다.
  - **비장 신경 조절이 감염성 질환에서 면역 반응을 조절**한다.

패혈증에 대해서 더 심도 있게 살펴보자.

1) 패혈증의 병리과정 및 치료 개입 전략

패혈증은 그람음성세균에 의한 혈중 세균 감염(bacteremia)에서 시작되며, massive endotoxemia, 사이토카인 폭풍(cytokine storm), HMGB1 단백질의 염증 가속화, 그리고 혈액 응고 시스템(coagulation system)의 변화를 포함하는 연속적인 과정으로 진행된다. 이 과정은 다발성 장기부전(multiple organ dysfunction syndrome, MODS)으로 이어질 수 있으며, 효과적인 치료 개입이 없다면 높은 사망률을 초래한다.

(1) 패혈증의 시간에 따른 병리적 진행과 분자생물학적 기전

① 초기 단계(0-6시간): Endotoxemia 및 초기 염증 반응

- 그람음성세균의 Endotoxin (lipopolysaccharide, LPS) 노출
  - LPS는 TLR4 (Toll-like receptor 4)을 활성화하여 NF-κB 경로를 통해 TNF-α, IL-6, IL-1β 등의 염증성 사이토카인을 대량 분비한다.
- 혈관 내피세포 활성화 및 혈관 투과성 증가
  - LPS에 의해 혈관 내피세포가 활성화되면서 NO (nitric oxide)와 프로스타글란딘(PGE2)이 증가하여 혈관이 확장되고 투과성이 증가함.
- 혈액응고 및 미세혈전 생성 시작
  - Coagulation cascade 활성화 → 혈소판 응집 증가 → 범발성혈관내응고(disseminated intravascular coagulation, DIC) 위험 증가

치료 개입

- 초기 항생제 투여(0-3시간 내): 광범위 항생제를 신속 투여하여 박테리아를 제거해야 한다.
- 수액 치료(fluid resuscitation): 저혈압 방지를 위해 크리스탈로이드(생리식염수, 링거액) 수액을 공급한다.

② 중간 단계(6-24시간): 사이토카인 폭풍 및 면역 세포 사멸

- 사이토카인 폭풍의 본격적 유발
  - 면역세포에서 과량의 TNF-α, IL-1β, IL-6이 분비되며 염증이 폭발적으로 증가한다.
  - 대식세포와 호중구(neutrophils)가 활성화된다.
- HMGB1 단백질에 의한 염증 지속
  - HMGB1 (high mobility group box 1) 단백질은 손상된 세포에서 방출되며, TLR4 및 RAGE (receptor for advanced glycation end products)를 활성화하여 염증 반응을 증폭한다.
- 신경계 영향 - 자율신경 불균형
  - 교감신경 과활성(SNS overactivation) → 혈관 수축 및 장기 관류가 감소한다.
  - HPA 축 과활성 → 부신에서 코르티솔 분비 증가, 면역 억제가 유발하게 된다.

치료 개입

- 항염증제 및 면역 조절 치료
  - **IL-6 억제제(tocilizumab) 및 코르티코스테로이드**를 투여한다.
- 혈액 투석(continuous renal replacement therapy, CRRT)
  - **사이토카인 제거**를 위해 혈액 여과 치료를 고려한다.

③ 후기 단계(24-72시간): 면역 억제 및 다발성 장기 부전(MODS)

- 면역세포 사멸 및 면역마비(immunoparalysis)
  - 과도한 염증 후 T세포 및 B세포 기능 저하 → 2차 감염의 위험이 증가한다.
- 다발성 장기 부전(MODS)
  - 폐: ARDS (acute respiratory distress syndrome)가 발생하게 된다.
  - 간: LPS에 의한 간세포 손상 → lactic acidosis가 증가하게 된다.
  - 신장: SA-AKI (sepsis-associated acute kidney injury)가 발생한다.

- 혈액응고 이상
  - DIC가 진행되며 미세혈전 증가 → 말초 혈액 순환장애가 발생한다.

치료 개입

- 면역 보조 치료
  - **Interferon-gamma, GM-CSF** 투여로 면역 기능 회복
- 생체 공명기(extracorporeal membrane oxygenation, ECMO) 적용
  - 심폐부전 환자에서 ECMO 활용

2) INMARS를 통한 미주신경 자극의 최적 적용 시기

신경근 경혈 시스템(integrative neuromuscular acu-reflex point system, INMARS)을 활용한 미주신경 자극(vagus nerve stimulation, VNS)은 패혈증의 염증성 폭풍을 조절하고 면역 항상성을 회복하는 데 기여할 수 있다.

(1) 초기 단계(0-6시간)

① 미주신경 자극 효과

- TNF-α 억제, IL-6 감소, 교감신경의 균형을 유지하도록 유도한다.

② 적용 방법

- 전기침(electroacupuncture, EA) - ST36(족삼리) 및 LI11(곡지) 자극을 하여 미주 신경 자극 효과를 가져온다.

(2) 중간 단계(6–24시간)

- VNS 적용이 효과적일 가능성
  - 미주신경이 부신 수질을 자극하여 노르에피네프린과 도파민을 분비 → 항염증 작용을 유도한다.
- 적용 방법
  - taVNS (transcutaneous auricular vagus nerve stimulation) 적용이 가능하다.

(3) 후기 단계(24–72시간)

① 면역 억제 극복 가능성

- VNS가 CD4+ T세포 활성화를 통해 면역 억제를 개선할 가능성이 있다.

패혈증은 다단계 염증 반응을 통해 진행되며, 시간에 따른 적절한 치료 개입이 필수적이다. INMARS 기반 VNS 치료는 초기 및 중간 단계에서 적용할 경우 항염증 반응을 유도하며, 후기 단계에서는 면역 기능을 회복시키는 전략이 될 수 있다.

Chapter 2

임상에서의 침술 및 신경 자극 사용 확대

- **WHO(세계보건기구, 2002)**: 침술이 다양한 질환 치료에 효과적이라고 발표
- **미국 NIH(국립보건원)**: **15만 명 이상의 미국인이 침술을 사용**
- **미국 통증학회(American Pain Society), NIH, WHO**: 전기침(electroacupuncture) 사용을 공식적으로 인정

WHO(2002) 침술 보고서 개요

세계보건기구(WHO)는 2002년 "Acupuncture: Review and Analysis of Reports on Controlled Clinical Trials"라는 제목의 보고서를 발표하였다. 이 보고서는 전 세계에서 수행된 다수의 **무작위 대조군 연구(randomized controlled trials, RCT)** 및 임상 연구를 검토하여 침술의 치료 효과를 분석하였다.

1. 주요 연구 방법론

- WHO는 1990년대 이후 발표된 전 세계 침술 임상 연구를 수집 및 분석하였다.
- 치료 효과의 객관성을 검증하기 위해 무작위 대조군 연구와 이중 맹검 연구(double-blind trials) 중심으로 검토하였으며,
- 특정 질환에서 침술 치료군과 대조군(위약 또는 다른 치료법 적용군)의 결과를 비교하였다.

2. 주요 연구 결과

WHO는 침술이 다음과 같은 질환에 효과적이라고 결론 내렸다.

1) 통증 관리

침술은 다양한 급·만성통증 질환에서 진통 효과가 입증되었다.

① 근골격계 통증: 요통(low back pain), 경추통(neck pain), 무릎 관절염(knee osteoarthritis), 섬유근육통(fibromyalgia)

② 신경병증성 통증: 대상포진 후 신경통(postherpetic neuralgia), 좌골신경통(sciatica)

③ 두통 및 편두통: 긴장성 두통(tension-type headache), 만성 편두통(migraine)

과학적 근거

침술이 **엔도르핀(endorphins)과 엔케팔린(enkephalins) 분비를 촉진**하여 통증 조절에 기여한다.

2) 신경계 질환

침술은 자율신경계 조절 및 신경 재생에 효과적이며, 다음과 같은 질환에서 유의미한 결과를 보였다.

- 뇌졸중 후 회복(post-stroke rehabilitation)
- 말초신경병증(peripheral neuropathy)
- 안면신경마비(bell's palsy)

과학적 근거

전기침이 **신경성장인자(nerve growth factor, NGF)** 발현을 증가시켜 신경 회복을 촉진한다.

3) 정신과적 질환 및 스트레스 조절

- 불안 및 우울증(anxiety & depression)
- 외상 후 스트레스 장애(post-traumatic stress disorder, PTSD)

- 불면증(insomnia)

과학적 근거

침술이 **HPA 축** 조절을 통해 스트레스 반응을 감소시킨다.

4) 내과적 질환

① 소화기 질환: 과민성 대장증후군, 기능성 소화불량(functional dyspepsia), 위식도 역류 질환에 적용할 수 있다.

② 호흡기 질환: 천식(asthma), 알레르기 비염(allergic rhinitis), 혈관성비염(vasomotor rhinitis) 질환에 적용해 볼 수 있다.

③ 여성 건강: 월경통(dysmenorrhea), 갱년기 증후군(menopausal syndrome), 불임(infertility) 등 만성 여성 질환에도 적용이 가능하다.

과학적 근거

미주신경 자극을 통한 **위장관 운동 조절 및 항염증 작용**

3. 침술의 과학적 기전

1) 신경계 조절 기전

침술 자극은 말초신경을 통해 중추신경계로 전달되며, 미주신경 및 교감신경을 조절하여 전신 생리 기능을 최적화한다.

- 체성-미주신경 반사(somatic-vagal reflex)
- 뇌간(brainstem)의 시상하부 및 뇌하수체 조절
- HPA 축을 통한 면역 및 스트레스 반응 조절 기전, 이 세 가지 기전을 통하여 치료적인 효과를 기대할 수 있다.

2) 면역 조절 기전

침술이 면역계를 조절하는 주요 기전은 콜린성 항염증 경로의 활성화다.

- 미주신경 자극 → 부신 속질에서 도파민 및 노르에피네프린 분비 → TNF-α 및 IL-6 억제 → 항염증 효과

과학적 근거

전기침이 **콜린성 항염증 경로를 활성화**하여 염증성 질환 치료가 가능하다.

결론 및 임상 적용

WHO(2002) 보고서는 **침술이 다양한 질환 치료에 효과적이며, 과학적으로 신경계 및 면역계를 조절하는 치료법**임을 입증하였다. 특히, 신경면역조절을 통한 **자가 치유(self-Healing) 및 항상성(homeostasis) 유지**가 주요 작용 기전으로 제시되었다.

임상 적용 전략

- 급성 통증: 빠른 신경조절 효과를 위해 전기침(EA) 활용
- 만성 질환: 장기적인 면역 조절을 위해 주기적인 치료 권장
- 정신 건강: 스트레스 및 불면증 조절을 위해 HPA 축 균형 조절 전략 활용

침술은 단순한 전통 요법을 넘어, 신경과학 및 면역학적 연구를 통해 **근거 기반 통합 치료(integrative medicine)의 핵심 도구**로 자리 잡고 있다. WHO(2002) 보고서는 이를 전 세계적으로 확산시키는 중요한 계기가 되었다.

Chapter 3

미주신경 자극과 신경 재생

1. 올리고덴드로사이트 활성화 및 미엘린 재생 기전

1) 신경 재생과 미주신경 자극의 역할

신경 재생(neuroregeneration)은 손상된 중추신경계(CNS) 및 말초신경계(PNS)에서 신경세포의 복구 및 기능 회복을 촉진하는 과정을 의미한다. 특히, 미엘린(myelin) 재생은 신경의 전도 속도를 증가시키고 뉴런의 기능을 유지하는 데 필수적이다.

올리고덴드로사이트(oligodendrocyte)는 CNS에서 미엘린을 형성하는 세포로, 이들의 증식과 활성화는 신경 재생 과정에서 매우 중요한 요소이다. 최근 연구들은 미주신경 자극(vagus nerve stimulation, VNS)이 올리고덴드로사이트의 활성을 증가시키고, 미엘린 재생을 촉진할 가능성이 있음을 보고하고 있다.

2) 미주신경 자극(VNS)이 미엘린 재생과 신경 재생에 미치는 영향

(1) VNS가 미엘린 재생을 촉진하는 기전

- VNS는 신경가소성과 연관된 기전들을 활성화하여 신경 회복을 촉진하는 것으로 알려져 있다.
- 최근 연구에서는 VNS가 미엘린 재생을 증가시키고, 신경 기능을 회복시키는 데 기여할 수 있음이 확인되었다.
- 특히, VNS는 올리고덴드로사이트 생성 및 활성화(oligodendrogenesis)를 촉진하여 손상된 신경의 재생에 중요한 역할을 할 수 있다.

연구 근거

- **VNS가 미엘린 재생을 촉진하고 운동 기능 회복을 돕는다.**
  - 연구에 따르면, **VNS는 올리고덴드로사이트의 생성을 증가시키고, 손상된 신경 축삭(axons)의 미엘린 재생을 유도**하였다.
- **특정 신경 회복 훈련과 병행할 경우, 미엘린 시스(sheath)의 복원이 더욱 정밀하게 진행되며, 운동 기능 회복과도 연관이 있음**이 확인되었다.
- **VNS는 다발성 경화증과 같은 탈수초화 질환에서 치료적 효과를 가질 수 있다.**
  - VNS는 **올리고덴드로사이트의 분화와 미엘린 합성을 조절하는 유전자의 발현을 조절하여 탈수초화(demyelination)를 억제하고 미엘린 복구를 촉진**한다.
  - 다발성 경화증 모델에서 **VNS가 미엘린 재생을 촉진하고, 염증성 유전자의 발현을 억제하며, 질병의 진행을 완화할 수 있음**이 보고되었다.

(2) 올리고덴드로사이트 활성화 및 신경 회복에 대한 VNS의 효과

- VNS가 올리고덴드로사이트의 증식을 촉진한다.
  - 연구 결과, VNS 치료 후 미엘린을 생성하는 올리고덴드로사이트의 수가 증가하였다.
  - 이는 미엘린 재생 과정이 활성화됨을 의미하며, 신경 손상 이후 빠른 회복을 유도할 가능성을 시사한다.
  - 또한 VNS 치료가 신경 손상 후 운동 능력 회복과도 연관됨이 확인되었다.

연구 근거

- **VNS가 미엘린 재생을 촉진하는 기전 연구**가 있다.
- **VNS가 올리고덴드로사이트 분화와 미엘린 형성을 증가시키는 기전 연구**가 있다.

3) 임상적 시사점: VNS를 활용한 신경 재생 치료의 가능성

(1) VNS의 신경 재생 치료 전략

- VNS는 비침습적(non-invasive) 또는 최소 침습적(minimally-invasive) 방법으로 적용할 수 있어 신경 재생 치료에서 유망한 옵션으로 평가된다.
- 특히 다발성 경화증, 척수 손상(spinal cord injury), 뇌졸중 후 회복(stroke rehabilitation) 등에서 VNS를 활용한 치료가 더욱 주목받고 있다.

(2) 향후 연구 방향

- VNS와 재활 치료를 병행하여 신경 기능 회복을 최적화하는 연구가 필요하다.
- VNS의 강도와 빈도(frequency) 조절이 올리고덴드로사이트 활성화 및 미엘린 재생에 미치는 영향을 더 정밀하게 연구할 필요가 있다.
- 신경 재생과 관련된 다른 생물학적 인자(neurotrophic factors)와 VNS의 상호작용을 규명하는 연구가 진행될 필요가 있다.

{ 결론 }

VNS는 올리고덴드로사이트 활성화와 미엘린 재생을 촉진할 수 있는가?
최신 연구 결과에 따르면, VNS는 올리고덴드로사이트의 활성화와 미엘린 재생을 촉진하는 효과가 있는 것으로 확인되었다.

- **VNS는 손상된 신경 축삭의 미엘린을 재생하여 운동 기능 회복을 돕는다.**
- **VNS는 다발성 경화증과 같은 탈수초화 질환에서 치료적 효과를 가질 수 있다.**
- **VNS는 신경 가소성을 증진시키며, 올리고덴드로사이트의 증식을 촉진하여 미엘린 재생을 유도한다.**

이러한 연구 결과는 VNS가 신경 재생 치료에서 중요한 역할을 할 수 있음을 시사하며, 향후 임상 적용 가능성이 매우 높음을 보여준다.

2. 미주신경 자극과 슈반 세포 활성화 및 말초신경 재생

1) 슈반 세포와 신경 재생에서의 역할

슈반 세포(Schwann cells)는 PNS에서 축삭의 미엘린을 형성하는 주요 신경교세포(glial cells)로, 손상된 신경의 재생과 기능 회복에 중요한 역할을 한다. 특히, 신경 손상 후 슈반 세포는 축삭을 따라 성장 가이드를 제공하고, 신경영양인자(neurotrophic factors)를 분비하여 신경 재생을 촉진한다.

미주신경 자극은 CNS 및 PNS에서 신경가소성을 증가시키고, 염증을 조절하는 역할을 한다. 최근 연구들은 VNS가 슈반 세포의 활성화와 증식을 유도하여 말초신경 재생을 촉진할 가능성이 있음을 시사하고 있다.

2) VNS가 슈반 세포와 말초신경 재생에 미치는 영향

(1) VNS는 슈반 세포의 활성화 및 증식을 촉진한다

- 신경 손상 후 슈반 세포는 미엘린을 제거하고, 새로운 축삭 성장을 위한 신경 가이드(neuropil) 역할을 수행한다.
- VNS는 슈반 세포의 증식을 촉진하고, 신경 성장 인자를 증가시켜 말초신경 재생을 가속화하는 것으로 보고되었다.
- VNS가 말초신경 회복을 향상시키는 기전에는 ATP 매개 신호전달(P2-purinergic receptor activation), cAMP 조절, 칼슘 신호전달 증가 등이 포함된다.

연구 근거

- **VNS가 슈반 세포의 cAMP 및 칼슘 신호전달경로를 활성화하여 신경 재생을 촉진한다.**
- **ATP가 슈반 세포 내 phospholipase C를 활성화하고, 아데닐산 고리화효소(adenylate cyclase)를 억제하여 신경 재생을 돕는 것으로 확인**되었다.

(2) VNS가 슈반 세포를 통한 미엘린 재생을 촉진한다

- 신경 손상 후 슈반 세포는 미엘린 제거와 새로운 미엘린 형성 과정에서 중요한 역할을 한다.
- VNS는 슈반 세포를 활성화하여 미엘린 단백질의 재구성을 촉진하고, 신경의 재수초화(remeyelination)를 유도할 수 있다.
- 특히, VNS가 신경 손상 부위에서 미엘린 단백질 발현을 증가시킨다는 연구 결과가 있다.

연구 근거

- **나노초 펄스 전기장(nanosecond pulsed electric field, nsPEF)을 활용한 연구에서 슈반 세포의 증식과 이동이 증가**되었으며, 이는 VNS의 신경재생 효과와 유사한 메커니즘일 가능성이 크다.
- **슈반 세포의 증식을 유도하여 미엘린 단백질 발현을 증가시킴으로써 말초신경 재생을 촉진**한다.

(3) VNS가 슈반 세포를 통해 신경성장인자를 증가시킨다

- 신경 재생 과정에서 슈반 세포는 신경성장인자(NGF), 뇌유래 신경영양인자(BDNF), 글리아세포 유래 신경영양인자(GDNF) 등을 분비한다.

• 연구에 따르면 VNS는 이러한 신경성장인자의 발현을 증가시켜 신경 재생 속도를 높일 수 있다.

연구 근거

- **기계적 자극(mechanical stimulation)이 슈반 세포에서 miRNA 23b-3p를 포함한 신경재생인자의 발현을 증가**시킨다.
- **VNS가 슈반 세포의 신호전달을 강화하고, 신경 조직 재생을 촉진할 가능성이 있다.**

3) 임상적 시사점: VNS 기반 신경 재생 치료 전략

- VNS는 슈반 세포의 증식을 촉진하여 말초신경 재생을 촉진할 수 있다.
- VNS는 신경 성장 인자의 발현을 증가시켜 신경 손상 치료에 기여할 수 있다.
- VNS는 미엘린 단백질 재구성을 촉진하여 신경 재생을 가속화할 수 있다.
- VNS와 기계적 자극 또는 전기장 펄스(nsPEF)를 결합한 치료 전략이 효과적일 가능성이 있다.

결론적으로, 최신 연구 결과들은 VNS가 슈반 세포의 활성화를 유도하고, 신경 재생을 촉진하는 효과를 가질 수 있음을 시사한다. 이는 향후 말초신경 손상 치료에 중요한 전략이 될 가능성이 높다.

침술과 신경 자극의 의학적 가치

침술과 신경 자극은 **통증 관리, 면역 조절, 신경 보호, 심혈관 및 대사 조절 등 다양한 질병 치료에 효과적인 방법**이다. 신경면역조절의 발전과 함께, **바이오전자 의학(bioelectronic medicine) 및 미주신경 자극 같은 치료법이 더욱 활성화될 것으로 기대된다**.

Chapter 4

자연치유기전

- 부교감 신경 경로(cholinergic anti-inflammatory pathway): **90% afferent, 10% efferent**
- 세포(cells): 간-부신 연결축(**liver – adrenal connection)**-steroid hormone(cholesterol→부신호르몬)
- 장내 미생물 및 담즙(microbiome including bile acids): anti-inflammatory metabolites and molecules, SCFAs/Treg cell induction

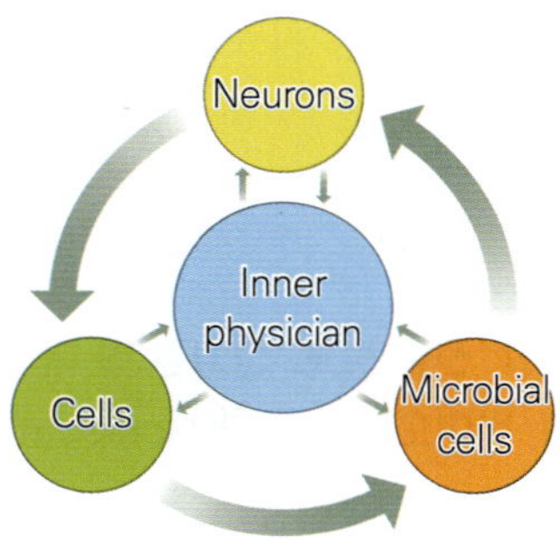

그림 3-5. 내면의 의사(inner physician)의 도식도

1. 서론과 배경: "내면의 의사" 개념의 의미와 해석

1) "내면의 의사" 개념의 역사적 기원과 현대 과학적 해석 - 히포크라테스의 의학철학과 자연 치유력

고대 그리스의 의성(醫聖) 히포크라테스(Hippocrates, 기원전 460-370년)는 "자연이야말로 최고의 의

사이다(Natura Medicatrix)"라는 개념을 주장하며, 인간의 몸에는 스스로 질병을 치료하고 회복할 수 있는 내재적 치유력이 존재한다고 보았다. 그는 병의 원인을 신비적이거나 초자연적인 힘이 아니라, 자연적인 생리적 과정에서 비롯된 것으로 이해해야 한다고 주장했다.

그의 철학에서 가장 중요한 개념 중 하나는 체액 이론(humoral theory)이었다. 히포크라테스는 신체의 건강이 네 가지 체액(혈액, 점액, 황담즙, 흑담즙)의 균형에 의해 유지되며, 이 균형이 깨질 경우 질병이 발생한다고 보았다. 그는 의료인의 역할이 단순한 치료가 아니라, 신체의 항상성을 회복하고 자연 치유력을 극대화하는 데 도움을 주는 것이라고 강조했다.

이 개념은 현대 의학에서 "내면의 의사(inner physician)" 개념과 연결된다. 즉, 뉴런(neurons), 세포(cells, 특히 부신과 간의 기능적 연결), 미생물 세포(microbial cells, 특히 장내 미생물총의 역할) 간의 상호작용이 조화를 이루며 인체의 건강을 유지하고 질병을 치유하는 데 핵심적인 역할을 한다.

2) "내면의 의사" 개념의 현대적 확장

현대 의학에서 내면의 의사 개념은 신경계, 내분비계, 면역계, 그리고 장내 미생물총(microbiome)의 통합적인 작용을 통해 인체가 스스로 항상성을 조절하고 질병을 치유하는 능력으로 설명할 수 있다(그림 3-5).

이러한 개념은 신경면역학(neuroimmunology), 신경내분비학(neuroendocrinology), 그리고 미생물-신경-면역 상호작용(microbiota-gut-brain axis) 연구를 통해 과학적으로 증명되고 있다.

3) 현대 과학에서 바라본 "내면의 의사"의 세 가지 핵심 요소

"내면의 의사"는 신체 내에 존재하는 자가 조절(self-regulation) 및 치유(self-healing) 메커니즘을 의미한다. 이는 다음과 같은 요소들과 밀접하게 연결된다.

(1) 뉴런과 자율신경계

- 신경계는 신체의 모든 기능을 조율하는 역할을 하며, 자율신경계를 통해 항상성(homeostasis)을 유지한다.
- 미주신경은 자율신경의 핵심적인 축으로, 콜린성 항염증 경로 활성화하여 염증을 조절하는 중요한 역할을 한다.
- 미주신경 자극은 부신과 간의 기능적 연결(liver-adrenal connection)을 최적화하여 항염증 호르몬(코르티솔)의 원활한 분비를 돕는다.

(2) 세포와 간-부신 축(liver-adrenal axis)

- 간과 부신은 신체의 주요 해독 및 항염증 조절 기관으로, 서로 긴밀하게 연결되어 있다.
- 부신 피질(adrenal cortex)에서 분비되는 코르티솔은 신체의 항염증 및 스트레스 반응을 조절하는 중요한 역할을 한다.
- 부신 기능이 저하될 경우, 만성염증과 면역 기능 저하로 인해 다양한 질병이 발생할 수 있다.
- 미주신경을 통한 부신 조절(vagal-adrenal axis) 기전이 활성화되면, 부신에서 항염증 호르몬이 원활하게 분비되어 염증 반응을 억제하고 조직 회복을 촉진한다.

(3) 미생물 세포와 장내 미생물총

- 장내 미생물총은 신경-면역-내분비 시스템과 긴밀하게 상호작용하며, 건강 유지에 중요한 역할을 한다.
- 건강한 미생물 생태계는 장내 염증을 억제하고, 신경전달물질(세로토닌, 도파민) 합성을 촉진하여 정신 건강과 면역 기능을 조절한다.
- 장내 미생물과 신경계의 연결(microbiota-gut-brain axis)을 통해 면역 항상성이 유지되며, 신경계의 항상성에도 중요한 영향을 미친다.
- 담즙은 장내 미생물의 서식지(habitat)와 처소(niche) 형성에 중요하다.

2. 콜린성 항염증 경로의 발견 배경 및 시기

콜린성 항염증 경로는 Kevin Tracey와 그의 연구팀에 의해 2000년대 초반 처음으로 보고하였다. 그들은 신경계가 면역계를 직접 조절할 수 있으며, 특히 미주신경의 자극이 염증 반응을 조절할 수 있다는 사실을 발견했다. 연구진은 패혈증 모델에서 미주신경을 전기적으로 자극하면 TNF-α와 같은 염증성 사이토카인 생성이 억제된다는 사실을 밝혔다.

- 주요 발견 논문
  - Pavlov & Tracey (2005): 콜린성 항염증 경로의 개념을 제시하고, 미주신경을 통한 항염증 기전을 설명하였다.
  - Pavlov et al. (2003): 신경면역조절과 콜린성 항염증 경로의 역할을 분석하였다.

콜린성 항염증 경로는 앞 부분에서 자세하게 설명하였다.

3. 간장과 부신 연결 축: 세포의 극성 유지와 항염증 작용

앞 부분에서 간단하게 언급한 부분인데 여기서 좀더 자세하게 설명하겠다. 세포가 담당하는 역할은 간-부신 축(liver-adrenal gland connection)의 기능을 통해 세포의 극성(polarity)을 유지하고, 필요에 따라 부신에서 코르티코스테로이드 호르몬을 충분히 생산하여 항염증 반응을 조절하는 것과 관련이 있다. 이는 내면의 의사로서 신체가 스스로 항상성을 유지하고 질병을 치유하는 핵심적인 기전이다.

1) 간-부신 축이란?: 부신 스테로이드 합성에 필요한 주요 효소 및 간의 역할

부신에서의 스테로이드 합성 과정은 콜레스테롤(cholesterol)을 기질로 하여 다양한 효소 반응을 거쳐 최종 호르몬을 생성한다. 위 그림에서 볼 수 있듯이(그림 3-6), 부신의 세 가지 층(zona fasciculata, zona glomerulosa, zona reticularis)에서 다른 호르몬이 합성된다.

- 스테로이드 생성에 관여하는 주요 효소들
  - P450scc (cholesterol side-chain cleavage enzyme, cholesterol desmolase, CYP11A1): 콜레스테롤을 pregnenolone으로 변환하는 효소로, 부신에서 작용하지만 간에서 합성된 단백질이 부신에서 발현된다.
  - 3β-hydroxysteroid dehydrogenase (3β-HSD): pregnenolone을 progesterone으로 변환하는 효소로, 간에서 생성된 효소가 부신에서 활성화된다.
  - P450c17 (CYP17A1, 17α-hydroxylase/17,20-Lyase): 안드로겐 및 코르티솔 합성에 중요한 효소로, 간에서 생성되어 부신에서 기능한다.
  - P450c21 (CYP21A2, 21-hydroxylase): 코르티솔 및 알도스테론 합성 과정에서 필수적인 효소로, 간에서 합성 후 부신에서 작용한다.
  - P450c11 (CYP11B1, 11β-hydroxylase): 코르티솔과 알도스테론의 최종 단계에서 작용하는 효소로, 간에서 공급된다.
  - Aldosterone synthase (CYP11B2): 알도스테론을 생성하는 효소로, 역시 간과 밀접한 관련이 있다.

위의 효소들은 부신에서 호르몬 합성을 조절하지만, 이들 대부분은 간에서 합성된 단백질을 기반으로 하며, 간의 대사 작용이 부신의 효소 발현 및 활성에 중요한 역할을 한다.

즉, 간-부신 축은 단순한 장기 간의 관계가 아니라, 스트레스 반응(HPA 축), 호르몬 조절, 대사 균형 유지에 필수적, 이러한 기능을 통해 체내 면역 반응을 조절하고, 필요에 따라 적절한 양의 코르티솔을 생산함

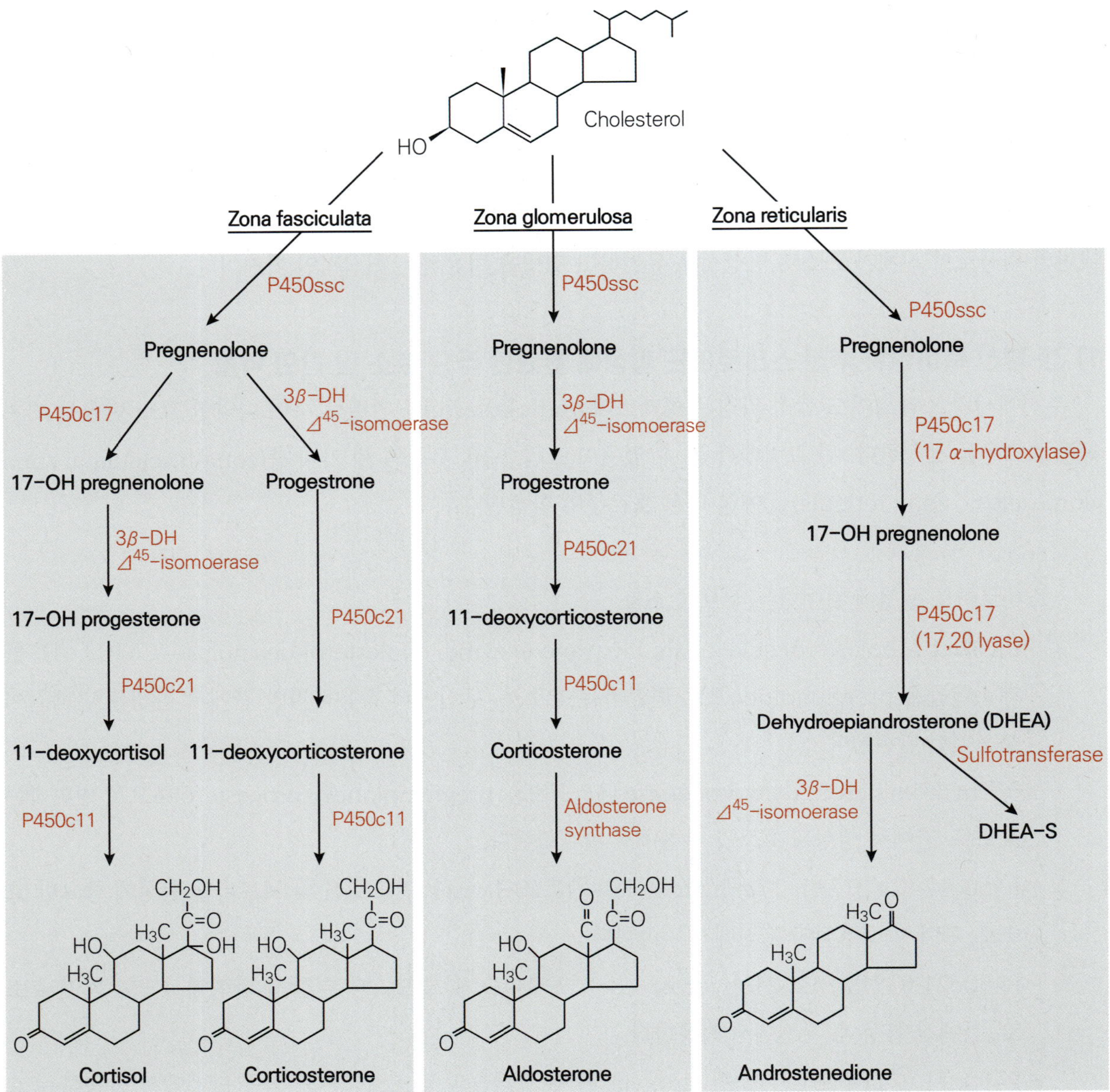

그림 3-6. Synthesis of steroid hormones in the adrenal cortex. Synthesis of the adrenal steroid hormones from cholesterol. Steroid synthesis originates from cholesterol. In zona fasciculata , zona glomerulosa and zona reticularis , a series of enzymatic reactions give rise to glucocorticoids, mineralocorticoids and androgens, respectively. P450ssc enzyme (also called 20,22-desmolase or cholesterol desmolase) is identified as CYP11A1. 3 β -DH and Δ 4,5-isomerase are the two activities of 3 β -hydroxysteroid dehydrogenase type 1 (gene symbol HSD3B2), P450c11 is 11 β -hydroxylase (CYP11B1), P450c17 is CYP17A1. CYP17A1 is a single microsomal enzyme that has two steroid biosynthetic activities: 17 α -hydroxylase which converts pregnenolone to 17-hydroxypregnenolone (17-OH pregnenolone) and 17,20-lyase which converts 17-OH pregnenolone to DHEA. P450c21 is 21- hydroxylase (CYP21A2, also identified as CYP21 or CYP21B). Aldosterone synthase is also known as 18 α -hydroxylase (CYP11B2). The gene symbol for sulfotransferase is SULT2A1.

으로써 염증 반응을 조절하는 것이 "내면의 의사"의 중요한 역할 중 하나이다.

2) 세포 극성 유지(Polarity maintenance)와 부신 호르몬 합성

세포 극성은 세포가 특정한 방향성을 유지하면서 기능을 수행하는 능력을 의미하며, 간세포 및 부신세포의 기능 유지에 필수적이다.

(1) 간세포(liver cells, hepatocytes)의 극성 유지

- 콜레스테롤 합성 및 스테로이드 전구체 공급
- 간은 콜레스테롤을 합성하여 부신에 공급하며, 이는 부신에서 스테로이드 호르몬을 합성하는 필수 요소이다.
- 간세포의 극성이 손상되면 콜레스테롤 대사에 문제가 발생하고, 스테로이드 합성이 저해되어 면역 조절 기능이 약화된다.

(2) 부신 세포의 극성 유지

- 부신 피질(adrenal cortex)에서는 콜레스테롤을 이용하여 코르티솔 및 기타 부신 호르몬을 합성한다.
- 부신 피질 세포의 극성이 무너지면 호르몬 생산이 불균형해지고, 면역 조절 기능이 저하되어 염증 반응이 증가한다.

{ 결론 }

- **세포 극성을 유지하는 것은 간과 부신의 기능을 최적화하여 코르티솔 합성을 원활하게 하고, 이를 통해 면역계를 조절하는 중요한 기전이다.**
- **간-부신 축이 정상적으로 작동하지 않으면 신체의 자가 치유 능력(inner physician)이 약화되며, 만성염증과 면역 불균형이 발생할 수 있다.**

3) 간-부신 축과 항염증 기전

간-부신 축이 정상적으로 작동하면, 부신에서 충분한 코르티솔이 분비되어 체내 항염증 작용을 수행한다.

(1) 코르티솔과 항염증 작용

- 코르티솔은 항염증 유전자(anti-inflammatory genes)의 발현을 증가시키고, 염증성 사이토카인

(TNF-α, IL-6, IL-1β 등)의 생성을 억제한다.

- 면역세포(대식세포, T세포, NK세포 등)의 과활성화를 막고, 조직 손상을 방지한다.
- 부신 기능이 저하되면 자가면역 질환(autoimmune diseases)과 만성염증 질환(chronic inflammatory diseases)의 위험이 증가한다.

(2) 부신 기능 저하와 면역 불균형

• 부신 기능이 저하되면 코르티솔 분비가 감소하면서 면역 반응이 과활성화된다.

• 이는 류마티스 관절염, 크론병(Crohn's disease), 다발성 경화증과 같은 만성 염증성 질환의 주요 원인이 된다.

{ 결론 }

- **내면의 의사가 정상적으로 기능하려면 간-부신 축이 원활해야 하며, 이를 위해 세포의 극성이 유지되어야 한다.**
- **세포 극성이 무너지면 부신 호르몬 합성이 저하되고, 이는 면역 조절 능력을 떨어뜨려 만성염증 및 자가면역 질환의 원인이 된다.**

4) 간-부신 축을 최적화하는 방법

"내면의 의사" 기능을 극대화하기 위해 간-부신 축을 활성화하는 방법이 필요하다.

(1) 간 기능 최적화(liver function enhancement)

- 콜레스테롤 합성을 최적화하기 위해 오메가-3 지방산, 올리브 오일, 레시틴이 풍부한 식단을 섭취한다.
- 글루타치온(glutathione), 밀크씨슬(milk thistle) 등 간 해독을 돕는 성분을 보충한다.
- 단식(intermittent fasting)과 간 해독(detoxification)을 통해 간 기능을 개선한다.

(2) 부신 기능 강화(adrenal function enhancement)

- 비타민 B5, B6, B12 및 마그네슘(Mg) 섭취는 부신 호르몬 합성을 돕는다.
- 미주신경 자극 및 전기침(electroacupuncture)으로 부신-면역 축을 조절하여 부신 기능을 향상시킬 수 있다.

• 스트레스 관리(stress management)와 명상(meditation)으로 HPA 축의 과활성화를 억제한다.

결론

- **간-부신 축을 활성화하면 세포 극성을 유지하고, 필요할 때 코르티솔을 충분히 분비하여 항염증 반응을 조절할 수 있다.**
- **이는 "내면의 의사"의 기능을 강화하여 신체가 스스로 건강을 회복할 수 있는 능력을 최적화하는 중요한 전략이 된다.**

5) 결론: 내면의 의사와 간-부신 축의 역할

이 그림에서 세포가 의미하는 것은 단순한 조직세포가 아니라 간-부신 축을 통해 세포 극성을 유지하고, 필요할 때 부신 호르몬을 생성하여 항염증 반응을 수행하는 능력이다.

즉, 내면의 의사가 정상적으로 작동하기 위해서는 간과 부신이 원활하게 기능해야 하며, 이를 통해 신체가 스스로 면역을 조절하고 염증을 억제할 수 있다.

핵심 요점 정리

- **간-부신 축이 원활해야 신체 면역 조절과 항상성이 유지된다.**
- **세포 극성이 유지되어야 부신에서 코르티솔을 충분히 합성할 수 있다.**
- **미주신경 자극(VNS), 올바른 영양 공급, 간 해독, 스트레스 조절이 간-부신 축을 최적화하는 중요한 방법이다.**

결론적으로, "내면의 의사" 역할을 극대화하기 위해서는 간-부신 축을 강화하고, 세포 극성을 유지하는 것이 필수적이다.

4. 마이크로바이옴과 담즙 생성이 중요한 내면의 의사의 중요한 한 축을 담당하고 있다

1) 개요: 마이크로바이옴과 담즙의 역할

인체는 스스로 건강을 유지하고 질병을 치유하는 "내면의 의사" 개념을 기반으로 항상성을 조절한다.

최근 연구에 따르면, 마이크로바이옴(gut microbiome)과 담즙 생성(bile acid production)이 이 과정에서 중요한 역할을 수행한다. 마이크로바이옴은 면역계 조절, 영양소 대사, 신경-면역 상호작용 등의 기능을 하며, 담즙은 지방 소화뿐만 아니라 장내 미생물과의 상호작용을 통해 면역 균형을 유지하고 미생물의 서식 환경을 조절하는 핵심적인 역할을 한다.

주요 근거 논문

- Liston & Whyte (2020): 담즙산이 장내 면역 조절 및 미생물 균형 유지에 기여
- Guo, et al. (2022): 담즙산과 장내 미생물의 상호작용이 미생물 군집(niche) 형성에 미치는 영향
- Shao, et al. (2021): 장내 미생물과 담즙산의 상호작용이 면역 항상성에 미치는 영향

2) 마이크로바이옴의 역할: 면역 조절과 대사 기능

(1) 장내 미생물과 면역 항상성

마이크로바이옴은 다양한 면역세포의 발달과 기능 조절에 필수적인 역할을 한다. 특히, 조절 T세포(Treg)의 활성화를 유도하여 과도한 염증 반응을 억제하고 면역 균형을 유지한다.

① 면역 조절 기전

- 단쇄 지방산(SCFAs): 장내 미생물이 발효 과정에서 생성하는 SCFAs(부티르산, 프로피온산 등)는 Treg 세포를 활성화하여 면역 항상성을 유지한다.
- 미생물 유래 대사산물(bile acid metabolites): 장내 세균은 1차 담즙산을 2차 담즙산으로 전환하며, 이는 면역세포 활성화 및 항염증 효과를 가진다.

3) 담즙산과 면역 조절: 장내 미생물과의 상호작용

(1) 담즙산의 생성과 변형

담즙산(bile acids)은 간에서 콜레스테롤(cholesterol)을 전환하여 생성되며, 장내 미생물에 의해 다양한 2차 담즙산으로 변형된다. 이러한 변형 과정은 면역세포 조절, 장내 항상성 유지, 대사 조절에 중요한 역할을 한다.

- 담즙산 대사의 주요 기전: FXR (farnesoid X receptor) 신호 조절을 통해 지방대사 조절에 관여한다.
- FXR은 간과 장에서 담즙산 대사를 조절하는 핵심 수용체이며, 염증 반응 억제 기능을 수행한다.

• 장내 미생물과 담즙산 변형: 담즙산이 장내 미생물에 의해 변형되면 Treg 세포를 활성화하여 염증을 억제하고 면역 균형을 유지한다.

4) 담즙산이 장내 미생물의 서식 환경(Niche) 조절

(1) 담즙산이 장내 미생물 생태계에 미치는 영향

담즙산은 단순한 소화 기능을 넘어 장내 미생물의 조성(niche formation)을 결정하는 중요한 역할을 한다.

• 장내 미생물과 담즙산의 관계
  - 담즙산은 특정 박테리아의 성장을 억제하거나 촉진하여 장내 미생물 균형을 조절한다.
  - 담즙산의 화학적 변형(탈결합, 산화, 환원 반응)은 특정 미생물 종의 서식을 결정한다.

마이크로바이옴과 담즙산은 면역계와 신경계의 항상성을 조절하는 핵심 요소이며, 내면의 의사 개념을 현대 생물학적으로 설명할 수 있는 중요한 축을 담당하고 있다. 또한 담즙산은 장내 미생물 군집의 서식 환경을 조절하는 필수적인 요소로 작용하며, 미생물의 다양성과 균형을 유지하는 중요한 역할을 한다. 이를 조절하는 전략은 염증성 질환, 대사성 질환, 신경면역 질환의 치료에 새로운 패러다임을 제시할 수 있다.

임상적 시사점: "내면의 의사"를 활성화하는 방법

1. 신경 자극(neurostimulation)

• 미주신경 자극: 신경염증을 줄이고 면역 반응을 최적화하여 자가 치유를 유도한다.
• 전기침: 신경-면역-미생물 축을 활성화하여 회복력을 증가시킨다.
• 콜린성 α7니코틴수용체에 작용하는 약물
• 미주신경 자극(VNS)은 장내 미생물 균형을 유지하는 중요한 역할을 하며, 이를 통해 면역 조절, 신경염증 완화, 장내 투과성 감소, 행동 변화 조절 등의 효과를 나타낼 수 있다.

2. 장내 미생물 균형 조절(gut microbiome balance)

• 프로바이오틱스(probiotics), 프리바이오틱스(prebiotics) 섭취를 통해 신경전달물질 생성을 조절하고 면역 반응을 최적화할 수 있다.

- 식이 요법(dietary intervention)과 단식(fasting) 등을 활용하여 건강한 미생물 생태계를 조성하면 신경 및 면역 기능을 강화할 수 있다.

3. 면역 조절(immune modulation)

- 항염증 식단(anti-inflammatory diet)과 규칙적인 운동을 통해 면역세포의 균형을 유지한다.
- 스트레스 조절(stress management)과 명상을 통해 신경계와 면역계의 항상성을 유지할 수 있다.

5. 결론: "내면의 의사"의 활성화는 건강의 핵심

이 그림은 신경계(neurons), 면역 및 체세포(cells), 그리고 장내 미생물(microbial cells)이 상호작용하면서 "내면의 의사"를 활성화하여 질병을 치유하는 과정을 나타낸다.

즉, 신경-면역-미생물 축이 균형을 이루면 인체는 스스로 회복하는 능력을 최적화할 수 있으며, 이를 조절하는 치료 전략이 미래 의학에서 중요한 역할을 할 것이다.

참고

평형침법

중국의 전통의학으로서 평형침법(平衡針法)[Homeostatic (or balance) acupuncture therapy]이라는 치료법이 있다. 이 치료법과 전기침, INMAS (Integrative Neuromuscular Acupoint System, 통합신경근 침법)와 상당한 유사성이 있어서 소개하고자 한다.

평형침법과 INMAS의 유사성 및 과학적 근거

1) 평형침법의 개요

평형침법은 전통적인 중의학(TCM)의 경락 이론을 기반으로 한 침술 기법으로, 특정 경혈(acupoints)을 이용하여 신체의 에너지 균형(balance of Qi)과 음양 조절(Yin-Yang balance)을 최적화하는 방법이다. 이 치료법은 다음과 같은 원리에 기초한다.

- 전신 균형 유지: 특정한 경혈점을 자극하여 인체의 기(Qi) 흐름을 조절하고, 내부 장기 기능을 회복하는 것을 목표로 한다.
- 경락과 장기의 상호 연결성: 침술이 단순히 국소적 치료가 아닌 신체 전체적인 네트워크 조절을 통한 치료 메커니즘을 따른다.
- 말초 신경 자극과 면역 조절: 전기침과 유사한 방식으로 신경-면역-내분비 축을 조절하여 항상성(homeostasis)을 유지한다.

과학적 근거

연구에 따르면, 평형침법은 **말초 신경을 자극하여 염증 반응을 조절하고, 신경가소성을 증가시키며, 통증 완화 효과를 제공**할 수 있음이 밝혀졌다.

2) 평형침법과 INMAS의 유사성

평형침법과 INMAS는 경혈점의 80% 정도가 유사하며, 다음과 같은 공통된 치료 원리를 가진다.

(1) 신경면역조절

- 평형침법과 INMAS 모두 미주신경을 포함한 자율신경계를 조절하여 면역 반응을 조절한다.
- 특히 신경염증(neuroinflammation)을 억제하고 면역 항상성을 유지하는 데 중요한 역할을 한다.
- 임상 연구 결과, 침술은 말초 신경을 활성화하여 TNF-α, IL-6 등의 염증성 사이토카인 분비를 억제하는 것으로 나타났다.

(2) 경혈(acupoints)과 경락(meridians)의 체계적인 조절

- 평형침법은 주로 원격 원리(distal principle)를 기반으로 하여 특정한 경혈을 선택한다.
- INMAS 또한 동일한 원리를 적용하여 신체 특정 부위의 신경 및 근육 경로를 따라 경혈을 선택한다.

(3) 중추신경 및 말초신경 조절

- 평형침법과 INMAS 모두 중추신경계(CNS) 및 말초신경계(PNS)의 기능을 조절하여 신경근 기능을 회복하는 데 초점을 맞춘다.
- 연구에 따르면, 평형침법은 신경 가소성과 신경 재생(neuroregeneration)을 촉진하는 효과가 있음이 보고되었다.

(4) 체성-미주신경 축(somatic-vagus nerve axis) 조절

- 미주신경 자극을 통해 내분비 및 면역 기능을 활성화하는 것이 INMAS의 핵심 기전이다.
- 평형침법 또한 특정 경혈을 자극하여 자율신경계를 활성화하고, 신경-내분비-면역 시스템을 조절하는 원리를 따른다.

과학적 근거

연구에 따르면, 침술이 신경 전달 경로를 활성화하여 항염증 효과를 발휘하고, 면역 반응을 최적화할 수 있음이 밝혀졌다.

3) 평형침법의 임상 적용 및 효과

평형침법은 다양한 질환 치료에 적용될 수 있으며, 특히 자율신경계 조절을 통한 신경 및 면역질환 치료에 유용하다.

(1) 신경질환 및 통증 조절

- 신경병증성 통증(neuropathic pain), 허리통증(low back pain), 좌골신경통(sciatica)에 효과적으로 작용한다.
- 연구에 따르면, 평형침법을 적용한 치료군에서 통증 감소율이 유의미하게 증가하였다.

(2) 자율신경 조절 및 심혈관 건강

- 혈압 조절(hypertension) 및 자율신경 불균형 조절에 효과적으로 작용할 수 있다.
- 침술이 미주신경을 활성화하여 부교감신경계를 조절하고 심혈관 건강을 유지하는 데 도움을

줄 수 있음이 보고되었다.

(3) 균형 조절 및 신경 재생

- 뇌졸중(stoke) 후 균형 장애(balance dysfunction) 치료에 평형침법이 효과적임이 연구에서 확인되었다.
- 연구 결과, 침술이 신경 재생 및 균형 회복을 촉진하는 메커니즘을 가지고 있음이 밝혀졌다.

4) 결론: 평형침법과 INMAS의 통합적 접근

평형침법과 INMAS는 신경-면역 조절과 미주신경 활성화를 중심으로 하는 점에서 80% 이상의 유사성을 가진다.

- 자율신경계(vagus-sympathetic balance) 및 신경-면역 조절 효과를 통해 질병 치료에 적용 가능하다.
- 신경 재생 및 가소성을 촉진하는 기전이 공통적으로 작용한다.
- 체성-뇌간-미주신경 축을 조절하여 신경 및 면역 항상성을 유지한다.
- 말초신경과 중추신경 모두를 조절하여 통증 및 염증을 조절하는 치료 전략을 공유한다.

향후 연구에서는 평형침법과 INMAS의 공통 기전을 더욱 세밀하게 분석하고, 임상 적용을 확장하는 것이 필요하다.

이제 INMAS를 실제적인 임상적인 측면과 시술 술기에 대해 알아보자.

다음에 소개된 내용은 Yun-Tao Ma, Mila Ma, Zhang Hee Cho 세 저자가 작성한 책 『Biomedical Acupuncture for Pain Management』를 기본으로 작성되었음을 밝힙니다.

INMAS에서 치료(주사)해야 할 부위는 크게 세 가지 부위로 나뉜다.

- 첫 번째, 항상성 포인트: 1차(그림 3-7), 2차(그림 3-8), 3차(그림 3-9)로 나뉘어지며 변화하지 않은 주사(침)치료 부위
- 두 번째, 척추 주변 부위점: 고정된 부위
- 세 번째, 증상완화 부위: 치료의 성사 여부가 여기를 잘 찾는 것에 달려 있음. 다시 말하면 증상이 발생하게 하는 원인으로 생각되는 부위

1. 항상성 조절점의 중요성과 신체 균형과의 관계

1) 서론: 항상성 조절점과 신체 항상성의 관계

항상성 조절점(homeostatic points, HTPs)은 신체의 항상성(homeostasis)을 조절하는 중요한 지점으로, 자율신경계, 면역계, 내분비계를 조절하여 신체 균형을 유지하는 역할을 한다.

- HTPs가 민감하게 반응할수록(homeostatic points become more tender), 이는 신체 항상성 조절 능력이 감소하고 있다는 신호로 해석된다.
- 신체의 항상성이 무너질수록(homeostasis declines), 건강 상태가 악화되며 다양한 질병이 발생할 가능성이 높아진다.

즉, HTPs의 민감도는 신체 항상성 및 건강 상태의 중요한 지표가 된다.

2) HTPs와 항상성 불균형(Homeostasis imbalance)

(1) HTPs의 민감도가 증가하는 이유

① 스트레스 및 자율신경계 불균형

- 지속적인 스트레스는 교감신경의 과활성(sympathetic overactivation)을 유발하여 부교감신경 기능을 억제한다.
- 이로 인해 HTPs에서 과도한 긴장과 통증이 발생한다.

② 면역 기능 저하 및 염증 반응 증가

- 자율신경계가 불균형하면 비장의 면역 조절기능이 저하되어 항염증 반응이 감소하고,
- TNF-α, IL-6과 같은 염증성 사이토카인이 증가하여 만성염증을 유발한다.

③ 미토콘드리아 기능 저하 및 대사 불균형

- 신체 항상성이 무너질 경우, 세포 내 에너지 생성이 감소하여 피로감과 근육 긴장이 증가한다.
- 이는 신경-근육 연결을 약화시키고, HTPs의 민감도를 높인다.

과학적 근거

연구에 따르면, **신체 스트레스와 염증성 사이토카인이 증가할수록 특정 지점(HTPs)의 압통이 증가하며, 이는 만성 질환의 진행과 연관될 수 있음**이 확인되었다.

(2) 항상성 불균형이 질병으로 이어지는 과정

HTPs의 민감도가 증가하면 다음과 같은 연쇄 반응이 발생할 수 있다.

① 자율신경계 균형 붕괴

- 교감신경이 과활성화되면서 부교감신경(미주신경)의 기능이 저하된다.
- HTPs에서 통증과 긴장이 심화된다.

② 면역 기능 저하

- 비장, 부신, 림프절의 면역 조절 기능이 감소하여 감염 및 염증 질환의 발생 위험이 증가한다.
- 체내 항염증 인자(IL-10, 코르티솔 등)의 분비가 줄어든다.

③ 자가치유력(self-healing capacity) 저하

- 미주신경-부신 축(vagus-adrenal axis)의 기능이 저하되어 세포 복구 및 회복 속도가 느려진다.
- 조직 손상이 회복되지 않아 만성통증 및 피로가 지속된다.

④ 만성 질환 발생 위험 증가

- 만성염증이 지속되면서 심혈관질환, 자가면역질환, 신경퇴행성 질환(알츠하이머, 파킨슨병) 발생 가

능성이 높아진다.

결론

- HTPs가 예민하게 반응하는 것은 신체의 자율 조절기능이 저하되었음을 의미하며, 면역기능 억제 및 만성 염증을 초래할 수 있다.
- HTPs를 정상화하는 것이 신체 항상성을 유지하고 질병을 예방하는 중요한 전략이다.

3) HTPs를 정상화하는 치료 전략

(1) 미주신경 활성화(vagus nerve stimulation, VNS)

- 미주신경을 활성화하면 부신에서 코르티솔과 항염증 신호가 증가하여 면역 균형을 회복할 수 있다.
- 연구에 따르면, VNS를 시행한 후 IL-10(항염증 사이토카인)이 증가하고, TNF-α가 감소하는 효과가 확인되었다.

(2) 자율신경 균형 회복을 위한 INMAS 치료

- INMAS에서 HTPs를 자극하면 미주신경-부신 축(vagus-adrenal axis)을 활성화하여 자율신경계를 균형 조절할 수 있다.
- 이는 항염증 반응을 유도하고, 면역 기능을 정상화하는 데 도움을 줄 수 있다.

(3) 영양 및 대사 균형 유지

- 항산화 성분(resveratrol, curcumin, omega-3) 섭취를 통해 미토콘드리아 기능을 회복하여 에너지를 최적화할 수 있다.
- Magnesium과 vitamin B군을 포함한 신경 영양소를 보충하면 신경 전달과 자율신경 기능을 개선할 수 있다.

4) 결론: HTPs의 민감도와 건강 상태의 연관성

HTPs의 민감도가 높을수록 신체의 항상성이 저하되었음을 의미하며, 건강이 악화될 가능성이 높다.

- HTPs는 자율신경계의 균형, 면역 조절, 신체 회복력과 직접적인 관련이 있다.
- HTPs를 정상화하는 것은 만성염증을 조절하고, 면역 기능을 회복하며, 질병 예방 및 치료의 중요한

전략이 된다.

- 향후 연구 및 임상 적용
  - HTPs를 이용한 신경-면역 조절 치료법을 더욱 정교하게 연구하고, INMAS 치료와 결합하여 최적의 치료 전략을 확립할 필요가 있다.

2. 항상성 조절점과 유발점의 차이점 및 특성

1) 항상성 조절점이란?

항상성 조절점은 신체의 자율 조절 기전에 중요한 역할을 하는 부위로, 신경계-면역계-근육계의 통합 조절을 통해 항상성 유지(homeostasis)를 촉진하는 특수한 경혈점이다.

(1) 항상성 조절점의 주요 특성

- 신경계 조절: 자율신경계(교감신경과 부교감신경)의 균형을 조절하여 내장 기능과 면역 반응을 최적화한다.
- 면역 조절: 염증 반응을 조절하며, 면역계를 정상화하여 조직 복구를 촉진한다.
- 혈류 및 림프 순환 개선: 말초 및 중추 혈류 순환을 조절하여 신체 회복을 돕는다.
- 신체 조절 메커니즘 활성화: 항상성 조절에 관여하는 신경계 경로(vagus-adrenal axis, sympathetic-spleen axis 등)를 활성화하여 장기 기능을 회복한다.

과학적 근거

연구에 따르면, 항상성 조절점을 자극하면 **미주신경 활성화를 통해 항염증 반응이 증가하며, 신경계-면역계의 균형이 최적화됨**이 확인되었다.

2) 유발점이란?

유발점(트리거 포인트; trigger point)은 주로 근육과 근막(fascia) 내에서 발생하는 국소적인 경직 및 통증 유발점으로, 신체 특정 부위에서 근육과 신경의 과민 반응을 일으킨다.

(1) 유발점의 주요 특성

- 근육의 긴장 및 경직: 근육 과긴장 상태에서 발생하며, 특정 부위를 자극하면 연관된 부위까지 통증

이 전달된다.

- 국소적 치료가 필요: 신경-근육계에서 특정 부위의 문제를 해결하는 데 집중한다.
- 근육 내 이온 균형 조절: 칼슘 이온(Ca^{2+}) 조절을 통해 근육 이완을 유도하고, 혈류 공급을 개선하여 통증 완화를 돕는다.
- 자가치유 기전 부족: 항상성 유지 기능이 부족하여, 지속적인 자극 및 치료가 필요하다.

과학적 근거

연구에 따르면, 유발점은 주로 **국소 근육 내 ATP 고갈 및 신경 말단에서의 감작(sensitization) 메커니즘에 의해 발생**함이 확인되었다.

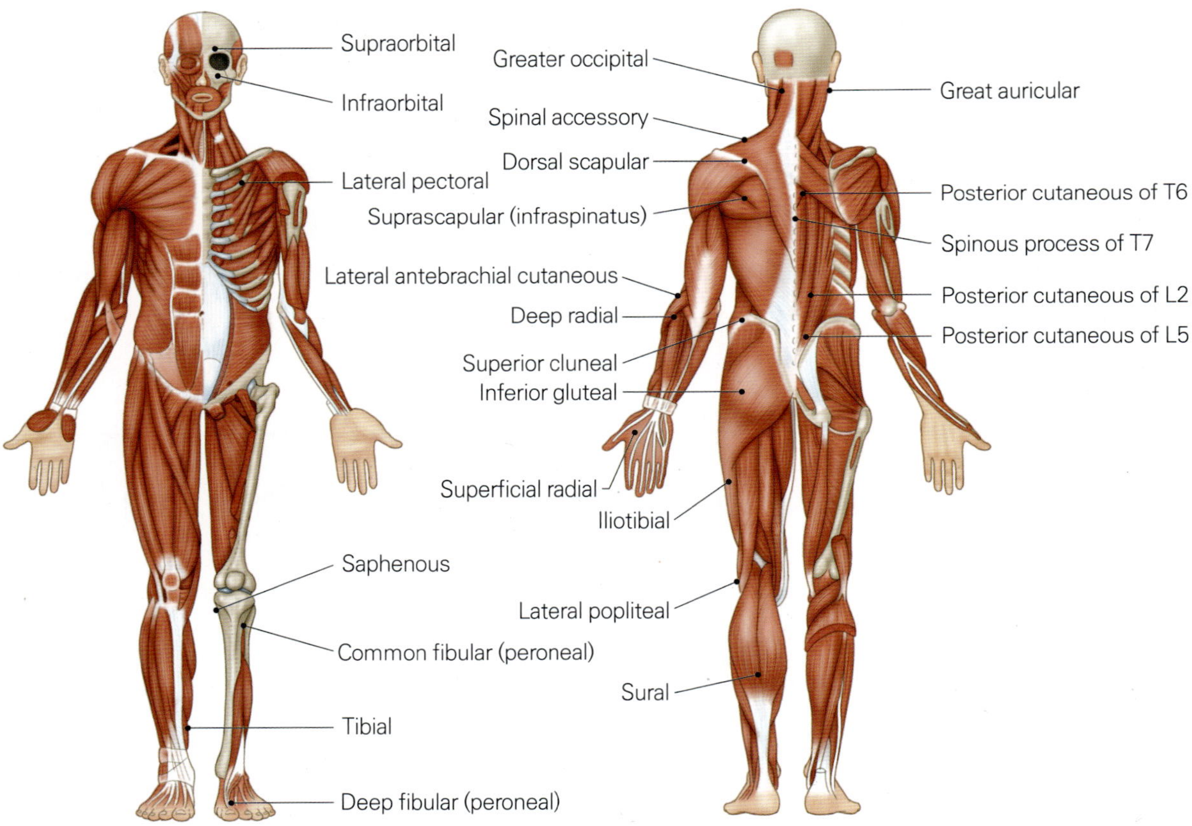

그림 3-7. 제1차 항상성 침 반사점(primary homeostatic acu-reflex points)이 표시되어 있다.

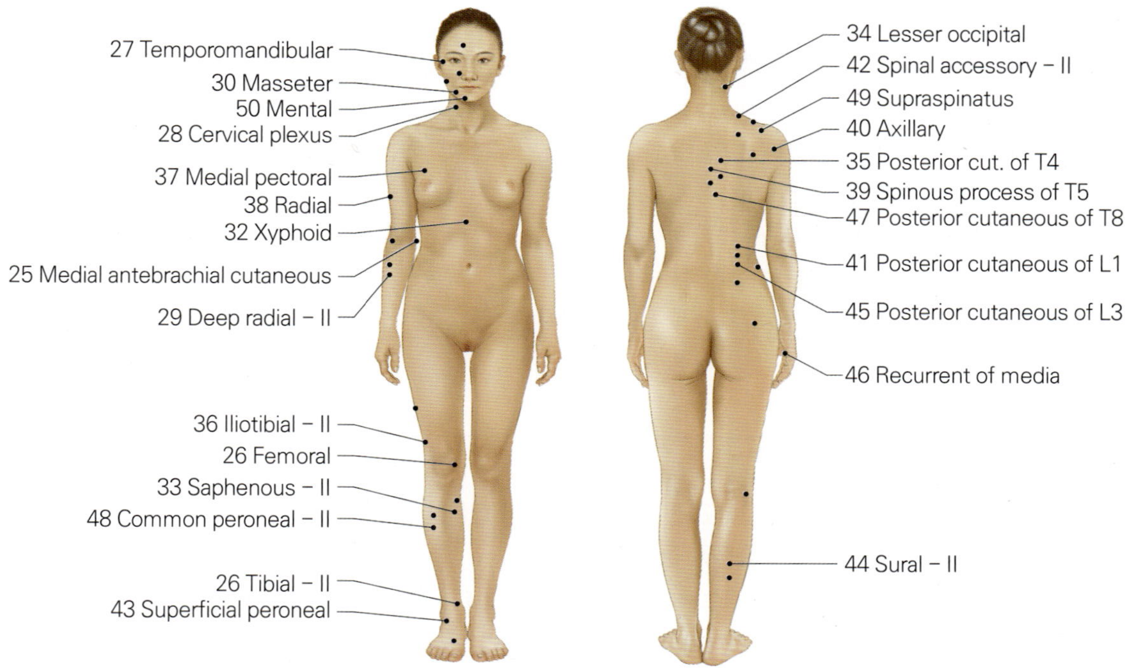

그림 3-8. 제2차 항상성 침 반사점(secondary homeostatic acu-reflex points)이 표시되어있다.

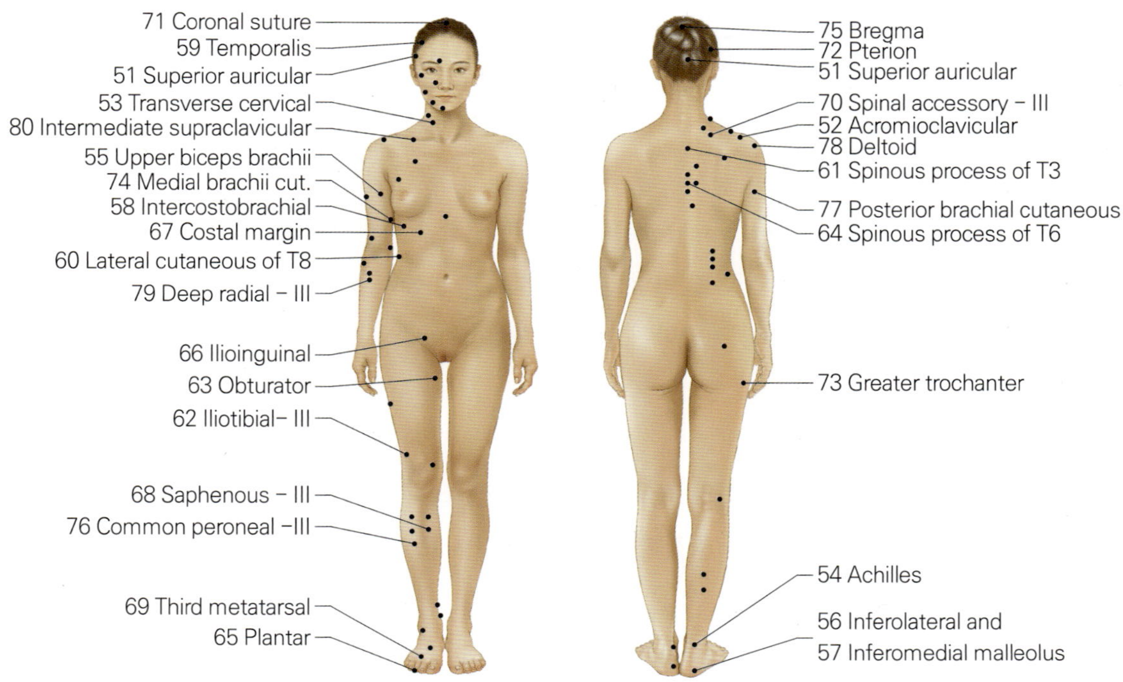

그림 3-9. 제3차 항상성 침 반사점(tertiary homeostatic acu-reflex points)이 표시되어있다.

3) 항상성 조절점과 유발점의 주요 차이점

특성	항상성 조절점	유발점
기능	신체 항상성 조절 및 면역 균형	국소 근육 및 신경 기능 조절
주요 작용 기전	자율신경계(vagus-adrenal axis), 면역계 조절	근육 긴장 완화 및 신경 감작 해소
염증 반응 조절	전신적 항염증 작용(TNF-α, IL-6 감소)	국소 염증 조절(근막 내 염증)
혈류 및 림프 순환	전신 혈류 조절 및 림프 흐름 최적화	국소 혈류 개선 및 근육 회복
반응성	신체 균형을 조절하는 반사적 반응	특정 근육에서 통증 반응 발생
치료 지속성	치료 후 장기적 조절 효과 유지	지속적 관리가 필요하며 재발 가능성 높음

{ 결론 }

- **항상성 조절점은 신체 항상성을 유지하고 전신 면역 및 신경 조절을 담당하는 반면, 유발점은 주로 근육과 신경의 국소적 문제를 해결하는 데 중점을 둔다.**
- **INMAS 치료에서는 항상성 조절점을 우선적으로 활용하여 자율신경 및 면역 조절을 최적화하고, 유발점을 보조적으로 활용하여 근육-신경 기능을 회복시키는 접근법을 사용한다.**

4) 결론: INMARS에서 항상성 조절점의 중요성

INMARS에서 항상성 조절점은 단순한 근육 이완을 넘어, 신경-면역-자율신경계를 통합적으로 조절하여 신체 회복력을 극대화하는 역할을 한다.

- 자율신경계(vagus-sympathetic balance) 조절을 통해 장기적 면역 균형을 유지할 수 있다.
- 항염증 신호를 유도하여 만성염증 및 면역 질환의 치료 가능성을 높인다.
- 유발점과는 달리 전신적 효과를 제공하며, 신경가소성(neuroplasticity)을 증가시켜 장기적인 신경 회복을 촉진한다.
- 향후 연구 및 임상 적용
  - 항상성 조절점을 활용한 미주신경 자극(VNS) 및 신경 조절 치료의 발전 가능성 연구가 필요하다.
  - 신경-근육-면역 조절의 균형을 최적화하는 INMARS 치료 프로토콜 개발이 필요하다.

3. INMARS: 신체 항상성 회복과 임상적 특징

1) INMARS의 핵심 원칙

INMAS는 신체의 항상성(physiological homeostasis)을 회복하고, 자연치유력을 극대화하며, 부작용 없이 질병을 치료하는 것을 목표로 하는 임상적 치료법이다. 이 시스템은 전통적인 동양의학의 원리(Yin-Yang balance)와 현대 생리학 및 신경과학의 개념을 통합하여, 전신의 균형을 조절하고 질병의 근본 원인과 증상을 동시에 치료하는 특징을 가진다.

(1) INMARS의 핵심 치료 원칙

- 신체 항상성(음양 조화) 회복: Yin-Yang 균형을 조절하여 건강한 상태를 유지한다.
- 부작용 없는 자연 치유력 극대화: 인체 내 면역 및 신경 조절 기능을 활성화하여 치료 효과를 극대화한다.
- 근본 원인(Ben)과 증상(Biao)을 모두 치료한다.
  - Ben (本, Root): 질병의 근본적인 원인을 조절하여 전신 건강을 개선한다.
  - Biao (標, Symptoms): 증상을 완화하여 즉각적인 치료 효과를 제공한다.

2) INMARS의 임상적 특징

INMARS는 임상에서 사용하기 쉽고, 재현 가능하며, 예측 가능한 치료법으로 설계되었다.

(1) 임상 적용을 위한 필수 조건을 충족하는 특징

① 단순성(simplicity)

- 특정 환자 맞춤이 아닌, 단일 프로토콜로 다양한 통증 및 면역질환에 적용 가능하다.
- 시술 과정이 비교적 간단하며, 치료 적용이 용이하다.

② 재현 가능성(reproducibility)

- 특정 경혈 및 신경 조절점을 활용한 표준화된 치료 기법을 적용한다.
- 다양한 임상 환경에서도 일관된 치료 효과가 기대 가능하다.

③ 예측 가능성(predictability)

- 신경-면역-근육계를 조절하는 기전을 기반으로, 치료 반응이 예측 가능하다.

- 미주신경 자극(VNS) 및 교감신경 조절을 통해 통증 및 염증 감소 효과가 검증되었다.

(2) 단일 프로토콜로 대부분의 통증 환자 치료 가능

- INMARS는 대부분의 만성통증 환자들에게 동일한 치료 접근법을 적용할 수 있도록 설계되었다.
- 신경과 근육의 기능적 연결(neuro-muscular integration)을 고려한 치료법으로, 개별 맞춤 조정 없이 높은 효과가 기대 가능하다.

3) 결론: INMARS의 임상적 가치

INMARS는 신체의 자연적인 조절 기전을 활성화하여 항상성을 회복하고, 질병을 근본적으로 치료하는 과학적으로 정립된 치료법이다.

- 신체의 균형을 맞추는 Yin-Yang 원리를 바탕으로 하며, 신경과 면역 기능을 조절하여 Ben(질병의 근본 원인)과 Biao(증상)를 함께 치료한다.
- 단순하고 재현 가능하며 예측 가능한 임상 프로토콜을 제공하여 다양한 환자군에게 적용 가능하다.
- 특히, 한 가지 표준화된 치료법으로 대부분의 만성통증 환자를 효과적으로 치료할 수 있는 시스템을 제공한다.

향후 연구 및 임상 적용

INMARS의 신경-면역 조절기전과 임상적 효과를 검증하는 연구가 더욱 필요하며, 미주신경 및 교감신경 조절을 통한 치료 적용을 확대하는 것이 중요하다.

4. INMARS에서의 항상성 경혈점의 해부학적 특징

1) 서론: 항상성 경혈점의 해부학적 의미

INMARS에서 정의하는 항상성 경혈점(homeostatic acupoints)은 신경, 근육, 혈관, 골격 구조와의 밀접한 연관성을 기반으로 설정된 생리학적 조절점이다.

이러한 경혈점들은 신경계와 면역계를 조절하며, 통증 완화 및 자율신경 균형 회복을 위한 중요한 치료 지점으로 사용된다.

특히, 항상성 경혈점은 특정 해부학적 구조와 기능적 특성을 공유하며, 신경-혈관-근육의 교차점에서 항상성 유지를 조절하는 역할을 한다.

2) 항상성 경혈점의 해부학적 특징

(1) 신경 주행 및 신경 줄기의 크기(size of nerve trunk)

- 항상성 경혈점은 말초신경의 주요 줄기(nerve trunk)와 밀접한 관계가 있다.
- 이들은 피부신경(cutaneous nerve) 또는 근육신경(muscular nerve)과 연관되며, 특정 신경 줄기의 크기가 크거나 다수의 신경 분지가 모이는 지점에서 활성화될 가능성이 높다.
- 이러한 신경 줄기는 자율신경계(sympathetic & parasympathetic system)와 연결되어 신체 항상성을 조절하는 데 중요한 역할을 한다.

예: • 안와상 신경(supraorbital nerve): 얼굴 부위의 감각을 담당하며, 교감신경 조절과 연관된다.
• 심비골 신경(deep fibular nerve): 하지 말단에서 감각 및 운동 기능을 조절한다.

(2) 신경의 깊이(depth of the nerve) 및 표재 신경(superficial nerve)과의 연관성

- 항상성 경혈점은 대부분 신경이 표층부(superficial nerve)에 위치하는 곳에 존재한다.
- 이러한 신경들은 쉽게 자극될 수 있으며, 침술 및 신경 자극 치료 시 빠른 반응을 보인다.
- 신경의 깊이는 치료의 접근성 및 효과에 영향을 미치며, 표재 신경이 풍부한 부위는 더 높은 치료 반응성을 가진다.

예: • 복재신경(saphenous nerve): 표재 신경의 대표적인 예로, 무릎 및 하지의 감각을 담당한다.
• 대후두신경(greater occipital nerve): 두피 및 경추 부위의 감각을 조절한다.

(3) 심부 근막을 관통하는 지점(penetration of deep fascia)

- 신경 줄기가 심부 근막(deep fascia)을 통과하여 표층으로 나오는 지점에서 항상성 경혈점이 형성되는 경우가 많다.
- 이 지점들은 신경이 피부 및 근육과 접촉하며, 통증 조절 및 신경 조절에 중요한 역할을 한다.
- 근막을 통한 신경 자극은 자율신경 반응을 유도하여 항염증 및 진통 효과를 나타낼 수 있다.

예: • 정중신경(median nerve)의 근막 관통 부위: 손목 터널 증후군(carpal tunnel syndrome)에서 중요한 역할을 한다.
• 좌골신경(sciatic nerve)의 근막 관통 부위: 좌골신경통(sciatica) 치료의 핵심 포인트이다.

(4) 신경이 골공을 통해 나오는 부위(passage through bone foramina)

- 항상성 경혈점은 신경이 골공(bone foramina)을 통해 나오는 지점에서 많이 발견된다.
- 이러한 지점들은 신경이 압박을 받을 가능성이 높은 해부학적 구조로, 신경계 질환 및 통증 조절에서 중요한 역할을 한다.

예: • 안와하공(infraorbital foramen): Infraorbital nerve가 지나가며 얼굴 감각을 조절한다.
• 턱끝구멍(mental foramen): Mental nerve가 지나가며 하악부 감각을 조절한다.

(5) 신경-근육 연결부(neuromuscular attachments)

- 항상성 경혈점은 근육과 신경이 만나서 상호 작용하는 부위에 위치하는 경우가 많다.
- 이러한 지점들은 신경근 조절(neuromuscular regulation)에 중요한 역할을 하며, 근육 경련 및 신경통 치료에서 활용된다.

예: • 삼각근 신경(deltoid nerve): 어깨 근육과 신경의 주요 연결 부위이다.
• 장경대 부위(iliotibial band): 하지 근육 및 신경 연결이 중요한 포인트이다.

(6) 동반 혈관(concomitant blood vessels)과의 연관성

- 항상성 경혈점은 혈관과 신경이 함께 분포하는 부위에서 발견된다.
- 신경과 혈관이 동시에 존재하는 지점은 혈류 조절 및 신경 재생을 돕는 역할을 할 가능성이 높다.
- 혈관과 함께 존재하는 신경들은 신경염증(neuroinflammation) 및 혈류 장애 개선을 위한 치료 타깃이 될 수 있다.

예: • 경골신경 & 후경골동맥(tibial nerve & posterior tibial artery)
• 요골신경 & 상완동맥 심부 분지(radial nerve & deep brachial artery)

(7) 신경 분기점 및 말단 부위

- 항상성 경혈점은 신경이 분기하는 지점(bifurcation points)에서 많이 발견된다.
- 특히 손과 발의 등(dorsum of foot & hand)은 신경 분포가 집중된 부위로, 치료 효과가 높은 포인트이다.

예: • 천비골신경(superficial peroneal nerve): 발등(dorsum of foot)
• 천요골신경(superficial radial nerve): 손등(dorsum of hand)

(8) 민감한 인대 구조(Sensitive ligamentous structures)

- 항상성 경혈점은 인대(ligament)와 신경이 교차하는 지점에서 발견되며, 이는 인대와 신경의 긴밀한 상호작용을 통해 치료 반응을 최적화하는 데 도움을 준다.

  예: • 측부 인대(collateral ligaments): 무릎 및 팔꿈치 관절
  • 아킬레스건(Achilles tendon): 족저근막 및 하지 근육 조절

(9) 두개골 봉합선(Suture lines of the skull)과의 관계

- 두개골 봉합선(suture lines) 부근에서 신경 분포가 풍부하며, 항상성 경혈점은 이러한 구조에서 신경 자극과 혈류 조절을 최적화하는 역할을 한다.

  예: • 관상봉합(coronal suture): 두개골 전두부 조절
  • bregma & pterion: 신경 및 혈류 조절 포인트

3) 결론: 항상성 경혈점의 해부학적 중요성

INMARS에서의 항상성 경혈점은 신경, 근육, 혈관, 뼈의 해부학적 특징과 밀접한 관계를 가지며, 신경 조절과 항상성 회복을 위한 중요한 치료 포인트로 작용한다.

- 표재 신경(superficial nerve) 및 근막(fascia)과의 관계를 고려한 치료 적용이 가능하다.
- 신경 분기점, 혈관과 함께 존재하는 신경 구조, 골공을 통과하는 신경을 치료 타깃으로 삼아 최적화된 치료가 가능하다.
- 신경-근육-혈관의 통합적인 조절을 통해 자율신경 및 면역 조절 효과를 극대화할 수 있다.

Chapter 5

INMARS에서 척추주변점의 자침 및 주사의 목적

1. 서론: 척추주변점과 신경 조절의 중요성

INMARS (Integrative Neuromuscular Acu-Reflex points System)에서 척추주변점(paravertebral points)은 말초신경 및 척수신경 조절을 위한 중요한 치료 포인트이다.

이 지점들은 척수신경근(spinal nerve root), 교감신경절(sympathetic ganglia), 척수후근신경절(dorsal root ganglion, DRG)과 밀접한 관계를 가지며, 신경 감작 완화, 근육 긴장 해소, 자율신경 균형 조절이라는 세 가지 주요 목표를 달성하기 위해 사용된다.

척추주변점은 침술(acupuncture)과 주사(therapeutic injection) 방식으로 치료할 수 있으며, 각 방법은 신경 조절 및 항상성 회복(homeostasis restoration)에 중요한 역할을 한다.

2. 척추주변점에 침 및 주사를 시행해야 하는 이유

1) 말초 및 척수신경 감작 완화(Peripheral & spinal nerve desensitization)

- 만성통증 및 신경병증성 통증(neuropathic pain)의 주요 원인은 말초 및 척수신경이 과민화(hyperexcitability)되는 현상에서 비롯된다.
- 항상성 경혈점에 침 또는 주사를 시행하면 신경 감작을 감소시키고, 신경 전달 속도를 조절하여 통증 역치를 증가시킨다.
- 특히, 척수 후근신경절의 염증을 억제하여 신경 감작을 줄이는 효과가 있다.

과학적 근거

- 연구에 따르면, **paravertebral needle stimulation은 신경 감작을 억제하고, 통증 경로의 과활성화를 줄이는 효과**를 나타낸다.
- **척수신경 후근신경절(DRG)에서 염증을 억제하는 기전이 밝혀졌으며, 이는 만성 신경병증성 통증을 감소시키는 핵심 기전**으로 작용한다.

2) 경추 및 척추 근육 이완을 통한 신경근 압박 완화(Relaxing neck & back muscles to relieve spinal nerve root stress)

- 경추 및 요추 부위의 근육 긴장은 척추신경(spinal nerve) 및 신경근(spinal nerve root)에 압박을 가하여 신경병증성 통증(radiculopathy)을 유발할 수 있다.
- 항상성 경혈점에 자침 또는 주사를 시행하면 근육을 이완시키고, 신경근의 압박을 줄여 신경 기능을 회복시킬 수 있다.
- 이러한 접근법은 요추 및 경추 신경근병증(lumbar & cervical radiculopathy), 디스크 질환(disc herniation), 근막통증증후군(myofascial pain syndrome) 등의 치료에 효과적이다.

과학적 근거

- 연구에 따르면, **침술(acupuncture) 및 주사(therapeutic injection)는 근육 긴장을 줄이고, 척추신경 및 신경근 압박을 완화하는 효과**가 있다.
- 전기침(electroacupuncture)이 **척추신경의 염증을 조절하고, 신경근 압박으로 인한 신경병증을 완화하는 효과**가 있다.

3) 자율신경 균형 조절(Balancing autonomic activity)

- 항상성 경혈점은 교감신경절(sympathetic ganglia)과 부교감신경(vagus nerve) 조절에 중요한 역할을 한다.
- 척추 주변에는 교감신경절(sympathetic chain)이 분포하며, 이를 자극하면 교감신경 과활성을 억제할 수 있다.
- 또한, paravertebral acupuncture 또는 injection은 부교감신경(미주신경)의 기능을 조절하여 자율신경 균형을 최적화하는 데 도움을 준다.

과학적 근거

- 연구에 따르면, **paravertebral nerve stimulation이 교감신경 활성도를 조절하여 염증 반응을 감소**시키는 효과가 있다.
- 침술(acupuncture)이 **심박변이도(heart rate variability, HRV)를 증가시켜 자율신경 균형을 조절하는 역할**을 한다고 보고되었다.

3. 결론: 척추주변점 자침 및 주사의 임상적 의미

척추주변점에 침 및 주사를 시행하는 목적은 다음과 같다.

① 말초 및 척수신경 감각 완화: 신경의 과민 반응을 줄이고, 중추신경계에서의 통증 신호를 조절한다.
② 근육 이완 및 신경근 압박 완화: 척추신경의 압박을 해소하여 신경 기능 회복 및 통증을 완화한다.
③ 자율신경 균형 회복: 교감신경 과활성을 억제하고, 미주신경을 활성화하여 자율신경 균형을 조절한다.

향후 연구 및 임상 적용

- Paravertebral needling 및 injection을 통한 신경 조절 기전의 임상적 효과를 정량적으로 분석하는 연구가 필요하다.
- 자율신경 균형 조절 및 면역 기능 회복을 위한 새로운 치료 프로토콜 개발이 필요하다.

4. 척추주변점이 치료 포인트로서 중요한 해부학적 및 신경학적 근거

1) 서론: 척추주변점의 역할과 신경 분포의 중요성

척추주변점은 척추를 따라 위치한 치료 포인트로서, 자율신경계(autonomic nervous system) 및 체성신경(somatic nervous system)의 주요 경로와 밀접한 연관이 있다.

이러한 경혈점은 신경학적, 해부학적 특징을 고려할 때 다양한 내장 장기와 연결된 신경 경로를 조절할 수 있는 치료적 중요성을 지닌다.

본 장에서는 척추주변점이 치료에 중요한 이유를 신경 분포의 관점에서 설명하며, 해당 신경 경로를 조절함으로써 얻을 수 있는 치료적 효과를 논의한다.

2) 척추주변점의 신경학적 및 해부학적 연관성

(1) 신경 분절별 체성-내장 연관(segmental somatic-visceral connection)

척추주변점은 각 척수 분절(spinal segment)에 따라 특정 장기와 연결되어 있다.

즉, 척수에서 나오는 자율신경 및 체성신경이 특정 내장 기관과 연계되며, 이를 조절함으로써 내장기 및 신체 항상성 조절이 가능하다.

표 3-1. 신경 분절과 연관된 주요 장기

척수 분절(Spinal Segment)	관련 장기(Associated Organs)
C3-C5	심장(Heart), 폐(Lungs)
T1-T4	심장(Heart), 폐(Lungs), 비장(Spleen)
T5-T9	위(Stomach), 십이지장(Duodenum), 췌장(Pancreas)
T6-T10	간(Liver), 담낭(Gallbladder)
T9-T12	근위 대장(Proximal colon), 원위 대장(Distal colon)
T10-L1	신장(Kidney), 부신(Adrenal gland)
L1-L3	방광(Bladder)
S2-S4	자궁(Uterus), 방광(Bladder)

임상적 의미

- **척추주변점을 자극하면, 체성신경과 내장신경의 교차 연관(cross organ reflex)을 통해 내장 기관의 기능을 조절할 수 있다.**
- **해당 분절에 문제가 생기면, 연관된 장기에 기능 이상이 발생할 가능성이 높으며, 반대로 장기의 문제가 체성신경으로 반영되어 특정 부위의 근육 긴장 및 통증이 유발될 수 있다.**

3) 척추주변점과 자율신경계 조절(Autonomic nervous system modulation)

척추주변점은 교감신경과 부교감신경의 주요 경로를 포함하고 있다.

① 교감신경 분포와 기능

- 교감신경은 T1-L2에서 기원하여, 척추를 따라 위치한 교감신경절(sympathetic chain)과 연결된다.
- 교감신경이 활성화되면, 심박수 증가, 기관지 확장, 혈압 상승, 소화 억제, 항염증 조절 기능을 수행한다.

② 부교감신경 분포와 기능

- 부교감신경은 미주신경(vagus nerve, CN X)과 천골신경(sacral nerve, S2-S4)에서 유래한다.
- 미주신경은 심장, 폐, 위장관계를 조절하며, 항염증 신호를 활성화하는 기능을 담당한다.
- 천골신경(S2-S4)은 하부 장관(distal colon), 방광(bladder), 생식기(uterus)에 영향을 미친다.

임상적 의미

- **척추주변점을 자극하면, 해당 부위의 자율신경 활동을 조절하여 내장 장기의 기능을 최적화할 수 있다.**
- **T1-T4를 조절하면 심폐 기능을 개선할 수 있으며, T6-T10을 조절하면 소화기 질환 치료에 활용이 가능하다.**
- **L1-L3을 조절하면 신장과 부신 기능을 조절할 수 있으며, S2-S4 자극은 비뇨기 및 생식기 문제 해결에 유용하다.**

4) 척추주변점과 연관통 기전

- 연관통(referred pain)은 척수에서 체성신경과 내장신경이 동일한 2차 신경원(second order neuron)을 공유하면서 발생하는 현상이다.
- 예를 들어, 심장(heart)과 좌측 어깨의 연관통은 C3-C5 신경 분절에서 신경이 공유되기 때문이다.
- 척추주변점을 치료하면 연관통의 원인이 되는 신경 감작을 감소시키고 통증을 조절하는 효과가 있다.

임상적 의미

- **담낭(gallbladder) 문제: 우측 견갑골 아래 통증(T6-T10 자극 시 개선 가능).**
- **신장(kidney) 문제: 요추 및 골반부 통증(T10-L1 자극 시 개선 가능).**

5) 결론: 척추주변점의 치료적 의미

척추주변점을 치료 포인트로 삼는 이유는 다음과 같다.

(1) 신경 분절과 내장기 연관(segmental innervation of internal organs)

각 척추 분절별로 특정 내장기와 연결되어 있으며, 해당 부위의 신경 감작을 조절하면 연관 장기의 기능도 함께 개선할 수 있다.

(2) 자율신경계 조절

교감신경과 부교감신경이 척추주변점을 따라 분포하며, 이를 조절함으로써 심장, 폐, 소화기, 비뇨기, 생식기 기능을 개선할 수 있다.

(3) 연관통 조절(referred pain mechanism)

- 체성신경과 내장신경이 동일한 척수 신경원에서 통합되어 통증을 공유한다.
- 척추주변점 치료는 연관통을 효과적으로 조절하는 방법이 될 수 있다.

{ 결론 }

척추주변점은 신경해부학적 및 생리학적 관점에서 내장기 기능 조절, 자율신경 균형 조절, 연관통 치료에 필수적인 역할을 하며, 이는 INMARS 치료의 중요한 근거가 된다.

Chapter 6

증상 유발 조절점

신경근 경혈 시스템(integrative neuromuscular acu-reflex point system, INMARS)에 있어서 경험이 부족한 의사들이 가장 어려워하는 부분이다. 왜냐하면 우리 몸의 통증이나 어떤 증상이 있는 곳에 꼭 병변이 있는 것이 아니기 때문이다.

1. 서론: 통증의 원인 병소를 찾기 위한 필수 개념

통증의 근본 원인을 찾기 위해서는 신경생리학적 기전과 연관된 주요 개념을 이해하는 것이 필수적이다. 통증은 단순히 한 부위에서 시작되는 것이 아니라, 신경계의 복합적인 연결망을 통해 체성 및 내장 기관과 상호작용하며 발생한다. 특히, 연관통(referred pain), 내장-체성 신경 연결(somatic-visceral nerve connection), 말초 감작, 중추 감작 등의 신경 기전을 이해하면, 통증의 원인을 효과적으로 분석하고 적절한 치료 전략을 수립할 수 있다.

본 장에서는 통증의 주요 기전 네 가지를 중심으로 신경 감작과 통증의 발생 기전을 정리하고, 병소의 원인을 파악하는 방법을 제시한다.

2. 통증의 기전 및 병소 분석 방법

1) 연관통-공유되는 2차 감각신경원(2nd order neuron in the dorsal horn of spinal cord)

연관통이란 통증의 원인이 실제 병소와 다른 부위에서 느껴지는 현상을 의미한다. 그러니까 통증이 느껴지는 곳은 어떤 이상도 없는 것이다. 이는 척수 후각(dorsal horn)에서 체성신경(somatic nerve)과 내장신경(visceral nerve)이 동일한 2차 신경원(second-order neuron)을 공유하기 때문에 발생한다. 예를 들어, 심근경색(myocardial infarction) 환자가 좌측 어깨 및 팔에서 통증을 느끼는 것은 심장과 어깨의 감각 신경이 동일한 척수 신경 분절에서 중계되기 때문이다.

임상적 적용

특정 통증이 항상 해당 부위의 병소를 의미하는 것이 아니라, **연관통 패턴을 고려하여 병소를 파악**해야 한다.

예: **담낭염(gallbladder inflammation): 우측 어깨 및 견갑하부 통증**

과학적 근거

연구에 따르면, **연관통의 신경학적 기전은 척수 후각의 통합 신호 처리 과정에서 발생하며, 다양한 체성 및 내장 기관에서 유사한 통증 경로가 형성된다.**

2) 내장-체성 신경 연결 - 교차 장기 반사 감작

체성신경(somatic nerve)과 내장신경(visceral nerve)은 서로 직접 연결될 수 있으며, 이를 통해 한 장기의 문제로 인해 연관된 체성 구조에서 통증이 발생할 수 있다. 예를 들어, 위장관계 염증(gastrointestinal inflammation)이 지속될 경우, 교차 장기 감작(cross organ reflex sensitization)에 의해 척추 주변 근육의 만성 긴장이 유발될 수 있다. 즉 1차 병변이 내장기관이지만 통증이 느껴지는 근골격계 내의 침해수용체의 과민화로 이 수용체가 분포하는 근육이나 조직에 2차적으로 변화(예를 들어 근육 뭉침)가 생기는 것이다.

이는 척추신경절(paravertebral ganglion)과 교감신경절(sympathetic chain)에서 교차되는 신호로 인해 발생한다.

임상적 적용

특정 장기의 기능 이상을 체성신경이 반영하는 패턴을 분석하면, **내부 장기 원인으로 발생하는 체성 통증을 감별할 수 있다.**

예: **소장 염증(small intestinal inflammation)-요추(lumbar) 부위의 만성 근육 경직**

과학적 근거

연구에 따르면, **내장-체성 신경 연결은 교감신경과 척수 후각에서 교차되며, 이는 신경 감작(sensitization)을 증가시키는 주요 기전이다.**

3) 말초 감작 및 신경염증(Peripheral nociceptor sensitization & neurogenic inflammation)

말초 신경은 미생물 찌꺼기(microbial debris: LPS, exotoxin) 또는 대사 부산물(anti-metabolites: D-lactic acid 등)에 의해 감작될 수 있다. 감작된 신경 말단은 CGRP (calcitonin gene-related peptide) 및 substance P와 같은 신경전달물질을 분비하여 국소 염증(neurogenic inflammation)을 유도한다. 이로 인해 말초 신경이 지속적으로 과활성화되어 만성통증이 발생할 수 있다.

임상적 적용

장내 미생물 불균형(dysbiosis)이 신경 감작 및 만성통증의 원인이 될 수 있음을 고려하여 치료 접근해야 한다.

예: **장내 LPS 증가 → 신경 감작 증가 → 만성 근육통 및 신경병증 유발**

과학적 근거

연구에 따르면, **장내 세균의 LPS가 말초신경을 감작시키고, 신경염증을 유도하는 주요 원인으로 작용한다.**

4) 중추 감작(Central sensitization) - 척수, 시상, 변연계, 체성감각 피질에서의 감작 증가

만성통증이 지속되면, 통증 경로가 척수, 시상, 변연계, 체성감각 피질에서 과활성화되어 통증 민감도가 증가한다. 이는 중추신경계(spinal cord, thalamus, limbic system, somatosensory cortex)에서 신경회로가 변형되어, 정상적인 감각 자극도 통증으로 인식되는 현상(allodynia)이 발생하는 것을 의미한다. 특히, 변연계(limbic system)와 시상(thalamus)이 과활성화되면, 감정적 스트레스와 연관된 통증 반응이 증가하여 악순환이 형성될 수 있다.

임상적 적용

중추 감작을 조절하는 치료법(미주신경 자극, 신경가소성 조절, 신경차단술)을 고려해야 한다.
예: **만성 요통 환자 → 신경 감작 완화를 위한 미주신경 자극 치료(VNS) 적용이 가능하다.**

과학적 근거

연구에 따르면, **중추 감작은 NMDA 수용체 및 글루탐산 시스템이 활성화됨으로써 유발되며, 이는 만성통증의 핵심 기전이다.**

3. 결론: 통증의 원인을 찾기 위한 통합적 접근

통증의 원인을 분석할 때, 다음 네 가지 기전을 종합적으로 고려해야 한다.

- 연관통: 신경 공유 패턴을 분석하여 원인 병소를 감별한다.
- 내장-체성 신경 연결: 특정 장기 문제로 인해 발생하는 체성 통증을 이해한다.
- 말초 감작 및 신경염증: 미생물 및 대사 부산물에 의한 신경 감작 여부를 고려한다.
- 중추 감작: 지속적인 통증이 신경계의 과활성화를 유발할 가능성을 평가한다.

이러한 기전을 바탕으로, 통증의 근본 원인을 파악하고 개별 맞춤형 치료 전략을 수립하는 것이 중요하다.

Chapter 7

INMARS 시술의 부작용 및 예방 전략

1. 서론: INMARS의 안전성과 부작용 개요

신경근 경혈 시스템(integrative neuromuscular acu-reflex point system, INMARS)은 신체 항상성(homeostasis)을 조절하고 신경-근육-면역계를 최적화하는 치료법으로, 비교적 부작용이 적고 안전한 시술 방법이다. 그러나 특정 환자군에서는 드물게 신경생리학적 반응이나 시술 후 반응이 나타날 수 있으며, 이에 대한 적절한 대응 전략이 필요하다.

본 장에서는 INMARS 시술 중 발생할 수 있는 부작용의 유형, 주요 원인, 예방 방법에 대해 다룬다.

2. INMARS 시술 중 발생할 수 있는 부작용

1) 특정 환자군에서의 부작용 발생 가능성

INMAS 시술 자체는 안전하지만, 특정한 생리적 조건을 가진 환자들은 부작용 발생 가능성이 상대적으로 높을 수 있다.

(1) 부작용 발생 가능성이 높은 환자군

- 침술 경험이 없는 신규 환자: 침 자극에 대한 생리적 적응력이 부족하여 강한 미주신경 반응(vaso-vagal reaction)이 발생할 가능성이 높다.
- 젊고 건강하며 운동선수 기질을 가진 남성(athletic males): 자율신경계가 민감하게 반응하여 일시적인 미주신경 실신(syncope) 및 혈압 저하 가능성이 있다.
- 체중이 적고 저혈압(120/70 mmHg 이하)을 가진 중년 여성: 혈관 조절 능력이 떨어져 일시적인 혈

압 변동 및 저혈압 반응이 발생할 가능성이 있다.

- 에너지가 낮거나 여러 만성 질환을 가진 노인 및 허약한 환자: 신체 회복력이 낮아 자극 과부하로 인한 피로 및 불균형 반응 가능성이 있다.
- 배고픔, 탈수, 격렬한 운동 후 피로한 상태이거나 시술 직전 식사를 한 환자: 대사 균형이 맞지 않아 시술 후 신경-혈압 조절 기능 저하 및 어지러움 발생이 가능하다.

(2) 예방 전략

- 시술 전 환자의 신체 상태를 평가하고, 특정 조건에 해당하는 경우 시술 강도를 조절한다.
- 혈압이 낮거나, 탈수 상태에 있는 환자는 수분 섭취 후 시술을 진행하도록 안내한다.
- 노약자 및 만성 질환자는 초기에 최소한의 자극(10개 이하의 침)으로 시작하여 적응력을 높인다.

2) 즉각적인 반응(Immediate reactions)

일부 환자에서는 침 시술 후 몇 분 내에 생리적 반응이 발생할 수 있다.

(1) 대표적인 즉각적 반응

① 미주신경 실신(syncope, vasovagal response)

- 혈관 확장 및 심박수 감소로 인해 발생한다.
- 젊고 건강한 남성이나 침술 경험이 없는 환자에게 흔하다.
- 증상: 일시적인 현기증, 실신, 저혈압

② 일시적인 체온 변화(hot or cold flashes)

- 자율신경 반응으로 인해 체온 조절이 변화하며, 시술 직후 갑작스러운 한기 또는 열감이 나타날 수 있다.

③ 드물게 발생하는 불안 발작(anxiety attack)

- 감각 자극으로 인해 신경계가 과민 반응하여 발생한다.
- 신경과민성 환자에서 주로 나타난다.

(2) 예방 및 대응 전략

- 초기 치료 강도를 낮추고, 환자의 신경계 적응을 고려하여 점진적으로 치료를 강화한다.
- 미주신경 반응 가능성이 높은 환자는 시술 전 충분한 수분 섭취 및 안정된 환경을 제공한다.

- 불안 발작 발생 시 심호흡 유도 및 자율신경 조절을 돕는 부드러운 자극을 병행한다.

3) 지연성 반응(Latent reactions)

INMAS 치료 후 일부 환자(약 10%)에서 24-48시간 이내에 새로운 증상이 나타날 수 있다.

(1) 주요 지연성 반응

① 통증의 증가 및 위치 변화

- 치료 후 기존 통증이 일시적으로 심해지거나 새로운 부위에서 통증이 발생할 수 있다.
- 이는 신경 감작(nociceptor sensitization)과 신경 재정렬(neuroplasticity)의 초기 반응으로 해석된다.
- 통증이 특정 부위에서 '방랑성(wandering)'으로 이동하는 패턴을 보이기도 한다.

② 부정적인 지연 반응(negative latent physical reaction)

- 만성 질환이 많거나 체력이 낮은 환자에서 발생 가능성이 높다.
- 침 자극이 과도하게 가해질 경우, 신체 회복 과정에서 에너지가 과도하게 소모되어 피로감이 심해질 수 있다.

(2) 예방 및 대응 전략

- 고령자 및 허약한 환자(만성 질환자)는 초기 시술에서 10개 이상의 침을 사용하지 않도록 제한하여 부작용을 예방한다.
- 침 치료 후 충분한 휴식 및 적절한 영양 공급이 필요하며, 환자의 체력 상태에 따라 치료 강도를 조절해야 한다.
- 통증이 심화되거나 새로운 부위로 이동하는 경우, 이는 신경 재정렬 과정의 일부일 수 있으므로, 환자에게 적절한 설명을 제공하여 불안감을 해소하는 것이 중요하다.

과학적 근거

연구에 따르면, **침술 후 일부 환자에서 신경염증 반응(neurogenic inflammation)이 일시적으로 증가할 수 있으며, 이는 치료 적응 과정의 일부로 간주된다.**

3. 결론: INMARS 시술 시 부작용 예방 및 관리 전략

INMARS 치료는 일반적으로 매우 안전하지만, 특정 환자군에서 다음과 같은 부작용이 발생할 수 있다.

① 즉각적인 반응(immediate reactions)

- 미주신경 실신(syncope), 체온 변화(hot/cold flashes), 불안 발작(anxiety attack) 발생 가능성이 있다.
- 자율신경 조절이 중요한 요소이며, 초기 치료 강도를 조절하는 것이 필요하다.

② 지연성 반응(latent reactions)

- 치료 후 24-48시간 내에 통증이 심해지거나 위치가 이동하는 현상이 발생할 수 있다.
- 체력이 낮거나 만성 질환이 있는 환자는 자극을 최소화하여 신체 적응을 유도해야 한다.

INMARS 치료를 최적화하기 위해, 환자의 신체 상태를 고려한 맞춤형 치료 강도 조절이 필수적이며, 시술 후 신체 적응을 돕기 위한 적절한 생활 관리 및 휴식이 필요하다.

Chapter 8

INMARS의 치료 효과 및 반응 유형

1. 서론: INMARS의 효과와 치료 반응

신경근 경혈 시스템(integrative neuromuscular acu-reflex point system, INMARS)은 신경-근육-면역계를 조절하여 신체의 항상성(homeostasis)을 회복하고, 통증을 완화하며, 자율신경 및 면역 반응을 조절하는 효과적인 치료법이다. 이 치료법은 환자의 상태와 신경계 반응 정도에 따라 즉각적인 효과(immediate relief), 누적적 효과(cumulative relief), 지연성 효과(delayed relief) 세 가지 유형의 치료 반응을 나타낼 수 있다.

본 장에서는 INMARS 치료 후 발생할 수 있는 다양한 치료 반응의 특징 및 적용 방법을 체계적으로 정리한다.

2. INMARS 치료 효과 유형

1) 즉각적인 효과

(1) 특징

- 치료 직후 바로 통증 완화 및 기능 개선이 나타난다.
- 신경 감각 신호 조절이 빠르게 이루어지는 젊고 건강한 환자(young, healthy patients) 및 급성 통증(acute pain) 환자에서 주로 나타난다.
- 특히, 신경 감작(nociceptor sensitization)이 심하지 않고, 자율신경 조절 기능이 정상적인 경우 즉각적인 반응이 더욱 명확하게 나타날 수 있다.

(2) 대표적인 적용 대상(Group A 환자군)

- 운동 중 경미한 근육 긴장이나 염좌를 경험한 젊은 성인
- 급성 요통(acute low back pain) 또는 목 통증(neck strain)이 있는 환자인 경우
- 교통사고 후 초기 통증(post-traumatic pain, without chronic sensitization)이 있는 경우
- 급성 염증이 동반되지 않은 근육통이 있는 환자의 경우

(3) 즉각적 효과의 신경생리학적 기전

- INMARS의 신경 자극이 척수 수준에서 통증 억제 경로(pain inhibitory pathway)를 활성화하여 통증 신호를 차단한다.
- 교감신경 및 부교감신경 균형을 조절하여 근육 이완 및 혈류 증가 효과를 유도한다.
- 급성 통증에서 신경 감작이 비교적 낮기 때문에, 신경 전달 속도가 조절되면서 빠른 반응이 나타난다.

2) 누적적 효과

(1) 특징

- 치료를 받을 때마다 점진적으로 통증이 감소하며, 여러 번 치료 후 장기적인 통증 완화가 기대된다.
- 만성적인 신경 감작(central & peripheral sensitization) 또는 만성염증이 있는 환자의 경우, 1-2회 치료만으로 즉각적인 완전 회복이 어렵지만, 반복적인 치료를 통해 신경 가소성이 조절되며 증상이 점진적으로 호전된다.
- 대부분의 만성통증 환자에서 각 치료 세션 후 일정 부분 개선이 이루어지며, 지속적인 치료를 통해 근본적인 증상 완화가 가능하다.

(2) 대표적인 적용 대상(Group B/C 환자군)

- 만성 근육통(chronic myofascial pain syndrome)
- 신경병증성 통증(neuropathic pain, e.g., sciatica, carpal tunnel syndrome)
- 관절염(arthritis) 및 퇴행성 질환(degenerative joint disease)
- 자율신경 불균형을 동반한 만성 피로 및 통증 환자

(3) 누적적 효과의 신경생리학적 기전

- INMARS 치료가 반복될수록 척수 및 중추신경계에서의 신경 감작이 감소하며, 말초신경에서의 염증 반응이 점진적으로 줄어든다.

- 자율신경계 조절(autonomic modulation)을 통해 교감신경 과활성을 억제하고, 부교감신경 활성화를 증가시켜 혈류와 면역 반응 조절이 최적화된다.
- 반복적인 신경 자극이 장기적인 신경 가소성을 유도하여, 통증 경로의 과민 반응이 억제된다.

3) 지연성 효과

(1) 특징

- 일부 환자의 경우, 첫 치료 후 즉각적인 효과가 나타나지 않다가 2-3주 후 갑작스럽게 통증이 감소하는 반응을 보일 수 있다.
- 이는 신경계 및 면역계가 INMAS 치료에 적응하는 과정에서, 점진적인 변화가 일정 임계점을 초과했을 때 갑작스럽게 통증이 완화되는 현상으로 해석된다.
- 중증 만성통증 환자, 자율신경 장애가 심한 환자, 면역 조절 기능이 저하된 환자에서 이러한 지연 반응이 나타날 가능성이 높다.

(2) 대표적인 적용 대상

- 중증 신경병증성 통증(severe neuropathic pain, e.g., fibromyalgia)
- 자율신경 불균형이 심한 환자(autonomic dysfunction, e.g., chronic fatigue syndrome)
- 면역계 조절 장애가 동반된 환자(autoimmune-related chronic pain)

(3) 지연성 효과의 신경생리학적 기전

- 신경-면역계 조절 과정이 시간이 걸리며, 특히 부교감신경 활성화 및 면역 조절이 충분히 이루어졌을 때 치료 효과가 가시적으로 나타난다.
- 신경 가소성 변화가 서서히 진행되면서, 중추신경계에서의 통증 신호 조절이 정상화될 때 효과가 발현된다.

3. 결론: INMARS의 치료 반응 및 효과적 적용 방법

INMARS 치료 후 환자의 반응은 크게 세 가지 유형으로 나뉜다.

① 즉각적 효과

- 젊고 건강한 환자에서 즉시 통증 완화가 가능하다.

• 급성 통증(acute pain)에서 주로 발생한다.

② 누적적 효과

• 만성통증 환자에서 반복 치료 후 점진적인 개선이 이루어진다.
• 신경 감작이 있는 경우, 점진적인 신경 가소성 조절이 필요하다.

③ 지연성 효과

• 치료 초기에는 효과가 미미하나, 2-3주 후 급격한 증상 개선이 나타날 수 있다.
• 자율신경계 및 면역 조절이 필요한 환자에서 주로 관찰된다.

INMARS의 치료 효과는 환자의 신경 및 면역 반응 상태에 따라 달라질 수 있으며, 개별 맞춤형 치료 전략이 필요하다.

급성 통증 환자는 단기간 치료로도 완치 가능하며, 만성통증 환자는 반복적인 치료를 통해 신경 및 면역 조절을 최적화하는 것이 중요하다. 신경계 적응이 필요한 경우, 지연성 효과가 나타날 수 있으므로 환자 교육이 필수적이다.

Chapter 9

INMARS에서 환자 분류 및 치료 예후 예측 방법

1. 서론: INMARS에서 환자의 상태 분류의 필요성

신경근 경혈 시스템(integrative neuromuscular acu-reflex point system, INMARS) 치료에서는 환자의 건강 상태와 신경계 감작(sensitization) 정도에 따라 치료 효과가 다르게 나타날 수 있다. 따라서, 환자의 신체 상태를 객관적으로 평가하고 치료 예후를 예측하기 위해, 경혈 반사점(acu-reflex points)의 민감도 및 개수를 기준으로 환자를 분류하는 체계적인 방법이 필요하다.

INMARS에서는 ABCD 그룹화 시스템(ABCD Grouping System)을 활용하여 환자의 상태를 분석하며, 이를 통해 치료 소요 기간 및 통증 재발 가능성을 예측할 수 있다.

2. INMARS 환자 분류 시스템: ABCD 그룹화 방법

1) 환자 그룹 분류 기준(ABCD Grouping with 16-Point Method)

INMARS에서는 16개 주요 항상성 조절 경혈점(homeostatic acu-reflex points)을 평가하여 환자의 신경 감작 정도를 기준으로 A, B, C, D의 4개 그룹으로 분류한다.

(1) 환자 그룹화 기준(표 3-2)

- Group A: 민감한 경혈점 개수가 0-4개 → 신체 항상성이 잘 유지됨
- Group B: 민감한 경혈점 개수가 5-8개 → 경미한 신경 감작이 존재
- Group C: 민감한 경혈점 개수가 9-12개 → 중등도의 신경 감작 상태
- Group D: 민감한 경혈점 개수가 13개 이상 → 심한 신경 감작과 만성염증 상태

2) INMARS 환자 그룹별 치료 예후 및 치료 기간 예측

(Pain Quantification and Prognosis)

환자의 경혈 반사점의 민감한 개수가 많을수록 신경 감작이 심하고, 치료가 오래 걸리며, 통증 재발 가능성이 높아짐을 의미한다. 각 그룹의 치료 예후 및 소요 기간은 표 3-2와 같다.

표 3-2. 통증의 정량화와 예후 예측

특징(Characteristic)	Group A	Group B	Group C	Group D
수동적인 경혈 반사점 개수 (Number of passive acu-reflex points found in a patient)	0-24	25-50	51-80	80 이상
환자 비율 (Percentage of patient population)	28%	34%	30%	8%
완전한 통증 완화까지 필요한 치료 횟수 (Number of treatments required for pain relief)	4-8회	8-16회	16-32회	32회 이상
같은 통증이 재발하기까지의 기간 (Time lapse before recurrence of the same pain)	수년에서 평생 (Years to lifetime)	수개월에서 수년 (Months to years)	수 주에서 수개월(Weeks to months)	수일에서 수 주 (Days to weeks)

3) 치료 예후 분석

(1) Group A(건강한 환자군)

- 치료 반응이 빠르며, 4-8회 이내의 치료로 완전한 회복이 가능하다.
- 동일한 통증이 재발할 확률이 낮으며, 치료 후 몇 년에서 평생 동안 증상이 개선될 가능성이 높다.

(2) Group B(경미한 감작 환자군)

- 치료 효과가 누적적으로 나타나며, 8-16회 치료 후 완전한 회복이 가능하다.
- 통증 재발 가능성이 있으나, 치료 후 수개월에서 수년 동안 증상이 개선될 가능성이 크다.

(3) Group C(중등도 감작 환자군)

- 만성적인 신경 감작과 염증이 동반된 환자군으로, 16-32회 이상의 치료가 필요하다.
- 치료 후 수 주에서 수개월 내에 증상이 재발할 가능성이 있으며, 지속적인 관리가 필요하다.

(4) Group D(심한 감작 및 만성 질환 환자군)

- 신경 감작이 심하고, 만성염증 및 자율신경 불균형이 심한 환자군이다.

- 치료 반응이 느리고, 32회 이상의 집중 치료가 필요하다.
- 치료 후에도 수일-수 주 내에 증상이 재발할 가능성이 높아, 장기적인 관리 및 생활 습관 개선이 필수적이다.

3. 임상적 적용: 환자 상태 평가 및 치료 전략 수립

1) 환자의 신경 감작 정도 평가 방법

INMARS에서는 환자의 신경 감작 정도를 평가하기 위해 특정 경혈 반사점을 촉진하여 민감한 부위를 측정한다.

(1) 대표적인 평가 부위(그림 3-15~16)

- 팔(radial nerve): H1-1, H1-2, H1-3, H1-4
- 다리(saphenous nerve): H4-1, H4-2, H4-3, H4-4

(2) 평가 방법

촉진 시 압통이 있는 경혈점 개수를 측정하고, 이를 ABCD 그룹 기준과 비교하여 환자의 신경 감작 정도를 분석한다.

2) 환자 그룹별 맞춤 치료 전략

(1) Group A 환자(급성 통증 환자, 신경 감작 없음)

- 4-8회 치료로 완치 가능 → 고강도 치료 가능(electroacupuncture, trigger point injection 적용 가능)
- 치료 간격: 1-2주에 1회
- 자율신경 조절이 원활하여 치료 반응이 빠름

(2) Group B 환자(경미한 신경 감작 환자, 부분적 만성통증)

- 8-16회 치료 필요 → 중간 강도의 치료 적용(acupuncture, neuromuscular stimulation)
- 치료 간격: 주 1회
- 생활 습관 개선 병행(스트레스 조절, 운동 요법 권장)

(3) Group C 환자(중등도 만성통증 환자, 신경 감작 높음)

- 16-32회 이상 치료 필요 → 장기적인 치료 계획 수립 필수
- 치료 간격: 초기 1-2주 간격 집중 치료, 이후 유지 치료 진행
- 신경 감작 억제 치료 병행(electroacupuncture + vagus nerve stimulation).

(4) Group D 환자(만성 신경 감작 및 염증 환자, 지속적 재발 가능성 높음)

- 32회 이상의 장기 치료 필요 → 저강도, 반복 치료 필수(부드러운 침 치료, 부교감신경 활성화 치료 적용)
- 치료 간격: 초기 주 2회 집중 치료 후 유지 치료 진행
- 생활 습관 개선 필수(식이 조절, 수면 관리, 미주신경 조절 요법 병행)

4. 결론: INMARS 환자 그룹화 시스템을 통한 치료 최적화

ABCD 그룹화 시스템을 통해 환자의 신경 감작 상태를 평가하고, 개별 맞춤 치료 전략을 수립할 수 있다.

- Group A 환자는 단기간 치료로도 완치 가능하며, Group D 환자는 장기적인 관리가 필요하다.
- 환자의 경혈 반사점 민감도를 평가하여 치료 예후를 예측하고, 맞춤형 치료 접근법을 적용하면 INMAS 치료 효과를 극대화할 수 있다.

결론적으로, INMAS의 ABCD 그룹화 시스템은 환자의 상태를 정확히 평가하고, 최적의 치료 방법을 결정하는 데 중요한 역할을 한다.

Chapter 10

INMARS 치료 프로토콜

1. 서론: INMAS 치료 프로토콜의 개요

신경근 경혈 시스템(integrative neuromuscular acu-reflex point system, INMARS)은 신경-근육-면역 조절을 기반으로 하는 치료 기법으로, 환자의 자율신경 균형 조절, 신체 항상성 유지, 근골격계 및 내장기 기능 회복을 목표로 한다.

INMARS 치료는 일반 프로토콜(general protocol)을 바탕으로, 환자의 상태에 따라 표준화 치료(standardized treatment)와 맞춤형 치료(individualized treatment)로 구분된다.

각각의 치료 방식은 특정한 목표 지점(target points)을 설정하여 치료 효과를 극대화한다.

2. INMARS 치료 프로토콜 구성

1) 일반 프로토콜

INMAS 치료는 기본적으로 체계화된 치료 접근법을 따르며, 환자의 개별 상태에 따라 표준화된 치료와 맞춤형 치료로 적용된다.

2) 표준화 치료

(1) 핵심 목표

- 신체 항상성(homeostasis) 조절을 통한 전신 건강 회복
- 치료 대상이 되는 항상성 조절 경혈점[homeostatic acu-reflex (target) points, HTPs]을 중심으로 치료

- 질병의 근본 원인(Ben, 本)을 치료하는 접근법

(2) 항상성 조절 경혈점의 개념

- 신체의 자율신경 균형을 조절하는 항상성 조절 경혈점을 자극하여
- 신경면역조절을 통해 전신적인 항염증 효과 및 자율신경 기능 개선을 유도하고
- 미주신경 경로(vagal pathway) 및 교감신경 조절을 통한 신체 재조정 효과 기대한다.

(3) 적용 대상

- 만성 피로, 자율신경 불균형, 면역 조절 장애, 만성 염증성 질환 환자들이 적용 대상이 된다.
- 질병의 근본 원인을 치료하고자 할 때 적용한다.

3) 맞춤형 치료

(1) 핵심 목표

- 환자의 개별적인 증상 및 근골격계 불균형을 해결하는 맞춤형 치료 방식이다.
- 증상 경감(Biao, 標)과 기능 회복을 동시에 목표로 하는 치료 방식이다.
- 증상 기반 치료(symptomatic target points, STPs) 및 척추주변 치료(paravertebral target points, PTs)를 중심으로 치료를 진행한다.

① 증상 기반 치료

- 핵심 개념
  - 환자가 느끼는 특정 증상(symptoms)에 집중하여 직접적인 통증 완화 및 기능 개선을 유도하는 방법이다.
  - 급성 또는 국소적인 증상에 대한 신경 및 근육 이완 효과를 제공한다.
- 적용 대상
  - 근육통, 신경통, 관절염, 급성 염좌 및 염증성 질환 등에 적용한다.
  - 특정 부위의 급성 통증을 완화하는 데 효과적이다.
- 치료 방법
  - 국소 부위의 근육 긴장 완화 및 통증 경감 경혈점(STPs)을 자극한다.
  - 교감신경 과활성을 억제하여 자율신경 균형을 유지하게 한다.

② 척추주변 치료

- 핵심 개념
  - 척추주변점을 자극하여 신경 감작(sensitization) 조절 및 내장기 기능 조절을 수행한다.
  - 신경근육 연결(neuromuscular connection) 및 체성-내장 반사(somato-visceral reflex) 원리를 적용한다.
- 적용 대상
  - 자율신경 불균형이 있는 만성 질환 환자가 대상이 된다.
  - 내장기 기능 이상, 연관통(referred pain), 신경성 염증 및 만성통증 환자가 치료 대상이 된다.
- 치료 방법
  - 척추주변점을 이용한 신경 감작 완화 및 척수 반사를 조절한다.
  - 특정 척수 분절(spinal segment)과 관련된 내장기관 기능을 조절한다.

예: • T1-T4: 심폐 기능 조절(heart, lungs)
• T5-T9: 위장 및 간 기능 조절(stomach, liver, pancreas)
• L1-L3: 신장 및 부신 조절(kidney, adrenal gland)
• S2-S4: 비뇨기 및 생식기 기능 조절(bladder, uterus)

3. 결론: INMARS 치료 프로토콜의 임상적 활용

INMARS 치료는 일반적인 원칙을 기반으로 환자의 상태에 따라 표준화 치료와 맞춤형 치료를 적용한다.

- Homeostatic target points (HTPs) → 신체 항상성 조절을 위한 표준화 치료
- Symptomatic target points (STPs) → 국소 증상 완화를 위한 개별 맞춤 치료
- Paravertebral target points (PTs) → 신경 및 내장기 조절을 위한 신경학적 치료

결론적으로, INMAS 치료는 개별 환자의 상태에 맞춰 최적의 치료 포인트를 적용하는 체계적인 프로토콜을 따르며, 신경계, 면역계, 근육계의 균형을 조절하여 신체의 자연 회복력을 극대화하는 데 초점을 맞춘다.

Chapter 11

경혈이 신경 분지 지점에서 형성되는 과학적 분석

1. 서론: 경혈과 신경 분포의 연관성

경혈(acupoints)은 인체의 신경, 혈관, 근육 및 결합조직이 밀집된 특정 부위에 존재하며, 이러한 부위는 전통적으로 질병 치료 및 생리적 조절에 효과적인 포인트로 인식되어 왔다.

현대 신경과학적 연구에서는 경혈이 신경다발(nerve trunk)이 분지하여 말초로 뻗어 나가는 주요 분기점에서 형성됨을 확인하였으며, 이러한 특성이 경혈의 높은 신경 감수성 및 치료적 효과를 설명하는 중요한 과학적 기전으로 여겨진다.

2. 경혈이 신경 분지 지점에서 형성되는 과학적 기전

1) 신경 분지 지점에서 감각 수용체 밀집

(1) 기전 설명

- 신경 분지 지점은 말초 신경이 여러 갈래로 나뉘는 곳으로, 다양한 감각 수용체(sensory receptors)가 집중적으로 분포한다.
- 특히, 기계적 자극을 감지하는 신경 말단(mechanoreceptors), 통증 감각을 담당하는 자유 신경 종말(free nerve endings)이 다량 존재하여, 외부 자극(침, 마사지, 전기자극)에 대한 반응성이 높다.

(2) 과학적 근거

연구에 따르면, 경혈 부위에는 통각(nociceptors), 기계수용체(mechanoreceptors), 온도수용체(thermoreceptors)가 집중적으로 존재하며, 이는 침 자극이 신경-혈관-면역계를 조절하는 주요 기전이 된다.

2) 신경-혈관 결합(Nervi vasorum) 및 국소 혈류 조절

(1) 기전 설명

- 신경 분지 지점에서는 신경과 혈관이 서로 밀접하게 연결되며, 신경섬유(nerve fibers)와 모세혈관(capillaries)이 고밀도로 분포한다.
- 특히, 신경을 따라 분포하는 신경 혈관 결합 구조는 경혈 부위에서 신경 및 혈류 조절에 중요한 역할을 한다.

(2) 과학적 근거

- 연구에 따르면, 경혈 부위는 일반적인 피부 조직보다 혈류량이 많으며, 침 자극 후 혈관 확장(vaso-dilation)이 촉진됨이 확인되었다.

3) 신경 감작(Sensitization) 및 체성-내장 반사(Somato-visceral reflex) 기전

(1) 기전 설명

- 신경 분지 지점에서 발생하는 감각 신호는 척수 및 중추신경계로 전달되어, 해당 신경과 연관된 내장기 기능에도 영향을 줄 수 있다.
- 이는 체성-내장 반사의 핵심 기전으로, 경혈 자극이 자율신경계를 통한 전신 조절 효과를 나타내는 근거가 된다.

(2) 과학적 근거

- 연구에 따르면, 경혈 자극은 교감신경 및 부교감신경을 통해 심박수, 혈압, 소화기 기능, 면역 반응을 조절하는 효과가 있음이 확인되었다.

4) 신경 가지 분포가 많은 부위에서 신호 증폭 효과

(1) 기전 설명

- 신경이 분지하는 부위에서는 여러 개의 신경 말단이 하나의 감각 신호를 수용할 수 있어, 신호 증폭 효과(neural signal amplification)가 발생한다.
- 즉, 하나의 침 자극이 여러 개의 신경 경로를 동시에 활성화하여 광범위한 생리적 반응을 유발할 수 있다.

(2) 과학적 근거

- 연구에 따르면, 경혈 부위에서 침 자극을 가하면 뇌간(brainstem)의 감각신경핵, 시상(thalamus), 대뇌피질(somatosensory cortex)에서 강한 신경 반응이 유발됨이 확인되었다.

3. 결론: 왜 경혈은 신경 분지 지점에서 형성되는가?

경혈이 신경 분지 지점에서 형성되는 이유는 다음과 같다(그림 3-10).

① 감각 수용체 밀집(sensory receptors density): 신경 분지 지점에는 다양한 감각 수용체가 존재하여 침 자극에 대한 반응성이 높다.

② 신경-혈관 연결(neurovascular connection): 신경과 혈관이 밀집된 부위로, 침 자극이 혈류 조절 및 신경 조절 효과를 극대화할 수 있다.

③ 체성-내장 반사: 신경 분지 지점을 자극하면 체성신경을 통해 내장기 기능을 조절하는 신경 반사 기전이 활성화된다.

④ 신호 증폭 효과(neural signal amplification): 신경 분지 지점에서 발생한 신호는 다중 신경 경로를 통해 중추신경계로 전달되므로, 전신적인 생리 조절 효과를 유도할 수 있다.

결론적으로, 경혈이 신경 분지 지점에서 형성되는 것은 생리학적 및 신경해부학적으로 매우 합리적인 현상이며, 이를 활용한 전기침 및 신경조절 치료는 신경-면역 조절 및 통증 치료에 효과적인 방법이 된다.

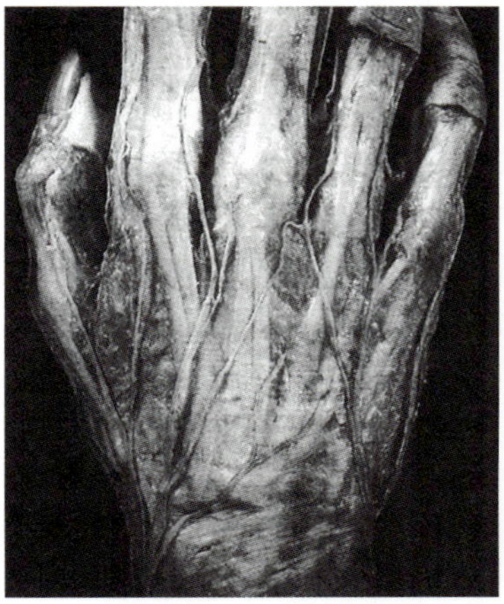

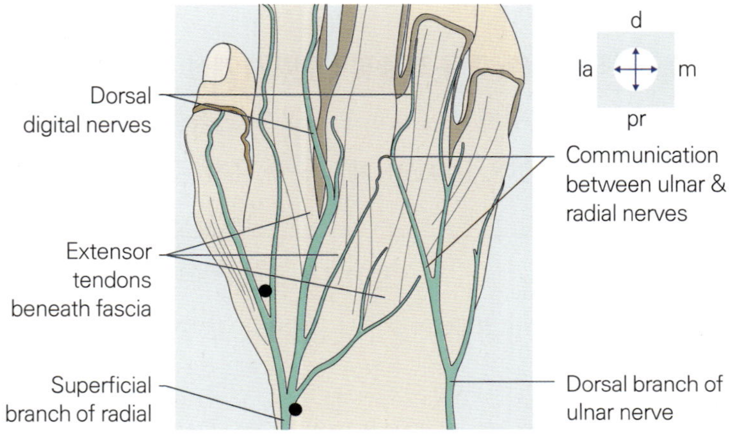

그림 3-10. 경혈(acupoint)은 신경 줄기(nerve trunk)가 더 작은 가지(branch)로 분지되는 위치에서 형성된다.
(출처: Gosling J 외, Human Anatomy: color atlas and text, 4판, 세인트루이스, 2002, Mosby에서 수정 인용)

부록

치료에 사용하는 주사액

성분(Ingredient)	용량(Dosage)	주요 역할(Primary function)
Normal saline (NS)	100 cc	용매 역할, 전해질 균형 유지
Hicomin (Vitamin B12)	3 A	신경 보호, 신경 재생 촉진
B-Comp (Vitamin B complex)	4 A	신경 기능 최적화, 에너지 대사 조절
Vitamo (Dexpanthenol, vitamin B5)	2 A	신경세포 회복, 항염 효과
Pyridoxine (Vitamin B6)	2 A	신경전달 조절, 통증 감소
Magnesium sulfate (10%)	1 A	신경 안정, 근육 이완, 항염증 효과
Lidocaine (2%)	2 cc	국소 마취, 신경 과흥분 억제

주사액의 역할 및 임상적 효과

1) 신경 보호 및 재생 효과

- 비타민 B12 (Hicomin): 말초신경과 중추신경 보호, 미엘린 형성 촉진
- 비타민 B6 (Pyridoxine): 신경전달물질 합성 조절, 신경과민성 감소
- 비타민 B5 (Dexpanthenol): 신경세포 회복 및 조직 재생 촉진

2) 근육 이완 및 항염증 효과

- 마그네슘 설페이트 ($MgSO_4$, 10%): 칼슘 채널 조절을 통한 근육 이완, 신경 안정화
- 리도카인(Lidocaine 2%): 국소 마취 및 신경 흥분 억제 효과

3) 전반적인 신경-근육 조절 및 신진대사 개선

- 비타민 B 복합체 (B-Comp): 신경 및 근육 기능 최적화, 세포 에너지 대사 촉진
- 생리식염수(NS, 100 cc): 체액 균형 유지, 주사제 희석을 위한 용매 역할

4. Neuroanatomy of 24 primary homeostatic acupoints (HTPs)

표 3-3. 24개의 항상성 유지 관련 경혈과 그에 대응하는 경락 명칭의 교차 대조표

Location	Homeostatic Acupoint	Corresponding Meridian Nomenclature	
Head and neck	H2 great auricular	SJ 17	Yifeng
	H7 greater occipital	B 10	Tianzhu
	H19 infraorbital	S 2	Sibai
	H23 supraorbital	B 2	Zanzhu
Shoulder	H3 spinal accessory	G 21	Jianjing
	H8 suprascapular	SI 11	Tianzong
	H13 dorsal scapular	SI 14	Jianwaishu
	H17 lateral pectoral	S 15	Wuyi
Upper limb	H1 deep radial	LI 10	Shousanli
	H9 lateral antebrachial cutaneous	LI 11	Quchi
	H12 superficial radial	LI 12	Hegu
Torso	H14 superior cluneal	(No corresponding name)	
	H15 posterior cutaneous of L2	B 23	Shenshu
	H20 spinous process of L7	Du 9	Zhiyang
	H21 posterior cutaneous of T6	B 16	Dushu
	H22 posterior cutaneous of L5	B 26	Guanyuanshu
Lower limb	H4 saphenous	Liv 8	Ququan
	H5 deep peroneal	ST36	Taichong
	H6 tibial	Sp 6	Sanyinjiao
	H10 sural	B 57	Chengshan
	H11 lateral popliteal	B 39	Weiyang
	H16 inferior gluteal	Extra 34	Huanzhong
	H18 iliotibial	G 31	Fengshi
	H24 common peroneal	G 34	Yanglingquan

경혈의 전통적인 명칭은 Chen X. 편집: 『중국 침구학』(Chinese acupuncture and moxibustion), 베이징, 1997, Foreign Language Press에서 따온 것이다. 각 항상성 경혈(homeostatic acupoint, HA)의 해부학적 위치는 개인의 해부학적 차이에 따라 사람마다 약간씩 다를 수 있다. 따라서 임상에서는 각 HA를 손으로 촉진하여 확인하는 과정이 필요하다.

1) HTPs on the head & neck

(1) H19 Infraorbital, H23 Supraorbital

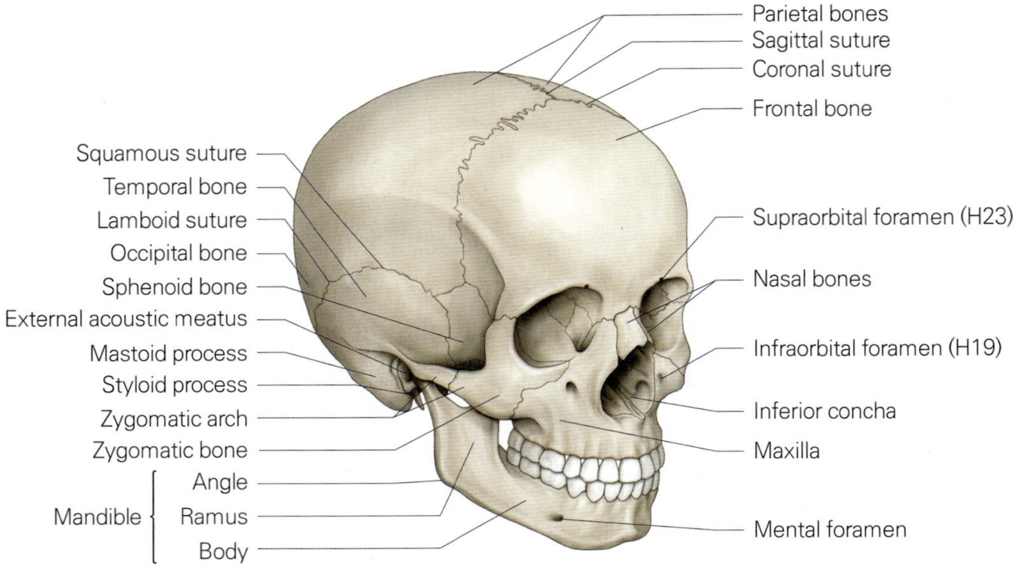

그림 3-11. 상안와(supraorbital) 및 하안와(infraorbital) 경혈의 위치

(2) H2 Greater auricular

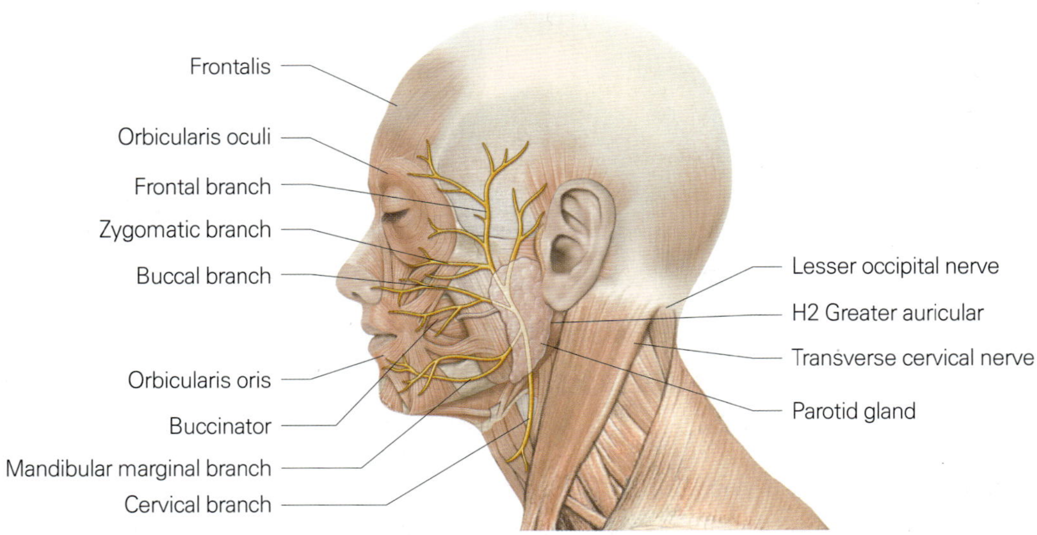

그림 3-12. 대이개신경(greater auricular) 경혈과 안면신경(VII)의 도해, 그리고 두 개의 덜 중요한 경혈: 소후두신경(lesser occipital) 및 횡경신경(transverse cervical nerve).

(3) H9 lateral antebrachial cutaneous, H1, deep radial and H12 superficial radial

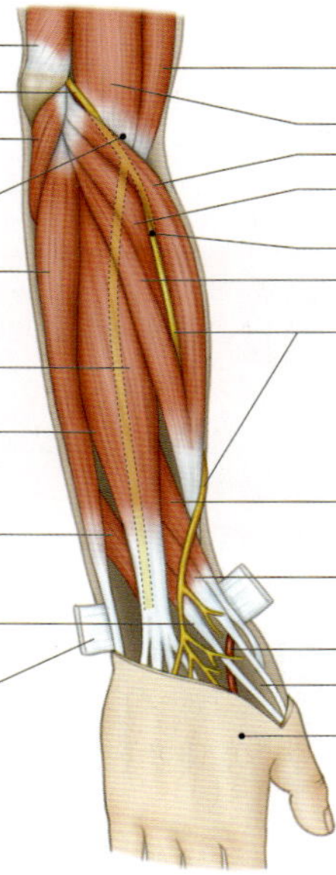

그림 3-13. 외측 전완피신경(lateral antebrachial cutaneous)과 심부 요골신경(deep radial), 천부 요골신경(superficial radial) 경혈의 위치

(4) H3, Spinal accessory, H13, Dorsal scapular, H8, suprascaplar(infraspinatus)

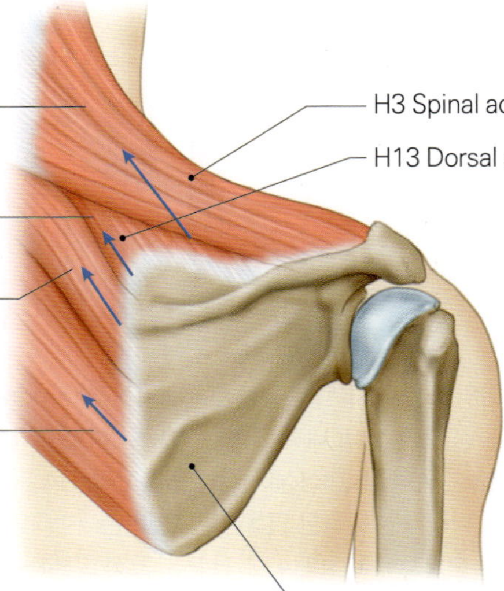

그림 3-14. 견갑배신경(dorsal scapula)은 견갑극(spine of the scapula)의 기저부(base)에서 약 1 cm 위쪽에 위치한다.

(5) Acupoints used for quantitative evaluation.H1 deep radial, H4 saphenous

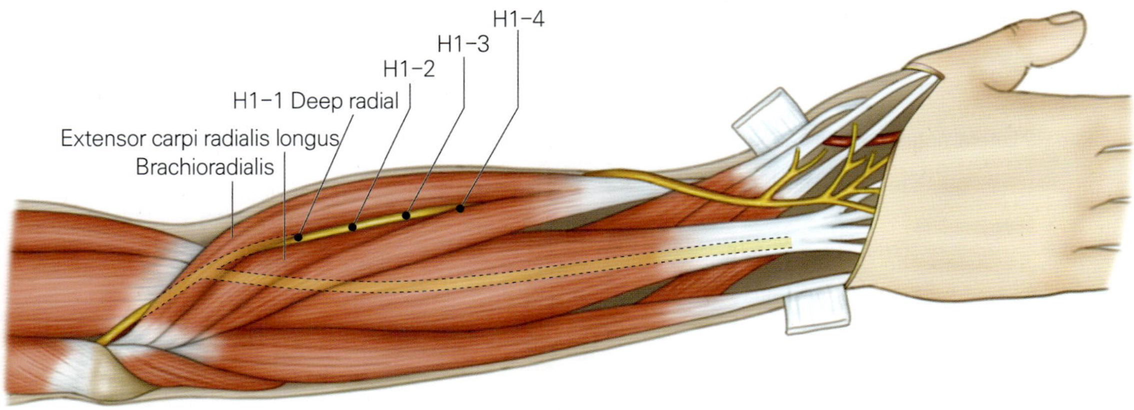

그림 3-15. 정량적 평가에 사용되는 경혈: H1 심부 요골신경(deep radial)은 모든 사람에게서 가장 먼저 나타나는 압통 경혈이다. 항상성이 저하됨에 따라, 더 많은 압통점(H1-2, H1-3, 및 H1-4)이 H1에서 원위부로 심부 요골신경을 따라 점차 발생한다. 따라서 심부 요골신경에 나타나는 압통점의 수는 항상성 수준에 대한 신뢰할 수 있는 정보를 제공하며, 이 정보는 환자의 자가 치유 잠재력을 반영한다.

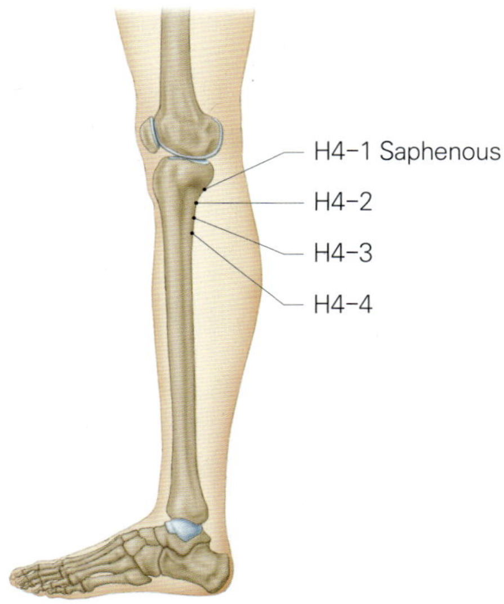

그림 3-16. H4 대복재신경(saphenous)의 표면 위치: 대복재신경은 대퇴신경(femoral nerve)의 피부 가지(cutaneous branch)로서, 다리와 발의 내측 피부에 분포한다. 경골(tibia)의 내측 과상(condyle) 바로 아래에서 대복재신경은 심부 근막(deep fascia)에서 나와 중요한 경혈인 H4 대복재신경을 형성한다. 항상성이 저하됨에 따라, H4 위치에서 원위부로 대복재신경을 따라 더 많은 압통점이 나타난다. 따라서 대복재신경에 나타나는 이러한 압통점은, 만약 존재한다면, 항상성의 정도에 관한 귀중한 정보를 제공한다. 이러한 압통점은 근위부에서 원위부 순으로 H4-1, H4-2, H4-3, 그리고 H4-4로 불린다. 각 압통점 사이의 거리는 다리 길이에 따라 다르지만 대략 2~3 cm이다.

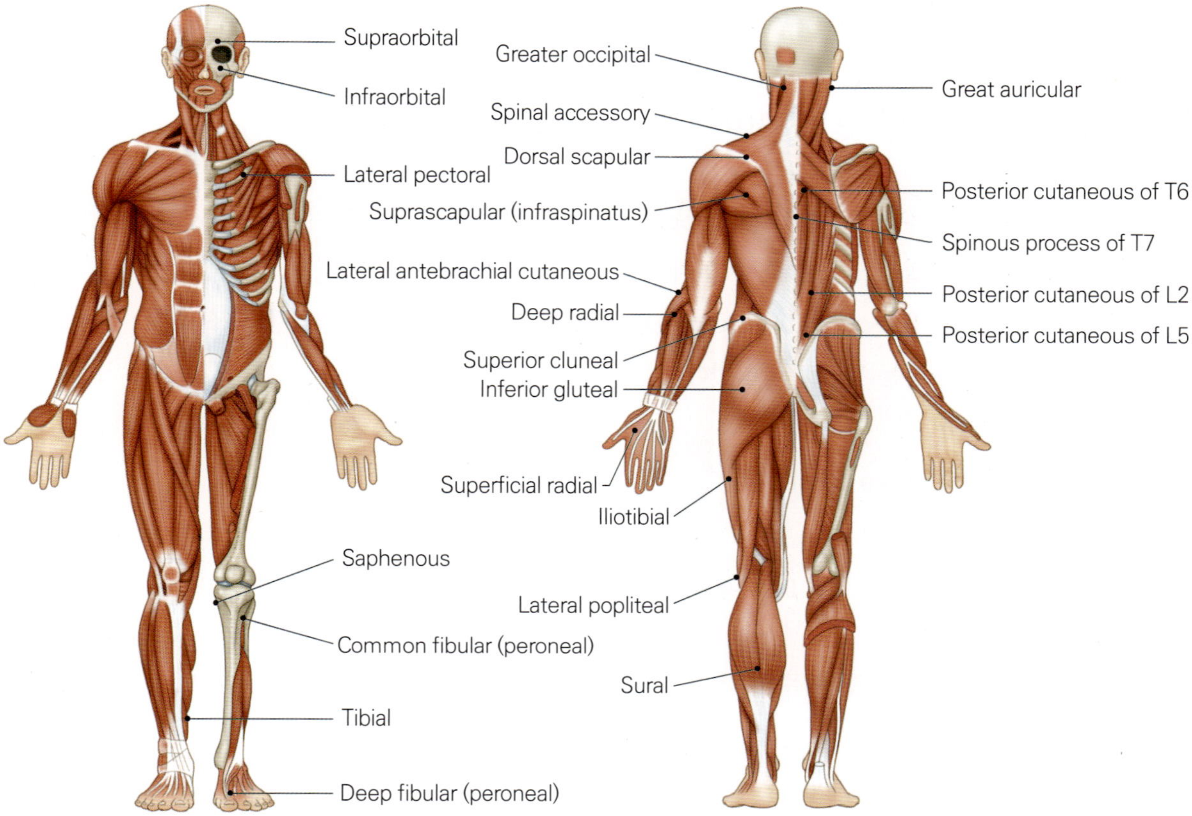

그림 3-17. 24개의 침 반사점(acureflex points). A: 전면도(anterior view). B: 후면도(posterior view).

5. INMAS에서 미주 신경 자극이 강하게 나타나는 항상성 경혈점 분석

1) 강한 미주 신경 자극을 유도할 가능성이 높은 경혈

INMAS에서 제시한 24개의 항상성 경혈점(homeostatic acupoints)(표 3-3, 그림 3-11~17) 중 미주 신경(vagus nerve, CN X) 자극을 통해 항염증 효과를 기대할 수 있는 주요 부위는 다음과 같다:

(1) Great auricular nerve point(2번)

- 위치: 귀 주변부
- 근거: 미주 신경의 절반 이상은 감각신경 섬유(afferent fiber)이며, 그중 일부가 이 부위의 신경과 연결된다.
- 연구 근거: Transcutaneous auricular vagus nerve stimulation (taVNS)은 미주 신경을 통해 부

신-부교감 신경 반응을 활성화하여 염증을 감소시키는 것으로 보고되었다.

(2) Greater occipital nerve point(7번)

- 위치: 후두부
- 근거: 미주 신경과 후두 신경(greater occipital nerve)은 상호 연결되며, 특히 두개 내 신경망을 통해 자율신경계 조절에 영향을 줄 수 있다.
- 연구 근거: 전기침(electroacupuncture)을 통한 미주 신경 자극은 신경염증을 조절하고, 특히 뇌신경 활성화를 유도하는 것으로 밝혀졌다.

(3) Suprascapular nerve point(8번)

- 위치: 견갑골 부위
- 근거: 상완 신경총(brachial plexus)과 연결되며, 미주 신경과의 연관성이 있는 경추부 신경망을 포함한다.
- 연구 근거: 전기침을 통한 미주 신경 자극은 면역 억제 및 항염증 효과를 보이는 것으로 보고되었다.

(4) Spinous process of T7(20번)

- 위치: 흉추 7번 극돌기 부위
- 근거: 미주 신경과 흉추 신경절이 교차하며, 자극 시 부신 수질 반응을 유도할 가능성이 크다.
- 연구 근거: 전기침을 통한 미주-부신 축(vagal-adrenal axis) 활성화가 항염증 반응을 매개한다는 연구 결과가 있다.

(5) Saphenous nerve point(4번)

- 위치: 하지의 내측, 슬개골 아래
- 근거: 하지 부위의 전기침은 미주 신경과 부신-항염증 반응을 조절하는 것으로 알려져 있다.
- 연구 근거: Electroacupuncture at ST36(이 부위와 유사한 위치)가 미주 신경을 활성화하여 항염증 효과를 보인다는 연구가 있다.

2) 기전 분석

(1) 미주 신경 활성화

- 전기침을 이용한 저강도 전기 자극(low-intensity electroacupuncture)이 미주 신경을 직접 활성

화하여 부신-항염증 반응(vagal-adrenal axis)을 유도한다.

- 특정 지점(ST36, LI10 등)의 자극은 깊은 근막 내 신경망(PROKR2-Cre 신경)을 통해 미주 신경과 연결된다.
- 연구에 따르면, 특정 부위(EA at ST36)는 hindbrain vagal efferent neuron을 활성화하고, 부신에서 catecholamine을 방출하여 항염증 효과를 유도한다.

(2) 부신-항염증 반응

- 저강도 전기 자극이 미주 신경을 활성화하여 부신 수질에서 catecholamine (dopamine, norepinephrine, epinephrine) 분비를 촉진한다.
- 이는 α7 nicotinic acetylcholine receptor (α7nAChR) 신호 경로를 활성화하여 TNF-α, IL-6 등의 염증성 사이토카인 억제한다.
- Electroacupuncture at ST36가 이러한 항염증 반응을 직접적으로 매개한다는 연구 보고가 있다.

{ 결론 }

- INMAS에서 제시한 24개의 homeostatic acupoints 중 **great auricular nerve point (2번), greater occipital nerve point (7번), suprascapular nerve point (8번), spinous process of T7 (20번), saphenous nerve point (4번)** 등이 미주 신경을 자극하는 데 강한 효과를 가질 가능성이 높다.
- 이러한 부위들은 **미주 신경 및 부신-항염증 반응을 활성화하여 항염증 및 자율신경 조절 효과를 유도**하는 것으로 연구 결과가 뒷받침된다.

6. 증상의 1차 원인 병소를 찾는 이론적 접근

환자의 증상(통증, 불편감, 강직, 묵직한 느낌, 화끈거림, 저림, 내장 기능 이상 등)이 발현되는 근본적인 원인을 찾는 것은 치료의 성패를 결정짓는 핵심 요소이다. 이러한 증상의 기전을 이해하고, 적절한 치료 타깃을 설정하기 위해서는 다음과 같은 사전 개념이 필수적으로 요구된다.

1) 증상 발현의 신경 생리학적 기전

증상이 발현되는 원인을 찾기 위해서는 신경계의 기능적 해부학, 신경원성 염증(neurogenic inflammation), 그리고 교차 장기 반사 과민화(cross-organ reflex sensitization)의 그리고 역행성 신경 활성(antidromic activity) 개념을 이해해야 한다.

(1) 기능적인 신경 해부학적 지식

신체의 통증과 기능 이상은 대부분 말초 신경과 중추신경계의 기능적 네트워크를 통해 전달된다. 주요 개념은 다음과 같다.

- 신경의 분절적 지배(segmental innervation): 척수의 특정 레벨에서 말초 신경으로 연결되는 신경 경로가 존재하며, 동일한 신경근(nerve root)에서 분포하는 부위 간에는 연관 통증(referred pain)과 감각 이상이 나타날 수 있다.
- 말초신경의 구심성(afferent) 및 원심성(efferent) 경로: 구심성 신호는 중추신경계로 전달되어 감각과 반응을 유도하며, 원심성 신호는 근육, 혈관, 내장 기관 등을 조절한다.
- 말초 신경의 분지 지점(nerve bifurcation): 신경이 분지되는 부위에서 압박이나 염증이 발생하면 원위부(distal)로 증상이 나타날 수 있다.

예: 손가락 관절의 통증

- 손가락 관절의 통증이 발생한 환자의 경우, 단순 관절염이 아니라 전완부(forearm) 신전근(extensor muscles) 부위의 과민화된 신경 경로가 원인이 될 수 있다.
- 손가락 신전근(extensor digitorum, extensor carpi radialis longus & brevis)을 지배하는 신경(심부 요골 신경; deep radial nerve)이 압박받으면 손가락 관절 부위에 이차적으로 통증이 나타날 수 있다.
- 이 경우 손가락이 아니라 근위부 근육 내 신경 분포 지점을 치료해야 한다.

(2) 신경원성 염증(neurogenic inflammation) 개념

신경 자체가 염증 반응을 일으키는 기전으로, 만성적인 통증 상태에서 중요한 역할을 한다.

- 말초 감각신경의 활성화: 손상된 신경은 substance P, CGRP (calcitonin gene-related peptide), bradykinin, TNF-α 등의 염증성 매개체를 분비하여 주변 조직을 과민화시킨다.
- 신경 자체의 탈분극과 자극: 신경이 지속적으로 자극을 받으면, 원래 자극이 없던 부위까지 염증 반응이 확산된다.
- 자가면역반응 유도: 신경이 손상되면 면역세포가 염증 반응을 일으켜 장기적인 신경 과민(hyperal-

gesia) 상태를 형성한다.

예: 손가락 관절 통증과 신경원성 염증

- 신경이 반복적인 기계적 압박 또는 미세 손상을 받을 경우, 그 신경이 지배하는 부위에 염증성 매개체를 분비하여 원위부 통증을 유발할 수 있다.
- 손가락 관절 주변의 염증이 해결되지 않는 이유는 신경 자체가 염증을 지속적으로 유도하기 때문이다.
- 따라서 손가락 관절 치료만으로는 근본적인 해결이 어렵고, Forearm 내 심부 요골 신경(deep radial nerve)의 감작(sensitization)된 부위를 치료해야 한다.

(3) 교차 장기 반사 과민화(cross-organ reflex sensitization)

교차 장기 반사는 내장 장기(visceral organ)와 체성 신경(somatic nerve)이 상호 연결되어 통증 및 기능 이상을 유발하는 기전이다.

- 내장-체성 반사(viscero-somatic reflex): 내장 기관의 문제가 체성 신경계를 통해 근육 긴장 및 통증을 유발할 수 있다.

예: 위장 장애가 있는 환자가 상부 승모근(upper trapezius)과 어깨 통증을 동반하는 경우

- 체성-내장 반사(somato-visceral reflex): 체성 신경의 자극이 내장 장기의 기능적 이상을 초래할 수 있다.

예: 만성적인 흉추(T7–T9) 주변 근육 긴장이 위장 운동 저하(gastric motility decrease)를 초래할 가능성이 있다.

예: 손가락 관절 통증과 교차 장기 반사

- 손가락의 통증이 지속되는 환자의 경우, 단순한 신경 압박이 아니라 상지(upper limb)의 자율신경계 불균형이 원인이 될 가능성이 있다.
- 예를 들어, 경추(C5–T1) 신경근의 만성적인 자극은 교감신경을 활성화하여 상지의 말초혈류 감소 및 신경의 대사 저하를 초래한다.
- 결과적으로 근위부(forearm) 신경의 자율신경 조절 장애 → 신경염증 발생 → 손가락 관절 통증의 악순환이 형성될 수 있다.

(4) 역행성 신경 활성

역행성 신경 활성(antidromic activity)은 신경이 정상적인 감각 정보 전달 경로[정방향(orthodromic)]가 아닌 역방향(antidromic)으로 신호를 전달하는 현상을 의미한다.

① 말초 신경이 압박될 경우

- 신경 신호가 원위부로 전달되면서 동시에 역방향으로 신경염증을 유도할 수 있다.

예: 근위부에서 발생한 신경 압박이 손가락 관절에서 염증 반응을 유도한다.

② Antidromic reflex를 통한 신경원성 염증 유발

- 손가락 관절 주변으로 원래 전달되지 않아야 할 신경염증 반응이 나타난다.
- 손가락 관절 자체가 손상된 것이 아니라, 신경 경로를 따라 역방향으로 염증 신호가 전달되었을 가능성이 있다.

예: 손가락 관절 통증과 역행성 신경 활성

- 근위부의 신경이 손상되면, 손가락 끝으로 신경 신호가 전달될 뿐만 아니라 반대로 신경원이 위치한 근위부로도 신호가 전달될 수 있다.
- 이로 인해 손가락 관절 부위에 염증 반응이 발현되지만, 실제 문제는 근위부 내 신경 경로에서 발생한 것일 가능성이 높다.

2) 1차 병소를 찾는 원칙

위의 개념을 종합하여 환자의 1차적인 병소를 찾기 위해 적용할 수 있는 접근법은 다음과 같다.

(1) 기능적인 신경 해부학 분석

- 증상이 나타나는 부위가 실제 신경 경로와 일치하는지 확인한다.
- 말초 신경의 주요 분기 및 압박 가능성 있는 부위를 평가한다.

(2) 신경원성 염증 평가

- 만성적인 염증 패턴이 존재하는지 확인한다.
- 염증성 매개체(예: substance P, CGRP 등)의 영향을 받을 수 있는 부위를 파악한다.

(3) 교차 장기 반사 점검

- 통증이 특정 내장 장기의 기능 장애와 연결될 가능성이 있는지 평가한다.
- 척추 분절(segmental innervation)과 관련된 연관 장기를 검토한다.

(4) 역행성 신경 활성 분석

- 신경이 역방향으로 염증을 전달할 가능성이 있는지 평가한다.

① 손가락 관절 통증의 경우 적용

- 손가락 관절 자체에 문제가 없다면, 근위부 근육 내 신경(deep radial nerve)의 압박 여부를 우선 확인한다.
- 만약 신경원성 염증이 의심된다면 해당 부위의 신경-근막 연결부위를 치료한다.
- 만약 교차 장기 반사가 의심된다면, 경추-상완 신경총의 자율신경 조절을 평가한다.

결론

환자의 증상(통증, 강직, 저림 등)이 나타나는 1차 병소를 찾는 것은 치료 성공의 핵심이며, 이를 위해 다음과 같은 3가지 개념이 필수적이다.

- 기능적인 신경 해부학적 지식
  - 신경의 분절적 지배와 말초 분포를 이해해야 한다.
  - 손가락 통증이라도 **근위부 신경의 과민화**가 원인이 될 수 있다.
- 신경원성 염증(neurogenic inflammation)
  - 신경 자체가 염증을 유발할 수 있다.
  - 치료 시 단순히 염증을 줄이는 것이 아니라 **신경의 과민화 감소**가 필요하다.
- **교차 장기 반사 과민화(cross-organ reflex sensitization)**
  - 체성 신경과 내장 신경이 연결되어 있을 수 있다.
  - 손가락 관절 통증이라도 **경추 신경-자율신경 조절 문제**가 동반될 가능성이 있다.
- **역행성 신경 활성이 발생한 곳을 찾는 것이 중요하다.**

치료 방향

- 손가락 관절 통증의 경우 단순한 관절 문제로 접근하는 것이 아니라, **근위부 신경 경로, 신경원성 염증, 교차 장기 반사,** 역행성 신경 활성까지 종합적으로 분석하여 **치료해야 한다.**
- 이런 기전은 **임상적으로 환자를 오랜 기간 치료한 경험과 신경생리학적 개념을 기반으로 볼 때 매우 타당하다.**

참고문헌(Reference)

1. Klein Wolterink, R.G.J., et al., Neuroimmune Interactions in Peripheral Organs. Annu Rev Neurosci, 2022. 45: p. 339-360.
2. Sammons, M., et al., Brain-body physiology: Local, reflex, and central communication. Cell, 2024. 187(21): p. 5877-5890.
3. Huh, J.R. and H. Veiga-Fernandes, Neuroimmune circuits in inter-organ communication. Nat Rev Immunol, 2020. 20(4): p. 217-228.
4. Mueller, S.N. and E.K. Sloan, Neuroimmune interactions at the crossroads of health and disease. Immunol Cell Biol, 2021. 99(9): p. 922-923.
5. Korneva, E.A., et al., Cellular and Molecular Bases of Changes to Neuroimmune Interactions in Stress. Neuroscience and Behavioral Physiology, 2018. 48(6): p. 703-710.
6. Haykin, H. and A. Rolls, The neuroimmune response during stress: A physiological perspective. Immunity, 2021. 54(9): p. 1933-1947.
7. Biltz, R.G., et al., The neuroimmunology of social-stress-induced sensitization. Nat Immunol, 2022. 23(11): p. 1527-1535.
8. Kelly, J.R., et al., Breaking down the barriers: the gut microbiome, intestinal permeability and stress-related psychiatric disorders. Front Cell Neurosci, 2015. 9: p. 392.
9. Yang, J., et al., New insight into neurological degeneration: Inflammatory cytokines and blood-brain barrier. Front Mol Neurosci, 2022. 15: p. 1013933.
10. Teratani, T., Y. Mikami, and T. Kanai, Neuroimmune crosstalk in the gut and liver. Int Immunol, 2022. 34(9): p. 475-484.
11. van den Berg, H.A., Y.N. Kiselev, and M.V. Orlov, Homeostatic regulation in physiological systems: A versatile Ansatz. Math Biosci, 2015. 268: p. 92-101.
12. Ulloa, L., S. Quiroz-Gonzalez, and R. Torres-Rosas, Nerve Stimulation: Immunomodulation and Control of Inflammation. Trends Mol Med, 2017. 23(12): p. 1103-1120.
13. Driessen, A.K., Vagal Afferent Processing by the Paratrigeminal Nucleus. Front Physiol, 2019. 10: p. 1110.
14. Han, W. and I.E. de Araujo, Nausea and the Brain: The Chemoreceptor Trigger Zone Enters the Molecular Age. Neuron, 2021. 109(3): p. 391-393.
15. Bonaz, B., V. Sinniger, and S. Pellissier, The Vagus Nerve in the Neuro-Immune Axis: Implications in the Pathology of the Gastrointestinal Tract. Front Immunol, 2017. 8: p. 1452.
16. Sara, S.J., The locus coeruleus and noradrenergic modulation of cognition. Nat Rev Neurosci, 2009. 10(3): p. 211-23.
17. Kulkarni, S.S., N.A. Mischel, and P.J. Mueller, Revisiting differential control of sympathetic outflow by the rostral ventrolateral medulla. Front Physiol, 2022. 13: p. 1099513.
18. Herman, J.P., et al., Regulation of the Hypothalamic-Pituitary-Adrenocortical Stress Response. Compr Physiol, 2016. 6(2): p. 603-21.
19. Huber, K., et al., The sympathetic nervous system: malignancy, disease, and novel functions. Cell Tissue Res, 2018. 372(2): p. 163-170.
20. Chen, Y., et al., Role of nerve signal transduction and neuroimmune crosstalk in mediating the analgesic effects of acupuncture for neuropathic pain. Front Neurol, 2023. 14: p. 1093849.

21. Benarroch, E.E., Autonomic nervous system and neuroimmune interactions: New insights and clinical implications. Neurology, 2019. 92(8): p. 377-385.
22. Kenney, M.J. and C.K. Ganta, Autonomic nervous system and immune system interactions. Compr Physiol, 2014. 4(3): p. 1177-200.
23. Veiga-Fernandes, H. and V. Pachnis, Neuroimmune regulation during intestinal development and homeostasis. Nat Immunol, 2017. 18(2): p. 116-122.
24. Song, K. and B.S. Kim, The peripheral neuroimmune system. J Leukoc Biol, 2024. 116(6): p. 1291-1300.
25. Verburg-van Kemenade, B.M., L.M. Van der Aa, and M. Chadzinska, Neuroendocrine-immune interaction: regulation of inflammation via G-protein coupled receptors. Gen Comp Endocrinol, 2013. 188: p. 94-101.
26. Sharma, D. and J.D. Farrar, Adrenergic regulation of immune cell function and inflammation. Semin Immunopathol, 2020. 42(6): p. 709-717.
27. Araujo, L.P., et al., The Sympathetic Nervous System Mitigates CNS Autoimmunity via beta2-Adrenergic Receptor Signaling in Immune Cells. Cell Rep, 2019. 28(12): p. 3120-3130 e5.
28. Ding, X., et al., Panicle-Shaped Sympathetic Architecture in the Spleen Parenchyma Modulates Antibacterial Innate Immunity. Cell Rep, 2019. 27(13): p. 3799-3807 e3.
29. Sloan, R.P. and S.W. Cole, Parasympathetic neural activity and the reciprocal regulation of innate antiviral and inflammatory genes in the human immune system. Brain Behav Immun, 2021. 98: p. 251-256.
30. Verheijden, S. and G.E. Boeckxstaens, Neuroimmune interaction and the regulation of intestinal immune homeostasis. Am J Physiol Gastrointest Liver Physiol, 2018. 314(1): p. G75-G80.
31. Kamiya, A., et al., Sympathetic and parasympathetic innervation in cancer: therapeutic implications. Clin Auton Res, 2021. 31(2): p. 165-178.
32. Kumaria, A., Parasympathetic influences in cancer pathogenesis: further insights. Clin Transl Oncol, 2021. 23(7): p. 1491-1493.
33. Carnevale, D., Neural Control of Immunity in Hypertension: Council on Hypertension Mid Career Award for Research Excellence, 2019. Hypertension, 2020. 76(3): p. 622-628.
34. Philip, A.M. and M.M. Vijayan, Stress-Immune-Growth Interactions: Cortisol Modulates Suppressors of Cytokine Signaling and JAK/STAT Pathway in Rainbow Trout Liver. PLoS One, 2015. 10(6): p. e0129299.
35. Ciliberti, M.G., et al., Peripheral blood mononuclear cell proliferation and cytokine production in sheep as affected by cortisol level and duration of stress. J Dairy Sci, 2017. 100(1): p. 750-756.
36. Palma-Gudiel, H., et al., HPA axis regulation and epigenetic programming of immune-related genes in chronically stressed and non-stressed mid-life women. Brain Behav Immun, 2021. 92: p. 49-56.
37. Knezevic, E., et al., The Role of Cortisol in Chronic Stress, Neurodegenerative Diseases, and Psychological Disorders. Cells, 2023. 12(23).
38. Geiger, A.M., et al., Cortisol-dependent stress effects on cell distribution in healthy individuals and individuals suffering from chronic adrenal insufficiency. Brain Behav Immun, 2015. 50: p. 241-248.
39. Ye, D., J. He, and X. He, The role of bile acid receptor TGR5 in regulating inflammatory signalling. Scand J Immunol, 2024. 99(4): p. e13361.
40. Bansal, M., et al., Specific Secondary Bile Acids Control Chicken Necrotic Enteritis. Pathogens, 2021. 10(8).
41. Chavan, S.S., V.A. Pavlov, and K.J. Tracey, Mechanisms and Therapeutic Relevance of Neuro-immune Communication. Immunity, 2017. 46(6): p. 927-942.
42. Martelli, D., M.J. McKinley, and R.M. McAllen, The cholinergic anti-inflammatory pathway: a critical review.

Auton Neurosci, 2014. 182: p. 65-9.

43. Torres-Rosas, R., et al., Dopamine mediates vagal modulation of the immune system by electroacupuncture. Nat Med, 2014. 20(3): p. 291-5.

44. Bonaz, B., V. Sinniger, and S. Pellissier, Anti-inflammatory properties of the vagus nerve: potential therapeutic implications of vagus nerve stimulation. J Physiol, 2016. 594(20): p. 5781-5790.

45. Occhinegro, A., et al., Acute Inhibition of Inflammation Mediated by Sympathetic Nerves: The Inflammatory Reflex. Neuroimmunomodulation, 2023. 30(1): p. 135-142.

46. Miksa, M., et al., Sympathetic excitotoxicity in sepsis: pro-inflammatory priming of macrophages by norepinephrine. Front Biosci, 2005. 10: p. 2217-29.

47. Christian Woiciechowsky a, Britta Schoning a, et al., Brain-IL-1β induces local inflammation but systemic anti-inflammatory response through stimulation of both hypothalamic-pituitary-adrenal axis and sympathetic nervous system. Brain Research 1999. 816: p. 563-571.

48. Pereira, M.R. and P.E. Leite, The Involvement of Parasympathetic and Sympathetic Nerve in the Inflammatory Reflex. J Cell Physiol, 2016. 231(9): p. 1862-9.

49. Vida, G., et al., alpha7-cholinergic receptor mediates vagal induction of splenic norepinephrine. J Immunol, 2011. 186(7): p. 4340-6.

50. Revathikumar, P., et al., Microsomal prostaglandin E synthase-1 gene deletion impairs neuro-immune circuitry of the cholinergic anti-inflammatory pathway in endotoxaemic mouse spleen. PLoS One, 2018. 13(2): p. e0193210.

51. Tracey, K.J., The inflammatory reflex. Nature, 2002. 420(6917): p. 853-9.

52. Pavlov, V.A. and K.J. Tracey, The vagus nerve and the inflammatory reflex--linking immunity and metabolism. Nat Rev Endocrinol, 2012. 8(12): p. 743-54.

53. Nilsson, M., et al., Liver X receptors regulate adrenal steroidogenesis and hypothalamic-pituitary-adrenal feedback. Mol Endocrinol, 2007. 21(1): p. 126-37.

54. Kanczkowski, W., et al., Hypothalamo-pituitary and immune-dependent adrenal regulation during systemic inflammation. Proc Natl Acad Sci U S A, 2013. 110(36): p. 14801-6.

55. Visekruna, A. and M. Luu, The Role of Short-Chain Fatty Acids and Bile Acids in Intestinal and Liver Function, Inflammation, and Carcinogenesis. Front Cell Dev Biol, 2021. 9: p. 703218.

56. Shao, J.W., et al., Role of bile acids in liver diseases mediated by the gut microbiome. World J Gastroenterol, 2021. 27(22): p. 3010-3021.

57. Guo, T.L., et al., Gut microbiome in neuroendocrine and neuroimmune interactions: The case of genistein. Toxicol Appl Pharmacol, 2020. 402: p. 115130.

58. Padhi, P., et al., Mechanistic Insights Into Gut Microbiome Dysbiosis-Mediated Neuroimmune Dysregulation and Protein Misfolding and Clearance in the Pathogenesis of Chronic Neurodegenerative Disorders. Front Neurosci, 2022. 16: p. 836605.

59. Yu, L.W., G. Agirman, and E.Y. Hsiao, The Gut Microbiome as a Regulator of the Neuroimmune Landscape. Annu Rev Immunol, 2022. 40: p. 143-167.

60. Dopkins, N., P.S. Nagarkatti, and M. Nagarkatti, The role of gut microbiome and associated metabolome in the regulation of neuroinflammation in multiple sclerosis and its implications in attenuating chronic inflammation in other inflammatory and autoimmune disorders. Immunology, 2018. 154(2): p. 178-185.

61. Colpitts, S.L. and L.H. Kasper, Influence of the Gut Microbiome on Autoimmunity in the Central Nervous Sys-

tem. J Immunol, 2017. 198(2): p. 596-604.

62. Wu, N., et al., The role of the gut microbiota and fecal microbiota transplantation in neuroimmune diseases. Front Neurol, 2023. 14: p. 1108738.

63. Wang, J., et al., Electroacupuncture regulates gut microbiota to reduce depressive-like behavior in rats. Front Microbiol, 2024. 15: p. 1327630.

64. Lombardi, V.C., et al., Nutritional modulation of the intestinal microbiota; future opportunities for the prevention and treatment of neuroimmune and neuroinflammatory disease. J Nutr Biochem, 2018. 61: p. 1-16.

65. Strandwitz, P., Neurotransmitter modulation by the gut microbiota. Brain Res, 2018. 1693(Pt B): p. 128-133.

66. Huang, F. and X. Wu, Brain Neurotransmitter Modulation by Gut Microbiota in Anxiety and Depression. Front Cell Dev Biol, 2021. 9: p. 649103.

67. Galvis, D., et al., Modelling the dynamic interaction of systemic inflammation and the hypothalamic-pituitary-adrenal (HPA) axis during and after cardiac surgery. J R Soc Interface, 2022. 19(189): p. 20210925.

68. Mota, C.M.D., Autonomic nerves differentially control inflammation during endotoxaemia. J Physiol, 2022. 600(24): p. 5187-5188.

69. Trevizan-Bau, P., et al., Protocol for the isolation of the mouse sympathetic splanchnic-celiac-superior mesenteric ganglion complex. STAR Protoc, 2024. 5(2): p. 103036.

70. Martelli, D., et al., Reflex control of inflammation by sympathetic nerves, not the vagus. J Physiol, 2014. 592(7): p. 1677-86.

71. Li, S., et al., Clinical Efficacy and Potential Mechanisms of Acupoint Stimulation Combined With Chemotherapy in Combating Cancer: A Review and Prospects. Front Oncol, 2022. 12: p. 864046.

72. Zhang, L., et al., Electroacupuncture Ameliorates Acute Pancreatitis: A Role for the Vagus Nerve-Mediated Cholinergic Anti-Inflammatory Pathway. Front Mol Biosci, 2021. 8: p. 647647.

73. Zhang, Z., et al., Electroacupuncture regulates inflammatory cytokines by activating the vagus nerve to enhance antitumor immunity in mice with breast tumors. Life Sci, 2021. 272: p. 119259.

74. Zhao, X., et al., Electroacupuncture Improves Neurobehavioral Function Through Targeting of SOX2-Mediated Axonal Regeneration by MicroRNA-132 After Ischemic Stroke. Front Mol Neurosci, 2018. 11: p. 471.

75. Zhu, Y., et al., Electroacupuncture improves neurobehavioral function and brain injury in rat model of intracerebral hemorrhage. Brain Res Bull, 2017. 131: p. 123-132.

76. Zhang, R., et al., Mesenchymal Stem Cells Combined With Electroacupuncture Treatment Regulate the Subpopulation of Macrophages and Astrocytes to Facilitate Axonal Regeneration in Transected Spinal Cord. Neurospine, 2023. 20(4): p. 1358-1379.

77. Liu, N., et al., The Roles of Skin Fibroblasts at Local Acupoints in Chrono-Acupuncture. Pain Res Manag, 2020. 2020: p. 3731510.

78. Chen, X.M., et al., Electroacupuncture inhibits excessive interferon-gamma evoked up-regulation of P2X4 receptor in spinal microglia in a CCI rat model for neuropathic pain. Br J Anaesth, 2015. 114(1): p. 150-7.

79. Zhu, J., et al., Electroacupuncture Alleviates Surgical Trauma-Induced Hypothalamus Pituitary Adrenal Axis Hyperactivity Via microRNA-142. Front Mol Neurosci, 2017. 10: p. 308.

80. Wang, Y., et al., Electroacupuncture alleviates perioperative hypothalamus-pituitary-adrenal axis dysfunction via circRNA-miRNA-mRNA networks. Front Mol Neurosci, 2023. 16: p. 1115569.

81. Liu, G.H., et al., Alterations in Gut Microbiota and Upregulations of VPAC2 and Intestinal Tight Junctions Correlate with Anti-Inflammatory Effects of Electroacupuncture in Colitis Mice with Sleep Fragmentation. Biology

(Basel), 2022. 11(7).

82. Akoolo, L., et al., Sciatic-Vagal Nerve Stimulation by Electroacupuncture Alleviates Inflammatory Arthritis in Lyme Disease-Susceptible C3H Mice. Front Immunol, 2022. 13: p. 930287.

83. Xu, A., et al., Electroacupuncture Enhances Cognition by Promoting Brain Glucose Metabolism and Inhibiting Inflammation in the APP/PS1 Mouse Model of Alzheimer's Disease: A Pilot Study. J Alzheimers Dis, 2020. 77(1): p. 387-400.

84. Langevin, H.M., M. Nedergaard, and A.K. Howe, Cellular control of connective tissue matrix tension. J Cell Biochem, 2013. 114(8): p. 1714-9.

85. Ehmedah, A., et al., Vitamin B Complex Treatment Attenuates Local Inflammation after Peripheral Nerve Injury. Molecules, 2019. 24(24).

86. Danielski, L.G., et al., Vitamin B(6) Reduces Neurochemical and Long-Term Cognitive Alterations After Polymicrobial Sepsis: Involvement of the Kynurenine Pathway Modulation. Mol Neurobiol, 2018. 55(6): p. 5255-5268.

87. Julian, T., et al., B12 as a Treatment for Peripheral Neuropathic Pain: A Systematic Review. Nutrients, 2020. 12(8).

88. Khalil, H., C.D. Ang, and V. Khalil, Vitamin B for treating diabetic peripheral neuropathy - A systematic review. Diabetes Metab Syndr, 2021. 15(5): p. 102213.

89. Hou, H., et al., Magnesium Acts as a Second Messenger in the Regulation of NMDA Receptor-Mediated CREB Signaling in Neurons. Mol Neurobiol, 2020. 57(6): p. 2539-2550.

90. Serban, A.I., et al., RAGE and TGF-beta1 Cross-Talk Regulate Extracellular Matrix Turnover and Cytokine Synthesis in AGEs Exposed Fibroblast Cells. PLoS One, 2016. 11(3): p. e0152376.

91. Anderson-Crannage, M., et al., Inflammation-mediated fibroblast activation and immune dysregulation in collagen VII-deficient skin. Front Immunol, 2023. 14: p. 1211505.

92. Langevin, H.M., et al., Reduced thoracolumbar fascia shear strain in human chronic low back pain. BMC Musculoskelet Disord, 2011. 12: p. 203.

93. Schleip, R. and D.G. Muller, Training principles for fascial connective tissues: scientific foundation and suggested practical applications. J Bodyw Mov Ther, 2013. 17(1): p. 103-15.

94. Wilke, J., et al., The Lumbodorsal Fascia as a Potential Source of Low Back Pain: A Narrative Review. Biomed Res Int, 2017. 2017: p. 5349620.

95. Kelly, A.G. and D. Panigrahy, Targeting Angiogenesis via Resolution of Inflammation. Cold Spring Harb Perspect Med, 2023. 13(3).

96. Bo1, C., et al., Mast cell-derived exosomes at the stimulated acupoints activating the neuro-immune regulation. Chin J Integr Med 2017. 23: p. 878-880.

97. Liu, S., et al., A neuroanatomical basis for electroacupuncture to drive the vagal-adrenal axis. Nature, 2021. 598(7882): p. 641-645.

98. Morrison, R.A., et al., Vagus nerve stimulation intensity influences motor cortex plasticity. Brain Stimul, 2019. 12(2): p. 256-262.

99. Armstrong, K., R. Gokal, and W. Todorsky, Neuromodulating Influence of Two Electroacupuncture Treatments on Heart Rate Variability, Stress, and Vagal Activity. J Altern Complement Med, 2020. 26(10): p. 928-936.

100. Liu, S., et al., Somatotopic Organization and Intensity Dependence in Driving Distinct NPY-Expressing Sympathetic Pathways by Electroacupuncture. Neuron, 2020. 108(3): p. 436-450 e7.

101. Chou, R., et al., Nonpharmacologic therapies for acute and chronic low back pain: a review of the evidence for

an American Pain Society/American College of Physicians clinical practice guideline. Ann Intern Med, 2007. 147(7): p. 492-504.

102. Kong, J., et al., Are all placebo effects equal? Placebo pills, sham acupuncture, cue conditioning and their association. PLoS One, 2013. 8(7): p. e67485.

103. Ding, N., et al., Efficacy and safety of acupuncture in treating post-traumatic stress disorder: A protocol for systematic review and meta-analysis. Medicine (Baltimore), 2020. 99(26): p. e20700.

104. Zichó, K., et al., Identification of the subventricular tegmental nucleus as brainstem reward center. Science, 2025. 387(6732).

105. Ulloa, L., The vagus nerve and the nicotinic anti-inflammatory pathway. Nat Rev Drug Discov, 2005. 4(8): p. 673-84.

106. Huston, J.M., et al., Splenectomy inactivates the cholinergic antiinflammatory pathway during lethal endotoxemia and polymicrobial sepsis. J Exp Med, 2006. 203(7): p. 1623-8.

107. Inoue, T., et al., Vagus nerve stimulation mediates protection from kidney ischemia-reperfusion injury through alpha7nAChR+ splenocytes. J Clin Invest, 2016. 126(5): p. 1939-52.

108. Wang, H., et al., Nicotinic acetylcholine receptor alpha7 subunit is an essential regulator of inflammation. Nature, 2003. 421(6921): p. 384-8.

109. Gautron, L., J.K. Elmquist, and K.W. Williams, Neural control of energy balance: translating circuits to therapies. Cell, 2015. 161(1): p. 133-145.

110. Šestan, M., et al., Neuronal-ILC2 interactions regulate pancreatic glucagon and glucose homeostasis. Science, 2025. 387(6731).

111. Trakhtenberg, E.F. and J.L. Goldberg, Immunology. Neuroimmune communication. Science, 2011. 334(6052): p. 47-8.

112. Pavlov, V.A. and K.J. Tracey, Neural regulation of immunity: molecular mechanisms and clinical translation. Nat Neurosci, 2017. 20(2): p. 156-166.

113. Wang, H., et al., Cholinergic agonists inhibit HMGB1 release and improve survival in experimental sepsis. Nat Med, 2004. 10(11): p. 1216-21.

114. Yang, Z., et al., Molecular mechanisms of Sepsis attacking the immune system and solid organs. Front Med (Lausanne), 2024. 11: p. 1429370.

115. Miao, H., S. Chen, and R. Ding, Evaluation of the Molecular Mechanisms of Sepsis Using Proteomics. Front Immunol, 2021. 12: p. 733537.

116. Cheng, Z., et al., The Critical Roles and Mechanisms of Immune Cell Death in Sepsis. Front Immunol, 2020. 11: p. 1918.

117. Fiorentino, M., et al., Epigenetic Mechanisms in Sepsis-Associated Acute Kidney Injury. Semin Respir Crit Care Med, 2024. 45(4): p. 491-502.

118. Zhang, Z., et al., Activation of cholinergic anti-inflammatory pathway contributes to the protective effects of 100% oxygen inhalation on zymosan-induced generalized inflammation in mice. J Surg Res, 2012. 174(2): p. e75-83.

119. Xue Cui Xiang OMD, P.Z.M., How Acupuncture works ? Neuroscientific basis underlying Acupuncture Analgesia Chinese Acupuncture. 2012.

120. Jiang, C., et al., Regulatory effect of electroacupuncture on ceramide galactosyltransferase expression in sciatic nerve of experimental diabetic rats. Journal of Acupuncture and Tuina Science, 2014. 12(1): p. 1-7.

121. Molina-Gonzalez, I., et al., Astrocyte-oligodendrocyte interaction regulates central nervous system regeneration. Nat Commun, 2023. 14(1): p. 3372.

122. Berry, K., J. Wang, and Q.R. Lu, Epigenetic regulation of oligodendrocyte myelination in developmental disorders and neurodegenerative diseases. F1000Res, 2020. 9.

123. Marangon, D., et al., Regulation of Oligodendrocyte Functions: Targeting Lipid Metabolism and Extracellular Matrix for Myelin Repair. J Clin Med, 2020. 9(2).

124. Huang, R., et al., Paired vagus nerve stimulation drives precise remyelination and motor recovery after myelin loss. bioRxiv, 2024.

125. Breton, J.M., et al., Hormonal Regulation of Oligodendrogenesis II: Implications for Myelin Repair. Biomolecules, 2021. 11(2).

126. Han, J., et al., Regulating Schwann Cell Growth by Nanosecond Pulsed Electric Field for Peripheral Nerve Regeneration In Vitro. J Vis Exp, 2024(207).

127. Xia, B., et al., Mechanical stimulation of Schwann cells promote peripheral nerve regeneration via extracellular vesicle-mediated transfer of microRNA 23b-3p. Theranostics, 2020. 10(20): p. 8974-8995.

128. Berti-Mattera, L.N., et al., P2-purigenic receptors regulate phospholipase C and adenylate cyclase activities in immortalized Schwann cells. Biochem J, 1996. 314 (Pt 2)(Pt 2): p. 555-61.

129. Touwaide, A. and E. Appetiti, Food and medicines in the Mediterranean tradition. A systematic analysis of the earliest extant body of textual evidence. J Ethnopharmacol, 2015. 167: p. 11-29.

130. Pavlov, V.A. and K.J. Tracey, The cholinergic anti-inflammatory pathway. Brain Behav Immun, 2005. 19(6): p. 493-9.

131. Pavlov, V.A., et al., The cholinergic anti-inflammatory pathway: a missing link in neuroimmunomodulation. Mol Med, 2003. 9(5-8): p. 125-34.

132. Jefcoate, C.R., Liver X receptor opens a new gateway to StAR and to steroid hormones. J Clin Invest, 2006. 116(7): p. 1832-5.

133. Piroli1, M.E., J.O.B. , and E.J. , Polarity as a physiological modulator of cell function. Frontiers In Bioscience,, 2019. 24: p. 451-462.

134. Liston, A. and C.E. Whyte, Bile acids mediate signaling between microbiome and the immune system. Immunol Cell Biol, 2020. 98(5): p. 349-350.

135. Guo, X., et al., Interactive Relationships between Intestinal Flora and Bile Acids. Int J Mol Sci, 2022. 23(15).

136. Wang, J., et al., Gut-Microbiota-Derived Metabolites Maintain Gut and Systemic Immune Homeostasis. Cells, 2023. 12(5).

137. Song, X., et al., Microbial bile acid metabolites modulate gut RORgamma(+) regulatory T cell homeostasis. Nature, 2020. 577(7790): p. 410-415.

138. Chiang, J.Y., Recent advances in understanding bile acid homeostasis. F1000Res, 2017. 6: p. 2029.

139. Sun, R., et al., Critical roles of bile acids in regulating intestinal mucosal immune responses. Therap Adv Gastroenterol, 2021. 14: p. 17562848211018098.

140. Bonaz, B., T. Bazin, and S. Pellissier, The Vagus Nerve at the Interface of the Microbiota-Gut-Brain Axis. Front Neurosci, 2018. 12: p. 49.

141. Zhang, S., et al., Electro-Acupuncture Promotes the Differentiation of Endogenous Neural Stem Cells via Exosomal microRNA 146b After Ischemic Stroke. Front Cell Neurosci, 2020. 14: p. 223.

142. Xu, L., et al., Acupuncture for balance dysfunction in patients with stroke: A systematic review protocol. Medi-

cine (Baltimore), 2018. 97(31): p. e11681.

143. Wang, L., et al., Acupuncture for diabetic neuropathic pain: A protocol for systematic review and meta analysis. Medicine (Baltimore), 2020. 99(47): p. e23244.

144. Chou, R., et al., Nonpharmacologic Therapies for Low Back Pain: A Systematic Review for an American College of Physicians Clinical Practice Guideline. Ann Intern Med, 2017. 166(7): p. 493-505.

145. Li, Q.Q., et al., Acupuncture effect and central autonomic regulation. Evid Based Complement Alternat Med, 2013. 2013: p. 267959.

146. Li, P., et al., Long-Lasting Reduction of Blood Pressure by Electroacupuncture in Patients with Hypertension: Randomized Controlled Trial. Med Acupunct, 2015. 27(4): p. 253-266.

147. Zhao, Z.Q., Neural mechanism underlying acupuncture analgesia. Prog Neurobiol, 2008. 85(4): p. 355-75.

148. Zhang, Y., et al., TRPV1 channel mediates NLRP3 inflammasome-dependent neuroinflammation in microglia. Cell Death Dis, 2021. 12(12): p. 1159.

149. Xiong, J., et al., Acupuncture therapy on myofascial pain syndrome: a systematic review and meta-analysis. Front Neurol, 2024. 15: p. 1374542.

150. Cui, Y., et al., Electroacupuncture attenuates spared nerve injury-induced neuropathic pain possibly by promoting the progression of AMPK/mTOR-mediated autophagy in spinal microglia. Ann Transl Med, 2022. 10(23): p. 1278.

151. Chung, J.W., V.C. Yan, and H. Zhang, Effect of acupuncture on heart rate variability: a systematic review. Evid Based Complement Alternat Med, 2014. 2014: p. 819871.

152. Jin, Q., et al., Referred pain: characteristics, possible mechanisms, and clinical management. Front Neurol, 2023. 14: p. 1104817.

153. Schott, G.D., Visceral afferents- their contribution to 'sympathetic dependent' pain. Brain 1994. 117: p. 397-413.

154. DiSabato, D.J., N. Quan, and J.P. Godbout, Neuroinflammation: the devil is in the details. J Neurochem, 2016. 139 Suppl 2(Suppl 2): p. 136-153.

155. Woolf, C.J., Central sensitization: implications for the diagnosis and treatment of pain. Pain, 2011. 152(3 Suppl): p. S2-S15.

156. Langevin, H.M., et al., Subcutaneous tissue fibroblast cytoskeletal remodeling induced by acupuncture: evidence for a mechanotransduction-based mechanism. J Cell Physiol, 2006. 207(3): p. 767-74.

157. Tracey, K.J., Reflex control of immunity. Nat Rev Immunol, 2009. 9(6): p. 418-28.

158. Hui, K.K., et al., Acupuncture, the limbic system, and the anticorrelated networks of the brain. Auton Neurosci, 2010. 157(1-2): p. 81-90.

159. Aranow, C., et al., Transcutaneous auricular vagus nerve stimulation reduces pain and fatigue in patients with systemic lupus erythematosus: a randomised, double-blind, sham-controlled pilot trial. Ann Rheum Dis, 2021. 80(2): p. 203-208.

160. Acosta-Alvear, D., et al., Homeostasis control in health and disease by the unfolded protein response. Nat Rev Mol Cell Biol, 2025. 26(3): p. 193-212.

161. Oh, J.E. and S.N. Kim, Anti-Inflammatory Effects of Acupuncture at ST36 Point: A Literature Review in Animal Studies. Front Immunol, 2021. 12: p. 813748.

162. Martelli et al., 2014 Neural reflex control of immunity: the splanchnic anti-inflammatory pathway (875.1) The FASEB Journal)

색인

통증에 대한 자주 묻는 질문(FAQ)

만성통증 환자들이 자주 묻는 질문들은 통증의 원인, 치료 옵션, 생활 방식의 변화에 대한 것들이 많다. 그들은 자신의 상태를 더 잘 이해하고, 통증을 보다 효과적으로 관리하기 위한 정보를 원한다. 다음은 만성통증 환자들이 흔히 궁금해하는 질문들이다.

01. 왜 내 통증은 나아지지 않나요?

Ⓐ 많은 만성통증 환자들이 가장 궁금해하는 것은 “왜 통증이 계속되는가”이다. 통증이 장기화되면 원인을 찾기 힘들고, **염증**이나 **신경 손상**, 또는 **신경 과민화**가 원인이 될 수 있다. 환자들은 종종 **구조적인 문제**를 찾기 위해 많은 검사를 받지만, 때로는 검사 결과가 명확하지 않거나 통증과 관련이 없는 경우가 많다.

02. 어떤 치료가 가장 효과적인가요?

Ⓐ 환자들은 다양한 치료 옵션 중에서 무엇이 가장 효과적일지 궁금해 한다. 이는 통증의 원인과 증상에 따라 다르며, 일반적으로 약물, 물리치료, 인지 행동 치료, 침술, 또는 기타 **비침습적 치료**가 포함될 수 있다 환자들은 자신에게 맞는 치료법을 찾기 위해 여러 방법을 시도해야 할 수 있다.

03. 약물에 의존하지 않고 통증을 관리할 수 있는 방법이 있나요?

Ⓐ 환자들은 종종 **약물의 부작용**을 걱정하며, 약물에 의존하지 않고 통증을 관리할 수 있는 방법을 찾고자 한다. 이들은 **운동**, **명상**, **물리치료**, **식이요법**, 그리고 **심리적 대처 전략** 같은 **비약물적 방법**에 대해 궁금해한다.

04. 내가 하는 활동들이 통증을 더 악화시키나요?

Ⓐ 많은 환자들이 일상 활동이 통증을 악화시킬 수 있는지에 대해 고민한다. 운동이나 특정 활동이 통증을 증가시키는 경우가 많아, 어떤 활동이 안전하고 효과적인지 알고 싶어 한다. **운동이 통증에 미치는 영향**과 활동의 범위를 어떻게 설정할지에 대한 질문이 많다.

05. 스트레스가 통증에 영향을 미치나요?

Ⓐ 환자들은 **스트레스**와 **정신적 상태**가 통증에 미치는 영향에 대해 자주 묻는다. 만성통증이 **심리적 스트레스**나 **불안**, **우울증**과 밀접하게 연결되어 있다는 것을 알고 있으며, 이를 관리할 수 있는 방법을 궁금해한다. **스트레스 관리**가 통증 관리에 어떻게 도움이 될 수 있는지도 중요한 질문 중 하

나이다.

06. 내 통증은 영구적인가요?

Ⓐ 환자들은 자신의 통증이 **완치 가능성**이 있는지, 아니면 평생 관리해야 하는지에 대해 자주 묻는다. 이는 만성통증 환자에게 중요한 문제이며, 통증이 **완화**될 수 있는 방법이 있는지, 아니면 통증과 함께 **삶의 질**을 유지할 수 있는 전략이 필요한지에 대해 알고 싶어한다.

07. 만성통증은 내 신체에 다른 영향을 미치나요?

Ⓐ 환자들은 만성통증이 **체력**, **면역 기능**, **수면 패턴**, **정신적 건강**에 미치는 영향을 궁금해 한다. 장기간의 통증이 신체의 다른 기능에 영향을 미칠 수 있으며, 이는 통증 외에도 **만성 피로**, **우울증**, **수면 장애**와 같은 문제로 이어질 수 있기 때문에 이와 관련된 질문이 많다.

08. 내가 할 수 있는 생활 습관 변화는 무엇인가요?

Ⓐ 환자들은 일상 생활에서 통증을 완화할 수 있는 **식습관**, **운동**, **스트레스 관리** 방법에 대해 궁금해한다. 특히, **항염증 식이요법**, **규칙적인 운동**, 그리고 **명상**과 같은 방법들이 통증을 완화하는 데 얼마나 효과적인지 알고 싶어한다.

- 추천 리소스 및 읽을 거리.
- 통증 관리에 도움이 되는 운동과 기법.

이 책의 내용과 구조는 과학적 개념을 실제 응용과 결합하여 대중이 이해하기 쉽도록 하고, 동시에 기존의 잘못된 통념을 바로잡으며 현대적인 통증 이해와 해결책을 제시하는 데 중점을 두었다.

맺음말

저는 이제 통증을 '억제하는' 것이 아니라 '이해하는' 데서 시작합니다.

책을 마무리하며, 저는 다시 처음의 질문으로 돌아가게 됩니다.

"우리는 정말로 환자의 통증을 이해하고 있는가?"

오랫동안 저는 통증을 억누르고, 염증을 없애는 것에 집중해 왔습니다. 하지만 이제 저는 확신합니다. 치유는 억제가 아니라 이해에서 출발합니다.

통증은 결코 우연히 생기는 것이 아닙니다. 그것은 인체가 보낸 구조적이고 복합적인 경고 신호입니다. 이 신호를 해독하려면, 우리는 '어디가 아픈가'라는 질문에서 한 걸음 더 나아가 '왜 아픈가', '어떻게 회복되는가'를 질문해야 합니다.

이 책은 그런 질문에서 시작됐습니다. 그리고 그 답을 찾기 위한 긴 여정을 기록한 것입니다.

이 책은 임상 현장에서 흔히 마주하는 만성통증, 자가면역질환, 염증성 질환에 대해 새로운 관점과 실질적인 접근법을 제공합니다. 하지만, 이 책의 진짜 가치는 단순한 치료법의 나열이 아닙니다.

이 책은 '치유에 대한 새로운 철학'을 담고 있습니다.

- 통증을 해부학적으로만 보지 않고, 정서와 감정, 뇌와 장, 면역과 대사의 상호작용으로 봅니다.
- 염증을 단지 줄여야 할 대상으로 보지 않고, 몸이 회복을 설계하는 과정으로 이해합니다.
- 치료를 '외부에서 작용하는 행위'가 아니라, 몸 안에서 작동하는 자율 시스템을 조율하는 과정으로 봅니다.

이 책은 저의 의학 여정의 결정판이자, 저의 진료 철학이 집약된 결과물입니다.

저는 이 책이 단 한 명의 의사라도 환자의 통증을 새로운 눈으로 보게 만들 수 있다면, 그 자체로 충분한 의미가 있다고 생각합니다. 그리고 그 의사가 한 명의 환자에게 삶을 되돌려줄 수 있다면, 그 작은 변화는 곧 세상을 바꾸는 힘이 될 것입니다.

지금 이 책을 손에 들고 있는 당신이, 그 변화의 시작점이 되어 주시기를 바랍니다.

감사합니다.

2025년 10월

정성수 올림

통증의 베일을 벗기다

염증과 감각의 숨겨진 과학

1판 1쇄 인쇄 | 2025년 9월 15일
1판 1쇄 발행 | 2025년 9월 30일

지 은 이 정성수
발 행 인 장주연
출판기획 김도성
책임편집 이민지, 이은혜
편집디자인 김영준
표지디자인 군자출판사
일러스트 김제도
마 케 팅 박예진
발 행 처 군자출판사(주)
등록 제4-139호(1991. 6. 24)
본사 (10881) 파주출판단지 경기도 파주시 회동길 338(서패동 474-1)
전화 (031) 943-1888 팩스 (031) 955-9545
홈페이지 | www.koonja.co.kr

* 파본은 교환하여 드립니다.
* 검인은 저자와의 합의 하에 생략합니다.

ISBN 979-11-7068-349-0
정가 120,000원